QUINTA EDICIÓN

Tomando control de su salud

Destrezas para el manejo personal de enfermedades coronarias, artritis, diabetes, depresión, asma, bronquitis, enfisema y otras condiciones físicas y mentales

Virginia González, MPH • **Kate Lorig**, DrPH

David Sobel, MD, MPH • **Diana Laurent**, MPH

Marian Minor, PT, PhD • **Maureen Gecht-Silver**, OTD, MPH, OTR/L

Bull Publishing Company
Boulder, Colorado

Published by Bull Publishing Company
P.O. Box 1377
Boulder, CO, USA 80306
www.bullpub.com

Library of Congress Cataloging-in-Publication Data

Names: Lorig, Kate, author.
Title: Living a healthy life with chronic conditions : self-management skills for heart disease, arthritis, diabetes, depression, asthma, bronchitis, emphysema and other physical and mental health conditions / Kate Lorig, DrPH, Diana Laurent, MPH, Virginia Gonzalez, MPH, David Sobel, MD, MPH, Marian Minor, PT, PhD, Maureen Gecht-Silver, OTD, MPH.
Description: Fifth edition. | Boulder : Bull Publishing Company, [2020] | Includes index. | Summary: "This book teaches reader how to become active self-managers through problem solving, goal setting, and action planning, while also presenting the basics of healthy eating, exercise, relaxation, communication, and emotional empowerment. Living a Healthy Life with Chronic Conditions offers readers a unique and exciting opportunity - the chance to take control of their health and enjoy their lives to the fullest extent possible with chronic illness"-- Provided by publisher.
Identifiers: LCCN 2019043048 (print) | LCCN 2019043049 (ebook) | ISBN 9781945188312 (paperback) | ISBN 9781945188329 (kindle edition) | ISBN 9781945188336 (epub) | ISBN 9781945188343 (pdf)
Subjects: LCSH: Chronic diseases--Popular works. | Medicine, Popular.
Classification: LCC RC108 .L565 2020 (print) | LCC RC108 (ebook) | DDC 616/.044--dc23
LC record available at https://lccn.loc.gov/2019043048
LC ebook record available at https://lccn.loc.gov/2019043049

Fifth Edition
26 25 24 23   10 9 8 7 6 5 4 3

Interior design and project management: Dovetail Publishing Services
Cover design and production: Shannon Bodie, Bookwise Design

A David y Jim Bull, quienes creyeron en la importancia de nuestra labor, ayudándonos a realizar este libro para personas con enfermedades crónicas y especialmente para poder alcanzar a la población de habla hispana.

A todas las personas con condiciones crónicas que han pasado a ser proactivas en el manejo de su enfermedad y que nos enseñan cada día lo que significa vivir la vida a plenitud.

Reconocimientos

Más de un millón y medio de personas han leído las primeras cuatro ediciones de nuestros libros *Living a Healthy Life with Chronic Conditions* y *Tomando control de su salud*. El presente libro es el resultado de la colaboración y participación de muchos individuos. Gracias a cada uno de ellos, el término manejo personal se ha convertido en algo común. Nuestros programas llegaron a más de treinta países y en diferentes idiomas. Esta quinta edición revisada refleja el esfuerzo de los seis autores, quienes cuentan con más de treinta años de experiencia en este campo, y de cinco colaboradores adicionales, así como la consideración de cientos de comentarios de líderes de talleres y sus entrenadores. Usted es parte de este mundo, que está creciendo, y uno de los que también ha hecho posible este libro.

Como no queremos que el libro tenga exceso de peso, no vamos a nombrar a todos los que desearíamos agradecer individualmente, pero queremos que sepan que todos los que han colaborado fueron capaces de hacernos pensar y de seguir adelante. Esta edición existe gracias a ellos y es para ellos.

Queremos mencionar a una persona muy especial, el Dr. Halsted (Hal) Holman, MD, quien ha sido mentor, amigo y crítico de nuestro trabajo. El Dr. Holman es Profesor Emérito de la Facultad de Medicina de la Universidad de Stanford, y fue jefe del Departamento de Medicina, director del Robert Wood Johnson Clinical Scholar Program y director del Stanford Arthritis Center. Desarrolló el cuidado de salud centrado en el paciente mucho antes de que este concepto se conociera oficialmente. Hal considera que el cuidado de la salud debe ser efectivo, eficiente y de bajo costo, y cree que la única manera de conseguirlo es promoviendo la información y la participación de los pacientes. Apoyó nuestros programas de manejo personal y este libro desde sus inicios. Sin su ayuda, no existiría el libro ni los talleres de manejo personal.

También expresamos nuestra gratitud al Dr. Albert Bandura, PhD, Profesor Emérito de Psicología de la Facultad de Medicina de la Universidad de Stanford y padre de la teoría de auto eficacia. A través de los años, el Dr. Bandura hizo que lleváramos dicha teoría a la práctica. La idea de que la persona se asigne un nivel de seguridad en sí mismo del 0 al 10, que forma parte de nuestra herramienta de plan de acción, proviene directamente de él y tiene una aplicación muy amplia.

Otra persona importante que merece ser reconocida, especialmente por su contribución de tiempo, esfuerzo, ideas y revisión de esta edición, es Linda Castagnola, MPH.

Por último, un agradecimiento para Jim Bull, responsable de publicar el libro; Erin Mulligan, nuestro editor; Jonathan Peck, director de producción de Dovetail Publishing Services; y Carlos Calvo, por su alta capacidad de traducción. Todos ellos trabajaron junto a nosotros en ediciones anteriores, codo a codo con los autores, y su gran esfuerzo hizo de este libro uno mejor. Siempre han creído en nuestro trabajo, dándose cuenta de la necesidad en la comunidad latina y ayudándonos a realizar este libro para poder alcanzar a la población de habla hispana.

¿Cómo podemos ayudar? Siempre estamos abiertos a nuevas ideas, a comentarios para corregir errores y a posibles cambios para mejorar el libro. Si usted desea compartir alguna idea, envíenos un correo electrónico a SMRC@selfmanagementresource.com.

Si desea participar de nuestros programas de manejo personal, de un programa de ejercicio, de un programa para prevenir caídas o de un programa para cuidar a otras personas, visite http://www.eblcprograms.org/evidence-based /map-of-programs para saber cuál le queda cerca de su domicilio. La mayoría de estos programas son de bajo costo o gratuitos.

Contenido

5 Entender y manejar síntomas comunes y emociones   109

6 Usar la mente para manejar síntomas   161

7 Mantenerse físicamente activo   189

8 Hacer ejercicio para que la vida sea más fácil   207

9 Organizar la vida para tener libertad y seguridad   235

10 Una alimentación saludable   263

11 Comunicarse con la familia, amigos y proveedores de salud   311

16 Planear para el futuro: Temores y realidades 413

Index 443

Descargo de responsabilidad

Este libro no intenta reemplazar los consejos profesionales de sentido común, médicos o psicológicos. Usted debe buscar y recibir evaluaciones y tratamientos profesionales para los problemas que tenga, en especial los que se manifiestan con síntomas inusuales, inexplicables, severos o persistentes. Muchos síntomas y enfermedades requieren de evaluaciones y tratamientos médicos o psicológicos específicos, con los cuales se puede obtener un beneficio. No se niegue la posibilidad de recibir un cuidado profesional apropiado.

■ Si a pesar de seguir las recomendaciones de cuidado personal durante un período razonable los síntomas o problemas persisten, es recomendable que consulte a un profesional de la salud. Determinar la duración de un período razonable puede variar; por eso, si usted no está seguro o siente ansiedad, consulte a un profesional de la salud.

■ Si al recibir consejos profesionales encuentra discrepancias con lo que sugerimos en este libro, debe seguir las indicaciones que le dé el profesional de la salud, ya que es probable que este tenga en cuenta su situación particular, su historial médico y sus necesidades.

■ Si tiene pensamientos de autolastimarse en cualquier forma, busque ayuda profesional inmediatamente.

Tanto el responsable de publicación como sus autores intentan que el contenido de este libro sea lo más preciso posible, pero no garantizan que funcione en todas las personas. Los autores y el responsable de publicación hacen un descargo de toda y cualquier responsabilidad que se les atribuya por cualquier reclamo o daño que alguien pueda considerar como consecuencia de seguir las recomendaciones presentadas en este libro. Este libro es solamente una guía; también es necesario su sentido común, su buen criterio y el trabajo conjunto con los profesionales de la salud.

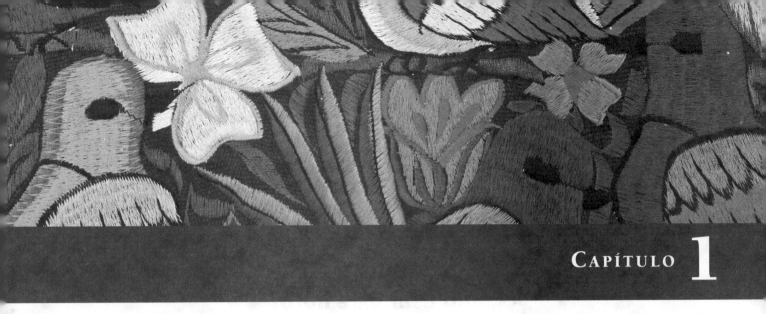

CAPÍTULO 1

Manejo personal: ¿Qué es y cómo se puede hacer?

NADIE QUIERE TENER UNA ENFERMEDAD CRÓNICA. Sin embargo, la mayoría de nosotros desarrollaremos una o más de estas condiciones a lo largo de nuestra vida. El propósito de escribir este libro es ayudar a la gente con enfermedades crónicas a explorar formas sanas de vivir con una condición física o mental. Esto puede parecer un concepto extraño. ¿Cómo puede una persona enferma vivir una vida más saludable?

Para contestar esta pregunta veamos qué pasa con la mayoría de los problemas crónicos de salud. Es verdad que estas enfermedades, ya sean las enfermedades del corazón, la diabetes, la depresión, la enfermedad del hígado, el trastorno bipolar, el enfisema y otros problemas respiratorios, u otras enfermedades a menudo causan fatiga, así como una disminución de fuerza física y resistencia. Además, las enfermedades crónicas de largo plazo pueden causar estrés emocional, como frustración, enojo, ansiedad, o una sensación de impotencia.

1

Así que, ¿cómo puede estar sano cuando le pueden pasar estas cosas? La buena salud se manifiesta en un cuerpo sano y una mente sana, y una vida saludable es la que persigue estos objetivos. Una forma saludable de vivir con una enfermedad crónica es trabajar para superar los problemas físicos y emocionales que causa la enfermedad. El reto es aprender a funcionar de manera óptima a pesar de las dificultades que presente la vida. La meta es lograr las cosas que se quiere hacer y a la vez disfrutar de la vida. De esto se trata en este libro.

¿Cómo usar este libro?

Antes de continuar, queremos hablar acerca del libro y de cómo utilizarlo. Al final de este capítulo, en la página 18, encontrará una auto-evaluación. Después de leer este capítulo, haga la evaluación y obtenga la puntuación para la misma. Luego lea las sugerencias que se encuentran en este libro que sean de más ayuda para usted. No necesita usted leer este libro por completo. Le sugerimos que lea los dos primeros capítulos y que luego use los resultados de su evaluación y la tabla de contenidos para encontrar los capítulos con la información que usted necesite. En cada capítulo y sección de este libro encontrará información para ayudarle a aprender y practicar el manejo personal. Este no es un libro de estudio, sino más bien un libro de ejercicios. Siéntase libre de saltarse los temas que no sean de interés y de escribir notas en el libro donde desee; de esta manera podrá enfocarse y aprender las habilidades que más necesita para recorrer su propio camino.

Usted no encontrará curas milagrosas en estas páginas. Más bien se beneficiará de cientos de ideas y consejos que le ayudarán a hacer que su vida sea más fácil. Estos consejos vienen de médicos y otros profesionales del campo de la salud, así como de gente como usted, gente que tiene la misma enfermedad y que ha aprendido a manejar de forma positiva sus problemas crónicos de salud. Por favor, note que decimos *manejar de manera positiva*. Usamos la palabra *manejo* a propósito ya que el manejo es la clave para las herramientas que le proporcionará este libro. No hay manera de evitar el manejo de las enfermedades crónicas. Si usted decide no hacer nada, esa es una forma de manejar su enfermedad. Si decide seguir un tratamiento en el que solo toma medicamentos, esa es otra manera de manejar su enfermedad. Sin embargo, usted logrará vivir una vida más sana si decide manejar su enfermedad de forma activa, seguir los mejores tratamientos médicos disponibles y ser proactivo en el manejo cotidiano de su salud.

En este capítulo hablamos sobre las enfermedades crónicas en general en el contexto de manejo personal, y sobre los problemas más comunes causados por estas enfermedades. Los problemas de la mayoría de las enfermedades tienen mucho más en común de lo que se pueda imaginar, y las habilidades de manejo personal que se necesitan para abordar estos problemas también son similares. No importa el problema de salud que se padezca, lo que es una buena noticia ya que la mayoría de la gente sufre de más de una enfermedad crónica. Por lo tanto, aprender las habilidades comunes le permitirá manejar con éxito su vida en general, no solo una enfermedad crónica. El resto del libro le ofrece información sobre las herramientas necesarias para convertirse en una persona proactiva en el manejo tanto de sus condiciones crónicas como de otros aspectos de su vida. Para acceder a una lista completa de lecturas recomendadas, páginas de internet útiles y otros recursos útiles, por favor vean www.bullpub.com/resources.

¿Qué es una enfermedad crónica?

Los problemas de salud se pueden identificar como *agudos* o *crónicos*. Los problemas de salud agudos suelen comenzar repentinamente, tiene una sola causa, a menudo se diagnostican fácilmente, duran poco tiempo, y mejoran con la medicación, la cirugía, el descanso y el tiempo. La mayoría de la gente que sufre una enfermedad aguda se cura y vuelve a su estado de salud normal. Tanto el paciente como el médico saben qué esperar. Las enfermedades agudas típicamente siguen un ciclo en el que se empeora por un tiempo, luego se hace el tratamiento o se observan los síntomas, y por último se mejora. El cuidado de una enfermedad aguda depende de la capacidad del cuerpo de sanarse él mismo y también del conocimiento y experiencia del proveedor de salud para diagnosticar y administrar el tratamiento adecuado.

La apendicitis es un ejemplo de una enfermedad aguda. Generalmente comienza con una señal rápida de náuseas y dolor en el abdomen. Luego el médico establece el diagnóstico con un examen físico, lo que lleva a una cirugía para remover el apéndice inflamado. Después de un periodo de recuperación el paciente vuelve a su salud normal.

Las enfermedades crónicas son diferentes (véase la tabla 1.1). Las enfermedades crónicas

Tabla 1.1 Diferencias entre enfermedades agudas y crónicas

	Enfermedades agudas	Enfermedades crónicas
Comienzo	Generalmente rápido	Lento
Causa	Generalmente una, a veces incierta	Con frecuencia incierta, especialmente al principio
Duración	Corta	Generalmente para toda la vida
Diagnóstico	Normalmente es exacto o preciso	A veces es difícil
Pruebas diagnósticas	Con frecuencia son decisivas	A menudo tienen un valor limitado
Papel o función del profesional	Seleccionar y dirigir el tratamiento	Educar y trabajar junto con el paciente
Papel o función del paciente	Seguir el tratamiento	Trabajar junto con los profesionales de salud; tomar responsabilidad por el manejo diario de su condición

suelen comenzar de forma gradual y lenta. Debido a que comienzan a nivel de la célula, la enfermedad pasa desapercibida hasta que causa síntomas o aparecen cosas anormales en los resultados de algunas pruebas. Por ejemplo, una persona puede desarrollar lentamente un bloqueo de las arterias, durante décadas, hasta que de repente tiene un ataque al corazón, o un derrame cerebral o apoplejía. Otro ejemplo, la artritis, comienza con breves punzadas molestas u hormigueos que van aumentando gradualmente. A diferencia de las enfermedades agudas, las enfermedades crónicas suelen tener varias causas que varían con el tiempo. Estas causas pueden ser hereditarias o relacionadas con el estilo de vida (fumar, falta de ejercicio, una dieta mala, estrés, etc.). Las enfermedades crónicas también pueden causarlas la exposición a factores ambientales, como el humo de segunda mano o la contaminación en el aire, o factores fisiológicos como bajos niveles de la hormona tiroidea o cambios en los elementos químicos en el cerebro que pueden causar depresión.

Las enfermedades crónicas pueden ser frustrantes. Es difícil tanto para el médico como para el paciente no recibir respuestas claras. En algunos casos, incluso cuando el diagnóstico es rápido, como en el caso de un ataque al corazón o una apoplejía, los efectos a largo plazo pueden ser difíciles de predecir. La falta de un patrón regular o predecible es una característica importante de la mayoría de las enfermedades crónicas.

A diferencia de las enfermedades agudas, donde el paciente se suele recuperar completamente, las enfermedades crónicas normalmente nos llevan a más síntomas y a una pérdida de la condición física o mental. Mucha gente asume que los síntomas de la enfermedad crónica son debidos a la enfermedad, pero esto es solo parcialmente cierto. Aunque es cierto que la enfermedad puede causar dolor, falta de aliento, fatiga, etc., la enfermedad por sí misma no es la única causa. Cada uno de estos síntomas puede hacer que otros síntomas empeoren, y todos estos síntomas pueden provocar otros o hacer que otros se intensifiquen. Por ejemplo, la depresión causa fatiga y el dolor causa limitaciones físicas, y la depresión y el dolor pueden llevar a dormir mal y a tener más fatiga. La interacción de los síntomas hace que la enfermedad empeore. Se convierte en un círculo vicioso que sólo empeora a menos que se encuentre una manera de romperlo (véase la figura 1.1).

A lo largo de este libro examinaremos formas de romper el círculo vicioso y de alejarnos de los problemas de impotencia física y emocional mediante el uso de herramientas y habilidades de manejo personal.

¿Qué causa la enfermedad crónica?

Para entender las causas de las enfermedades crónicas necesitamos entender cómo funciona el cuerpo humano. Los órganos incluyen el corazón, los pulmones, el cerebro, la sangre, los vasos sanguíneos, los huesos y los múscu-los. Las células son los cimientos de los tejidos y los órganos – de hecho, de todo lo que hay en el cuerpo está formado por células. Para que una célula se mantenga con vida y funcione de forma normal, deben de suceder tres cosas:

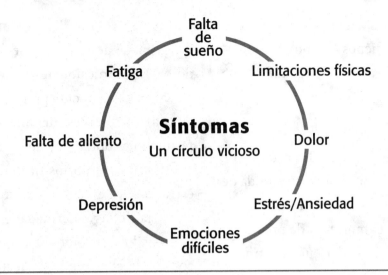

Figura 1.1 **Círculo vicioso de los síntomas**

debe de ser nutrida, recibir oxígeno y eliminar los productos de desecho. Si por alguna razón la célula no puede realizar alguna de estas funciones, la célula se enferma. Si las células se enferman, el órgano o tejido sufre. Los daños a los órganos o tejidos pueden limitar su habilidad de ser activo en su vida diaria.

Las diferencias entre las enfermedades crónicas dependen de qué células y órganos se ven afectados y cómo ocurre dicha interrupción.

■ Si usted sufre una apoplejía (o ataque cerebral), uno de los vasos sanguíneos del cerebro se bloquea o se rompen. Esto causa que el oxígeno y los nutrientes no lleguen a la parte del cerebro nutrida por ese vaso sanguíneo, y el resultado es que la parte del cuerpo controlada por las células cerebrales dañadas (como un brazo, una pierna, o una parte de la cara) pierde su función.

■ Si usted tiene una enfermedad cardíaca, los ataques al corazón ocurren cuando los vasos sanguíneos que suministran sangre al músculo del corazón se bloquean. Cuando esto sucede, el paso del oxígeno al corazón se bloquea y el músculo del corazón se lesiona produciendo dolor. Después de la lesión, el corazón puede no funcionar tan bien como antes, por ejemplo, no haciendo bien la función de suministrar al cuerpo con sangre rica en oxígeno. Debido a que el corazón está bombeando sangre al cuerpo de forma menos efectiva, los tejidos acumulan líquido y la persona puede experimentar falta de aliento y fatiga.

■ Con las enfermedades del pulmón, o bien hay dificultad para que el oxígeno llegue a los pulmones, como en los casos de la bronquitis o el asma, o bien los pulmones no pueden pasar de forma efectiva el oxígeno a la sangre. En ambos casos el resultado es que el cuerpo no consigue el oxígeno que necesita.

■ En el caso de la diabetes, el páncreas no produce suficiente insulina o produce insulina que el cuerpo no puede usar de manera eficiente. Sin la insulina las células del cuerpo no son capaces de usar la glucosa (azúcar) de la sangre para producir energía.

■ En las enfermedades del hígado y los riñones, las células de dichos órganos no funcionan adecuadamente, haciendo difícil que el cuerpo de deshaga de los residuos que produce.

Las consecuencias de estas enfermedades de las que hemos hablado son similares: pérdida de la función debido a una reducción de la cantidad de oxígeno, una acumulación de productos de desecho, o incapacidad del cuerpo en usar la glucosa como energía. (Por "pérdida de función" queremos decir la capacidad de hacer las actividades de la vida normal sin sentir malestar o incomodidad.)

La pérdida de función también ocurre cuando se sufre de artritis, pero por razones diferentes. Por ejemplo, en la osteoartritis el cartílago (material almohadillado que se encuentra al final de los huesos y en forma de "discos" entre las vértebras de la columna vertebral) se desgasta, se deshilacha o se desplaza causando dolor. Los profesionales de la salud a menudo no saben exactamente porqué las células cartilaginosas comienzan a debilitarse o morir. Pero el resultado es dolor e incapacidad.

Los desequilibrios químicos y los cambios estructurales en el cerebro son las causas de la mayoría de las enfermedades mentales. Tener demasiados así como escasos elementos químicos en el cerebro puede afectar nuestro estado de ánimo, nuestros pensamientos y nuestros comportamientos. El tratamiento de enfermedades como la depresión, el trastorno bipolar y la esquizofrenia a menudo incluyen la restauración del equilibrio químico con medicamentos, así como cambios en el medio ambiente o prácticas de manejo personal para apoyar la habilidad de superar los problemas.

Enfermedades diferentes, síntomas similares

Aunque las causas biológicas de las enfermedades crónicas son diferentes, los problemas que causan estas enfermedades son similares. Por ejemplo, la mayoría de la gente con enfermedades crónicas tiene fatiga y pérdida de energía. Los problemas con el sueño también son comunes. Una de las enfermedades puede causar dolor, mientras que otra puede causar problemas de respiración. La discapacidad, hasta cierto punto, es parte de tener una enfermedad crónica. Puede que no sea usted capaz de usar las manos bien debido a la artritis o a una apoplejía, o puede usted tener dificultad para andar debido a la falta de aliento, una apoplejía o diabetes. A veces la discapacidad la causa una falta de energía, fatiga extrema o un cambio de estado de ánimo.

La depresión es otro problema común que está asociado con muchas de las enfermedades crónicas. Puede causarla un desequilibrio químico en el cerebro relacionado con la enfermedad que tiene, o también puede ser simplemente un "sentimiento de tristeza o pesadumbre" por tener otras enfermedades crónicas. Es difícil mantener una actitud positiva cuando su condición le causa problemas molestos que probablemente no desaparecerán. El temor y la incertidumbre acerca del futuro también pueden causar depresión. ¿Seré capaz de mantener mi independencia? Si no soy capaz de cuidarme a mí mismo ¿quién me cuidará?, ¿empeorará mi condición? ¿Cuánto empeorará? Tanto la incapacidad como la depresión pueden llevar a la pérdida de autoestima.

Debido a que hay similitudes entre las enfermedades crónicas, la clave del manejo de las tareas y habilidades necesarias para vivir con enfermedades crónicas también son similares.

Quizás la habilidad más importante es aprender a responder a su enfermedad en forma continua, resolviendo día a día los problemas que se presentan. Usted es el que tiene que vivir con su enfermedad las 24 horas del día; su proveedor de salud solo lo ve una pequeña parte de este tiempo. Por lo tanto, usted es quien debe de manejar su condición. La tabla 1.2, ilustra algunos de los problemas causados por las condiciones crónicas más comunes.

Tabla 1.2 **Problemas para el manejo personal causados por las condiciones crónicas comunes**

Condición crónica	Dolor	Fatiga	Falta de aliento	Función física	Emociones difíciles
Acidez crónica y reflujo gastroesofágico	✔				✔
Ansiedad y trastorno de pánico		✔	✔	✔	✔
Artritis	✔	✔		✔	✔
Asma y enfermedades pulmonares		✔	✔	✔	✔
Cálculos o piedras en los riñones	✔				
Cáncer	✔	✔	✔	✔	✔
Depresión		✔		✔	✔
Derrame cerebral		✔		✔	✔
Diabetes	✔	✔		✔	✔
Dolor crónico	✔	✔		✔	✔
Enfermedades cardiacas	✔	✔	✔	✔	✔
Enfermedad de VIH (SIDA)	✔	✔	✔	✔	✔
Enfermedad inflamatoria del intestino	✔				✔
Enfermedad de Parkinson	✔	✔		✔	✔
Esclerosis múltiple	✔	✔		✔	✔
Fallo renal		✔			✔
Hepatitis	✔	✔			✔
Insuficiencia cardíaca congestiva		✔	✔		✔
Presión alta					✔
Síndrome del intestino irritable	✔				✔
Úlcera péptica	✔				✔

Como puede apreciar, las enfermedades crónicas tienen mucho en común. En este libro a veces hablamos de cómo manejar algunas enfermedades en concreto, pero en la mayoría del libro hablaremos más acerca de las tareas y habilidades de manejo que son comunes para muchas enfermedades. Si usted tiene más de una enfermedad crónica, no se confundirá en cómo empezar. Las herramientas de manejo personal para las enfermedades cardiovasculares a menudo también servirán para ayudar a aquellos con enfermedades de pulmón, artritis, depresión o apoplejías. Empiece con el problema o condición que le moleste más. La tabla 1.3 en las páginas 11-13 señala algunas habilidades de manejo para problemas específicos de cada enfermedad. También hablamos de algunas de estas habilidades en varios capítulos más adelante en el libro.

Entendiendo el camino de las enfermedades crónicas

La primera responsabilidad de una persona proactiva en el manejo personal de su enfermedad es entender dicha enfermedad. Esto quiere decir más que simplemente aprender acerca de las causas de la enfermedad, qué síntomas pueda causar y qué se puede hacer. También significa observar cómo la enfermedad y los tratamientos le afectan. Las enfermedades se manifiestan de manera diferente en cada persona. Con la experiencia usted se volverá un experto en determinar los efectos de la enfermedad y los tratamientos. De hecho, usted es la única persona que vive con los problemas de su enfermedad día tras día. Observar cómo le afectan e informar con precisión a los proveedores de salud son las claves de ser una persona proactiva en el manejo de su enfermedad.

Cuando desarrolla una enfermedad crónica, uno se vuelve más consciente de su cuerpo. Los pequeños síntomas que antes se ignoraban, ahora pueden causar preocupaciones. Por ejemplo, ¿es el dolor en su pecho una señal de un ataque al corazón? ¿Es el dolor que acaba de empezar a sentir en la rodilla una señal de que su artritis está empeorando? No hay respuestas sencillas y tranquilizadoras. Ni tampoco hay una manera a prueba de fallos para distinguir las señales serias de los síntomas temporales menores que se pueden ignorar. Pero es importante entender los ritmos naturales de su enfermedad crónica. En general, los síntomas de los que debe de informar a su médico son aquellos inusuales, severos, que duren mucho tiempo, o si ocurren después de empezar a tomar un medicamento o plan de tratamiento nuevo.

A lo largo de este libro, le damos algunos ejemplos específicos sobre las acciones que hay que tomar si tiene ciertos síntomas. Decidir cuando tomar acción cuando tiene usted síntomas es el momento en el que la colaboración con su proveedor de salud es crítica. El manejo personal no quiere decir que tiene usted que manejar su enfermedad crónica en solitario. Cuando tiene preocupaciones o inseguridades, busque ayuda.

La mayoría de las enfermedades crónicas siguen un camino con altibajos. No siguen un camino recto. Un buen tratamiento depende de tener una buena comunicación con su proveedor de salud. Veamos un ejemplo: José, Sandra y María todos tienen una presión sanguínea de

160/100, que es demasiado alta. A todos se les ha recetado medicamentos para esta condición, pero hasta ahora no ha habido mejoras.

- María le dice a su médico que a veces se olvida de tomar sus medicamentos y que no hace mucho ejercicio. También tiene sobrepeso. Su médico habla con ella y juntos trabajan en un plan para ayudarle a recordar que tome los medicamentos, empezar un programa de ejercicio y reducir la cantidad de alimentos que consume.

- José le dice a su médico que toma sus medicamentos, está haciendo ejercicio y come bien. El médico decide cambiar sus medicamentos porque lo que está tomando probablemente no está funcionando.

- Sandra no quiere tomar el medicamento que le han recetado. Está haciendo todo lo posible por reducir su presión arterial: comiendo bien, perdiendo peso y haciendo ejercicio. Aunque su presión sanguínea ha mejorado un poco, no es suficiente. El médico habla con ella acerca de los peligros de tener la presión arterial alta y le aconseja que empiece a tomar los medicamentos. Al final Sandra decide que esto será lo mejor.

El éxito del manejo de la presión arterial alta (hipertensión) varió en cada uno de estos pacientes. Sus tratamientos eran diferentes y dependieron de lo que cada persona estaba haciendo y de lo que le comunicaron al médico. El control efectivo de la enfermedad en cada uno de los casos implicó un paciente observador comunicándose abiertamente y honradamente con su proveedor de salud.

¿Qué es el manejo personal?

El manejo personal es el uso de habilidades (herramientas) para manejar el trabajo que es vivir con su enfermedad crónica, continuar con sus actividades diarias, y ocuparse de las emociones que causa el tener la enfermedad.

Tanto en casa como en el mundo de los negocios, los gerentes o administradores están a cargo. No hacen todo ellos mismos; trabajan con otros, incluyendo asesores o consultores, para hacer el trabajo. Lo que les vuelve gerentes es el hecho de que son responsables de tomar decisiones y de asegurarse de que sus decisiones se llevan a cabo.

Como gerente o administrador de su enfermedad, su trabajo es el mismo. Usted es el que recauda toda la información y contrata a un asesor o grupo de asesores que incluyen su médico y otros profesionales de la salud. Una vez que le han dado sus mejores consejos, depende de usted llevar a cabo el plan. Todas las enfermedades crónicas necesitan un manejo diario.

Manejar una enfermedad crónica, como manejar una familia o un negocio, es una tarea compleja. Hay muchas subidas, bajadas, curvas y correcciones a medio camino. Al aprender habilidades de manejo personal, se pueden aliviar los problemas de vivir con su enfermedad.

La clave para el éxito en cualquier tarea es (1) definir el problema, (2) decidir lo que se quiere hacer, (3) decidir cómo quiere hacerlo, y (4) aprender una colección de habilidades y practicarlas hasta dominarlas. El éxito del manejo personal de su enfermedad crónica es lo mismo.

De hecho, el dominio de dichas habilidades es una de las tareas más importantes de la vida.

¿Cuáles son las habilidades y técnicas de manejo personal?

Este libro trata de las habilidades y técnicas de manejo personal. No tiene usted que aprender y usar todas las habilidades de manejo personal, sino que puede aprender y practicar aquellas que sean más útiles para usted. Así mismo, no tiene porqué aprender todas las habilidades de una vez. Ir despacio y con cuidado es mejor. Aquí tiene una lista de las principales habilidades:

- Resolución de problemas y planear acciones para hacer cambios positivos en su vida.

- Tomar decisiones acerca de su salud, como cuándo buscar ayuda médica y qué tratamientos debe probar

- Mantener un estilo de vida sano con ejercicio habitual, buenos hábitos de sueño y manejo del estrés

- Encontrar y usar recursos de la comunidad

- Comprender y manejar su enfermedad

- Comprender y manejar sus síntomas

- Trabajar de forma eficaz con su equipo de cuidados de salud

- Usar los medicamentos y aparatos de asistencia de forma segura y eficaz

- Hablar de su enfermedad con la familia y los amigos

- Adaptar las actividades sociales

- Manejar su vida laboral

Usar las habilidades y técnicas de manejo personal

En este libro describimos muchas habilidades y técnicas para ayudar a aliviar los problemas que causan las enfermedades crónicas. No esperamos que las use todas. Seleccione y escoja algunas. Experimente. Establezca sus propias metas. Lo que decida hacer puede no ser tan importante como la confianza y el control que sentirá al realizar algo que eligió y que en verdad quería hacer. Hemos aprendido que aprender el puro conocimiento de técnicas y habilidades no es suficiente. Necesitamos una forma práctica de incorporar estas habilidades y técnicas en nuestra vida diaria. Siempre que se prueba una nueva habilidad, los primeros intentos no tienen éxito, o son lentos y los resultados positivos casi no se aprecian. Por eso resulta más fácil regresar a nuestros viejos patrones de comportamiento que adquirir nuevas técnicas y habilidades que parecen difíciles. La mejor forma de dominar las nuevas técnicas es ir lentamente, practicarlas y evaluar los resultados.

Tabla 1.3 **Estrategias para el manejo personal de las condiciones crónicas**

Condición crónica	Habilidades del manejo personal							Otras herramientas útiles
	Manejo del dolor	Manejo de la fatiga	Técnicas de respiración	Relajación y manejo de las emociones	Nutrición	Ejercicio	Medicinas	
Acidez y reflujo gastroesofágico					✓	✓	✓	• Evite ingerir sustancias irritantes (por ej., café, alcohol, aspirinas, medicinas anti-inflamatorias no esteroides). • Eleve la cabecera de la cama.
Ansiedad y trastorno de pánico		✓	✓	✓	✓	✓	✓	• Aprenda técnicas conductuales para debilitar los factores desencadenantes.
Artritis	✓	✓	✓	✓	✓	✓	✓	• Use los objetos o aparatos de ayuda. • Use las articulaciones de manera apropiada. • Aplique calor o frío. • Tome descansos cortos durante sus actividades.
Asma y enfermedades pulmonares		✓	✓	✓		✓	✓	• Use inhaladores y medidores de flujo respiratorio. • Evite el contacto con los irritantes.
Cálculos o piedras en los riñones	✓				✓		✓	• Beba bastante líquido. • Evite el calcio o las sustancias oxálicas, dependiendo del tipo de cálculos.
Cáncer	✓	✓		✓	✓	✓	✓	• Varía según el tipo de cáncer. • Maneje los efectos de la cirugía, la radiación y la quimioterapia.
Depresión		✓		✓	✓	✓	✓	• Participe en actividades placenteras. • Expóngase a la luz (fototerapia).
Derrame cerebral		✓		✓		✓	✓	• Use objetos o aparatos de ayuda para manejar la movilidad.

continúa en la siguiente página ▶

11

Tabla 1.3 **Estrategias para el manejo personal de las condiciones crónicas** (*continuación*)

Condición crónica	Habilidades del manejo personal							
	Manejo del dolor	Manejo de la fatiga	Técnicas de respiración	Relajación y manejo de las emociones	Nutrición	Ejercicio	Medicinas	Otras herramientas útiles
Diabetes	✓	✓		✓	✓	✓	✓	• Hágase la prueba de glucosa en casa. • Inyéctese de insulina. • Cuídese los pies. • Vaya al oftalmólogo regularmente para examinar las retinas.
Dolor crónico	✓	✓	✓	✓		✓	✓	• Tome descansos cortos. • Practique ejercicios específicos. • Ajuste sus actividades.
Enfermedades cardíacas	✓	✓	✓	✓	✓	✓	✓	• Reconozca y vigile los síntomas y señales de un ataque al corazón.
Enfermedad de VIH (SIDA)	✓	✓	✓	✓	✓	✓	✓	• Prevenga las infecciones. • Use protección al tener relaciones sexuales. • Mantenga la higiene. • Vigile las señales de un principio de infección. • Evite usar drogas intravenosas. • No comparta agujas para inyectarse.
Enfermedad inflamatoria del intestino	✓	✓		✓	✓		✓	
Enfermedad de Parkinson		✓		✓	✓	✓	✓	• Use objetos o aparatos de ayuda para manejar la movilidad.
Esclerosis múltiple		✓	✓	✓	✓	✓	✓	• Use objetos o aparatos de ayuda para manejar la movilidad. • Manejo de la incontinencia urinaria. • Modifique las actividades.

Tabla 1.3 **Estrategias para el manejo personal de las condiciones crónicas (*continuación*)**

Condición crónica	Habilidades del manejo personal							Otras herramientas útiles
	Manejo del dolor	Manejo de la fatiga	Técnicas de respiración	Relajación y manejo de las emociones	Nutrición	Ejercicio	Medicinas	
Enfermedades renales y/o fallo renal	✓	✓		✓	✓		✓	• Limite el consumo de sodio, potasio, fósforo, proteínas y fluidos según sea necesario. • Evite tomar medicamentos anti-inflamatorios no esteroideos como aspirina, ibuprofeno y naproxeno. • Controle la diabetes y la presión arterial. • Diálisis
Hepatitis		✓		✓	✓		✓	• Prevenga las infecciones. • Use protección al tener relaciones sexuales. • Mantenga la higiene. • Evite ingerir alcohol, inyectarse drogas intravenosas o ingerir medicinas tóxicas que afecten el hígado. • No comparta agujas para inyectarse.
Insuficiencia cardíaca congestiva		✓	✓	✓	✓	✓	✓	• Vigile su peso diario. • Limite el consumo de sodio y sal.
Presión alta				✓	✓	✓	✓	• Mídase frecuentemente la presión arterial en casa. • Limite el consumo de sodio y sal.
Síndrome del intestino irritable	✓			✓	✓		✓	
Úlcera péptica	✓			✓	✓		✓	• Evite ingerir sustancias irritantes (por ej. café, alcohol, aspirinas, medicinas anti-inflamatorias no esteroides) e infecciones

13

Nuestra forma de actuar está generalmente regida por nuestra forma de pensar o por la opinión que tenemos acerca de esa situación. Por ejemplo, si usted piensa que tener una enfermedad crónica es como caer en un abismo profundo, será mucho más difícil motivarse para salir del mismo, o incluso puede llegar a pensar que la tarea es imposible. Su forma de pensar determina en gran parte lo que le sucede y cómo maneja sus problemas de salud.

Las personas que tienen más éxito en el manejo personal de su enfermedad son aquellas que piensan en su enfermedad como en un camino. Este camino, como cualquier otro, tiene subidas y bajadas. A veces es plano y liso, y otras puede ser difícil. Para caminarlo habrá que emplear muchas estrategias. A veces se puede ir rápido; otras veces se tendrá que ir más despacio cuando hay obstáculos que superar.

Los individuos capaces de manejar con más éxito son aquellas personas proactivas que han aprendido tres tipos de habilidades para transitar este camino:

- **Habilidades para manejar la enfermedad:** Cualquier enfermedad requiere que usted haga cosas nuevas. Estas cosas nuevas pueden incluir tomar medicamentos, usar inhaladores o usar oxígeno. Significa visitar con más frecuencia a su médico o proveedor de salud. A veces requiere que haga nuevos ejercicios o seguir una nueva dieta. Hasta las enfermedades como el cáncer requieren un manejo personal ya que puede hacer que sea más fácil pasar por cosas como la quimioterapia, la radiación y las cirugías. Todos estos son ejemplos del trabajo que usted tiene que hacer para manejar su enfermedad.

- **Habilidades necesarias para continuar con su vida normal:** El hecho de tener una enfermedad crónica no quiere decir que su vida se pare. Todavía hay muchas cosas que hacer: tareas que terminar, amistades y relaciones que mantener, y trabajos que realizar. Las cosas que antes hacía sin pensar o sin problemas ahora pueden ser más difíciles debido a la enfermedad crónica. Tal vez necesite aprender nuevas habilidades y técnicas para seguir haciendo las cosas que hay que hacer y que quiere hacer.

- **Habilidades necesarias para manejar sus emociones:** Cuando le diagnostican con una enfermedad crónica, su futro cambia, y con esto vienen cambios en los planes y cambios en las emociones. Muchas de las nuevas emociones son negativas. Pueden incluir enojo (*¿porqué yo? No es justo*), miedo (*tengo miedo de tener que depender de los demás*), depresión (*ya no puedo hacer nada, no merece la pena*), frustración (*no importa lo que haga, nada va a cambiar*), aislamiento (*nadie entiende, nadie quiere estar cerca de una persona enferma*), o pensar lo peor (*tengo cáncer, me voy a morir*). Para recorrer el camino de la enfermedad crónica, hay que aprender habilidades para poder trabajar con estas emociones negativas y poder manejarlas. Este libro le mostrará algunas habilidades de manejo emocional en el capítulo 5, *Entender y manejar síntomas y emociones comunes*, y el capítulo 6, *Utilizar la mente para manejar los síntomas*.

La misma enfermedad, diferentes respuestas

Arturo padece de artritis severa. Tiene dolor la mayor parte del tiempo y no puede dormir bien. Se jubiló temprano debido a la artritis y ahora, a los 55 años, se pasa el día sentado en casa, aburrido. Raramente se toma sus medicamentos porque no le gustan los efectos secundarios. Evita la mayoría de la actividad física debido al dolor, debilidad y falta de aliento. Arturo se ha vuelto muy irritable. La mayoría de la gente, incluyendo su familia, no disfruta de su compañía. Incluso le parece demasiado problema cuando sus nietos, a los que adora, van a visitarlo.

Isabel, de 66 años, tiene artritis severa. Toma sus medicamentos y planea para los efectos secundarios. Todos los días logra caminar varios bloques a la biblioteca local o al parque. Cuando el dolor es severo, practica técnicas de relajación y trata de distraerse. Trabaja varias horas a la semana como voluntaria en un hospital local. También le gusta visitar a sus nietos e incluso es capaz de cuidarlos durante un rato si su hija tiene que hacer recados. Su marido está sorprendido por el entusiasmo que ella tiene ante la vida.

Tanto Arturo como Isabel padecen la misma enfermedad y tienen problemas físicos similares. Sin embargo, su capacidad de funcionar y disfrutar de la vida es muy diferente. ¿Porqué? La diferencia radica principalmente en su actitud hacia la enfermedad y hacia su propia vida. Arturo ha permitido que su vida y capacidades físicas declinen. Isabel ha aprendido a tomar un papel proactivo en el manejo de su enfermedad crónica. Aunque tiene limitaciones, Isabel controla su vida en vez de dejar que la enfermedad le controle a ella.

¿Porqué dos personas con una enfermedad crónica similar viven sus vidas de manera tan diferente? Una de ellas puede minimizar el efecto de los síntomas, mientras que la otra siempre piensa en lo peor y esto le inhabilita. Uno se puede enfocar en hacer una vida sana, mientras que el otro está completamente enfocado en su enfermedad. Todos nos hemos dado cuenta que alguna gente con problemas físicos severos se maneja bien, mientras que otros que tienen problemas más pequeños se dan por vencidos. La diferencia a menudo se encuentra en su estilo de manejo personal. Una de las claves que afecta el impacto de cualquier enfermedad es cómo de eficaz e involucrada está la persona enferma en su manejo personal.

La actitud no puede curar una enfermedad crónica. Sin embargo, una actitud positiva y ciertas habilidades de manejo personal pueden hacer que sea mucho más fácil vivir con ella. Las investigaciones muestran que el dolor, el malestar y la incapacidad pueden ser modificadas por creencias, estados de ánimo y la atención que se le da a los síntomas. Por ejemplo, con artritis en la rodilla, los investigadores han observado que el grado de depresión que siente un paciente es mejor indicador de cómo de incapacitado, limitado e incómodo está dicho paciente que la evidencia visible de daño físico a la rodilla que se encuentra en los rayos-X. Lo que sucede en la mente del paciente es como mínimo tan importante como lo que sucede en el cuerpo del paciente. Esto no quiere decir que la enfermedad está en su cabeza. La enfermedad es real, pero también lo son los pensamientos sobre dicha enfermedad.

Por ejemplo, los ataques al corazón a menudo hacen que la gente baje el ritmo en el trabajo y se enfoque más en la vida hogareña. Prefieren pasar más tiempo en sus relaciones familiares y con sus amigos que tener éxito en el trabajo. Una enfermedad crónica que limite el movimiento puede llevar al paciente que es el momento de usar sus talentos intelectuales. María aprendió un nuevo idioma y se hizo amigos por correspondencia; Alfredo se atrevió a sentarse y escribir la novela que siempre quiso

terminar. Aunque las enfermedades crónicas pueden cerrar puertas, usted puede elegir abrir algunas nuevas.

Julia tiene cáncer de pecho. Desde que recibió el diagnóstico vive con más pasión que nunca: "yo era una ama de casa – perdida y sin dirección después de que mis hijos crecieron y se fueron de casa. Una de las primeras cosas que hice después del diagnóstico fue aprender a nadar con la cabeza debajo del agua. Siempre mantenía la cabeza por encima del agua porque tenía miedo de meter todo el cuerpo debajo del agua. Esa era la historia de mi vida. Ahora hago lo que quiero. No pienso en cuanto tiempo queda, simplemente pienso en lo que quiero hacer con mi tiempo. Sorprendentemente, tengo menos miedo."

Una reflexión final

■ **Usted no tiene la culpa.** Las enfermedades crónicas las causan una combinación de factores genéticos, biológicos, ambientales y psicológicos. Por ejemplo, el estrés por sí solo no causa muchas de las enfermedades crónicas. La mente sí importa, pero la mente no siempre puede triunfar sobre la materia. Si usted tiene problemas para recuperarse no es porque le falta la actitud mental adecuada. Hay muchas cosas que puede usted controlar que le ayudarán a sobrellevar la enfermedad. Recuerde, usted no es responsable de causar ni curar la enfermedad, pero sí es responsable de tomar medidas para manejarla.

■ **No lo haga solo.** Uno de los efectos secundarios de una enfermedad crónica es la sensación de aislamiento. Aunque tenga familiares y amigos que le den apoyo, a menudo no pueden comprender por completo lo que usted está experimentando mientras lucha para hacerle frente a la enfermedad. Sin embargo, lo más probable es que haya otras personas que sepan de primera mano lo que es vivir con una enfermedad como la suya. Comunicarse con otras personas que tiene enfermedades similares puede reducir su sensación de aislamiento y ayudarle a comprender lo que le espera. Alguien como usted le puede ofrecer consejos prácticos de cómo manejar los síntomas y los sentimientos diariamente. Otros beneficios de hablar con otros como usted son tener experiencia en ayudar a otros a superar *su* enfermedad, lo que le puede ayudar a usted a apreciar su fuerza y le puede inspirar a tomar un papel más activo en el manejo de su enfermedad. El apoyo también puede venir de leer un libro, una página web, o un boletín informativo acerca de cómo el resto de las personas viven con enfermedades crónicas. O puede venir de hablar con otros por teléfono, en grupos de apoyo, o grupos de apoyo en internet.

■ **Usted es más que su enfermedad.** Cuando una persona tiene una enfermedad crónica, a menudo esta enfermedad se suele convertir en el centro de atención de su vida. Pero usted es más que su enfermedad – más que una persona "diabética", "paciente cardiovascular" o "paciente pulmonar". Y la vida es más que viajes al médico y manejo de síntomas. Es importante hacer las cosas que le hagan disfrutar. Los pequeños placeres cotidianos pueden ayudarle a equilibrar las otras partes de su vida en las que tiene que manejar los incómodos síntomas o emociones. Encuentre maneras

de disfrutar de la naturaleza cuidando de una planta o viendo el sol ponerse, o disfrute del placer del contacto humano o una sabrosa comida. Celebre el compañerismo con familiares y amigos. Encontrar maneras de introducir momentos de placer es vital en el manejo personal de las enfermedades crónicas. Concéntrese en sus capacidades y puntos fuertes en vez de en sus incapacidades y problemas. Ayudar a otros es una forma de enfocarse en lo que puede hacer en vez de en lo que no puede hacer. Celebre las pequeñas mejorías. Si las enfermedades crónicas nos enseñan algo es a vivir cada momento de nuestra vida plenamente. Dentro de los límites reales de cualquier enfermedad que tenga, hay formas de mejorar nuestro funcionamiento, nuestro sentido del control y disfrutar de la vida.

■ **La enfermedad puede ofrecerle otras oportunidades.** Las enfermedades, incluso con el dolor y la discapacidad que implican, pueden enriquecer nuestras vidas. Nos pueden hacer reevaluar lo que es realmente importante, cambiar las prioridades, y llevarnos en nuevas direcciones que nunca hubiéramos considerado antes.

Autoevaluación para las enfermedades crónicas

Ahora que tiene usted la información básica, haga esta autoevaluación y obtenga la puntuación de la misma. Al final de la evaluación encontrará sugerencias acerca de qué partes del libro serán de más ayuda para usted según su puntuación. Use el libro como un libro de ejercicios – salte de una parte a otra tomando apuntes en el libro mismo a medida que sigue su propio camino. No necesita usted leer el libro por completo, cada palabra en cada capítulo, pero sugerimos que lea los dos primeros capítulos. Luego use la puntuación obtenida en la autoevaluación y la tabla de contenidos (índice) para localizar cualquier información adicional que sienta usted que pueda ayudarle.

Autoevaluación para las enfermedades crónicas

Para ayudarle a averiguar dónde se encuentra usted con su enfermedad crónica, por favor haga esta autoevaluación. Obtenga la puntuación de cada sección y escríbala en el recuadro apropiado. Después de que haga la autoevaluación, mire la guía en las páginas 21-24 para obtener ideas de dónde encontrar ayuda.

Comida

1. En la última semana, ¿qué tan a menudo comió usted una variedad de alimentos (especialmente frutas, vegetales y cereales)?	Casi siempre ☐	La mayoría del tiempo ☐	Algunas veces ☐	De vez en cuando ☐	Muy pocas veces ☐
2. En la última semana, ¿qué tan a menudo fue usted consciente de cuánto y qué tipos de comida tomó?	Casi siempre ☐	La mayoría del tiempo ☐	Algunas veces ☐	De vez en cuando ☐	Muy pocas veces ☐
3. En la última semana, ¿qué tan a menudo tomó bebidas azucaradas o con azúcar (sodas, té dulce, bebidas de frutas, etc.)?	Casi siempre ☐	La mayoría del tiempo ☐	Algunas veces ☐	De vez en cuando ☐	Muy pocas veces ☐
4. En la última semana, ¿qué tan a menudo comprobó la cantidad de grasa que comió (incluyendo grasa en alimentos horneados y alimentos envasados) que fuese buena para el corazón (como la que viene de las plantas)?	Casi siempre ☐	La mayoría del tiempo ☐	Algunas veces ☐	De vez en cuando ☐	Muy pocas veces ☐
5. En la última semana, ¿qué tan a menudo limitó la cantidad de alimentos procesados (como alimentos de microondas, tentempiés, bacon y embutidos, y comida basura)?	Casi siempre ☐	La mayoría del tiempo ☐	Algunas veces ☐	De vez en cuando ☐	Muy pocas veces ☐

Dolor

Encierre el número que describe su dolor en las últimas dos semanas.

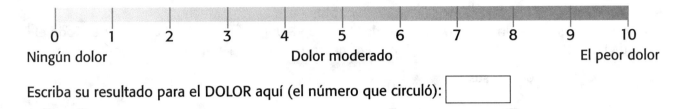

0   1   2   3   4   5   6   7   8   9   10

Ningún dolor   Dolor moderado   El peor dolor

Escriba su resultado para el DOLOR aquí (el número que circuló): ☐

Fatiga

Encierre el número que describe su fatiga en las últimas dos semanas.

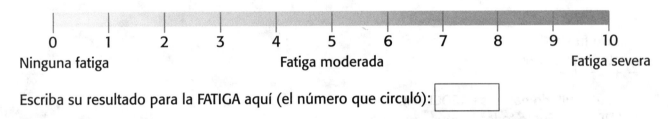

0   1   2   3   4   5   6   7   8   9   10

Ninguna fatiga   Fatiga moderada   Fatiga severa

Escriba su resultado para la FATIGA aquí (el número que circuló): ☐

Limitaciones físicas

Por favor encierre el número en cada línea que mejor describa sus habilidades.

¿En este momento usted puede:	Sin NINGUNA dificultad	Con ALGUNA dificultad	Con MUCHA dificultad	NO PUEDO hacerlo
1. vestirse solo, incluyendo atarse los cordones y abrocharse los botones?	0	1	2	3
2. acostarse y levantarse de la cama?	0	1	2	3
3. levantar un vaso o taza lleno hasta la boca?	0	1	2	3
4. caminar afuera en camino llano?	0	1	2	3
5. bañarse y secarse el cuerpo entero?	0	1	2	3
6. agacharse para recoger ropa del suelo?	0	1	2	3
7. poner y quitar el grifo?	0	1	2	3
8. subir y bajar del coche?	0	1	2	3

Escriba su resultado para las LIMITACIONES
FÍSICAS aquí. Sume todos los números que circuló: ☐

Preocupaciones de la salud

Por favor encierre el número en cada línea que mejor describa sus preocupaciones.

¿Cuánto tiempo durante las últimas dos semanas (encierre un número en cada línea)…	Nada de tiempo	Muy poco tiempo	Algún tiempo	Mucho del tiempo	La mayoría del tiempo	Todo el tiempo
1. estaba desanimado por sus problemas de salud?	0	1	2	3	4	5
2. tuvo miedo sobre el futuro de su salud?	0	1	2	3	4	5
3. fue su salud una preocupación en su vida?	0	1	2	3	4	5
4. estuvo frustrado por sus problemas de salud?	0	1	2	3	4	5

Escriba su resultado para las PREOCUPACIONES
DE SALUD aquí. Sume todos los números que circuló: ☐

¿Qué hace usted para divertirse?

Escriba su respuesta aquí:

_____

_____

_____

_____

_____

_____

_____

_____

_____

_____

_____

_____

Instrucciones para la obtener la puntuación de la autoevaluación

Comer

No hay una puntuación total. Aquí tiene algunas sugerencias para cada punto.

Si su respuesta es:

Pregunta 1: Casi siempre y la mayoría del tiempo, probablemente está usted comiendo suficientes frutas y vegetales. Si marcó cualquier otra respuesta, considere añadir más frutas y vegetales a su dieta. Para más información véanse capítulo 10, *Una alimentación saludable.*

Pregunta 2: Casi siempre y la mayoría del tiempo, probablemente sabe usted cuánto está comiendo. Esta es una habilidad de manejo personal clave. Comer más de lo que se necesita puede llevar a ganar peso y tener sobrepeso. Incluso si lo está haciendo bien, puede que usted esté interesado en aprender más cosas acerca del tamaño de las porciones y cómo afectan comer de forma sana. Véase la página 269. Si usted marcó cualquier otra respuesta, considere aprender más sobre cuanto está comiendo y cómo puede afectar su salud. Para mas información, vea las páginas Véanse las páginas 269 y 279-281.

Pregunta 3: Muy pocas veces – bien hecho. Las bebidas azucaradas añaden peso y calorías. Si marcó cualquier otra respuesta, considere tomar menos bebidas azucaradas. Para aprender más sobre bebidas azucaradas, vea la página Véase la página 276.

Pregunta 4: Casi siempre y la mayoría del tiempo, ha tomado usted el primer paso para comer grasas sanas y evitar las grasas no sanas. Si marcó cualquier otra respuesta, considere aprender más acerca de las grasas, como cuanta grasa debe comer y cómo distinguir las grasas sanas de las que no lo son. Véanse las páginas 271-273.

Pregunta 5: Casi siempre y la mayoría del tiempo, está usted haciéndolo bien y sabe que los alimentos procesados a menudo son alimentos poco sanos. Si marcó cualquier otra respuesta, considere leer las páginas 269-279 sobre las etiquetas en los alimentos para poder hacer mejores decisiones y evitar alimentos procesados.

Dolor

Escriba la puntuación de la autoevaluación aquí:

Si su puntuación es:

1-4 El dolor puede que no sea su mayor preocupación. Aunque puede que quiera trabajar en el manejo del dolor, quizás pueda abordar otras preocupaciones antes. Aunque comience con otro tema que no sea manejo del dolor, la buena noticia es que casi todas las herramientas en este libro le ayudarán con el dolor cuando las use de forma regular.

5-7 El dolor es probablemente una preocupación para usted. Puede que quiera empezar con las herramientas de manejo del dolor en las páginas 118-122. Hay cosas que puede usted hacer para ayudar con el dolor, incluyendo relajación y ejercicios. La buena noticia es que al trabajar en el manejo del dolor diariamente estará haciendo mucho para reducir su dolor.

8-10 Para usted, el dolor es un gran problema. Un buen lugar donde comenzar es con las herramientas de manejo personal del dolor en las páginas 118-122. También debe contarle a su médico cuál es su nivel de dolor. Puede que necesite medicamentos o un cambio de medicamentos. Por cierto, ¿está usted tomando sus medicamentos de la manera en la que se los han recetado? Si no es así, esto puede que le ayude. La buena noticia es que al trabajar en el manejo de su dolor diariamente, puede hacer un gran avance en reducir su dolor y en su necesidad de tomar medicamentos para el mismo.

Fatiga

Escriba la puntuación de la autoevaluación aquí: ☐

Si su puntuación es:

1-4 La fatiga puede que no sea su mayor preocupación. Aunque puede que quiera trabajar en el manejo de la fatiga, quizás quiera abordar otras preocupaciones antes. Aunque comience con otro tema que no sea manejo de la fatiga, la buena noticia es que casi todas las herramientas en este libro le ayudarán con su fatiga cuando las use de forma regular.

5-7 La fatiga es probablemente una preocupación para usted. Puede que quiera empezar con las herramientas de manejo de la fatiga en las páginas 114-115. La buena noticia es que al trabajar en el manejo de la fatiga diariamente estará haciendo mucho para reducir su fatiga.

8-10 Para usted, la fatiga es un gran problema. Un buen lugar donde comenzar es con las herramientas de manejo personal de la fatiga en las páginas 114-115. También debe de contarle a su médico cuál es su nivel de fatiga. Algunos medicamentos causan fatiga así que quizás quiera consultar con su farmacéutico. Puede que necesite un cambio de medicamentos. Por cierto, ¿está usted tomando sus medicamentos de la manera en la que se los han recetado? Si no es así, esto puede que le ayude. La buena noticia es que al trabajar en el manejo de su fatiga diariamente, puede hacer un gran avance en reducirla.

Limitaciones físicas

Escriba la puntuación de la autoevaluación aquí (sume todos los números): ☐

Si su puntuación es:

0-9 Tiene algunos problemas de limitación física. Aprenda qué ejercicios se recomiendan para la gente con su condición en específico en el capítulo 4, *Entender y manejar las enfermedades más comunes*. Recuerde que los ejercicios de resistencia son también importantes.

10-19 Usted tiene algunas limitaciones físicas. Aprenda más acerca de los ejercicios que se recomiendan para la gente con su condición en específico en el capítulo 4, *Entender y manejar las enfermedades más comunes*.

20-27 Usted tiene muchas limitaciones físicas. La buena noticia es que hacer ejercicio de forma regular probablemente puede ayudarle. Primero, decida cuales son las limitaciones más importantes en su opinión, y luego comience con los ejercicios apropiados para abordar esos problemas en específico.

Ejercicios para las limitaciones en específico

Ejercicios si tiene problemas para vestirse

■ Si tiene problemas para llegar a sus pies, pruebe:

hacer estiramientos de la rodilla al pecho, página 217; mecer las piernas, páginas 218-219; abducción de las piernas, página 221; estiramiento del tendón de Aquiles, páginas 224-225.

■ Si tiene problemas para usar sus brazos y manos para abrochar botones y cremalleras, pruebe:

O.K. (estiramiento de los dedos), página 213; alcanzar y darse una palmadita en la espalda, página 215.

Ejercicios si tiene problemas entrando y saliendo de la cama

ejercicio de la pelvis, página 217; mecer las piernas, páginas 218-219; o abdominales altos o abdominales bajos para fortalecer los abdominales, páginas 219-220.

Ejercicios si tiene problemas levantando una taza o vaso lleno hasta su boca

■ Si tiene problemas sujetando la taza o vaso, pruebe:

O.K.(estiramiento de los dedos), página 213.

■ Si tiene problemas levantando la taza o vaso, pruebe:

ejercicio con barra, página 215.

Ejercicios si tiene problemas andando

lanzar la pierna hacia atrás con control, página 222; estiramiento de la parte posterior de la pierna, página 224; estiramiento del tendón de Aquiles, páginas 224-225; ejercicio con toalla, páginas 225-226.

Ejercicios si tiene problemas lavándose y secándose

■ Si tiene problemas para llegar hasta los pies, pruebe:

rodilla al pecho, página 217; mecer las piernas, páginas 218-219; abducción de las piernas, página 221; estiramiento del tendón de Aquiles, páginas 224-225.

■ Si tiene problemas usando sus brazos y manos, pruebe:

O.K. (estiramiento de los dedos), página 213; alcanzar y darse una palmadita en la espalda, página 215.

Ejercicios si tiene problemas agachándose para recoger algo del suelo

saludo a la mañana, página 214; rodilla al pecho, página 217; fortalecedor de la rodilla II, página 222; estiramiento de la parte posterior de la pierna, página 224; estiramiento del tendón de Aquiles, página páginas 224-225.

Ejercicios si tiene problemas para poner y quitar el grifo

O.K. (estiramiento de los dedos), página 213; ejercicio con barra, página 215; alcanzar y darse una palmadita en la espalda, página 215.

Ejercicios si tiene problema entrando o saliendo del coche

mecer las piernas, páginas 218-219; abducción de las piernas, página 221; lanzar la pierna hacia atrás con control, página 222; fortalecer la rodilla II, página 222.

Para la mayoría de la gente con enfermedades crónicas, los ejercicios para la resistencia como caminar, nadar, y bailar deben de ser parte de su plan de actividad física. Aprenda más al respecto en el capítulo 7, *Ser físicamente activo*, y en el capítulo 8, *Ejercicio para hacer la vida más fácil*.

Preocupaciones de la salud

Escriba la puntuación de la autoevaluacion aquí: [   ]

Si su puntuación es:

0-4 No está usted muy preocupado sobre sus enfermedades a largo plazo. Quizás quiera abordar otras preocupaciones antes. La buena noticia es que no importa donde comience, sus preocupaciones van a disminuir aún más.

5-12 Sus enfermedades a largo plazo le preocupan un poco. Esto no es raro. Puede que quiera empezar leyendo el capítulo 5, *Entender y manejar síntomas y emociones comunes*. No importa dónde empiece en el libro ya que casi todas las actividades de manejo personal le ayudarán con sus preocupaciones.

13-20 Usted está preocupado por su enfermedad a largo plazo. Esto no es raro, pero puede que se esté usted preocupando más de lo necesario. Lea el capítulo 5, *Entender y manejar los síntomas y emociones comunes*. Puede que también quiera usted hablar de sus preocupaciones con su médico o consejero, como un psicólogo o trabajador social. La buena noticia es que la mayoría de las preocupaciones de la gente disminuyen a medida que aprenden cosas sobre su enfermedad y comienzan a tomar parte activa en el manejo personal de la misma.

¿Qué hacer para divertirse?

Si usted contestó esta pregunta de manera positiva, vaya al siguiente capítulo.

Si tuvo dificultades para contestar esta pregunta, o ni siquiera la contestó, puede ser que esté un poco deprimido. Esto no es raro para alguien que tiene una o más enfermedades crónicas. Empiece por leer acerca de la depresión en las páginas 135-141. También es una buena idea hablar de sus preocupaciones con su médico o consejero, como un psicólogo o trabajador social. La buena noticia es que la mayoría de las preocupaciones de la gente disminuyen a medida que aprenden cosas sobre su enfermedad y comienzan a tomar parte activa en el manejo personal de la misma.

Para una lista de lecturas sugeridas, sitios web de interés y otros recursos útiles, visite www.bullpub.com/resources.

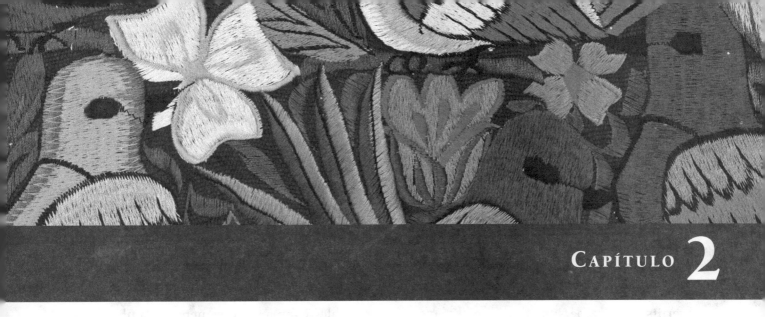

CAPÍTULO **2**

Convertirse en una persona proactiva en el manejo personal de su salud

*E*S IMPOSIBLE TENER UNA ENFERMEDAD CRÓNICA y no convertirse en una persona que use el manejo personal. La forma en la que vivimos cada día y las decisiones que tomamos nos afectan a nosotros mismo, nuestros síntomas, la calidad de nuestra salud y nuestra vida. Por ejemplo, algunas personas con enfermedades crónicas manejan aislándose de la vida. Puede que paren de hacer sus actividades favoritas, se queden en la cama o socialicen menos. La enfermedad se vuelve el centro de su existencia. Otras personas con la misma enfermedad y síntomas por alguna razón son capaces de seguir con su vida. Puede que tengan que cambiar algunas de las cosas que hacen o la forma en la que las hacen, pero aún así, su vida continúa de forma plena y activa. La diferencia entre estos dos tipos de personas no es la enfermedad sino más bien la forma en la que cada persona ha decidido

25

manejar la enfermedad. Por favor, note la palabra *decidir*. El manejo personal siempre es una decisión: una decisión de ser activo o una decisión de no hacer nada, una decisión de buscar ayuda o una decisión de sufrir en silencio.

Tareas del manejo personal y un plan de manejo personal

La información y habilidades que hay en este libro son las herramientas que se necesitan para convertirse en una persona activa en el manejo personal. Ser activo en el manejo personal quiere decir que está preparado y dispuesto a hacer las siguientes tareas:

1. **Cuidar de su enfermedad.** Cuando usted está cuidando su salud, sigue un plan de tratamiento, como tomar medicamentos y adoptar nuevos comportamientos. Así mismo está haciendo preguntas sobre su estado de salud y compartiendo la información con otros profesionales de salud, su familia y amigos. Toma parte de forma activa en el planeamiento de su programa de tratamiento, incluyendo monitorizar e informar sobre su enfermedad, así como compartir sus preferencias y objetivos a con todos los miembros del equipo de cuidados de salud.

2. **Llevar acabo sus actividades normales.** Estas son las actividades de su vida que son importantes y significativas para usted, incluyendo el trabajo, los pasatiempos, socializar, ofrecerse de voluntario y pasar tiempo con la familia. A veces hará falta ajustar la manera en que se hacen estas actividades, pero se siguen haciendo. Como una persona activa en el manejo personal también estará dispuesto a añadir nuevas actividades sanas a su vida diaria, como hacer ejercicio, comer más alimentos saludables y tomar medicamentos. También hay que estar dispuesto a eliminar hábitos poco saludables como fumar.

3. **Manejar sus emociones.** La enfermedad causa cambios emocionales. Puede ser enfado, incertidumbre sobre el futuro, tristeza debido al cambio en las expectaciones y a los objetivos no conseguidos, y a veces incluso depresión. Tener una enfermedad crónica y tener estas emociones también puede afectar su relación con sus familiares y amigos. Estos sentimientos son parte de los altibajos naturales de la vida que todo el mundo experimenta. Una persona activa en el manejo personal sabe esto y está comprometida en aprender a lidiar con las emociones.

Tareas del manejo personal

1. Cuidar de su problema de salud
2. Llevar acabo sus actividades normales
3. Manejar sus emociones

Recuerde: usted es el gerente de su vida, y cómo cualquier gerente de una organización o de una casa, necesita información, una variedad de herramientas y habilidades útiles, y un plan general para hacerse cargo de estas tareas de

Plan de manejo personal

1. Decida qué es lo que quiere lograr (su objetivo)
2. Busque varias formas de lograr su objetivo
3. Haga un plan de acción a corto plazo
4. Lleve a cabo su plan de acción
5. Compruebe sus resultados
6. Realice correcciones o cambios conforme sea necesario
7. Prémiese por su éxito

manejo personal. Este libro se ha diseñado para proveerle con estas cosas. Un plan de manejo personal incluye los pasos mostrados en el recuadro al comienzo de esta página.

Aunque muchas de las herramientas de manejo personal se mencionan en este libro, en este capítulo comenzaremos por presentar las tres herramientas más importantes: resolución de problemas, toma de decisiones, y hacer un plan de acción. Estas son las herramientas que le ayudan a decidir cuáles de las otras herramientas funcionan mejor para usted, así como cuándo y dónde usar estas herramientas con éxito.

Resolución de problemas

Los problemas a veces comienzan con un sentimiento general de desasosiego. Digamos que usted no está feliz pero no está seguro porqué. Tras un análisis más detallado, descubre que echa de menos el contacto con algunos familiares que viven lejos. Con el problema identificado, decide hacer un viaje para visitar a sus familiares. Sabe lo que quiere conseguir, pero necesita hacer una lista de las formas de resolver el problema.

En el pasado, usted siempre ha manejado para ir a verles pero ahora hacer el viaje en un solo día de manejar es demasiado cansado, así que decide considerar otras opciones. Considera salir al mediodía en vez de temprano a la mañana y hacer el viaje en dos días en vez de en uno. Considera pedir a un amigo que venga con usted en el coche para compartir las horas de manejo. También hay un tren que para a 20 millas de su destino. O puede viajar en avión. Decide usar el tren.

El viaje todavía parece abrumador porque hay tantas preparaciones que hacer. Usted decide escribir una lista con todos los pasos necesarios para que el viaje se haga realidad. La lista incluye encontrar una buena hora a la que ir, comprar su boleto, solucionar qué hacer con el equipaje, solucionar cómo ir y volver de la estación, decidir si puede usted subir y bajar las escaleras del tren, y decidir si va a poder caminar con seguridad cuando el tren se esté moviendo y quiere buscar algo de comer o ir al baño.

Una semana después examina los resultados de sus acciones. Se da cuenta de que con solo una llamada telefónica encontró las respuestas a varias de sus preguntas. La compañía de trenes brinda ayuda a las personas que tienen problemas de movilidad y tienen opciones para varias de sus necesidades. Sin embargo, a usted todavía le preocupa su limitada estabilidad, aunque ha estado caminando diariamente y está mejor, todavía está poco estable. Decide consultar con un fisioterapeuta, el cual le sugiere que use un bastón. Aunque no le gusta a usted esta idea, se da cuenta de que el bastón le dará la seguridad que necesita para caminar cuando el tren esté en movimiento.

Acaba usted de utilizar la resolución de problemas para lograr su objetivo de hacer un viaje. A continuación, revisemos los pasos específicos en este proceso.

1. **Identifique el problema.** Este es el primer paso y el más importante. También es el más difícil para resolver el problema. Lo que parece ser el problema a simple vista con frecuencia no lo es. Por ejemplo, podemos pensar que el problema son los escalones, pero si analizamos más profundamente nos damos cuenta que el problema real es su miedo a caerse.

2. **Haga una lista de ideas para resolver el problema.** Usted puede tener una buena lista de sus propias ideas, pero a veces es bueno escuchar las ideas de otros como amigos, familiares, miembros de nuestro equipo de cuidados de salud, o recursos de la comunidad – nuestros asesores. Si usa asesores recuerde que ellos no podrán ayudarle si usted no les describe el problema clara y precisamente. Por ejemplo, hay una gran diferencia entre decir que no puede andar porque le duelen los pies, y decir que le duelen los pies porque no puede encontrar zapatos que le queden cómodos.

3. **Escoja una idea y pruebe si le resuelve el problema.** Recuerde, cuando hacemos algo por primera vez nos puede parecer difícil. Espere un poco de tiempo y dele una buena oportunidad antes de decidir si la idea sugerida funciona.

4. **Evalúe los resultados.** Después de darle una buena oportunidad a su idea, evalúe cómo le va con el problema. Si todo va bien, su problema está resuelto.

5. Si todavía tiene el problema, **elija otra idea y pruébela.**

6. **Utilice otros recursos.** Pida a sus asesores que le den más ideas si todavía no ha encontrado una solución.

7. Finalmente, si después de haber pasado por todos los pasos y probado todas las ideas el problema persiste, quizás tenga que **aceptar**

Pasos para la resolución de problemas

1. Identifique el problema
2. Haga una lista de las ideas para resolver el problema
3. Seleccione una idea y pruébela
4. Compruebe los resultados
5. Escoja otra idea si la primera no funcionó
6. Use otros recursos
7. Acepte que el problema no tiene solución en este momento

Vivir con incertidumbre

Vivir con incertidumbre puede ser duro. Sin embargo, es algo que la mayoría de la gente no puede evitar. La incertidumbre es una de las causas de los altibajos emocionales. El diagnóstico de una enfermedad crónica nos quita parte de nuestra sensación de seguridad y control. Esto puede causar miedo. De repente nos vemos forzados a desviarnos de ese camino familiar que era nuestra vida y tomar otro rumbo no deseado. Aun cuando acudimos a profesionales y comenzamos un tratamiento, la incertidumbre pertenece. En realidad, todos tenemos cierto grado de incertidumbre en nuestra vida, pero no pensamos en ello. Sin embargo, cuando tenemos una enfermedad crónica esta incertidumbre adquiere otro significado. De pronto dudamos del futuro y de nuestra habilidad para continuar disfrutando de las cosas que nos gusta hacer. A muchos les resulta un gran desafío el hecho de tomar decisiones y a la vez aceptar la incertidumbre.

que su problema no tiene solución en este momento. A veces esto es difícil de admitir. Si un problema no se puede solucionar en este momento, no quiere decir que no se pueda resolver más adelante. Tampoco quiere decir que no se puedan resolver en este momento otros problemas que tenga. No se dé por vencido y no deje de explorar opciones.

Tomando decisiones: Identificando las ventajas y las desventajas

Tomar decisiones es otra herramienta importante en nuestra caja de herramientas de manejo personal. Algunos de los pasos en la toma de decisiones son muy parecidos a los que identificamos en la resolución de problemas. Estos pasos pueden ayudarle a solucionar problemas y tomar decisiones.

1. **Identifique las opciones.** Por ejemplo, usted puede tener que tomar una decisión entre contratar ayuda en la casa o seguir haciéndolo usted todo. A veces las opciones son cambiar el comportamiento o no cambiarlo.

2. **Identifique qué es lo que quiere.** Puede que para usted sea importante continuar con una vida lo más normal posible, o tener más tiempo con la familia, o no tener que quitar la nieve del camino a su casa, no tener que cortar la hierba o no tener que limpiar su casa. A veces, identificar sus valores más importantes (como pasar tiempo con su familia) ayuda a identificar las prioridades y aumenta su motivación para hacer cambios.

3. **Escriba las ventajas y desventajas de cada opción (los pros y los contras).** Liste

cuantas más de cada una como pueda pensar. No olvide los efectos emocionales y sociales de cada opción.

4. **Evalúe y puntúe cada ventaja y desventaja de la lista** con una escala de 5 puntos, donde 1 es "no es importante" y 5 indica "extremadamente importante."

5. **Sume los valores y obtenga un valor total para cada una de las opciones.** La columna con el total más alto le dará su decisión. Si no hay mucha diferencia o si todavía está indeciso, pase al siguiente paso.

6. **Utilice la prueba del "sexto sentido"** (intuición o voz interior).

Pregúntese: *¿Cómo me siento con esta opción? ¿me siento bien al tomarla?* Si es así, probablemente ya ha tomado su decisión. Si no es así, lo que siente probablemente gane sobre la puntuación. Cuando sus sentimientos no coinciden con la puntuación, ayuda a comprender que las razones para su decisión son emocionales. Así mismo, puede decidir que necesita explorar estos sentimientos más, recopilar más información, o quizás hablar con alguien como su equipo de cuidados de salud, su familia o sus amigos.

Aquí tiene un ejemplo de cómo hacer esto usted mismo:

Ejemplo de toma de decisiones

¿Debo de contratar ayuda para la casa?

Pros	Puntuación	Contras	Puntuación
Tendré más tiempo	4	Es caro	3
Estaré menos cansado	4	Es difícil encontrar buena ayuda	1
Tendré una casa limpia	3	No harán las cosas a mi manera	2
		No quiero que entre un extraño en mi casa	1
TOTAL	11	TOTAL	7

Sume los puntos en la columna de los pros y luego en la columna de los contras. Su decisión en este ejemplo será contratar ayuda porque la suma de los pros (11) es mayor que la de los contras (7). Si además se siente bien de tomar esta decisión en su interior, tiene su respuesta.

¡Ahora es su turno! Intente tomar una decisión usando el siguiente gráfico. Puede escribir en el libro si quiere.

Decisión a tomar: _____

Pros	Puntuación	Contras	Puntuación
TOTAL		TOTAL	

La clave para una resolución de problemas y toma de decisiones exitosas es actuar. Hablaremos de eso a continuación.

Tomando acción

Hasta ahora en este capítulo hemos introducido los pasos tanto para resolver problemas como para tomar decisiones. Pero saber lo que hacer no es suficiente. Ahora hay que tomar acción. Sugerimos que comience por hacer una cosa a la vez.

Establecer objetivos o metas

Antes de actuar, primero hay que decidir qué es lo que quiere hacer. Sea realista y específico al establecer los objetivos. Piense en lo que realmente le gustaría hacer. Un ejemplo es una persona que quería subir 20 escalones en la casa de su hija para compartir una cena especial con su familia. Otra persona deseaba superar su ansiedad y atender eventos sociales, y otra quería seguir manejando su moto a pesar de que ya no podía levantar el peso de la misma.

Uno de los problemas con los objetivos o metas es que a menudo parecen sueños. Son cosas tan lejanas, fuera de nuestras circunstancias, tan grandes que es fácil quedar abrumado y ni tan siquiera intentemos lograrlas. A continuación, exploraremos qué hacer con estas situaciones. De momento, tomemos unos minutos y escriba sus objetivos o metas.

Objetivos

_____

_____

_____

_____

_____

Ponga una estrella (☆) al lado del objetivo que quiere conseguir primero.

No elimine ningún objetivo hasta que haya pensado en todas las posibles alternativas para hacerlo realidad. A veces rechazamos opciones sin saber mucho sobre las mismas. En el ejemplo anterior, nuestro viajero era incapaz de hacer un largo viaje en auto, pero escribió una lista de medios de transporte alternativos y al final eligió el tren.

Explorar opciones

Hay muchas maneras de alcanzar un objetivo específico. Por ejemplo, la persona que quería subir 20 escalones puede empezar con un programa de caminata suave y subir tan solo algunos escalones cada día al principio, o puede pedir a la familia que cambie el lugar de la reunión familiar. El hombre que quería ir a eventos sociales podría empezar por salir durante un poco de tiempo, o le puede pedir a un amigo que le acompañe, usar técnicas de distracción cuando sienta ansiedad, o hablar con su equipo de cuidados de salud acerca de terapia o medicamentos. Nuestro motociclista puede comprar una moto menos pesada, usar llantas a los lados, usar un sidecar o comprar una moto de tres ruedas.

Como puede comprobar, hay muchas opciones para conseguir cada objetivo. Haga una lista de todas las opciones en las que puede pensar y luego elija una o dos que quiera probar.

A veces, es difícil pensar en todas las opciones uno mismo. Si está teniendo problemas, es hora de buscar la ayuda de un asesor, de la misma manera que se hace en la resolución de problemas. Comparta su objetivo con la familia, los amigos o los profesionales de salud. Llame a organizaciones como la Sociedad Americana del Cáncer, o un centro comunitario o centro para la tercera edad. Use internet. No le pida a otra persona que decida por usted qué hacer. En vez de esto, pida sugerencias. Siempre es bueno añadir a la lista de opciones las ideas frescas de alguien nuevo.

Una nota de cautela: muchas de las opciones no se consideran seriamente porque la gente asume que no existen o que nunca van a funcionar. Nunca asuma esto hasta que haya investigado seriamente la opción. Supimos de una señora que había vivido toda su vida en el mismo pueblo, y pensaba que conocía todos los recursos disponibles en su comunidad. Cuando estaba teniendo problemas con su seguro médico, una amiga que vivía en otra ciudad le sugirió que hablara con un consejero especialista en seguros médicos. La señora descartó esta sugerencia porque estaba segura de que dicho servicio no existía en su ciudad. Meses después, la amiga vino de visita e hizo una llamada telefónica a la Agencia de Servicios para Personas Mayores de la zona (las cuales existen en casi todas las ciudades de Estados Unidos). Le informaron que cerca de su casa había tres consejeros de seguros. Nuestro motorista pensó que ponerle llantas a los lados a su Harley era una idea loca, pero investigó la idea cuando un trabajador de la tienda de motos la mencionó. Pudo montar su moto durante 15 años más. En resumen, nunca asuma nada. Las suposiciones son las enemigas de encontrar una buena solución a los problemas y de tomar decisiones.

Escriba una lista de las opciones para conseguir su objetivo aquí. Ponga una estrella (☆) al lado de las dos o tres opciones que quiere investigar más.

Opciones

_____

_____

_____

_____

_____

Hacer planes a corto plazo: Planes de acción

Después de tomar una decisión tenemos una idea mucho más clara de hacia dónde debemos dirigirnos. No obstante, los objetivos definidos aún pueden parecernos abrumadores. *¿Cómo recuperaré el movimiento? ¿Cómo podré pintar otra vez? ¿Cómo podré* _____*?* (complete la oración con algo que en este momento duda que podrá volver a hacer.) El secreto del éxito es no intentar hacer todo de una vez. En cambio, determine de manera realista lo que sí puede lograr en el período de una semana.

Esta estrategia se llama *plan de acción*. Un plan de acción es a corto plazo y posible de hacer, y nos pone en la dirección correcta para conseguir nuestro objetivo. Su plan de acción debe de ser sobre algo que usted *quiere* hacer o conseguir. Debe de ayudarle a resolver un problema o alcanzar un objetivo o meta. Es una herramienta para ayudarle a hacer lo que *usted* quiere. No haga planes de acción para complacer a sus amigos, familiares o médicos.

Los planes de acción son probablemente las herramientas de manejo personal más importantes. La mayoría de nosotros somos capaces de hacer cosas que nos hacen más sanos, pero no las hacemos. Por ejemplo, la mayoría de la gente que tiene enfermedades crónicas puede caminar – algunos solo pueden cruzar una habitación, otros pueden caminar por media cuadra, otros varias cuadras y otros hasta una milla o más. Sin embargo, son pocos los que tienen un programa sistemático de ejercicios.

Los planes de acción le pueden ayudar a hacer cosas que usted sabe que *debe* de hacer. Pero para crear un plan de acción que tenga éxito, es mejor comenzar con lo que *quiere* hacer. ¡Puede ser *cualquier* cosa! Veamos los pasos que hacen que el plan de acción sea realista.

Crear un plan de acción realista

Primero, decida lo que va a hacer esta semana. Por ejemplo, para una persona que quiere subir escaleras mejor, esto puede querer decir tres escalones durante cuatro días consecutivos. La persona que quiere seguir montando en moto puede pasar de media hora a dos días investigando de motos más ligeras o de llantas a los lados.

Asegúrese de que sus planes sean "específicos en cuanto a la acción". No decida "perder peso" (que no es una acción sino un resultado de una acción). En vez de esto decida "beber té en vez de refrescos" (que es una acción).

Lo siguiente es hacer un plan específico. Decidir lo que usted quiere hacer no le llevará a ningún sitio si no tiene un plan para hacerlo. El plan debe de contestar a las siguientes preguntas:

■ *¿Qué* es lo que va a usted hacer exactamente? ¿Va a caminar? ¿Qué técnica de distracción va a usar?

■ *¿Cuánto* va usted a hacer? Esta pregunta se ha contestado con detalles sobre tiempo, distancia, porciones o repeticiones. ¿Caminará usted una cuadra, caminará sin sentarse durante 15 minutos, comerá medias porciones en el almuerzo y la cena, o hará ejercicios de relajación durante 15 minutos cinco días a la semana?

■ *¿Cuándo* hará usted esto? De nuevo insistimos, debe ser específico: antes del almuerzo, en la ducha, tan pronto como llegue a casa después del trabajo. Conectar una nueva actividad con un hábito antiguo es una buena manera de asegurarse de que se va a hacer. Considere las actividades que ocurren justo antes de su plan de acción que pueden dar pie al nuevo comportamiento. Por ejemplo, lavarse los dientes puede recordarle que tiene que tomar sus medicamentos. O decida que hará 15 minutos de ejercicios de relajación a la noche después

de lavar los platos. Otro truco es incorporar su nueva actividad justo antes de otra actividad favorita suya. Puede que decida ir a caminar antes de leer el periódico o antes de ver su programa favorito.

■ *¿Con qué frecuencia, o qué tan a menudo,* hará esta actividad? Esta parte es un poco delicada. Todos queremos contestar que las haremos todos los días, pero eso no es siempre posible. Normalmente es mejor decidir hacer una actividad tres o cuatro veces a la semana para darse "espacio para maniobrar" por si acaso pasa algo. Si lo hace más a menudo, mejor todavía. Sin embargo, si usted es como la mayoría de la gente, sentirá menos presión si completa su actividad tres o cuatro veces a la semana y sigue sintiéndose exitoso. (Note que tomar los medicamentos es una excepción. Esto debe de hacerse exactamente como lo ha prescrito su médico.)

Tome los siguientes pasos para escribir su plan de acción:

1. Primero, *comience en el lugar donde se encuentra* usted. Esto quiere decir que empiece despacio y en el nivel donde se encuentra. Si sólo puede caminar durante 1 minuto, comience su programa caminando 1 minuto cada hora o cada dos horas, no intente caminar alrededor de la cuadra. Si nunca ha hecho ejercicio, comience con sólo unos minutos de calentamiento. Hacer unos 5 a 10 minutos es suficiente. Si quiere perder peso, ponga un objetivo basado en su comportamiento alimenticio

actual, como por ejemplo comer media porción. Por ejemplo, "perder una libra (más o menos medio kilo) esta semana" no es un plan de acción porque no supone una acción en específico. En contraste, "no comer después de la cena durante cuatro días esta semana," es un buen plan de acción.

2. Segundo, *dese algunos días libres.* Todos tenemos días en los que no deseamos hacer nada. Por eso es mejor decir que va a hacer algo 3 o 4 veces por semana en vez de todos los días.

3. Tercero, una vez que ha creado su plan de acción *pregúntese* lo siguiente: *en una escala del 0 al 10, donde 0 representa inseguridad total y 10 es certeza total, ¿qué tan seguro estoy de que puedo completar todo este plan?* Si su respuesta es 7 o más, su plan de acción es razonable. Si su respuesta es menor de 7, debe usted de analizar su plan. Pregúntese porqué está usted tan inseguro. ¿Qué problemas espera encontrarse? Luego vea si puede cambiar su plan para estar más confiado en el éxito.

4. Una vez que ha hecho su plan y está contento con el mismo, escríbalo y póngalo en un lugar donde esté visible todos los días. Pensar en un plan de acción semanal es una cosa. Escribirlo hace que sea más probable que usted tome acción. Mantenga un registro de cómo le va y los problemas con los que se va encontrando. (Hay un formulario para el planeamiento de planes de acción al final de este capítulo. Haga fotocopias para poder usarlo cada semana.)

Partes de un plan de acción exitoso

Un buen plan de acción:

- Es algo que *usted* quiere hacer
- Es realizable (algo que puede lograr esta semana)
- Es específico y orientado a una acción
- Responde a las preguntas: ¿Qué? ¿Cuándo? ¿Cuánto? Y ¿Con qué frecuencia?
- Es algo de que lo va a cumplir por completo con un nivel de confianza de 7 o más en una escala donde 0=inseguridad total y 10=certeza total

Llevar a cabo su plan de acción

Si su plan de acción semanal está bien escrito y es realista y realizable, completarlo será fácil. A continuación, hay unos pasos adicionales para asegurarse de que completar su plan sea más fácil.

- Pida a sus familiares y amigos que le llamen y pregunten qué tal le está yendo con el plan. Tener un recordatorio sobre el progreso es una buena motivación.

- Mantenga un registro de sus actividades diarias mientras que está completando su plan. Muchas de las personas que hacen manejo personal de forma exitosa hacen listas de lo que quieren lograr.

- Marque los pasos como conseguidos cuando los complete. Esto le ayudará a ver lo realista que es su plan y será más útil para hacer planes futuros.

- Tome notas diarias, incluso de las cosas que no entienda en ese momento. Más tarde estas notas pueden ser útiles cuando adopte la práctica de resolución de problemas.

El éxito mejora la salud

Los beneficios de los cambios en el estilo de vida van más allá de las recompensas de adoptar hábitos más sanos. Sí, nos sentimos mejor cuando hacemos ejercicio, comemos de forma saludable, mantenemos un horario de sueño regular, no fumamos, y tomamos el tiempo necesario para relajarnos. Pero también hay evidencia de que los sentimientos de auto-confianza y control sobre su vida que vienen de hacer cambios exitosos también mejoran su salud.

A medida que la gente se hace mayor o desarrollan enfermedades crónicas, las habilidades físicas y la imagen personal pueden declinar. Para mucha gente, es desalentador darse cuenta de que no pueden hacer lo que antes sí podían o lo que quieren hacer. Al cambiar y mejorar una parte de nuestra vida, bien mejorando nuestra capacidad física o aprendiendo una nueva habilidad, recobra una sensación de optimismo y energía. Al enfocarse en lo que puede hacer en vez de en lo que no puede hacer, es más probable que tenga una vida más positiva y feliz.

Evaluando los resultados

Al final de cada semana, observe si ha completado su plan de acción y si está más cerca de realizar sus objetivos. ¿Es capaz de caminar más lejos? ¿Ha perdido peso? ¿Tiene menos ansiedad? Observar su progreso es importante. Puede que no vea progreso día a día, pero verá pequeños cambios positivos cada semana. Si está teniendo problemas, es el momento de usar la herramienta de resolución de problemas.

Por ejemplo, la persona que quería subir las escaleras no lo hizo durante las primeras semanas del plan. Cada día algo le impedía tomar acción: no hay suficiente tiempo, cansancio, hacía frío, y cosas similares. Cuando revisó sus notas, empezó a darse cuenta de que el problema real era su miedo a caerse sin que hubiera nadie alrededor para ayudarle. Entonces decidió usar un bastón durante sus prácticas de subir escaleras, y hacerlo cuando hubiera amigos o vecinos alrededor. Esta corrección le ayudó a completar su plan.

Cambios y correcciones durante el proceso (de regreso a la resolución de problemas)

Cuando tratamos de superar obstáculos, el primer plan para hacerlo no siempre será el que mejor funcione. Si algo no funciona, no pierda el ánimo – intente hacer otras cosas. Modifique su plan a corto plazo para que los pasos para cumplirlo sean más fáciles, dese más tiempo para completar las tareas difíciles, escoja nuevos pasos para alcanzar su objetivo, o pida ayuda o

Cómo cambian las personas

Hay miles de estudios que se han llevado a cabo para aprender cómo cambian las personas – o porqué no cambian. Esto es lo que hemos aprendido:

■ La mayoría de la gente cambia por sí misma, cuando está lista. Sí, es cierto que los doctores, consejeros, esposos y grupos de ayuda intentan persuadirnos, obligarnos o ayudarnos a cambiar nuestro estilo de vida y hábitos. Pero la mayoría de las personas cambian cuando están listas para hacerlo, y sin mucha ayuda de otros.

■ El cambio no es un proceso de todo o nada. Los cambios ocurren en etapas. La mayoría de nosotros piensa que el cambio ocurre paso a paso. Cada paso es una mejora sobre el anterior. Aunque algunas personas hacen cambios de esta manera, más del 95% de la gente que para de fumar con éxito lo hace después de una serie de retrocesos y recaídas. (Para más información sobre fumar, véanse páginas 75 y 126-130.) En la mayoría de los casos, el camino hacia el cambio es más bien tortuoso que una línea recta. La gente a menudo vuelve a etapas anteriores antes de seguir adelante ("dos pasos hacia delante, uno hacia atrás"). Las recaídas no son fracasos sino contratiempos, que son partes normales del cambio. Lidiar con recaídas ayuda a la gente a aprender a mantener los cambios; nos proveen información sobre lo que no funciona.

■ Hacer cambios a menudo depende de hacer lo correcto en el momento adecuado. Se sabe que las personas a las que se les ofrece las estrategias de cambio que no son apropiadas a la etapa en las que se encuentran tienen menos éxito en cambiar en comparación con aquellos que no recibieron ninguna ayuda. Por ejemplo, hacer un plan de acción escrito elaborado cuando todavía no ha decidido qué quiere cambiar es una receta para el fracaso. Lo más seguro es que se sienta aburrido, desesperado o frustrado antes de siquiera empezar.

■ Tener confianza en su habilidad para cambiar es el elemento clave para el éxito. Que usted crea en su habilidad para cambiar es importante. Predice si va a intentar cambiar en primer lugar, si va a persistir si hay recaídas, y por último si tendrá éxito efectuando el cambio.

consejos a sus asesores. Si no está usted seguro cómo hacer esto, lea de nuevo las páginas 27-29.

Una última nota: no todos los objetivos son realizables. Tener una enfermedad crónica puede querer decir que no dispone de todas las opciones. Si esto es cierto en su caso, no se preocupe por las cosas que no puede hacer. En cambio, empiece a trabajar en otro objetivo que puede alcanzar. Una persona activa en su manejo personal que conocemos usa una silla de ruedas y habla sobre el 90% de las cosas que sí que *puede hacer*. Dedica su vida a desarrollar este 90% al máximo.

Premiar sus éxitos

Una de las mejores recompensas de ser proactivo en el manejo personal es la satisfacción de cumplir sus objetivos y de vivir una vida más plena y placentera. Sin embargo, no tiene que esperar a ver realizados sus objetivos para recompensarse frecuentemente por sus éxitos a corto plazo. Por ejemplo, decida que no leerá el periódico ni visitará su sitio favorito en las redes sociales hasta que haga sus ejercicios. Leer el periódico o visitar las redes sociales son su premio. Una persona activa en su manejo personal compra tan solo una o dos piezas de frutas a la vez y camina la media milla (0.8 kilómetros) al supermercado cada día o cada dos días para comprar más frutas. Otra persona que dejó de fumar, usa el dinero que hubiera usado en cigarrillos para pagar a alguien que le limpie la casa profesionalmente. Incluso había suficiente dinero para ir a un partido de béisbol con su amigo. Los premios no tienen que ser lujosos, caros o altos en calorías. Hay muchos placeres sanos que pueden añadir placer a su vida.

La caja de herramientas del manejo personal

Se puede hacer mucho con la resolución de problemas, la toma de decisiones y hacer planes de acción. Ahora que usted entiende el significado del manejo personal, las tareas que conlleva y estas tres herramientas claves de manejo personal, está usted listo para aprender sobre otras herramientas que le ayudarán a tener éxito con el manejo personal. La mayoría de las herramientas de manejo personal son adecuadas para las enfermedades crónicas, y los capítulos de este libro contienen mucha información acerca de las enfermedades crónicas más comunes. Debido a que la diabetes requiere muchas habilidades de manejo personal, el capítulo 14, *Manejo de la diabetes*, está dedicado a esta enfermedad. Otras herramientas importantes de manejo personal de las que se hablan en este libro incluyen medicamentos; ejercicio; usar aparatos de apoyo para sentirse seguro; nutrición; manejo de los síntomas; comunicarse con familiares, amigos y proveedores de cuidados de salud; sexo e intimidad; el lugar de trabajo; encontrar recursos; y hacer planes para el futuro.

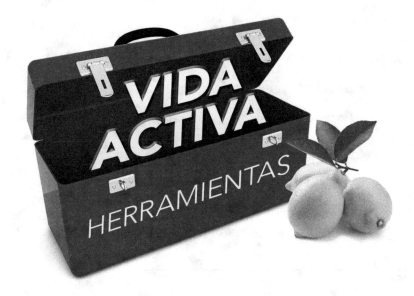

Su caja de herramientas

Para una lista de lecturas sugeridas, sitios web de interés y otros recursos útiles, visite www.bullpub.com/resources.

Mi plan de acción

Cuando escriba su plan de acción, asegúrese que incluye lo siguiente:

1. ¿Qué va a hacer? (una acción específica)

2. ¿Cuánto va a hacer? (tiempo, distancia, porciones, repeticiones, etc.)

3. ¿Cuándo lo va a hacer? (a qué hora durante el día, día de la semana)

4. ¿Con qué frecuencia o cuántos días por semana va a hacerlo?

Por ejemplo: Esta semana voy a caminar (qué) alrededor de la cuadra (cuánto), antes del almuerzo (cuándo), tres veces esta semana (cuántas veces).

Esta semana _____ (qué)

_____ (cuánto)

_____ (Cuándo)

_____ (con qué frecuencia)

¿Qué tan seguro está de que puede cumplir este plan?

0	1	2	3	4	5	6	7	8	9	10

Nada
Seguro

Absolutamente
seguro

Comentarios

Lunes _____

Martes _____

Miércoles _____

Jueves _____

Viernes _____

Sábado _____

Domingo _____

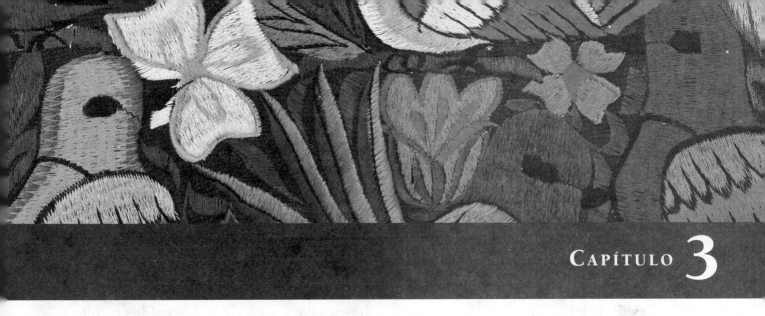

CAPÍTULO 3

Encontrar recursos

G RAN PARTE DE CONVERTIRSE en una persona proactiva en el manejo personal es saber cómo encontrar recursos y ayuda cuando se necesita. Pedir ayuda es una fortaleza. Ser capaz de encontrar y conseguir ayuda es una característica de una persona activa en el manejo personal. En este capítulo le ofrecemos algunas herramientas para poder encontrar recursos y conseguir ayuda.

Cuando comience a pensar que debe pedir ayuda, siga los siguientes pasos:

1. Decida lo que quiere hacer para mejorar su enfermedad o su situación.

2. Si no puede hacer algo que quiere hacer, descubra qué es lo que se lo está impidiendo.

Puede que descubra que hay una diferencia entre lo que usted puede hacer y lo que quiere hacer (o quiere que se haga). A veces no es fácil saber cuál es el obstáculo. Si alguna de estas cosas es un problema, es el momento de conseguir ayuda. No asuma que no se puede hacer nada. Esto casi nunca es cierto. Es importante hacer las cosas que necesita y quiere hacer. Encontrar una manera de hacerlas merece la pena y es gratificante.

La mayoría de nosotros comienza a buscar ayuda pidiéndosela a nuestros familiares y amigos. A veces esto puede ser difícil. Puede que tenga usted miedo a que los demás piensen que usted es débil. A veces el orgullo es un obstáculo. La verdad es que la mayoría de la gente quiere ayudar, pero no saben cómo. Su trabajo es decirles qué es lo que necesita. En el capítulo 11, *Comunicarse con los familiares, amigos y proveedores de salud*, hablamos sobre pedir ayuda. Desafortunadamente, algunas personas no tienen familiares o amigos cercanos. A veces, incluso si tiene gente cercana en su vida, usted no se atreve a preguntar. A veces los familiares y amigos no son capaces de ayudarle. Por suerte, hay muchos recursos maravillosos que podemos usar en las diferentes comunidades y en internet.

Encontrar lo que necesita: buscando tesoros

Encontrar recursos puede parecerse un poco a buscar tesoros y actuar como detectives. Como en las búsquedas de tesoros, pensar de forma creativa es lo que le hará llegar al tesoro. Encontrar lo que necesita puede ser tan fácil como hacer un par de llamadas o hacer una búsqueda en internet. Otras veces puede tener que indagar, como un detective. El detective de recursos de la comunidad debe de encontrar pistas y seguirlas. A veces esto significa comenzar de nuevo cuando las pistas llevan a un callejón sin salida.

El primer paso es definir el problema y la causa del problema, y luego decidir lo que usted quiere. Evalúe su enfermedad y su situación. Luego pregúntese qué *puede* hacer para mejorar su enfermedad o situación, y a continuación pregúntese qué es lo que *quiere* hacer para mejorar su enfermedad o situación. Si hay algo que quiere hacer, pero no puede hacerlo, descubra qué es lo que se lo impide.

Por ejemplo, digamos que usted tiene dificultad para cocinar debido a que tiene que estar mucho tiempo de pie, y esto le causa dolor y cansancio. Después de pensarlo usted decide que quiere seguir cocinando, pero estar de pie es un obstáculo. Piensa que podría seguir cocinando si lo hiciera sentado. Otra persona con el mismo problema puede tomar la decisión de que alguien le prepare la comida, pero usted decide que su búsqueda de tesoro personal es descubrir cómo cocinar sin estar de pie.

Prueba con el uso de sillas altas, pero se da cuenta de que no va a funcionar. Así que decide que debe de remodelar la cocina. Comienza la búsqueda. ¿Dónde puede encontrar un arquitecto o contratista con experiencia en remodelaciones para personas con limitaciones físicas?

Como primer paso va a internet y escribe las palabras "remodelar la cocina" en el buscador. Los resultados son muchísimas páginas con anuncios y listas de arquitectos y contratistas. Es abrumador. Quizás necesite usted reducir la búsqueda.

Escribir "diseño de cocinas para gente con discapacidades" en la búsqueda resulta en muchos consejos de consumidores y negocios, y también hay fotos que le pueden ofrecer ideas. Los primeros contratistas que usted contacta no tienen experiencia con su problema. Por fin encuentra una compañía que parece que es exactamente lo que usted necesita, pero se encuentra a más de 200 millas (320 kilómetros) de usted.

¿Y ahora qué hacer? Tiene un par de elecciones. Puede contactar cada uno de los contratistas que aparecieron en su búsqueda hasta que encuentre al que necesite. Esto puede ser un proceso largo, e incluso si encuentra a alguien adecuado, tendrá que comprobar las recomendaciones.

¿En qué otro lugar puede encontrar la información que necesita? Quizás alguien que trabaja con gente con discapacidades físicas pueda tener información. Esto nos abre una larga lista de posibilidades: terapeutas ocupaciones y físicos, tiendas de suministros médicos, el centro más cercano para personas discapacitadas, la oficina de servicios de rehabilitación o la oficina local de una organización voluntaria de salud, como la Fundación para la Artritis. Al final decide preguntarle a un amigo que es un terapeuta físico.

Su amigo no tiene una respuesta, pero dice, "¡Anda! Si Juan acaba de remodelar su cocina para acomodar su silla de ruedas." Esta es una pista estupenda. Seguro que Juan es capaz de darle el nombre de alguien que hace este tipo de trabajo que usted está buscando. Quizás también pueda darle alguna idea acerca del costo y las incomodidades antes de seguir adelante. Desafortunadamente, al final Juan no es de mucha ayuda. No tuvo una gran experiencia, así que no tiene mucha información que le pueda ayudar. ¿Y ahora qué?

Su próximo paso puede ser intentar encontrar una persona en su comunidad que sea un "resuelvelotodo". Hay gente como esta en todas las comunidades, conectores, gente que parece conocer a todo el mundo y sabe todo sobre su comunidad. Suele ser gente que ha vivido mucho tiempo en la comunidad, y están involucrados en la misma. También suelen ser naturales en la resolución de problemas. Esta es la persona a la que piden consejo los demás, y siempre parecen ser de ayuda y tener información útil.

El resuelvelotodo de su comunidad puede ser un amigo, un socio de negocios, el cartero, su médico, el encargado de la tienda, el farmacéutico, el chófer del autobús, la secretaria de la escuela de sus hijos o la bibliotecaria. Piense en esta persona como un recurso de información.

A veces esta persona querrá formar parte de su búsqueda. Por ejemplo, le pregunta al cartero sobre el tema y éste le cuenta sobre un contratista cuya mujer está en silla de ruedas. Sabe esto porque el contratista acaba de hacer la remodelación de una cocina en una de las casas que está en su ruta de correos. Usted contacta con este contratista y encuentra exactamente lo que necesita.

Resumamos lo que hemos aprendido con este ejemplo. Los pasos más importantes para encontrar los recursos que usted necesita son los siguientes:

1. **Evaluar su enfermedad o situación e identificar el problema**

2. **Identificar lo que queremos o necesitamos.** Pregúntese lo que puede hacer para mejorar su enfermedad o situación y también lo que quiere hacer para mejorar su enfermedad o situación.

3. **Busque recursos**

4. **Pida ideas de sus amigos, familiares, vecinos.** (Si usted es parte de grupos de internet, también pregunte a los miembros de esos grupos.)

5. **Contacte con organizaciones que estén relacionadas con problemas como este o similares**

6. **Identifique a los líderes comunitarios y "resuelvelotodo" en su comunidad y su vecindario**

Una última observación: el mejor investigador sigue varias pistas a la vez. Esto le ahorrará tiempo y hará que la búsqueda sea más corta. Pero tenga cuidado – una vez que se vuelva un experto en pensar de forma creativa en recursos comunitarios, ¡puede que se convierta usted en un resuelvelotodo!

Recursos para encontrar recursos

Cuando se necesita que encontrar bienes o servicios, hay ciertos recursos que se pueden usar. Un recurso a menudo lleva al siguiente. El resuelvelotodo es uno de esos recursos, pero la "caja del detective" de recursos de la comunidad tiene que tener una variedad de herramientas útiles.

Los buscadores de internet (Google, Bing, Yahoo, etc.) son las herramientas que se usan más a menudo. Estas son especialmente útiles si está buscando a alguien a quien contratar. Para la mayoría de las búsquedas, aquí es donde comenzará.

Organizaciones y servicios de referencia

Casi todas las comunidades tienen uno o más servicios de información y referencia. A veces se agrupan por zona geográfica como ciudad o condado, y otras veces son específicas de un grupo como la Agencia de Adultos Mayores o los programas gubernamentales. A veces son específicos a una enfermedad o condición como una discapacidad en particular o una enfermedad en particular. Hay varios tipos de agencias que se encargan de la operación de estos servicios. Busque bajo servicio de información y referencia (I&R) de United Way (una organización voluntaria), o bajo información y referencias para personas mayores de edad (Senior Information & Referral, Area Agency o Council on Aging para la búsqueda en inglés). Si está usando el directorio telefónico, asegúrese de mirar en la sección de gobierno del condado o de la ciudad o municipalidad.

Una vez que ha conseguido el número de teléfono de un servicio de información y referencia fiable, sus búsquedas se van a volver mucho más fáciles. Estos servicios mantienen archivos enormes de direcciones y números de teléfono de referencia. Pueden ayudarle a encontrar información acerca de casi cualquier problema que pueda tener. Incluso si no tienen las respuestas que usted busca, casi siempre serán capaces de mandarle a otra agencia que le podrá ayudar.

Las agencias de voluntarios o no lucrativas como la Asociación Americana del Corazón y la Sociedad Americana para el Cáncer son recursos estupendos. En casi todos los países hay organizaciones similares. Estas agencias se financian a base de contribuciones de individuos, corporaciones y entidades filantrópicas. Proveen información actualizada sobre problemas de salud, así como ofrecer apoyo y servicios directos. También financian investigaciones diseñadas para ayudar a la gente a vivir mejor con su enfermedad, mejorar los tratamientos y tal vez encontrar una cura algún día. Por una pequeña cuota usted puede hacerse miembro de estas organizaciones. A menudo, esto añade su nombre a una lista de personas que reciben publicaciones y folletos informativos por correo o por email. Sin embargo, no es necesario ser miembro para recibir dichos servicios, sino que estas agencias están aquí para ayudar al que lo necesite. Muchas de estas organizaciones tienen páginas de internet maravillosas, que se pueden acceder desde cualquier lugar y en cualquier momento si es que tiene acceso a internet. En el ciberespacio, puede usted vivir en una zona rural de Dakota del Norte o en el Ártico de Canadá y aún así conseguir ayuda en internet de la Fundación para la Artritis de Sydney, Australia.

Hay otras organizaciones en su comunidad que ofrecen servicios de información y referencia junto con servicios directos. Por ejemplo las sucursales locales de organizaciones nacionales como AARP (Asociación Americana de Personas Jubiladas por sus siglas en inglés), centros para personas de la tercera edad, centros comunitarios y agencias religiosas de servicios sociales. Estas organizaciones ofrecen información, clases, oportunidades de recreo, programas de nutrición, ayuda legal y con los impuestos, y programas sociales.

No pase por alto los centros para la tercera edad locales. En la mayoría de estos centros hay un trabajador social que sabrá mucho sobre recursos. No hace falta ser una persona mayor para usar este recurso. Seguro que hay un centro de este tipo cerca de usted. La oficina del gobierno de su ciudad o condado o su bibliotecario local podrá decirle dónde se encuentran estos recursos, y la sección del calendario comunitario del periódico local suele tener una lista de información actual sobre los programas que ofrecen estas organizaciones.

La mayoría de los grupos religiosos también ofrecen información y servicios sociales a las personas que lo necesitan. Proveen servicios directamente en su iglesia o templo, o a través de grupos como el Consejo de Iglesias, los Servicios Familiares Judíos o la Agencia de Servicios Sociales Musulmanas. Para conseguir ayuda de organizaciones religiosas, empiece por su iglesia local. Allí le ayudarán o le referirán a alguien que pueda ayudarle. Normalmente no hace falta ser un miembro de la congregación ni de la religión para recibir ayuda.

Otra opción es llamar al hospital o clínica local, o a su plan de seguro de salud y pedir que le conecten con el departamento de servicios sociales. Los médicos son buenos recursos y saben qué servicios de salud tanto físicos como mentales están disponibles a través de las organizaciones de salud.

Bibliotecas

Las bibliotecas públicas son un recurso particularmente importante si está buscando más información sobre enfermedades crónicas. Las bibliotecas no solo son colecciones de libros. Su biblioteca le puede conectar con recursos vastos y variados. Incluso si es usted un detective experimentado en el uso de la biblioteca, siempre es una buena idea preguntarle al bibliotecario para asegurarse de que no ha pasado nada por alto. Los bibliotecarios ven muchísimos materiales a lo largo del día y saben mucho sobre la comunidad (incluso puede que ellos sean locales). Si usted no puede ir a la biblioteca, puede llamar o contactarles por internet.

Además de bibliotecas de la ciudad o del condado, en algunas comunidades hay otras bibliotecas más especializadas en la salud. Pregunte a su servicio de información y referencia a ver si hay una biblioteca así en la zona. Estas bibliotecas, se especializan en recursos relacionados con la salud. Normalmente tienen una base de datos computarizada de información útil disponible además de la información en papel, y materiales de audio y video. Estas bases de datos generalmente están disponibles a través de organizaciones sin ánimo de lucro y hospitales, por lo que a veces cobran una pequeña cuota o donación para poder sufragar sus servicios. Incluso si no hay una biblioteca especializada en temas de salud en su comunidad, la mayoría se pueden contactar mediante internet. Están acostumbrados a recibir preguntas de todas partes del mundo.

Las universidades y los colegios también tienen bibliotecas. Por ley, la sección de "documentos gubernamentales" de la región debe de estar abierta al público sin costo alguno. Las publicaciones del gobierno de Estados Unidos existen de casi cualquier tema, y las publicaciones sobre la salud son particularmente extensas. Se puede encontrar de todo, desde información sobre jardinería orgánica hasta recetas nutricionales detalladas. Los bibliotecarios de las universidades públicas suelen ser de mucha ayuda, y estas publicaciones se hacen con la ayuda de fondos públicos.

Si tiene usted la suerte de vivir cerca de una facultad de medicina, es posible que pueda tener acceso a la biblioteca médica de esta institución. Este es más bien un lugar donde buscar información, pero no servicios. Como es lógico, se encontrará mucha información sobre enfermedades y tratamientos en las bibliotecas médicas. Sin embargo, a menos que tenga conocimientos médicos la cantidad de información detallada que encontrará puede ser demasiado técnica y difícil de entender, y quizás termine confundiéndole. Use las bibliotecas médicas con cuidado.

La mayoría de la gente conoce los buscadores de internet como Google. Pero la mayoría no sabe nada sobre Google Scholar, que tiene un registro de artículos científicos evaluados por profesionales colegas. Paneles de profesionales de dicho campo revisan estos artículos para que sean precisos y fiables. Google Scholar se puede usar de la misma manera que Google para encontrar literatura científica en casi cualquier campo. En los resultados de la búsqueda siempre se pueden ver una corta sinopsis del artículo. A menudo se puede ver el artículo por completo también.

Libros

Los libros pueden ser útiles (¡de hecho en sus manos tiene uno en este momento!). Muchos libros relacionados con enfermedades contienen listas de recursos y lecturas adicionales, bien al final del capítulo o al final del libro. Estas listas pueden ser de mucha ayuda. Nosotros tenemos una lista de recursos que se mantiene actualizada regularmente en www.bullpub.com/resources.

Periódicos y revistas

Los periódicos locales, particularmente si usted vive en una comunidad pequeña, pueden ser un recurso excelente. La mayoría de los periódicos tienen tanto una versión en papel como otra en internet. Asegúrese de mirar en la página con el calendario de eventos, ya que así se puede hacer una idea de las organizaciones que son activas en su comunidad. Incluso si usted no tiene interés en un evento en concreto, puede llamar al número de teléfono de contacto ya que le podrán ayudar a encontrar lo que busca.

A veces puede encontrar pistas en la sección de anuncios clasificados. Busque en las categorías "anuncios", "salud" o cualquier otro título que le interese. Revise el índice de anuncios para ver los títulos que usa el periódico.

En una librería local o quiosco de periódicos y revistas, hay una variedad de revistas sobre salud en general que pueden ser de ayuda. Por ejemplo, algunas publicaciones se enfocan en enfermedades específicas como la diabetes o la artritis. Muchas de estas se pueden encontrar en internet.

Internet

Hoy en día la mayoría de la gente tiene acceso a internet, ya sea directamente o a través de otra persona. Incluso si usted no tiene una computadora, teléfono inteligente (Smartphone) o tableta, puede usar una en su biblioteca local o le puede pedir a algún amigo que le ayude. Internet es el recurso de información que ha estado creciendo con más rapidez en nuestra sociedad. Cada segundo de cada día se añade más información a la red. Se puede encontrar información sobre la salud o cualquier otro tema imaginable. Además, provee varias maneras para relacionarse con gente en cualquier parte del mundo. Por ejemplo, la persona que padece la enfermedad de Gaucher, una enfermedad rara, puede tener dificultades para encontrar gente con la misma enfermedad en donde vive; sin embargo, a través de internet es posible encontrar un grupo de personas con quien hablar, compartir información y experiencias, y conseguir alguna forma de apoyo. No importa si la persona está al otro lado de la calle o al otro lado del mundo.

Lo bueno de internet es que cualquiera puede tener una página de internet, en Facebook o cualquier otra red social, un blog, o un grupo. Esto también es lo malo de internet. Prácticamente no hay ningún control sobre quién publica esta información ni si esta información es correcta o segura. Esto quiere decir que aunque hay mucha información que puede ser muy útil, también puede haber información incorrecta e incluso peligrosa. Nunca debe usted asumir que la información que encuentre en internet es completamente de confianza. Trate la información obtenida en internet con escepticismo y cautela. Pregúntese ¿se identifica de manera clara el autor o sponsor (patrocinador) de la página de internet? ¿es el autor respetado? ¿la información contradice todo lo que los demás están diciendo al respecto? ¿tiene la información sentido? ¿cuál es el propósito de la página de internet? ¿hay alguien intentando venderle algo?

Una forma de averiguar el propósito de la página de internet es mirando la dirección de la misma o URL (la dirección que empieza por http:// en la parte superior de la pantalla). Suele ser algo así:

http://www.standford.edu/

Al final de la dirección de internet de una página de Estados Unidos encontrará alguna de estas: .edu, .org, .gov o .com. Para las direcciones de internet que no son de Estados Unidos las últimas letras identificarán el país de origen así que habrá que investigar si está afiliada a una universidad, una organización sin ánimo de lucro, una agencia gubernamental o un negocio. También puede encontrar otras que terminan en .biz o .info. Estas terminaciones le pueden dar alguna idea sobre la naturaleza de la organización a la que pertenece la página de internet. Las páginas de internet de las universidades suelen terminar en .edu. Las organizaciones sin ánimo de lucro suelen terminar en .org. Las agencias gubernamentales de Estados Unidos suelen terminar en .gov. Las organizaciones comerciales terminan en .com.

Como regla general, .edu, .org, y .gov suelen ser de confianza (aunque sea consciente que las organizaciones sin ánimo de lucro se pueden formar para promocionar lo que sea). Una dirección de internet que termina en .com es normalmente una organización comercial que intenta vender un producto o servicioo permite publicidad en su sitio. Esto no quiere decir que sea una página de internet mala. Al contrario, hay muchas páginas de internet comerciales dedicadas a proveer información de alta calidad y de confianza. A menudo son capaces de cubrir los gastos de proveer los servicios mediante la venta de anuncios o al aceptar subvenciones de organizaciones comerciales. Las direcciones de algunas de nuestras páginas de internet favoritas y de confianza se encuentran en www.bull-pub.com/resources. Por favor, note que esta es una página de internet comercial que pertenece al editor de este libro.

El internet y las redes sociales

Las redes sociales y los blogs están en todas partes en internet. Sitios como Facebook, Twitter, Instagram y Nextdoor son muy populares en estos momentos, pero todo puede cambiar para el momento en que se publique este libro. Estas redes sociales ayudan a las personas normales a comunicarse con facilidad con otras personas que quieran oírle (o leerle). Algunas de las páginas como Facebook piden que los usuarios elijan quién puede leer sus mensajes. Otros, como Blogger, son más como diarios personales disponibles a cualquiera que los encuentre en internet.

En estas páginas de internet puede encontrar a gente con enfermedades crónicas que están deseando compartir sus experiencias. Algunas páginas tienen foros de discusión donde la gente se reúne para compartir información y opiniones. La información y soporte de estas páginas puede ser útil, pero tenga cuidado: porque algunas páginas de internet proponen ideas que no están probadas o pueden ser peligrosas.

Los grupos de discusión en internet

Yahoo, Google y otros sitios de internet ofrecen grupos de discusión sobre cualquier tema imaginable. Cualquiera puede crear un grupo sobre cualquier tema. La gente que crea los grupos son los encargados de los mismos. Para cualquier enfermedad puede haber docenas de grupos de discusión. Usted puede unirse a estos grupos si lo desea, participando o sin interactuar en ellos, simplemente leyendo. Por ejemplo, para la gente con la enfermedad de Gaucher un grupo de este tipo puede ayudarle a conectar con gente que comparte sus experiencias. Esta puede ser su única oportunidad de hablar con alguien con esta rara enfermedad. Para alguien con la enfermedad bipolar puede ser difícil hablar cara a cara de sus preocupaciones sobre su salud mental. Para encontrar grupos de discusiones vaya a la página principal de los buscadores de internet Google o Yahoo (o cualquier otro), y busque el enlace a "grupos". Compruebe que el grupo tiene un moderador que imponga las reglas del grupo.

Tenga en cuenta que internet cambia cada segundo. Nuestras pautas reflejan las condiciones en el momento en que se escribió este libro.

Convertirse en un detective de recursos eficiente es uno de los trabajos de una persona activa en el manejo personal. Esperamos que este capítulo le haya dado algunas ideas de cómo averiguar lo que le haga falta y de cómo encontrar ayuda en su comunidad. Saber cómo buscar recursos le servirá mucho más que si le dan una lista de las agencias de recursos. Si usted encuentra recursos que piensa deben de añadirse a nuestra página de recursos, le agradecemos que nos envíe dicha información a:

SMRC@selfmanagementresource.com

Para una lista de lecturas sugeridas, sitios web de interés y otros recursos útiles, visite www.bullpub.com/resources.

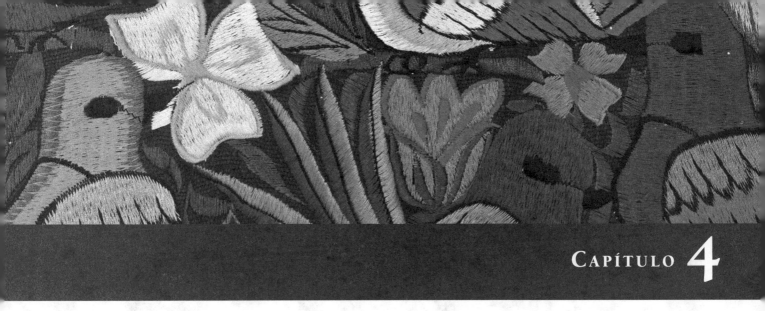

CAPÍTULO 4

Entender y manejar las enfermedades más comunes

EN ESTE CAPÍTULO HABLAREMOS SOBRE algunas de las enfermedades crónicas más comunes, incluyendo las enfermedades cardiovasculares, las enfermedades pulmonares, la artritis y las enfermedades mentales como la depresión clínica. Hablaremos de la diabetes en un capítulo a parte (capítulo 14, *Manejo de la diabetes*) porque hay muchos problemas específicos al manejo personal cuando se vive con diabetes.

Aunque no incluyamos en la lista ni hablemos en detalle de la enfermedad específica que usted tiene, este libro sigue siendo para usted. Las habilidades de manejo personal son más parecidas que diferentes para todas las enfermedades crónicas. Una buena forma de aprender más sobre su enfermedad es buscar en internet la organización nacional que apoya a su enfermedad. Por ejemplo, la Asociación Americana para la Enfermedad de Parkinson, la Sociedad Americana para el Cáncer, y la Sociedad Nacional para la Esclerosis Múltiple son todas organizaciones que tienen recursos que pueden ayudar a la gente que vive con estas enfermedades.

Enfermedades cardiovasculares, alta presión sanguínea (o hipertensión) y derrame cerebral (o apoplejía)*

La comunidad médica sabe mucho sobre el tratamiento de las enfermedades cardiovasculares, la alta presión sanguínea y el derrame cerebral. Hay muchas formas de prevenir y tratar estas enfermedades mortales. La mayoría de la gente con una enfermedad cardiovascular, e incluso aquellos que que han tenido un derrame cerebral, pueden esperar una vida larga, sana, y agradable.

Hay muchas formas de enfermedades cardiovasculares. A veces el problema es un bloqueo físico. Por ejemplo, en la arterioesclerosis, las arterias que suministran al músculo del corazón están obstruidas. La arterioesclerosis también se llama enfermedad de la arteria coronaria (EAC, o CAD por sus siglas en inglés). A veces el problema lo causa una lesión muscular, como cuando una persona sufre de fallo cardiaco y el músculo del corazón sufre daños y es incapaz de bombear la sangre de forma eficiente a los pulmones y al resto del cuerpo. Cuando las válvulas del corazón están dañadas, el resultado es una enfermedad valvular cardíaca. La sangre puede no llegar de manera eficiente al resto del cuerpo y también se puede alterar el sistema eléctrico que controla el latido del corazón. Esto causa que el corazón lata demasiado rápido, demasiado lento, o de forma anormal.

(Cuando el corazón late de forma irregular, se llama *arritmia*.) En esta sección hablaremos de estos problemas del corazón, así como de otros problemas con el sistema circulatorio, incluyendo los derrames cerebrales y la alta presión sanguínea.

Entender la enfermedad arterial coronaria

La enfermedad arterial coronaria (EAC – CAD por sus siglas en inglés), también llamada arterioesclerosis, es la forma más común de enfermedad cardiovascular. EAC es la enfermedad que causa más ataques del corazón y fallos cardiacos. Las arterias coronarias son los vasos sanguíneos que envuelven e irrigan el corazón (vease figura 4.1); también proveen el oxígeno y nutrientes que necesita el corazón para funcionar. Las arterias coronarias sanas son elásticas, flexibles y fuertes. La capa que reviste el interior de una arteria sana es lisa o suave para que la sangre fluya fácilmente. Cuando una persona tiene arterioesclerosis, sus arterias se estrechan a medida que se bloquean con colesterol y otras sustancias. La parte que se ha bloqueado o estrechado se llama estenosis.

La arterioesclerosis se desarrolla gradualmente en un periodo de muchos años y

*Agradecimiento especial a Eleanor Levin, MD, por sus contribuciones a esta sección

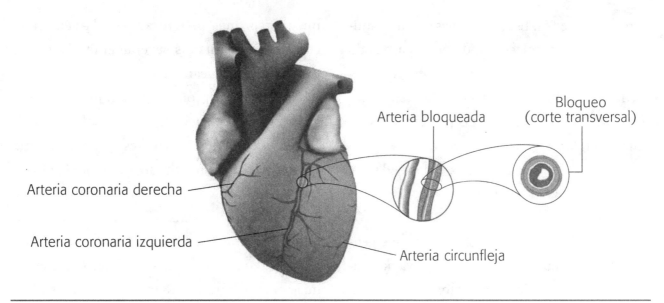

Figura 4.1 **Las arterias del corazón**

probablemente comienza por el daño continuo causado a las paredes de las arterias. Este daño se debe a varios factores, tales como tener el colesterol alto, los triglicéridos altos, la diabetes, fumar y la presión arterial alta. El daño inicial permite que las lipoproteínas de baja densidad (LDL por sus siglas en inglés, o colesterol malo) entren en las paredes de la arteria, causando inflamación. El comienzo de estos depósitos grasosos en las arterias puede aparecer tan temprano como en la adolescencia.

Con el tiempo se deposita más colesterol, y la sección grasosa se agranda. Esta zona grasosa, conocida como placa, crece y puede llegar a bloquear o interrumpir por completo el flujo de sangre en la arteria. Las placas también pueden romperse, causando coágulos de sangre. Cuando el flujo de la sangre al corazón se bloquea, puede causar angina de pecho (dolor temporal en el pecho) o un ataque cardíaco también conocido como un infarto de miocardio (IM). Si un ataque al corazón no se trata inmediatamente, puede ocurrir daño permanente al

músculo cardíaco. Cuando se daña una sección del músculo cardíaco, esta sección ya no puede ayudar a bombear la sangre.

El dolor de una angina de pecho o un ataque al corazón puede ocurrir en el lado izquierdo del pecho, encima del corazón, pero el dolor también puede extenderse desde el pecho a los hombros, brazos, cuello y mandíbula. Algunas personas que han tenido angina de pecho o ataque al corazón también pueden experimentar náuseas, sudores, falta de aliento, y fatiga. Estos son los síntomas más comunes para los hombres.

Los síntomas de la enfermedad cardiovascular en las mujeres pueden ser diferentes de los síntomas en los hombres. Las mujeres pueden sentir una presión, estrujamiento, aplastamiento o dolor más sutil. También pueden tener una sensación de quemazón o entumecimiento que se puede expandir hasta la espalda u hombros. O las mujeres con enfermedad cardiovascular pueden estar inusualmente cansadas y tener falta de aliento, nauseas, sudores fríos, mareos y ansiedad. Estos síntomas son más sutiles que el dolor aplastante de pecho asociado con los ataques al corazón en los hombres. Esto puede ser porque las mujeres suelen tener bloqueos no solo en sus arterias principales sino también en las arterias más pequeñas que suministran sangre al corazón. Esta enfermedad se llama enfermedad cardíaca de los pequeños vasos sanguíneos.

Muchas mujeres llegan a las salas de emergencia después de que el daño al corazón ya ha ocurrido. Esto se debe a que sus síntomas no son los que la mayoría de la gente relaciona con un ataque al corazón. Familiarícese con todos los síntomas de un ataque al corazón o derrame cerebral y busque ayuda tan pronto los sienta. Es importante que le traten tan pronto como sea posible para disolver los coágulos de sangre y prevenir daños del corazón o del cerebro. ¡Cada minuto cuenta! (Consulte la sección "Busque atención médica inmediatamente en la página 55.)

Entender arritmias

Las personas con enfermedades cardíacas pueden notar latidos irregulares (palpitaciones), causados por irregularidades en el sistema de conducción (o circuito eléctrico) del corazón. El daño a este sistema puede resultar en latidos cardíacos irregulares, salto en los latidos o latidos lentos o latidos acelerados. Los médicos se refieren a estas irregularidades como arritmias o disritmias.

La mayoría de los latidos irregulares son menores y no peligrosos. Sin embargo, algunos tipos de arritmias pueden causar problemas. Las arritmias peligrosas a veces vienen acompañadas de episodios de desmayos, mareos, falta de aliento, o latidos irregulares. Estas arritmias pueden ser más peligrosas para la gente con corazones debilitados severamente y aquellos con insuficiencia cardíaca.

A veces el corazón puede latir de forma irregular, y tal vez usted no note la diferencia. Si es que nota latidos irregulares, tome nota de la frecuencia, de cuánto duran, de cómo de rápido está latiendo su corazón (tome su pulso o mire en su monitor de actividad física), y de cómo se siente durante este episodio. Esta información ayudará a su médico a decidir si sus arritmias son peligrosas. Recuerde que episodios infrecuentes y cortos de latidos irregulares son comunes en la gente tanto con o sin enfermedad cardiovascular. Generalmente no hay causa de preocupación y no requieren ningún cambio en su actividad o tratamiento.

Entender la enfermedad vascular periférica

La enfermedad vascular periférica (EVP), también llamada enfermedad arterial periférica (EAP) o enfermedad arterial periférica oclusiva (EAPO), ocurre cuando las arterias en las piernas se estrechan, se endurecen y forman depósitos de placa que bloquean el paso de la sangre a las piernas. La ateroesclerosis en las piernas es normalmente consecuencia de un proceso similar al que ocurre con la ateroesclerosis de la arteria coronaria (EAC).

El síntoma principal de EVP es dolor de las piernas mientras se camina (claudicación o cojera). Algunas personas pueden padecer de úlceras o llagas en las piernas que no se acaban de curar o se curan muy lentamente. Algunos de los tratamientos para EVP son los mismos que los que se utilizan para las enfermedades cardíacas, e incluyen parar de fumar (lo más

Busque atención médica inmediatamente

Si usted está experimentando síntomas que pueden ser señales de un ataque cardíaco o derrame cerebral, *debe buscar o pedir atención médica de inmediato*. Hay nuevos tratamientos disponibles que pueden disolver los coágulos de sangre en los vasos sanguíneos del corazón y cerebro, y así se recupera el flujo sanguíneo y se previene el daño al corazón y al cerebro. Sin embargo, estos tratamientos *se deben de administrar pocas horas después de haber ocurrido el ataque cardíaco o derrame cerebral* – cuanto antes, mejor. En Estados Unidos, llame al 911 o a los servicios de emergencia si tiene cualquiera de los siguientes síntomas. *¡No espere!*

Señales de alerta de un ataque cardíaco

- Presión o dolor severo, sensación aplastante o apretada en el pecho

- Dolor o incomodidad en uno o los dos brazos, espalda, cuello, mandíbula o estómago

- Dolor de pecho de más de 15 minutos de duración cuando no hay causa evidente y el dolor no se alivia con el descanso o con medicamentos para el corazón (nitroglicerina)

- Dolor en el pecho acompañado de cualquiera de los siguientes síntomas: latidos rápidos y/o irregulares, sudor, nauseas o vómitos, dificultad para respirar o falta de aliento, mareos, desmayos, o debilidad inusual. Para las mujeres, el dolor de pecho puede no estar presente junto con estos otros síntomas.

Si usted piensa que está teniendo un ataque al corazón:

1. Pare lo que está haciendo.

2. Siéntese.

3. Llame al 911 o al número de teléfono de los servicios de emergencia locales (*no intente conducir e ir al hospital o a casa usted solo.*)

4. **Si usted no es alérgico a la aspirina, tome una aspirina para adultos (325 mg) o cuatro tabletas de aspirina para niños (81 mg).**

¡Cada minuto cuenta! **La acción rápida puede salvar vidas, tal vez la suya. No espere más de 5 minutos para llamar al 911 (en los Estados Unidos) o al número local de emergencias.**

importante), ejercicio, medicamentos, y a veces cirugía para ayudar a restablecer el flujo sanguíneo a las piernas.

Entender la insuficiencia cardíaca

La "insuficiencia cardíaca" (o fallo cardíaco) no quiere decir que el corazón ha dejado de funcionar o se va a parar. Significa que la capacidad del corazón para bombear la sangre es más débil de lo normal. El corazón sigue latiendo, pero con menos fuerza. A veces es debido a la debilidad o daño al músculo de la pared del corazón. O las paredes de las cámaras del corazón pueden volverse rígidas y restringir la cantidad de sangre disponible para bombear al cuerpo. La debilidad o rigidez del músculo del corazón puede ser debido a la enfermedad arterial coronaria, a un ataque al corazón, hipertensión, problemas con las válvulas del corazón, arritmias, diabetes, envejecimiento, o anormalidades con las paredes del corazón o tejidos alrededor del corazón (saco pericárdico). Esta enfermedad a veces se llama fallo o insuficiencia cardíaca congestiva porque el líquido tiende a acumularse en los pulmones y las piernas. La insuficiencia cardíaca se puede tratar y sus síntomas se pueden aliviar, incluso cuando el corazón no volverá a la normalidad.

¿Cuáles son las señales y los síntomas de la insuficiencia cardíaca?

- **Cansancio, fatiga y debilidad excesivas.** Cuando el corazón no bombea con la fuerza suficiente, los músculos no reciben suficiente oxígeno. Entonces usted puede estar más cansado de lo normal y no tener suficiente energía para las actividades normales.

- **Dificultad para respirar o falta de aliento.** A veces respirar se hace más difícil debido al exceso de líquido en los pulmones. Puede que tenga falta de aliento o dificultad para respirar, tos frecuente o seca, dificultad para respirar cuando está acostado. Puede que se despierte a la noche debido a la dificultad para respirar. Si necesita apoyar la parte superior de su cuerpo en muchas almohadas o dormir en un sillón reclinable, esto puede ser una señal de insuficiencia cardíaca.

- **Aumento de peso e hinchazón.** Estos son signos comunes de insuficiencia cardíaca. Al aumento de peso se debe a la retención de líquidos. Cuando su cuerpo está reteniendo líquidos, su peso aumenta. A veces el aumento de peso ocurre rápido (en días), y a veces ocurre más lentamente. Usted puede tener hinchazón (edema) en los pies y los tobillos, sus zapatos y calcetines pueden estar demasiado prietos, los anillos en los dedos demasiado apretados, su estómago puede sentirse hinchado, y puede tener una sensación de opresión en su cintura.

- **Orinar con frecuencia.** Cuando usted orina (micciona), sus riñones están ayudando a su cuerpo a deshacerse del exceso de líquido. Es posible que tenga la necesidad de orinar con mayor frecuencia durante la noche (nocturia) o en otros momentos.

Habilidades para el manejo personal de la insuficiencia cardíaca: controlar su peso y seguir una dieta baja en sodio

Aunque la insuficiencia cardíaca es una enfermedad seria, hacer un seguimiento de su peso, comer alimentos bajos en sodio y tomar los medicamentos que le han recetado puede aliviar los síntomas y prevenir viajes innecesarios al hospital.

Es importante que se pese correctamente y con frecuencia para poder encontrar tendencias que pueden ser indicios de problemas de salud, y para poder reconocer señales de insuficiencia cardíaca. Aquí se explica cómo hacerlo:

- Pésese alrededor del mismo tiempo todos los días. Por ejemplo, pésese cada mañana, justo después de despertarse (después de orinar y antes de desayunar).

- Pésese sin ropa o vestido siempre con la misma cantidad de ropa.

- Use la misma báscula. Compruebe que está puesta en el cero antes de pesarse, y que esté en una superficie firme.

- Anote su peso en un diario o calendario.

- Pésese de nuevo si tiene dudas sobre la báscula o su peso.

- Lleve su diario de peso a todas sus citas médicas.

- Llame a su médico o proveedor de salud si tiene un aumento de peso de 2 a 3 libras (1–1,5 kilos) o más en un día, aumento de 5 libras (2,25 kilos) o más en 5 días, falta de aliento, o aumento de hinchazón en los pies o tobillos.

Además de pesarse, coma una dieta baja en sodio. El sodio es un mineral importante que ayuda a regular los niveles de líquido en su cuerpo. Sin embargo, demasiado sodio hace que el cuerpo retenga demasiado líquido. La sal es una de nuestras mayores fuentes de sodio. La gente con insuficiencia cardíaca necesita comer menos sodio para evitar retener un exceso de líquido que puede llegar a sus pulmones y causar dificultad para respirar. Para aprender más sobre comer de forma sana y cómo mantener el sodio en bajas cantidades, vaya a las páginas 273-274.

Entender el derrame cerebral

El derrame cerebral ocurre cuando un vaso sanguíneo en el cerebro se bloquea o rompe. Cuando un vaso sanguíneo no es capaz de llevar sangre al cerebro, ocurren problemas. Sin la sangre y el oxígeno que esta lleva, parte del cerebro comienza a morir. La parte del cuerpo o la función que controla la parte del cerebro dañada no puede funcionar correctamente.

Hay dos tipos de derrame cerebral:

- Ataque cerebral isquémico (el derrame cerebral más común) ocurre cuando un coágulo de sangre bloquea un vaso sanguíneo en el cerebro. El coágulo puede formarse en el vaso sanguíneo en el cerebro, o viajar desde otro lugar en el cuerpo, como por ejemplo las válvulas del corazón o las arterias en el cuello.

- Un ataque cerebral hemorrágico ocurre cuando hay una fuga o ruptura de una arteria en el cerebro. Esto causa una hemorragia en el cerebro.

El daño cerebral de un derrame puede comenzar en pocos minutos. Por eso es importante conocer sus síntomas y actuar rápidamente (véase la sección "Busque atención médica inmediatamente" en la página 58). Un tratamiento rápido para disolver el coágulo en las primeras 4 horas (¡cuanto antes mejor!) puede ayudar a limitar el daño al cerebro. Esto aumenta la posibilidad de una recuperación completa. Si está usted con alguien que sufra estos síntomas, llame al 911 incluso si la persona no quiere. Usted puede prevenir un daño al cerebro y salvarle la vida.

A veces aparecen los síntomas de un derrame cerebral, pero luego desaparecen en unos minutos. Esto se conoce como un ataque isquémico transitorio (AIT) o "miniderrame". No ignore estos síntomas. Pueden ser una señal de advertencia de que un derrame cerebral sucederá pronto. Consulte con su médico si tiene síntomas parecidos a un derrame cerebral, incluso si desaparecen rápidamente. Conseguir tratamiento temprano para un ataque isquémico

Señales de alerta de un derrame cerebral: busque atención médica inmediatamente

Señales de alerta de un derrame cerebral: actúe rápido (FAST)

Use las letras en "F.A.S.T." en inglés para detectar las señales de un derrame cerebral y saber cuándo llamar al 911.

F	**A**	**S**	**T**
Face drooping Expresión facial caída	Arm weakness Debilidad en los brazos	Speech Habla	Tiempo de llamar al 911
¿Está un lado de la cara más caída o entumecida? Pida a la persona que sonría, ¿está la sonrisa torcida?	¿Tiene un brazo más débil o entumecido? Pida a la persona que levante los brazos, ¿hay uno de ellos que está más bajo?	¿Arrastra las palabras? ¿Tiene dificultad para hablar o es difícil de entender? Pida a la persona que repita una frase sencilla.	Si la persona muestra cualquiera de estos síntomas, aunque dichos síntomas desaparezcan, llame al 9-1-1 y vayan al hospital inmediatamente.

Más síntomas del derrame cerebral

Si alguien muestra cualquiera de estos síntomas, llame al 9-1-1 o a los servicios de emergencias médicas inmediatamente.

Entumecimiento repentino	ENTUMECIMIENTO repentino o debilidad en la cara, brazo o pierna, especialmente si es en un lado del cuerpo
Confusión repentina	CONFUSIÓN repentina, problemas para hablar o entender
Problemas para ver repentinos	PROBLEMAS repentinos PARA VER por un ojo o por los dos
Problemas repentinos para caminar	PROBLEMAS repentinos PARA CAMINAR, mareos, pérdida del equilibrio o la coordinación
Dolor de cabeza severo repentino	Un DOLOR DE CABEZA SEVERO repentino, sin causa conocida
ESTE PREPARADO	**Aprenda más sobre las señales de alerta y síntomas del derrame cerebral.**

www.strokeassociation.org/en/about-stroke/stroke-symptoms

¡Los minutos cuentan! Las acciones que hemos explicado en "FAST" pueden salvar una vida – quizás la suya. No espere más de 5 minutos para llamar al 911 (en los Estados Unidos) o a su número local de emergencias.

transitorio puede ayudar a prevenir un derrame cerebral.

Si usted ha tenido un derrame cerebral o apoplejía y está recuperándose, puede notar como mejora durante varios meses o más. Los programas de rehabilitación de un ataque cerebrovascular pueden ser especialmente útiles tanto durante la recuperación como en la prevención de ataques futuros. Son más útiles si se inician tan pronto como sea posible, cuando un médico diga que es seguro. Esto suele ser días después del ataque, no semanas. Si ha tenido usted un derrame cerebral o corre el riesgo de tenerlo, mantener su presión sanguínea bajo control es muy importante. Otras formas de hacer manejo personal para prevenir o recuperarse de un derrame cerebral incluyen no fumar, hacer ejercicio de forma regular, mantener el colesterol bajo control (y la diabetes si es que la tiene), y tomar ciertos medicamentos.

Entender la presión arterial alta (hipertensión)

La presión arterial alta (hipertensión) aumenta el riesgo de tener enfermedades cardiovasculares, derrame cerebral o apoplejía, y daños en los riñones y los ojos. La presión sanguínea es una medida de la cantidad de presión dentro de la arteria. La presión sanguínea se expresa en dos números. La presión sistólica (el primer número y más alto) es la presión en la arteria cuando el corazón se contrae y bombea una ola de sangre. La presión diastólica (el segundo número y más bajo) es la presión cuando el corazón se relaja entre contracciones.

Las dos presiones se miden en milímetros de mercurio (mm Hg). Por lo tanto, una presión de 120/80 ("120 sobre 80") quiere decir que la presión sistólica es de 120 mm Hg y la presión diastólica es de 80 mm Hg. Ambos números son importantes porque si cualquiera de los dos es alto puede causar daños.

La presión arterial alta a menudo se conoce como "la enfermedad silenciosa" porque la mayoría de las personas que la sufren no tienen síntomas y no pueden realmente saber su la presión arterial es alta sin medirla. Desafortunadamente, debido a que la gente con la presión arterial alta a menudo se siente perfectamente bien, es difícil hacerles darse cuenta de que tienen una enfermedad, y puede que no quieran tratarse.

Pero la enfermedad silenciosa a veces puede no ser tan silenciosa. Si se deja sin tratar durante años puede dañar los vasos sanguíneos del cuerpo. En algunas personas los daños a los vasos sanguíneos pueden causar apoplejías o derrames cerebrales, ataques al corazón, insuficiencia cardíaca o fallo cardíaco, o daño a los ojos y los riñones. La razón por la que hay que tratar la presión arterial alta es para prevenir estas complicaciones tan serias. Por eso es extremadamente importante tratar la hipertensión incluso si nos sentimos perfectamente bien.

¿Por qué se sufre de hipertensión? Aunque es verdad que la historia familiar de tener alta presión, comer demasiada sal, tener sobrepeso, y beber demasiado alcohol son factores que contribuyen a tener hipertensión, en la mayoría de los casos la causa exacta se desconoce. Más del 90% de la hipertensión se conoce como "primaria" o "esencial", que quiere decir que la causa de la misma se desconoce.

¿Cuál es la presión arterial normal?

Las pautas generales actuales son las siguientes, pero tenga en cuenta que las pautas cambian:

Normal	El primer número (sistólico) menor de 120 y el segundo número (diastólico) menor de 80
Elevada	El primer número (sistólico) entre 120 y 129 y el segundo número (diastólico) menor de 80
Hipertensión (Etapa 1)	El primer número (sistólico) entre 130 y 139, o el segundo número (diastólico) entre 80 y 89
Hipertensión (Etapa 2)	El primer número (sistólico) de 140 o más alto, y el segundo número (diastólico) de 90 o más alto

Para la mayoría de la gente, tener la presión arterial baja normalmente quiere decir menos riesgo de tener complicaciones con su salud. Para otros, por ejemplo, aquellos con diabetes o enfermedad crónica del riñón, puede ser importante mantener la presión arterial a un nivel bajo. Note que las pautas generales cambian, y es mejor hablar con su médico de un número que sea adecuado para su situación personal.

La presión sanguínea varía de minuto a minuto. La hipertensión se diagnostica cuando las medidas de la presión sanguínea son altas dos o más veces separadas. Excepto en casos severos, un diagnóstico de hipertensión nunca se basa en una sola medición. Por eso es importante medir la presión sanguínea repetidamente.

Habilidades de manejo personal para alta presión sanguínea: controlar la presión sanguínea en casa

La presión arterial de algunas personas tiende a subir cuando está en la oficina del médico. Esta es una reacción de estrés llamada "hipertensión de consultorio". Por eso, para diagnosticar hipertensión y evaluar los efectos del tratamiento, es muy útil tomar otras medidas de la presión arterial hechas fuera de este consultorio. Hay muchas maneras de conseguir que le midan la presión sanguínea. Pregunte en la farmacia, la estación de bomberos, o centros para personas mayores.

También puede comprar una máquina y tomar medidas desde casa. Normalmente, las máquinas de presión sanguínea con una manga para el brazo son mejores que las que tienen el sensor en la muñeca o el dedo. Hable con su médico o farmacéutico antes de comprarse una máquina para su casa.

Cuando use una máquina en casa, tome tres o cuatro medidas de su presión sanguínea. Compruebe cómo cambian las medidas dependiendo en lo que esté usted haciendo. Siga las instrucciones con cuidado para conseguir resultados precisos, incluyendo descansar durante 5 minutos y mantener los pies planos en el suelo. Lleve su máquina y un registro de sus mediciones cuando vaya a su médico para poder compararlas con la máquina y las mediciones que se haga en la oficina del médico. Si las mediciones que se hace en su casa indican que su presión sanguínea va subiendo con el tiempo, asegúrese de decírselo a su médico.

La alta presión sanguínea a menudo se puede bajar con una combinación de cambios en su estilo de vida (una dieta baja en sodio, ejercicio, mantener un peso sano, limitar el alcohol) y, cuando se necesite, medicamentos.

Tratamiento de las enfermedades cardiovasculares, la alta presión sanguínea y el derrame cerebral

Hay muchas maneras de prevenir y tratar las enfermedades cardiovasculares, la alta presión sanguínea y el derrame cerebral. Los pacientes que tienen enfermedades cardiovasculares, alta presión sanguínea o derrame cerebral a menudo se benefician de cambios en su estilo de vida (dieta sana, ejercicio, manejo del estrés, no fumar, limitar el alcohol, etc.) Algunos pacientes también pueden beneficiarse de tomar medicamentos, procedimientos y cirugías. En esta sección hablaremos de estas opciones, comenzando con los medicamentos.

Medicamentos para un corazón sano*

La gente solía pensar que debía de tomar medicamentos tan solo si los cambios en el estilo de vida, como una dieta sana y ejercicio, han fallado en mejorar su enfermedad. Las investigaciones más actuales sugieren que la manera de conseguir los mayores beneficios es combinar ciertos medicamentos con los cambios en el estilo de vida.

Hay una variedad de medicamentos disponibles para tratar las enfermedades cardiovasculares y la alta presión sanguínea. Algunos medicamentos pueden reducir los síntomas como el dolor en el pecho, la falta de aliento, la fatiga, los mareos o hinchazón. Algunos de estos medicamentos también son muy útiles para prevenir futuros ataques al corazón, derrames cerebrales y daño a los riñones. Dependiendo del tipo de enfermedad, su médico puede recomendar uno o más medicamentos para:

- Reducir los niveles de colesterol y de lípidos (como las estatinas)
- Bajar la presión sanguínea y mejorar la función cardíaca (como los inhibidores de la enzima de conversión de la angiotensina [ECA], antagonistas de los receptores de angiotensina [ARA], diuréticos, betabloqueantes, bloqueadores de los canales de calcio, etc.)
- Fortalecer el bombeo del músculo del corazón (como digoxina)
- Dilatar los vasos sanguíneos para mejorar el flujo de la sangre al corazón para aliviar el dolor de pecho (como los nitratos)
- Reducir la cantidad de exceso de líquidos o hinchazón (como los diuréticos o "pastillas para reducir el agua")
- Restaurar o controlar los latidos irregulares (como los antiarrítmicos)
- Diluir la sangre y prevenir coágulos (como los anticoagulantes)

---

*Debido a que las investigaciones sobre medicamentos y tratamientos progresa muy rápidamente, los nombres de los medicamentos y opciones pueden ser diferentes de la información que se contiene en este capítulo. Consulte con su médico, farmacéutico, y libro de referencia sobre medicamentos, o una lista de referencia de medicamentos en internet para enterarse de la información más actual. Recuerde que los últimos tratamientos no siempre son los más eficientes. Los tratamientos nuevos pueden no tener tanta información acerca de la seguridad y cómo interactúa con los medicamentos que se han usado durante muchos años.

Si usted tiene enfermedades cardiovasculares, diabetes, derrame cerebral, enfermedad arterial periférica, enfermedad crónica del riñón, o aneurisma de aorta abdominal, asegúrese de consultar con su médico para ver si cualquiera de estos medicamentos que protegen el corazón son adecuados para su situación. Si un medicamento no le está funcionando o le está causando efectos secundarios, hable con su médico. Normalmente podrán encontrar un medicamento que funcione. Los efectos secundarios de la mayoría de los medicamentos son manejables si los comparamos con las consecuencias serias de tener alta presión sanguínea, un ataque al corazón, o un derrame cerebral. La mayoría de los medicamentos para el corazón se toman por el resto de la vida para reducir el riesgo de enfermedades cardiovasculares, fallo cardíaco, y derrame cerebral. No crean adicción y normalmente se pueden usar de manera segura durante muchos años. No comience a tomar o pare de tomar estos medicamentos sin antes hablar con su médico.

Procedimientos y cirugías del corazón y vasos sanguíneos

A veces, solo con tomar los medicamentos no es suficiente. Hay varios tipos de procedimientos y cirugías del corazón que pueden ayudar, incluyendo las siguientes:

- **Angioplastia coronaria o angioplastia con balón.** La angioplastia coronaria abre bloqueos y alivia los síntomas de la enfermedad arterial coronaria mejorando el flujo de la sangre al corazón. Se introduce en la arteria un catéter (tubo largo y estrecho) que tiene un pequeño balón o globo en la punta, y se infla para agrandar el paso estrecho en el vaso sanguíneo. Su médico puede decidir implantar una malla metálica de forma tubular, llamada estent, para mantener abierto el vaso sanguíneo. Muchos estents contienen medicamentos que pueden ayudar a prevenir un nuevo bloqueo de la arteria.

- **Cirugía de bypass coronario.** La cirugía de bypass crea una ruta alternativa para que la sangre fluya al corazón. El cirujano toma un vaso sanguíneo de su pierna o pecho y crea un desvío o puente alrededor de la arteria coronaria bloqueada. Se pueden desviar una o más arterias bloqueadas. La cirugía normalmente requiere varios días de estancia en el hospital, y el tiempo para recuperarse puede ser de varios meses.

- **Reemplazo de válvulas.** A veces es necesario hacer cirugía de corazón para reparar o reemplazar una válvula cardíaca dañada.

- **Cirugía y dispositivos para problemas de ritmo cardíaco.** Los dispositivos como los marcapasos y desfibriladores que se pueden implantar pueden fijarse de modo permanente al corazón para tratar ritmos cardíacos anormales. Otra opción es un procedimiento llamado ablación cardíaca, que consiste en la desactivación del tejido en su corazón que causa el ritmo cardíaco anormal.

- **Endarterectomía.** A veces se hace una cirugía en las arterias carótidas del cuello para quitar el bloqueo de la placa y reducir el riesgo de derrame cerebral.

Habilidades de manejo personal para las enfermedades cardiovasculares, la presión sanguínea alta, y el derrame cerebral: Cambios en el estilo de vida y tratamientos no farmacológicos

Hay tres modos generales de ayudar y prevenir las enfermedades cardiovasculares: los cambios en el estilo de vida, los medicamentos, y los procedimientos como por ejemplo la cirugía. Los cambios en el estilo de vida son muy importantes y deben de combinarse con las opciones de medicamentos o cirugías como hemos mencionado antes.

Los ataques al corazón, derrames cerebrales y alta presión sanguínea a menudo se pueden prevenir o controlar haciendo los siguientes cambios en su estilo de vida:

- **No fumar.** Fumar hace daño a las paredes interiores de los vasos sanguíneos y causa que suba la presión arterial. Dejar de fumar es lo mejor que puede hacer por su salud. Para más información sobre dejar de fumar, véanse las páginas 126-130.

- **Hacer ejercicio.** El ejercicio fortalece el corazón. También puede ayudar a bajar su nivel de colesterol y su presión arterial, y ayudarle a controlar su peso. La gente que no es activa tiene más del doble de riesgo de tener enfermedades cardiovasculares. Incluso pequeñas cantidades de actividad física pueden disminuir el riesgo de tener enfermedades cardiovasculares y ayudarle a sentirse mejor y tener más energía. Para obtener más información, lea "Haciendo ejercicio con enfermedades cardiovasculares y derrame cerebral" en las páginas 65-67 en este capítulo y en el capítulo 7, *Ser físicamente activo,* y el capítulo 8, *Ejercicio para hacer la vida más fácil.*

- **Comer menos grasas "malas".** Es importante ver el tipo de grasa que se consume. Ciertos tipos de grasa en la dieta pueden aumentar el nivel de colesterol y causar la creación de depósitos grasosos llamados placa que estrechan los vasos sanguíneos. Cuanto más alto su nivel de colesterol LDL ("malo"), mayor es su riesgo de tener enfermedades cardiovasculares. Para más información sobre grasas buenas y malas y cómo comer de forma sana, véase el capítulo 10, *Una Alimentación Sana.*

- **Comer menos sodio.** La Asociación Americana del Corazón recomienda que los adultos limiten su consumo diario de sodio a menos de 2,300 mg (2.3 gramos) – que es lo mismo que 1 cucharadita de sal. Pero para aquellos que sufren de alta presión sanguínea o de una enfermedad cardiovascular, el límite ideal es más bien 1,500 mg (1.5 gramos) al día. Lea las etiquetas y esté atento a sal y sodio escondida en ciertos alimentos, especialmente en alimentos procesados. Véase el capítulo 10, *Una Alimentación Sana,* para ver consejos de cómo reducir el sodio. El médico también puede recomendar a algunas personas con fallo cardíaco que limiten el consumo diario de líquidos.

■ **Mantener un peso sano.** Tener sobrepeso hace que su corazón trabaje más duramente y puede hacer que aumente su colesterol LDL ("malo"), así como su presión sanguínea y sus riesgos de desarrollar diabetes. Incluso perder algunas libras de más puede disminuir la presión sanguínea. El mayor riesgo es el exceso de peso alrededor de la sección central, del abdomen. Los pasos más importantes para prevenir el aumento de peso, mantener peso o perder peso, son hacer ejercicio de forma regular y comer de forma sana. Véanse el capítulo 7, *Ser físicamente activo*, capítulo 8, *Ejercicio para hacer la vida más fácil*, y el capítulo 10, *Una alimentación sana*.

■ **Manejar el estrés emocional y el aislamiento social.** El estrés hace que aumente su presión sanguínea y ritmo cardíaco, lo que puede dañar las paredes interiores de los vasos sanguíneos. Esto le puede llevar a desarrollar enfermedades cardiovasculares. Véanse las secciones sobre estrés en el capítulo 5, *Entender y manejar síntomas y emociones comunes*, y el capítulo 6, *Utilizar la mente para manejar los síntomas*.

■ **Limitar el consumo de alcohol.** Si usted bebe alcohol, hágalo con moderación. Esto quiere decir beber no más de una o dos bebidas al día de promedio para los hombres, y una bebida al día para las mujeres. Una bebida son 12 onzas (354 ml) de cerveza, 4 onzas (118 ml) de vino, 1.5 onzas (44 ml) de bebidas de graduación 80, o 1 onza (29 ml) de bebidas de graduación 100. Beber más alcohol aumenta el peligro de alcoholismo, de alta presión arterial,

obesidad, derrame cerebral, cáncer de pecho, suicidio, y accidentes. Las borracheras (5 o más bebidas alcohólicas para los hombres y 4 o más bebidas alcohólicas para las mujeres en la misma ocasión) son también un factor de riesgo para la alta presión sanguínea, enfermedades cardiovasculares, y derrame cerebral. Dados estos y otros factores de riesgo, la Asociación Americana del Corazón pide prudencia para *no* empezar a beber si no bebe alcohol ya. Consulte con su médico sobre los beneficios y riesgos de consumir alcohol en moderación.

■ **Limitar las drogas recreativas.** El uso de drogas recreativas como por ejemplo la marihuana también puede aumentar el riesgo de desarrollar un derrame cerebral y enfermedades cardiovasculares.

■ **Controlar la diabetes.** Si tiene usted diabetes, su riesgo de desarrollar enfermedades cardiovasculares es más del doble porque tener niveles altos de azúcar daña los vasos sanguíneos y los nervios. Al controlar el nivel de azúcar en su sangre y tomando ciertos medicamentos que protegen el corazón, podrá usted disminuir el riesgo de tener ataques al corazón o derrames cerebrales. Véase el capítulo 14, *Manejo de la diabetes*.

■ **Controlar la hipertensión.** Tener una presión arterial sana es crítico para poder reducir el esfuerzo a su corazón, así como prevenir el derrame cerebral.

La combinación de un estilo de vida sano, uso selectivo de medicamentos y procedimientos cardíacos ha disminuido dramáticamente el riesgo de ataques al corazón, derrame cerebral y muerte prematura. La gente que ha tenido enfermedad cardiovascular y derrame cerebral puede vivir vidas largas y plenas. Comer bien, hacer ejercicio, manejar su estrés y tomar los medicamentos como se lo han recetado son su propia responsabilidad. Si usted hace su parte, su equipo de cuidado de salud será mucho más eficiente. Una parte importante del manejo personal y buen cuidado para la gente con enfermedades cardiovasculares serias, supone planificar para el futuro y decidir cuales son sus deseos para el cuidado al final de su vida (véase el capítulo 16, *Planear para el futuro: temores y realidades*).

Haciendo ejercicio con enfermedades cardiovasculares y derrame cerebral

El ejercicio puede ser tanto seguro como útil para mucha de la gente tiene enfermedades cardiovasculares, incluyendo aquellos que han tenido cirugías de bypass. Para aprovechar el ejercicio al máximo trabaje con sus proveedores de salud para encontrar el mejor programa de ejercicio para sus necesidades. El ejercicio hecho de forma habitual y escogido con cuidado es una parte importante del tratamiento y la rehabilitación. El ejercicio puede hacer que el riesgo de futuros problemas disminuya, puede reducir la necesidad de hospitalización, y puede mejorar su calidad de vida. Se puede encontrar más información acerca del ejercicio en el capítulo 7, *Ser físicamente activo*, y el capítulo 8, *Ejercicio para hacer la vida más fácil*.

Cuando no hacer ejercicio si tiene una enfermedad cardiovascular

Algunas de las enfermedades cardiovasculares limitan el tipo y la cantidad de ejercicio que se debe hacer. Siga las recomendaciones de su médico acerca del ejercicio y el esfuerzo que debe de hacer si tiene mala circulación al corazón (isquemia), si tiene latidos irregulares (arritmias), o si su corazón es incapaz de bombear suficiente sangre al resto de su cuerpo. Su médico puede querer cambiar su tratamiento antes de darle la autorización para hacer ejercicio. Por ejemplo, si tiene una arritmia, su médico puede querer tratarle con medicamentos que controlen los latidos de su corazón.

Hacer ejercicio con una enfermedad cardiovascular

Si usted no tiene ninguna enfermedad que le limite y tiene la autorización de su médico, es seguro comenzar con el programa de ejercicio y acondicionamiento que se describe en este libro. Los siguientes son ejercicios considerados para la gente que tiene diferentes tipos de enfermedad cardiovascular.

■ Las actividades de fortalecimiento, como ejercicios isométricos, levantamiento de pesas, boxeo o remar pueden causar un incremento en la presión arterial y esforzar su corazón sin necesidad. Esto puede ser peligroso si usted tiene la presión arterial alta (hipertensión) o si su corazón tiene dificultades para bombear. Si usted y su médico consideran que el fortalecimiento debe de ser parte de su programa de acondicionamiento, deberá prestar especial atención a su respiración y a no aguantarla. Acuérdese de respirar conforme hace ejercicio. Una de las maneras de asegurarse de respirar es contar en voz alta o respirar con los labios fruncidos.

- Si no ha hecho ejercicio desde que se puso enfermo, usted y su médico pueden decidir que una buena forma de comenzar es bajo la supervisión de profesionales experimentados. La mayoría de las comunidades tienen programas de rehabilitación cardíaca o gimnasios con profesionales en los hospitales locales o centros comunitarios.

- Una vez que el médico le indique qué tipo de actividad o ejercicio es seguro, es importante que no se exceda. Mantenga siempre la intensidad del ejercicio a un nivel moderado, nunca haga ejercicio hasta el punto que le pueda causar síntomas como dolor de pecho o falta de aire. Por ejemplo, si durante una prueba de tolerancia al ejercicio, al caminar en una máquina su frecuencia cardíaca aumenta a 130 latidos por minuto, causándole dolor de pecho o falta de aire, quiere decir que usted ha excedido su nivel o capacidad máxima para hacer ejercicio. Nunca deje que su corazón lata a más de 115 latidos por minuto. Algunas personas pueden determinar fácilmente

la intensidad de su actividad vigilando el pulso, pero si no puede póngase un aparato llamado monitor de pulso (disponible en tiendas de suministros médicos o de artículos deportivos). Esto le permitirá comprobar su ritmo cardíaco en cualquier momento. Otras maneras de controlar la intensidad de su ejercicio son la prueba de hablar y el esfuerzo percibido (véase la página 195).

- Si su corazón bombea con menos fuerza, evite las actividades que le hacen esforzarse. Pruebe con actividades de acondicionamiento más ligeras, como ejercicios calisténicos (ejercicios de tipo acrobáticos), caminatas, natación y bicicleta estacionaria.

- Hacer ejercicio en posición recostada o reclinada – como nadar o pedalear en una bicicleta estacionaria reclinada – puede ayudar a mejorar la eficiencia del bombeo de sangre del corazón. Además, en esta posición se cansará menos que de pie.

- Tenga especial cuidado con los ejercicios al aire libre cuando hace mucho frío, calor o humedad. Manténgase hidratado, especialmente en los días cálidos, a menos que le hayan dicho que restrinja la cantidad de líquidos.

- Siempre recuerde que si desarrolla síntomas nuevos o diferentes, como dolor de pecho, falta de aliento, mareos, o latidos del corazón rápidos o irregulares, debe usted de parar lo que esté haciendo y contactar con su médico.

Haciendo ejercicio con derrame cerebral

Si ha tenido un derrame cerebral que afectó un brazo o pierna, probablemente haya realizado terapia física y ocupacional. Si es así, podrá reconocer muchos de los ejercicios presentados en este libro (capítulo 8, *Ejercicio para hacer la vida más fácil*). Si está usted trabajando con un fisioterapeuta o realiza un programa de ejercicios en casa, hable con el fisioterapeuta acerca de añadir nuevas actividades. Si usted está tomando sus propias decisiones acerca del ejercicio, puede usar los ejercicios contenidos en este libro para mejorar su flexibilidad, fuerza, resistencia y equilibrio.

Si tiene debilidad en el brazo o la pierna o tiene problemas con su equilibrio, es importante que piense en su seguridad cuando escoja los ejercicios que vaya a hacer. Algunas ideas para adaptar los ejercicios a sus necesidades incluyen tener a otra persona con usted cuando haga ejercicio, sentarse en vez de hacer los ejercicios de pie, y usar una encimera, silla firme o pasamanos para apoyarse. También piense en formas en que su lado más fuerte puede ayudar a ejercitar al más débil. Por ejemplo, una bicicleta estacionaria con soportes para los pies en los pedales le permitirá a su pierna más fuerte ayudar a ejercitar ambas piernas. Hacer ejercicios para los brazos usando un bastón o una toalla con ambas manos, le ayudará a mover ambos brazos. Recuerde, incluso si la debilidad de su brazo o pierna es permanente, usted puede seguir aumentando su actividad física y salud en general gracias a estos ejercicios.

Ejercicio con enfermedad vascular periférica (claudicación)

En las personas que tienen enfermedad vascular periférica (EVP), el dolor de la pierna (claudicación) que se desarrolla durante los ejercicios generalmente limitan el ejercicio que pueden hacer. Las buenas noticias son que los ejercicios de acondicionamiento pueden ayudar a mejorar la resistencia y reducir el dolor en las piernas en la mayoría de las personas. Empiece con caminatas cortas o paseos en bicicleta cortos. Siga hasta que comience a tener dolor en la pierna. Pare y descanse, o vaya más despacio hasta que la incomodidad disminuya y comience de nuevo. Al principio, repita este ciclo durante 5 a 10 minutos, aumentando el tiempo de manera gradual a medida que se sienta usted más cómodo. Gracias a este método mucha gente ha logrado incrementar gradualmente el tiempo que pueden caminar o hacer ejercicio. Un buen objetivo es poder caminar o andar en bicicleta durante al menos 30 minutos. Usted puede hacer esto bien de una vez o bien en tres sesiones de 10 minutos cada una. Esto es bueno tanto para la circulación como para los niveles de acondicionamiento. Si sigue teniendo dolor de pierna que le impida hacer ejercicio, hable con su médico acerca de sus opciones. Recuerde, los ejercicios de brazo no suelen causar dolor de pierna, así que asegúrese de incluir estos ejercicios como parte importante de su programa de acondicionamiento.

Enfermedad pulmonar crónica*

La dificultad respiratoria o falta de aliento, la sensación de opresión en el pecho, el silbido en el pecho, la tos persistente y la mucosidad abundante: si usted tiene enfermedad pulmonar crónica, estos síntomas son muy familiares. Cuando sus pulmones no están funcionando bien, puede tener problemas para que los órganos obtengan el suficiente oxígeno y para deshacerse de los residuos de aire insalubre que contiene dióxido de carbono. Hay muchos tipos de enfermedades pulmonares; las más comunes son el asma, la bronquitis crónica, y el enfisema. Con cada una de estas enfermedades se presenta una obstrucción del flujo de aire entrando y saliendo de los pulmones. A menudo mencionamos la bronquitis crónica y el enfisema como enfermedad pulmonar obstructiva crónica (EPOC). El asma, la bronquitis crónica y el enfisema a menudo se presentan a la vez, así que puede usted tener una o varias a la vez.

Las pruebas de función pulmonar (PFP o prueba de espirometría) son útiles para evaluar sus problemas pulmonares y los tipos de tratamientos que pueden ayudarle. Aunque el tratamiento varía un poco dependiendo de los síntomas específicos y de la enfermedad, muchos de los principios y estrategias del manejo de las enfermedades pulmonares crónicas son similares. El manejo personal consiste en tomar los medicamentos apropiados, ajustar y manejar los medicamentos, controlar los síntomas y la función pulmonar, evitar los irritantes y desencadenantes, usar ejercicios de respiración, y ajustar la actividad física y el ejercicio. En esta sección encontrará usted información sobre todas estas herramientas de manejo personal.

Entender el asma

En el asma, la inflamación e hinchazón de las vías respiratorias causa la constricción de los músculos de las paredes de las vías respiratorias (broncoespasmo) (véase la figura 4.2). Las vías respiratorias (bronquiolos) en los pulmones son muy sensibles y los irritantes como el humo, el polen, el polvo o el aire frío hacen que el músculo de los pulmones se contraiga, y las vías respiratorias se estrechen (véase la figura 4.3). A medida que se estrechan las vías respiratorias, el flujo de aire se obstruye o se bloquea lo que causa un "ataque de asma" que está caracterizada por la dificultad respiratoria, tos, opresión en el pecho y sibilancia (silbido producido cuando el aire pasa a través de las vías respiratorias estrechas.)

Los ataques de asma también se llaman brotes. El objetivo del tratamiento es conseguir relajar los músculos de las vías respiratorias que están constreñidos temporalmente.

Los irritantes (a veces llamados factores desencadenantes) hacen que los músculos se contraigan y también causan inflamación de las vías respiratorias (véanse las páginas 75-77 para

---

*Un agradecimiento especial para Roberto Benzo, MD, Mindful Breathing Lab, Mayo Clinic, por su ayuda en esta sección.

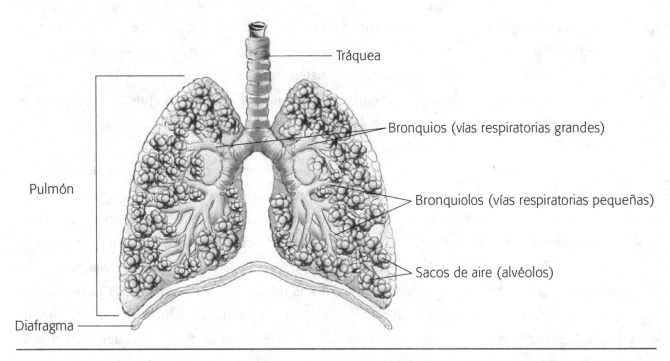

Figura 4.2 **Pulmones normales**

más información sobre irritantes y desencadenantes). Cuando esto ocurre, las vías respiratorias se inflaman y producen mucosidad. La capa superficial de las vías respiratorias, al estar en contacto con los elementos irritantes, reacciona

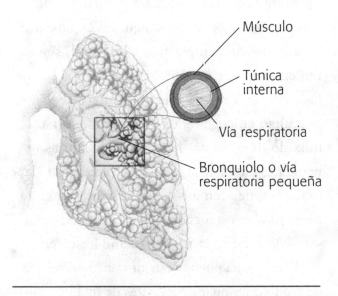

Figura 4.3 **Bronquiolo o vía respiratoria pequeña**

produciendo químicos que inflaman aún más las vías respiratorias haciéndolas más sensibles a los irritantes. Esto se convierte en un círculo vicioso, creando más broncoespasmos y a su vez más inflamación.

Los medicamentos que relajan los músculos de las vías respiratorias (broncodilatadores) pueden tratar un brote agudo de asma, pero esto puede no ser suficiente. Un tratamiento efectivo debe de incluir evitar los irritantes y el uso de medicamentos anti-inflamatorios *incluso cuando no tiene síntomas*. Estos medicamentos reducen el edema, la inflamación y la sensibilidad excesiva de las vías respiratorias.

El asma varía considerablemente de persona a persona. Los síntomas pueden consistir en silbidos de pecho leves o dificultad respiratoria durante la noche (los síntomas del asma suelen ser peores durante el sueño). Los ataques pueden ser leves e infrecuentes o severos y que amenazan la vida. El asma se puede manejar, pero debe usted ser una persona proactiva en su manejo. Aprenda cuales son sus desencadenantes y evítelos. Tome acción para prevenir los síntomas y ataques agudos. Su proveedor de cuidados de salud también puede enseñarle a vigilar su función pulmonar. Desarrolle un plan con su médico para reconocer y tratar los síntomas. Aprenda a respirar bien, a hacer ejercicio adecuadamente, y a usar medicamentos de forma efectiva. Aunque estas medidas no curan por completo la enfermedad ni la hacen revertir, pueden ayudar a reducir los síntomas y a vivir una vida plena y activa. El manejo personal activo le permitirá participar por completo en las actividades del trabajo y en actividades recreativas, dormirá durante toda la noche sin toser ni tener silbidos, y evitará las visitas de emergencia al médico, así como hospitalizaciones debido al asma.

Entender la bronquitis crónica

Cuando se tiene bronquitis crónica, las paredes interiores de las vías respiratorias se inflaman y los fluidos se espesan. Esta inflamación estrecha las vías respiratorias e interfiere con la respiración. La inflamación también provoca que las glándulas que recubren las vías respiratorias produzcan excesivas cantidades de mucosidad espesa. Puede que usted tenga una tos crónica que produce excesivas cantidades de mucosidad y dificultad para respirar.

Fumar es la causa principal de la bronquitis crónica. Los contaminantes en el aire, el polvo, y los vapores tóxicos también pueden inflamar e hinchar las vías respiratorias. La clave para el manejo es dejar de fumar, usar medicamentos broncodilatadores, y evitar estar alrededor de humo de segunda mano y otros irritantes. Si usted hace estas cosas, especialmente al principio de la enfermedad, puede evitar que la enfermedad empeore. Si tiene bronquitis crónica, vacúnese de la influenza (gripe) una vez al año y una vez con la vacuna contra la neumonía. Si tiene enfermedad pulmonar o tiene más de 65 años de edad, puede que necesite una segunda vacuna de neumonía. Intente evitar el contacto con las personas con resfriados o gripe. Estas infecciones pueden agravar la bronquitis mucho. Su médico también le puede recomendar que use medicamentos para aguar o licuar la mucosidad así como seguir un tratamiento con antibióticos o esteroides si los síntomas empeoran. Los síntomas pueden incluir aumento de la tos con esputo marrón-amarillento, aumento en la dificultad para respirar o fiebre.

Entender el enfisema

El enfisema daña los pequeños sacos de aire (alveolos) que hay en las terminaciones de las vías respiratorias (véase la figura 4.2). Los sacos de aire pierden su elasticidad natural, se estiran en exceso, y a menudo se rompen. Cuando los sacos de aire se rompen, la sangre tiene más dificultad en coger el oxígeno y deshacerse del dióxido de carbono, Las vías respiratorias más pequeñas también se estrechan, pierden su elasticidad, y tienden a colapsarse cuando expiramos. El aire estancado queda atrapado en los sacos de aire lo que no deja al aire fresco entrar.

El enfisema puede destruir una gran cantidad de tejido pulmonar joven antes de que los síntomas aparezcan. Eso es porque la mayoría de nosotros tenemos más capacidad pulmonar de la que necesitamos. Sin embargo, en cierto momento, la capacidad pulmonar disminuye hasta el punto en que se empiezan a notar síntomas de dificultad para respirar con la actividad o el ejercicio. A medida que progresa la enfermedad, la dificultad para respirar aparece con menos actividad. Puede estar presente incluso cuando se descansa. También puede haber tos con mucosidad.

Fumar es la mayor causa de enfisema. Fumar cigarrillos es sin duda la causa de enfisema más común y más peligrosa, pero fumar cigarros o puros, pipa o cigarrillos de vapor también es dañino. Incluso si no fuma, exponerse diariamente al humo de segunda mano puede dañar sus pulmones. Es importante que su casa, automóvil y lugar de trabajo estén libres de humo. También hay un tipo raro de enfisema hereditario causado por una deficiencia heredada de una enzima que normalmente protege el tejido elástico de los pulmones.

El enfisema tiende a empeorar progresivamente, especialmente si el fumar continúa. La clave de todo tratamiento y prevención es evitar el consumo de todo tipo de cigarrillos, incluso de los de vapor, y empezar a ser físicamente activo. Es mejor dejar de fumar cuanto antes, pero dejar de fumar en cualquier etapa de la enfermedad puede ayudar a preservar la función pulmonar que todavía no está dañada. Las personas con enfisema pueden beneficiarse de una variedad de habilidades de manejo personal, desde técnicas de respiración apropiadas a ejercicio. Las habilidades de manejo personal le pueden ayudar a llevar una vida activa. Se ha comprobado que veinte minutos de actividad física diariamente, como caminar, hace más lento el progreso de tanto la bronquitis crónica como el enfisema. Los medicamentos y el oxígeno, de los que hablaremos más adelante, a veces también pueden ayudar en el manejo del enfisema.

Tratar la enfermedad pulmonar crónica: medicamentos*

Los medicamentos no pueden curar la enfermedad pulmonar crónica, pero pueden ayudar a respirar mejor. El manejo personal efectivo de las enfermedades pulmonares a menudo supone usar más de un medicamento. No se preocupe si le recetan varios medicamentos. Dependiendo del tipo de enfermedad pulmonar, le pueden recetar los siguientes:

■ **Los medicamentos broncodilatadores** relajan los músculos que rodean las vías respiratorias, abriéndolas en los pacientes con asma y EPOC. Normalmente estos medicamentos se inhalan, y se dispensan en unos inhaladores de acción rápida para "rescate" o "alivio rápido" que se usan según sea necesario para tratar síntomas que empeoren

*Debido a que las investigaciones sobre medicamentos y tratamientos progresa muy rápidamente, los nombres de los medicamentos y opciones puede ser diferentes de la información que se contiene en este capítulo. Consulte con su médico, farmacéutico y libro de referencia sobre medicamentos, o una lista de referencia de medicamentos en internet, para enterarse de la información más actual. Recuerde que los últimos tratamientos no siempre son los más eficientes. Los tratamientos nuevos pueden no tener tanta información acerca de la seguridad y cómo interactúa con los medicamentos que se han usado durante muchos años.

repentinamente o antes de hacer ejercicio. Un tipo común de broncodilatador es un inhalador de albuterol. Lleve estos medicamentos con usted siempre para tenerlos en caso de un aumento de los síntomas. Los medicamentos broncodilatadores de larga actuación se pueden combinar con esteroides para ayudar a la gente que tiene brotes frecuentes.

■ **Los medicamentos anti-inflamatorios** a veces se llaman "preventores" o "controladores" de síntomas. Estos medicamentos reducen gradualmente la inflamación e hinchazón de las vías respiratorias y disminuyen la sensibilidad de los irritantes y alérgenos. Los medicamentos anti-inflamatorios recetados más comúnmente incluyen varios corticoesteroides e inhibidores de leucotrieno. Los broncodilatadores de larga duración también tienen medicamentos anti-inflamatorios pero no son de acción rápida por lo que no son útiles para el tratamiento inmediato de ataques de asma severos. En contraste, a veces se pueden administrar medicamentos corticoesteroides por vía oral o intravenosos durante días o semanas para tratar los ataques de asma más severos. Es muy importante tomar los medicamentos corticoesteroides exactamente como se los han recetado cada día, y no parar de tomarlos de repente. Los medicamentos corticoesteroides suelen ser seguros. Son completamente diferentes de los "esteroides anabólicos" peligrosos que usan algunos atletas de forma ilegal.

■ **Los mucolíticos y expectorantes** pueden ayudar a licuar la mucosidad y hacer que sea más fácil toser.

■ **Los antibióticos específicos** también se recetan a veces para tratar la bronquitis crónica y el enfisema y prevenir brotes.

Algunos medicamentos alivian los síntomas, mientras que otros previenen los síntomas. Algunos medicamentos se usan tanto para tratar como para prevenir los síntomas. Cuando los medicamentos se usan para prevenir los síntomas, deben de tomarse de forma habitual, *incluso cuando los síntomas no están presentes*. Demasiado a menudo los pacientes paran de tomar los medicamentos porque se sienten mejor. A medida que los síntomas mejoren, hable con su médico para ver qué medicamentos debe de seguir tomando y cuales debe de parar.

Algunas personas se preocupan de volverse adictos a los medicamentos o a volverse "inmunes" a sus efectos y no responder más a los medicamentos. Ninguno de los medicamentos que se usan para tratar las enfermedades pulmonares son adictivos. Los pacientes tampoco se vuelven "inmunes" a los efectos de los mismos. Si los medicamentos que está usted tomando no están controlando sus síntomas, hable con su médico para hacer ajustes. Y manténgase al día ya que se están introduciendo nuevos medicamentos que prometen mejorar las enfermedades crónicas pulmonares.

Inhaladores con dosis medidas

Ciertos medicamentos pulmonares se pueden inhalar, incluyendo los broncodilatadores y los corticoesteroides. Vienen en un recipiente especial llamado inhalador de dosis medida (IDM – o MDI por sus siglas en inglés). Cuando se usan de forma adecuada, los inhaladores son una forma muy eficaz de administrar los medicamentos rápidamente. Al respirar el medicamento directamente a los pulmones en vez de ingerirlos en forma de pastilla, hay menos medicamento que es absorbido en el torrente sanguíneo lo que a su vez causa menos efectos secundarios. Inhalar también ayuda a que más medicamento llegue a los pulmones rápido. La clave de usar un inhalador con dosis medidas es exhalar suavemente primero para vaciar los pulmones y luego inhalar lentamente por la boca a la vez que se presiona hacia abajo en el recipiente del inhalador para liberar el medicamento. Contenga la respiración durante 10 segundos y luego espere un minuto antes de tomar más inhalaciones para dejar que el medicamento funcione.

Hay muchos aparatos inhaladores diferentes para distribuir el medicamento. Algunos aparatos tienen un espaciador o cámara retenedora donde primero se rocía el medicamento desde el inhalador, y luego se inhala del espaciador. El espaciador hace que sea más probable que se inhalen las gotas más pequeñas para que lleguen a las vías respiratorias más profundas. El espaciador también hace que sea más fácil inhalar las gotas de medicamento más grandes y pesadas que de otra manera se quedarían en la boca o garganta. Esto puede reducir los efectos secundarios, como las infecciones por hongos en el caso de los esteroides inhalados.

Los inhaladores de polvo seco liberan el medicamento en forma de polvo, y se usan sin espaciador. Al usar un inhalador de polvo seco, primero hay que exhalar y luego inhalar *rápida y profundamente*. Tenga en cuenta que en contraste con la inhalación *lenta* descrita para inhaladores de dosis medidas, la inhalación con los inhaladores de polvo seco debe de ser rápida. Muchos inhaladores tienen contadores

para que se pueda ver con facilidad cuantas dosis quedan.

Si le recetan un inhalador, asegúrese de que le ayuden a usarlo apropiadamente. Los farmacéuticos u otros profesionales de cuidados de salud pueden ayudar con el aprendizaje de la técnica más efectiva y segura para usar el inhalador. Usar un inhalador de forma apropiada es más difícil que ingerir una pastilla. Se requiere una instrucción adecuada y algo de práctica (véase "Consejos para el uso correcto de un inhalador" en la siguiente página). Un estudio reveló que aunque el 98% de los pacientes dicen que saben como usar el inhalador de manera correcta, 94% de ellos hacen errores cuando los usan. Así que, incluso si usted cree que es un experto, pida que su médico compruebe su técnica de vez en cuando. Hay tantos aparatos diferentes que es importante que usted tenga las instrucciones claras y específicas para su aparato en particular. *El uso incorrecto de los inhaladores es una de las principales razones de la dificultad para controlar*

Consejos para el uso correcto de un inhalador

Asegúrese de que:

- Agite el inhalador
- Sujete el inhalador boca abajo (la boquilla debe estar abajo)
- Exhale antes de inhalar con el inhalador
- Respire por la nariz
- Inhale lentamente
- Aguante la respiración durante 10 segundos
- No use un inhalador vacío

los síntomas. También puede usted ver videos sobre cómo usar el inhalador buscándolos en internet. Si está usando dos tipos de inhaladores, use el medicamento de "alivio rápido" (broncodilatador) primero. Espere varios minutos para que el medicamento abra las vías respiratorias y para que el medicamento "controlador" (anti-inflamatorio inhalado) pueda llegar con más facilidad a sus pulmones. Después de usar un inhalador, enjuague su boca con agua. Este paso es especialmente importante con los medicamentos anti-inflamatorios que se inhalan.

Nebulizadores

Los nebulizadores son aparatos de "alivio rápido" que liberan partículas muy finas. Estos aparatos se usan en las clínicas o salas de emergencia para dar "tratamientos respiratorios" de 5 o 10 minutos. La gente que no puede usar los inhaladores con espaciador usa nebulizadores en casa. Los nebulizadores pueden ser muy útiles cuando se tiene un brote repentino de síntomas. También funcionan con los medicamentos más baratos, que son los únicos que algunos pueden permitirse. Sin embargo, si se hace correctamente, dar de cuatro a seis respiraciones de medicamento de "alivio rápido" en un inhalador funciona igual de bien que un tratamiento respiratorio en un nebulizador.

Terapia de oxígeno

Algunas personas con enfermedad pulmonar crónica tienen los pulmones dañados y no reciben el suficiente oxígeno. Si usted está cansado y le cuesta respirar porque no tiene el suficiente oxígeno en la sangre, su médico le puede recetar

oxígeno. El oxígeno es útil tan solo si sus niveles de oxígeno son bajos. No produce adicción. Pero algunas personas procuran no usarlo por miedo de volverse dependientes. A otros no les gusta que le vean con el equipo del oxígeno. El suplemento de oxígeno puede darle ese empuje extra que necesita para estar cómodo y llevar a cabo las actividades diarias sin dificultad respiratoria extrema. Pero lo más importante, la terapia de oxígeno puede hacer que su enfermedad progrese más lentamente y que su cerebro funcione mejor. Algunas personas pueden necesitar oxígeno de forma continua, mientras que otros pueden necesitarlo solo para ayudarles con ciertas actividades, como el ejercicio o el sueño.

El oxígeno viene o bien en tanques grandes de gas comprimido o bien en tanques pequeños portátiles de oxígeno líquido o gaseoso. Si usted usa oxígeno, asegúrese de saber cuál es la dosis apropiada (la porción correcta de oxígeno, cuando usarlo y por cuanto tiempo), cómo usar el equipo, y cuando tiene que encargar más. No se preocupe: su tanque de oxígeno no va a explotar o quemarse. Sin embargo, el oxígeno puede ayudar a que otras cosas se quemen, así que manténgalo por lo menos a 10 pies de cualquier llama, incluidos los cigarrillos (¡que seguro no están cerca de usted!). Recientemente hay disponibles concentradores de oxígeno ligeros; estos son cómodos para el uso cuando se está en movimiento.

Medicamentos que desencadenan síntomas

Algunos medicamentos, incluyendo los medicamentos anti-inflamatorios como a aspirina, el iboprufeno (*Advil* o *Motrin*), y naproxeno

(*Naprosyn, Aleve*), y beta-bloqueadores como el propranolol (*Inderal*), pueden causar silbilancia, dificultad para respirar, y tos. Los medicamentos inhibidores de la colinesterasa (ACE por sus siglas en inglés), como el lisinopril, que se usan para tratar la hipertensión y el fallo cardiaco y también para proteger los riñones en la diabetes, también pueden causar una tos crónica seca y con cosquilleo. Si usted sospecha que tiene síntomas relacionados con un medicamento, no pare de tomar el medicamento, pero vaya a hablar con su proveedor de salud cuanto antes.

Habilidades de manejo personal para las enfermedades pulmonares crónicas

Además de tomar los medicamentos apropiados, el manejo personal de las enfermedades pulmonares crónicas incluye dejar de fumar, ser activo físicamente, evitar los irritantes y los desencadenantes y las infecciones, y manejar el estrés.

Dejar de fumar

Fumar es la principal causa de la bronquitis crónica y el enfisema, y también uno de los principales desencadenantes del asma. Ya sea que usted fume o esté cerca de gente que fuma, el humo irrita y daña los pulmones. Los gases venenosos en el humo paralizan los cilios, que son los pequeños pelitos ubicados en las vías respiratorias, que ayudan a limpiar la suciedad, la mucosidad y los gérmenes. El monóxido de carbono en el humo del tabaco roba el oxígeno de la sangre y hace que se sienta cansado y con dificultad para respirar. La irritación causada al fumar hace que las infecciones sean más probables y también puede dañar los sacos de aire en sus pulmones. Desafortunadamente, una vez que los sacos de aire se han destruido, no se pueden reparar. La buena noticia es que la mayoría de estos efectos dañinos se pueden eliminar si se deja de fumar o de usar cigarrillos de vapor, y si se evita el humo de segunda mano.

La actividad física y la enfermedad crónica pulmonar

Un aumento en la actividad física ayuda mucho a la gente con enfermedad crónica pulmonar. Hacer actividad física de forma habitual puede aumentar la capacidad de su corazón y sus pulmones. También puede mejorar su bienestar. Se pueden elegir las actividades físicas (véase las páginas 197-204) y ajustar los medicamentos antes de hacer ejercicio para prevenir el asma inducida por el ejercicio. Hable siempre con su médico, su entrenador o especialista en rehabilitación sobre cómo incluir actividad física en su vida. No pierda esta importante oportunidad para manejar su enfermedad pulmonar.

Contaminación ambiental

Los gases del tubo de escape del auto, los desechos industriales, los productos caseros, los aerosoles, y el humo de las chimeneas. pueden ser irritantes para las vías respiratorias sensibles. En días especialmente cargados con contaminación, escuche su radio o televisión para ver si hay alertas por polución, o vaya a una página de internet como airnow.gov donde puede buscar su lugar de residencia en los Estados Unidospara los Estados Unidos o https://waqi.info/

para otros paises del mundo. Si la calidad del aire es mala, quédese dentro de casa tanto como sea posible.

Clima frío o vapor

Para algunas personas, el aire muy frío puede irritarle las vías respiratorias. Si usted no puede evitar el tiempo frío, trate de respirar a través de una máscara para el frío (disponible en la mayoría de las farmacias) o protéjase con una bufanda antes de salir al aire frío. Para algunas personas, el vapor, como por ejemplo el de la ducha, también puede ser un desencadenante.

Alérgenos

Un alérgeno es todo aquello que desencadena una reacción alérgica. Si usted tiene asma, se puede desencadenar un ataque por cualquier cosa a la que sea alérgico (dentro o fuera de casa). Evitar los alérgenos por completo puede ser un trabajo demasiado grande. Aún así, hay algunas medidas sensatas que pueden reducir significativamente la exposición a estos factores.

Para evitar los alérgenos del exterior, cierre las ventanas y use el aire acondicionado cuando la cuenta de esporas de polen y moho sean elevadas. Para algunas personas, los desencadenantes alérgicos principales se encuentran dentro en la forma de ácaros, caspa de animales, y mohos. A menudo las mascotas (perros, gatos, y pájaros) deben de desaparecer de la casa o por lo menos de los dormitorios. Lave a los perros y gatos cada semana para reducir los alérgenos. Los ácaros viven en los colchones, almohadas, alfombras y moquetas, muebles tapizados, y ropa. Si los ácaros son un desencadenante para

usted, aspire los colchones y almohadas y luego cúbralos con una funda hermética. Lave la ropa de la cama, incluyendo las mantas y los cubrecamas, semanalmente en agua caliente. Evite dormir o recostarse en los muebles tapizados. Quite las alfombras de los dormitorios. Si es posible, evite quitar el polvo y pasar el aspirador y en vez de esto use una fregona húmeda. Cambie los filtros del calefactor y el aire acondicionado cada mes. Todo esto toma tiempo, pero a largo plazo el esfuerzo valdrá la pena.

Los productos del hogar, como perfumes, desodorantes de ambiente, pintura fresca y ciertos productos de limpieza, también pueden desencadenar síntomas de asma. A veces los filtros de aire para dentro de la casa pueden ser de ayuda para reducir la cantidad de alérgenos en el aire. Los alimentos pueden ser desencadenantes para algunas personas. Los peores suelen ser los cacahuetes, frijoles, nueces, huevos, mariscos y productos lácteos. Los aditivos alimenticios (como los sulfitos del vino y de los albaricoques secos) a veces también pueden desencadenar el asma.

Si no se puede identificar los desencadenantes, puede ser útil hacerse pruebas de alergia. La inmunoterapia (un tratamiento de inyecciones para la alergia) también puede ayudar a insensibilizar a algunas personas ante ciertos alérgenos.

Además de los problemas respiratorios, algunos individuos con ciertas enfermedades respiratorias también tienen reflujo gastroesofágico. Con el reflujo gastroesofágico los ácidos del estómago regresan al esófago, irritándolo y también irritando las vías respiratorias. Esto puede o no provocar síntomas de ardor. La irritación de las vías respiratorias puede causar tos o dificultad para respirar. El tratamiento de reflujo gastroeso-fágico consiste en mantener la cabeza y el pecho elevados al dormir, evitar fumar, evitar la cafeína y alimentos que irriten el estómago y cuando sea necesario, tomar antiácidos y medicamentos que controlen o eliminen la acidez.

Infecciones

Para la gente que tiene problemas pulmonares, los resfriados, la gripe, la infección de los senos nasales, y las infecciones de las vías respiratorias y pulmones, pueden hacer que sea más difícil respirar. Aunque no se pueden prevenir todas las infecciones, se puede reducir el riesgo. Vaya a ponerse la vacuna de la gripe y la de la neumo-nía. Intente evitar a la gente que tenga resfriados, lávese las manos con frecuencia, y no se frote la nariz ni los ojos. Hable con su médico acerca de cómo ajustar sus medicamentos en caso de desarrollar una infección. Tratar una infección cuanto antes a menudo previene enfermedades serias y hospitalizaciones.

Estrés emocional

El estrés o tensión emocional no causa enferme-dades crónicas pulmonares, pero sin embargo puede hacer que los síntomas empeoren cau-sando que las vías respiratorias se constriñan y que su respiración se vuelva rápida y superficial. Muchos de los ejercicios de respiración, relaja-ción y meditación de este libro (véase el capí-tulo 5, *Entender y manejar síntomas y emociones comunes*) pueden ayudar a prevenir que los sín-tomas empeoren. Aprender a manejar su enfer-medad también puede ayudarle a sentirse más en control y menos estresado.

Vigilar la enfermedad pulmonar crónica

La enfermedad pulmonar cambia con el tiempo. En ciertas épocas usted va a tener mayor con-trol sobre la enfermedad que en otras. Por eso es importante vigilar los síntomas para poder pre-decir cuando se va a intensificar la enfermedad y cuando debe comenzar un tratamiento inme-diato antes de que la situación empeore.

Hay dos formas de vigilar la enfermedad pul-monar. Es importante utilizar por lo menos una. Para mejores resultados, utilice ambas: vigilar los síntomas (para el asma, enfermedad pulmo-nar obstructiva crónica [EPOC], bronquitis cró-nica y enfisema), y vigilar el flujo respiratorio máximo (para el asma).

Vigilar los síntomas (para el asma, EPOC, bronquitis crónica y enfisema)

Este método requiere que preste atención a los síntomas y reconozca cómo cambian. Usted sabrá que la enfermedad va a empeorar cuando:

■ Los síntomas (como tos, resuello o respi-ración sibilante, falta de aliento, rigidez torácica, fatiga, aumento de la cantidad de esputo o esputo más espeso, o fiebre) empeoran, ocurren con más frecuencia de lo normal o son mayores en número que lo normal.

■ Se requieren más respiraciones con el inha-lador de medicamento de "alivio rápido" de lo normal (como el inhalador de albuterol), o se requiere que tome medicamento con una frecuencia mayor que dos veces por semana (aparte de la que se toma para la actividad física)

■ Los síntomas causan que se despierte más a menudo durante la noche, o interfieren con sus actividades de trabajo, escuela u hogar.

Si usted tiene alguno de estos cambios en sus síntomas, hable con su médico u otros profesionales de salud y desarrolle un plan de acción.

Vigilar el flujo respiratorio máximo (para el asma)

Este método requiere que utilice un pequeño aparato llamado "medidor de flujo máximo" para medir su función pulmonar y saber si las vías respiratorias están bastante abiertas para respirar normalmente. Las medidas de flujo máximo le permiten saber si el asma está empezando a empeorar (*incluso antes de que empeoren los síntomas*). Estas lecturas también le ayudarán a averiguar qué tan severo será el empeoramiento.

Si tiene asma moderada o severa, el medidor de flujo máximo puede convertirse en su mejor amigo. Puede ayudarle a manejar el asma mejor y alertarle sobre los problemas antes de que se vuelvan severos. Le puede ayudar a usted y a su médico a saber cuando aumentar o reducir la cantidad de medicamentos con seguridad. Le puede ayudar a distinguir entre un empeoramiento del asma y dificultad para respirar causada por ansiedad o hiperventilación.

Si usted no tiene un medidor de flujo máximo o no está seguro de cómo usarlo, pregúntele a un profesional del cuidado de salud. Para usar

uno bien, lo primero es medirse el flujo máximo cuando uno se siente bien y en buen control. Esta medida personal le permitirá tomar acción rápido cuando los números empiecen a disminuir. Debido a que los distintos medidores pueden dar diferentes medidas, se debe utilizar siempre el mismo medidor.

Cuando los números de flujo máximo están cerca de las medidas personales máximas, sus vías respiratorias están más abiertas y su asma está bajo control, y si están más lejos sus vías respiratorias están más cerradas. Incluso si usted se siente bien, unas medidas más bajas pueden alertarle de que va a comenzar un brote. Esto quiere decir que hay que tomar acción y ajustar los medicamentos (véase "Plan de acción para el manejo personal del asma" en las páginas 80 y 81).

Mantenga control de sus síntomas y medidas de flujo máximo anotándolos en un diario para el asma. (Su profesional de cuidados de salud puede darle uno, o puede usted hacer su propio diario.) Tener un diario para el asma puede ayudarle a averiguar qué factores ocasionan su asma, si los medicamentos funcionan o no y cuando empieza a empeorar el asma.

Diseñe un plan de acción individual con su médico tan pronto como pueda (véase el plan de manejo personal para el asma). Si espera hasta que los síntomas empeoren, serán más difíciles de tratar. Tomar acción cuanto antes y ajustar sus medicamentos pueden hacer una diferencia importante.

Respirar mejor

Además de tomar medicamentos, hay otras cosas que usted puede hacer para mejorar su respiración. En esta sección describimos algunas estrategias de manejo personal para ayudarle a respirar mejor con enfermedad pulmonar crónica.

Ejercicios para respirar

Una persona inhala y exhala casi 18,000 veces al día. No es sorprendente saber que la respiración es la preocupación principal de las personas con enfermedad pulmonar. Sin embargo, muchas personas encuentran aun más sorprendente saber que la respiración efectiva y adecuada es una habilidad que se debe de aprender. No es necesariamente algo que se hace de forma natural o normal. Este detalle es especialmente importante para las personas con enfermedad pulmonar. Respirar mejor aumentará el funcionamiento de su sistema respiratorio.

La respiración con los labios fruncidos ayuda a la gente que vive con asma o EPOC cuando tienen dificultad para respirar. Esta técnica ayuda a controlar la falta de aliento, provee una forma rápida y fácil para ralentizar el ritmo de su respiración, y hace que cada respiración sea más eficaz. Para usar esta simple técnica, primero inhale de forma natural por la nariz como si estuviera oliendo una rosa. Luego exhale lentamente a través de los labios fruncidos como si fuera a soplar una vela (véase la página 125).

La respiración diafragmática o abdominal ayuda a fortalecer los músculos respiratorios (especialmente los del diafragma), y ayuda a los pulmones a eliminar el aire atrapado y estancado o rancio. Una de las razones principales por las que la gente con enfermedades pulmonares tiene dificultad para respirar o falta de aliento, es que no sacan todo el aire viejo. Los ejercicios de respiración pueden ayudar a vaciar los pulmones por completo y a aprovecharse de la capacidad completa de los pulmones. (Véanse las páginas 123-125 para las instrucciones sobre cómo realizar las técnicas de respiración diafragmática.)

Buena postura

Es difícil inhalar y exhalar si se lleva una postura encorvada o descompuesta. Ciertas posiciones hacen que sea más fácil llenar y vaciar los pulmones. Por ejemplo, sentado será posible respirar mejor si se inclina uno hacia delante desde las caderas con la espalda recta. También puede ayudar el reposar los antebrazos en sus muslos, o reposar la cabeza, hombros y brazos en una almohada colocada en una mesa. O use varias almohadas a la noche para hacer que sea más fácil respirar (véase la figura 5.2 en la página 126).

Despejar los pulmones

Cuando un exceso de mucosidad bloquea sus vías respiratorias, puede ser difícil respirar. Su médico o terapeuta de respiración pueden recomendar ciertos ejercicios, posiciones o aparatos para ayudarle a drenar la mucosidad. El seguro médico cubre algunos aparatos. Pregunte a su médico, enfermera o terapeuta respiratorio para ver si cualquiera de las técnicas o aparatos pueden ser de ayuda. También, recuerde que beber por lo menos seis vasos de agua al día (a menos que tenga edema en su tobillo y el médico le haya dicho que tiene que limitar la ingesta de líquidos) puede ayudar a licuar y soltar la mucosidad. Véanse las páginas 123-126 para conseguir más información.

Plan de acción de manejo personal para el asma

Trabaje con su médico para hacer un plan de las acciones específicas que debe de tomar y cuándo. La siguiente guía puede ayudarle a empezar.

Manejar su asma: un plan de manejo personal diario

ZONA VERDE: SIGA ADELANTE

Su asma está bajo control.

No tiene síntomas

- Puede dormir sin despertarse.
- No tiene tos, ni respiración sibilante, ni rigidez torácica, ni falta de aliento o dificultad para respirar.
- Toma los medicamentos de "alivio rápido" no más de 2 días por semana (sin contar los que toma antes de hacer ejercicio).
- Puede participar en la mayoría de las actividades sin tener síntomas de asma.
- No falta al trabajo o la escuela.
- Rara vez necesita atención de emergencia.
- Su flujo máximo está entre 80% a 100% de su mejor "marca" personal.

SIGA ADELANTE

Tome los medicamentos diariamente de la manera en que se lo han recetado y evite los factores desencadenantes.

ZONA AMARILLA: SEA CONSCIENTE

Está teniendo un ataque leve de asma.

Los posibles síntomas

- Un poco de tos
- Un leve resuello o respiración sibilante
- Un poco de congestión en el pecho o sensación de opresión en el pecho
- La respiración cuando está en descanso puede ser ligeramente más rápida de lo normal.
- Necesita tomar medicamentos de "alivio rápido" más de 2 días por semana (sin contar los que toma antes de hacer ejercicio).
- Su flujo máximo está entre el 50% y el 80% de su mejor "marca" personal.

SEA CONSCIENTE

1. Tome su medicamento de "alivio rápido" cada 4 horas para aliviar los síntomas.

2. Aumente la dosis del medicamento "controlado" por inhalador o "preventivo" hasta que no necesite más del medicamento de "alivio rápido" y esté de nuevo en la zona verde. No tome los broncodilatadores de larga duración como *Advair, Serevent o Foradil. Estos broncodilatadores de acción a largo plazo no actúan lo suficientemente rápido. Tomar más no le ayudará si está teniendo un ataque de asma.*

3. Si los síntomas continúan durante más de 2 días, o si necesita tomar los medicamentos de "alivio rápido" más de cada 4 horas, lea las instrucciones de la Zona Roja a continuación. Llame a su proveedor de cuidados de salud si necesita ayuda.

ZONA ROJA: PARE Y ACTUE

Está experimentando un ataque severo de asma.

Los posibles síntomas son

■ Tos o respiración sibilante (resuello) constante

■ Dificultad para respirar cuando está descansando (sin hacer actividades)

■ Despertarse debido a la tos, resuello o respiración sibilante, o falta de aliento/dificultad para respirar

■ Su respiración es más rápida de lo normal.

■ Sus síntomas no mejoran después de dos días en la Zona Amarilla.

■ Su nivel de flujo máximo está a menos del 50% de su mejor "marca" personal.

ACTUE

Si usted necesita medicamentos de "alivio rápido" cada 2 a 4 horas y sigue teniendo síntomas de la Zona Roja, tome los siguientes pasos:

1. Tome el medicamento de "alivio rápido" inmediatamente. Si los síntomas no mejoran en 20 minutos, tome los medicamentos de nuevo. Si pasan otros 20 minutos y los síntomas siguen sin mejorar, tome los medicamentos una tercera vez y *contacte con su médico.*

2. Si el médico le recetó corticoesteroides por vía oral, comience a tomarlos ahora. Recuerde que este medicamento puede tardar de 4 a 6 horas en surtir efecto.

3. *Si usted siguió los pasos 1 y 2 y no hay ningún alivio, está usted teniendo un ataque severo de asma. Vaya a la sala de emergencia más cercana o llame al 911 ahora mismo y continúe tomando medicamentos de "alivio rápido" según los necesite.*

Hacer ejercicio y comer de forma sana con enfermedad crónica pulmonar

Comer de forma sana y hacer ejercicio son dos herramientas importantes de manejo personal que se pueden usar para sentirse mejor y vivir una vida más sana cuando tiene una enfermedad crónica pulmonar.

Hacer ejercicios con enfermedades pulmonares crónicas

El ejercicio es una de las cosas más sencillas y mejores que se pueden hacer para mejorar su habilidad para vivir una vida plena cuando tiene una enfermedad pulmonar crónica. La actividad física fortalece los músculos, mejora el humor, incrementa los niveles de energía y aumenta la eficiencia de los pulmones y el corazón. Aunque el ejercicio no revierte el daño que la enfermedad causa a los pulmones, puede mejorar su habilidad de funcionar dentro de ciertos límites establecidos por la enfermedad pulmonar.

Cuando comienza a hacer ejercicio, es muy importante empezar con baja intensidad (por ejemplo, una caminata lenta en lugar de una rápida) y durante cortos periodos de tiempo. Gradualmente podrá incrementar lo que hace a medida que vea que puede hacer más sin falta de aliento. Una buena comunicación con sus proveedores de cuidados médicos para controlar los síntomas y ajustar los medicamentos le permitirá obtener el máximo beneficio y disfrute del programa de ejercicios.

Aquí tiene algunos consejos para hacer ejercicio cuando tiene enfermedades crónicas pulmonares:

- Alguna gente con asma puede toser y tener resuello (respirar con silbido) cuando hace ejercicio. Si usted tiene este problema, hable con su médico para ver si puede usar dos "disparos" del inhalador con broncodilatador de "alivio rápido", como albuterol, de 15 a 30 minutos *antes* de comenzar a hacer ejercicio.

- Tener un poco de falta de aliento es normal cuando se hace ejercicio, pero si la dificultad para respirar se vuelve severa con tan solo un poco de ejercicio, su médico puede querer cambiar sus medicamentos. Puede que tarde un poco en encontrar la combinación adecuada de esfuerzo y medicamento que necesita para mantenerse en la zona cómoda.

- Tome todo el tiempo que necesite para hacer ejercicios de calentamiento y enfriamiento durante las actividades de condicionamiento. Estos deben de incluir ejercicios de respiración con los labios fruncidos y ejercicios de respiración diafragmáticos o abdominales (véanse las páginas 123-125).

- El ejercicio puede ser preocupante si usted tiene miedo de que le falte la respiración. Todo el mundo experimenta un incremento "anticipatorio" en la frecuencia cardíaca y frecuencia respiratoria antes de comenzar a hacer ejercicio. Las técnicas de respiración con los labios fruncidos y la abdominal o diafragmática pueden ayudarle a relajarse y calmarse.

■ Concéntrese en su respiración. Asegúrese que inhala profundamente y lentamente, y use la respiración con labios fruncidos cuando exhale (véase las página 125). Aprenda a tardar el doble de tiempo en exhalar que lo que tarda en inhalar. Por ejemplo, si usted está caminando de prisa y nota que puede dar dos pasos mientras inhala, entonces debe de exhalar con los labios fruncidos cuando haga entre 4 y 6 pasos. Exhalar lentamente mejorará el intercambio de aire en los pulmones e incrementará su resistencia.

■ Recuerde que los ejercicios de los brazos pueden causar dificultad para respirar y un ritmo cardíaco más rápido antes que los ejercicios de las piernas.

■ El aire frío y seco puede hacer que la respiración y el ejercicio sean más difíciles. Por esta razón, la natación es una actividad especialmente buena para la gente con enfermedad pulmonar crónica. Ponerse una bufanda o máscara en la cara puede prevenir que el frío desencadene el asma.

■ Los ejercicios de fortalecimiento, como la calistenia, el levantamiento de pesas suaves y remar pueden ser útiles particularmente para aquellas personas que se han debilitado o no están en buena condición física debido a razones médicas y otras causas.

Escoja cualquier combinación de actividades físicas que le gusten (como caminar, la jardinería o la bicicleta) y que pueda tolerar. Lo más importante es simplemente hacerlo.

Hacer ejercicio con una enfermedad pulmonar severa

Si usted puede salir de la cama, puede hacer ejercicio por lo menos 10 minutos al día. La manera en que puede comenzar es levantándose cada hora y caminar despacio por la sala o alrededor de la silla durante 1 minuto. Si hace esto 10 veces al día estará haciendo 10 minutos de ejercicio diario. Luego puede aumentar gradualmente a una rutina diaria de ejercicios que le ayudará a sentirse más fuerte y más cómodo cuando se mueve. Recuerde seguir los siguientes consejos a medida que se vuelva más activo.

■ No se apure. Mucha gente con enfermedad pulmonar se apura en completar los ejercicios antes de que se les acabe la respiración. Es mucho mejor hacerlo despacio. Muévase despacio, respirando a medida que lo hace. Al principio, le costará esfuerzo hacerlo despacio. Con práctica notará que puede ir más lejos y con menos esfuerzo. Si tiene miedo de caminar solo, lleve una silla (una plegable puede ser útil), o use un andador con asiento para sentarse si es necesario.

■ A medida que comience a sentirse más fuerte y seguro, puede caminar dos minutos cada hora. Acaba usted de duplicar su ejercicio, y ya hace 20 minutos cada día. Cuando se sienta cómodo haciendo estos 20 minutos, cambie el patrón y camine 3 o 4 minutos cada hora. Haga esto durante una o dos semanas más, y luego pruebe hacer 5 minutos tres o cuatro veces al día. A continuación, intente hacer 6 a 7 minutos dos o tres veces al día. La mayoría de la gente con enfermedad pulmonar severa puede llegar a caminar de 10 a 20 minutos, una o dos veces al día en un periodo de dos meses.

- Si estar de pie (o parado) es un problema, intente usar un "velocípedo" (un pequeño aparato que tiene pedales, el cual puede ser instalado en su cama o en una silla). Estos aparatos son especialmente útiles si usted tiene un bajo nivel de resistencia, no tiene la ayuda de otra persona en casa, o tiene miedo de esforzarse demasiado. Le permiten sentarse y usar las piernas para pedalear. También son buenos para generar confianza y acostumbrarse al esfuerzo en un ambiente seguro.

Comer de forma sana con una enfermedad pulmonar severa

Cambiar sus hábitos alimenticios no curará su enfermedad pulmonar crónica, pero puede ayudarle a encontrarse mejor. Una buena nutrición hace que sea más fácil la actividad física, y puede ayudarle a manejar sus emociones y luchar contra las infecciones. Lo más importante es que, si es usted obeso, incluso una pequeña pérdida de

Apnea del sueño

Si usted ronca y tiende a tener sueño durante el día, puede tener un tipo especial de problema respiratorio llamado apnea del sueño. Si es así, su garganta se obstruye durante el sueño. Durante periodos cortos de tiempo (10 segundos o más), puede dejar de respirar (lo que se denomina "apnea"). Si usted tiene apnea del sueño es probable que no lo sepa hasta que alguien le diga que ronca. En la actualidad, esta enfermedad es uno de los problemas de salud graves no diagnosticados más comunes.

La apnea del sueño puede hacer que se despierte en la mañana sintiéndose cansado o con dolor de cabeza, y se puede sentir somnoliento o es posible que tenga problemas de concentración durante el día. La apnea del sueño puede conducir a problemas más serios como alta presión sanguínea, enfermedades cardiovasculares y derrame cerebral. Incluso puede generar problemas de memoria, similares a los observados en personas con demencia y enfermedad de Alzheimer. La apnea del sueño

se diagnostica haciendo un estudio del sueño en un laboratorio o por medio de un pequeño monitor en casa.

La apnea del sueño se puede tratar en casa haciendo cambios en su estilo de vida. Estos incluyen perder peso si es necesario (puede ser particularmente importante), dormir de lado, evitar el alcohol, no fumar y usar medicamentos para aliviar la congestión nasal y las alergias. Después de que su médico le haya hecho la prueba, le puede recomendar que utilice una máquina de presión positiva continua en las vías respiratorias (CPAP por sus siglas en inglés). Esta máquina impulsa una corriente de aire para impedir que los tejidos de la garganta bloqueen sus vías respiratorias. A veces esto puede marcar una gran diferencia en la calidad del sueño y la energía que se tiene luego durante el día. Su médico también puede recomendar que use un aparato para los dientes (aparato oral para la respiración) o una cirugía para mantener sus vías respiratorias abiertas.

peso por comer de forma más sana (véanse las páginas 281-292) puede ayudarle con su respiración. Si usted está por debajo del peso apropiado o está perdiendo peso y fortaleza, hable con su médico para que le de consejos.

El asma, la bronquitis crónica y el enfisema se pueden mejorar de manera considerable. Haciendo equipo con sus proveedores de cuidados de salud, entre todos pueden hacer un plan personal para reducir los síntomas y mejorar su habilidad de tener una vida rica y gratificante. El objetivo es tener confianza de que puede manejar su enfermedad y controlar los síntomas para poder hacer las actividades diarias, ejercicio, dormir cómodamente, y evitar ir al hospital o la sala de emergencias.

Artritis crónica y osteoporosis*

La palabra *artritis* literalmente quiere decir "inflamación de la articulación". Sin embargo, de la manera en que se usa hoy en día, se refiere comúnmente a cualquier inflamación o daño a la articulación. Aunque la mayoría de las formas de artritis no se pueden curar, usted puede aprender a reducir el dolor, mantener su movilidad y usar medicamentos para manejar los síntomas, controlar la enfermedad y retardar la progresión de la enfermedad.

La forma más común de artritis crónica es la osteoartritis. La osteoartritis es la artritis que generalmente afecta a la gente a medida que se hace mayor. Los síntomas incluyen deformaciones en los nudillos, rodillas inflamadas, dolor de las caderas o dolor de la espalda. La osteoartritis no la causa la inflamación, aunque a veces puede resultar en tener inflamación en las articulaciones. Supone un desgaste del cartílago que actúa como cojín en los extremos de los huesos y una degeneración de los huesos, ligamentos y tendones asociados con la articulación afectada. La causa de la osteoartritis no se conoce.

Muchas de las demás artritis crónicas son debidas a una inflamación. Cuando el propio sistema inmunológico ataca las articulaciones causando inflamación, las formas más comunes son artritis reumatoide y artritis psoriásica. Con la gota y la pseudo-gota son los cristales que se forman en las articulaciones los que causan la inflamación. En estas enfermedades inflamatorias, la fina membrana que cubre la articulación (sinovia) se inflama e hincha, secretando fluido de más. Como resultado, la articulación se hincha, se siente caliente, se enrojece, se vuelve más sensible, dolorosa e incluso se puede perder un poco de movimiento. Si continúa, la artritis inflamatoria también puede llegar a destruir el cartílago y el hueso. Si esta destrucción no se para, puede llevar a deformidad o pérdida de función.

Las enfermedades artríticas no afectan solo a las articulaciones. La artritis puede resultar en pérdida de cartílago y daño al hueso, ligamentos y tendones cercanos. Los tendones unidos a los músculos mueven las articulaciones,

---

*Un agradecimiento especial para Stanford Shoor, MD, y Jeffrey Brown, MD, por su ayuda en esta sección.

y los ligamentos estabilizan las articulaciones. Cuando el revestimiento de la articulación se inflama, o se hincha o deforma la articulación, esos tendones, ligamentos y músculos pueden verse afectados. Se pueden inflamar, hinchar, estrechar, desplazar, debilitarse o incluso romperse. También hay superficies lubricadas para que el movimiento sea más fácil en muchos de los lugares donde los tendones y los músculos se mueven los unos por encima de los otros y sobre los huesos. Estas superficies se llaman bolsa o estructuras de tejidos conectivos. Con la artritis también se inflaman o hinchan causando bursitis. Cualquiera que sea el tipo de artritis, no solo afecta a la articulación sino también puede afectar todos los elementos o tejidos que la rodean.

Entender la artritis

Hay formas diferentes de artritis. A continuación, describimos cada una en más detalle.

1. **Osteoartritis** – la causa la incapacidad del cartílago de repararse a sí mismo. El daño se desarrolla lentamente, y hay muy poca inflamación visible.

2. **Artritis inflamatoria** – es una enfermedad autoinmune causada por el sistema inmune del cuerpo que ataca e inflama el revestimiento de la articulación. Hay tres tipos generales de artritis inflamatoria: artritis reumatoide, psoriasis y espondilitis. El daño a las articulaciones puede ocurrir rápido en la artritis inflamatoria, así que es importante identificarla y tratarla temprano. Algunas forma de artritis inflamatoria como la enfermedad de Lyme o las enfermedades estreptocócicas o virales, pueden aparecer con las inflamaciones. Estos tipos suelen mejorar con tratamientos de antibióticos o con el tiempo, pero a veces se vuelven crónicas. La artritis reumatoide es una enfermedad en la que el sistema inmune del cuerpo juega un papel importante causándola. Este tipo de enfermedades también se llaman enfermedades inmuno-deficientes.

3. **Artritis por microcristales** – causada cuando se forman cristales dentro de las articulaciones y resultan en una intensa y aguda inflamación. Los nombres comunes para este tipo de artritis son gota y pseudo-gota.

La fibromialgia es una enfermedad que a veces acompaña a la artritis crónica, pero también puede existir sola. Aunque no es inflamatoria, la fibromialgia causa puntos sensibles y dolorosos en los músculos y tejidos blandos, así como dolor en las articulaciones. Todavía no se sabe cuál es la causa de la fibromialgia, pero puede tener que ver con cómo el sistema nervioso maneja las señales de dolor. Los medicamentos anti-inflamatorios no suelen ayudar, aunque los medicamentos como la duloxetina (*Cymbalta*), galapentina (*Neurotin*) o pregabalina (*Lyrica*) pueden reducir el dolor. Las habilidades de manejo personal – especialmente el ejercicio – que benefician a los pacientes con artritis crónica también suelen beneficiar a la gente con fibromialgia.

Artritis: más que dolor

La irritación, inflamación, hinchazón o deformidad de las articulaciones de la artritis puede causar dolor. El dolor puede estar presente todo el rato o solo a veces, como por ejemplo cuando se mueve la articulación. De todos los síntomas de la artritis, el dolor es el más común. La artritis también puede limitar el movimiento. Las limitaciones pueden ser debidas al dolor, al hinchazón que no deja que se doble de forma normal, la deformidad de los ligamentos o tendones de la articulación, o la debilidad de los músculos cercanos.

Además, la artritis puede causar problemas en zonas lejos de la articulación. Por ejemplo, si la artritis afecta las articulaciones de una de las piernas, puede que se incline a usar más la otra pierna durante las caminatas o cuando haga otros movimientos. Esto cambia la postura y pone más carga en otros músculos y articulaciones. Esto puede crear dolor en otras partes del cuerpo además del dolor de la parte que tiene artritis.

También puede ocurrir rigidez de las articulaciones y músculos, particularmente después de periodos de descanso como dormir o sentarse. La rigidez hace difícil el movimiento. Si puede ponerse en marcha, o si puede calentar la articulación y músculos afectados (con una compresa caliente o ducha caliente), puede que la rigidez disminuya o desaparezca. Para la mayoría de la gente con osteoartritis, la rigidez después del descanso normalmente dura solo un tiempo corto (30 a 60 minutos). En contraste, la rigidez debida a la artritis inflamatoria, como la artritis reumatoide o la psoriasis, normalmente dura más de 1 hora, o incluso el día entero.

Otra consecuencia común de la artritis es la fatiga. La inflamación por sí misma causa fatiga. También lo hace el dolor crónico, así como el esfuerzo de intentar moverse cuando las articulaciones y los músculos no funcionan bien. Además, las preocupaciones y miedos que a menudo acompañan a la artritis, pueden causar fatiga. Cualquiera que sea su causa o combinación de causas, la fatiga es un problema para muchos de las personas con artritis.

La depresión también puede acompañar a la artritis crónica. La gente con artritis crónica a menudo tiene problemas para hacer lo que tienen que hacer o lo que quieren hacer. Esto les puede hacer sentirse indefenso, desamparado, enfadado e insociable, lo que a su vez puede llevar a una depresión. La depresión puede hacer que otros síntomas, como el dolor, la fatiga, y la discapacidad, parezcan peores. Puede reducir la capacidad para trabajar o socializar. Puede dañar las relaciones familiares, así como la capacidad de tener una vida independiente. Normalmente la depresión viene de las dificultades causadas por la artritis y no es una enfermedad mental crónica. A menudo este tipo de depresiones mejora a la vez que mejora la artritis. También se puede abordar esta depresión con prácticas de manejo personal (véase el capítulo 5, *Entender y manejar síntomas y emociones comunes*) y, si es necesario, con el uso de medicamentos anti-depresivos.

Artritis: ¿Cuál es la expectativa para el futuro?

Practicar un manejo personal proactivo puede ayudar en gran manera a mejorar y prevenir las discapacidades de la artritis. Un manejo personal exitoso depende en gran parte de la participación de la persona que tiene artritis y a veces también de la participación de su familia. No es posible predecir el futuro con exactitud para cualquier individuo. Depende en parte del tratamiento médico, en parte de los esfuerzos en el manejo personal del individuo, y en parte de la suerte.

Si se deja sin tratar, la osteoartritis tiene diferentes resultados para las personas diferentes.

Para algunas personas, la enfermedad progresa constantemente, causando un aumento de la discapacidad. Para otros, la enfermedad crece y decrece a lo largo de varios años, posiblemente empeorando lentamente a través de los años, pero quizás no. Con tratamiento, la mayoría de los pacientes pueden reducir las limitaciones de la artritis. Para algunas personas, el tratamiento ralentiza o incluso para los síntomas. Sin embargo, con la artritis crónica causada por la inflamación, como la artritis reumatoide o la psoriasis, el daño a las articulaciones puede ocurrir pronto al empezar la enfermedad. Hay tratamientos efectivos para la artritis inflamatoria, así que es importante ir a ver al médico tan pronto como le sea posible si es que tiene artritis inflamatoria (véase la sección DMARD, página 91).

No hay una cura real para ninguna de las formas de artritis crónica. Los medicamentos normalmente contienen la inflamación y los síntomas, pero con la artritis inflamatoria o la gota, a menudo hay que seguir tomando medicamentos durante un largo tiempo.

La mayoría de la gente que tiene artritis crónica puede llevar una vida normal o casi normal. Lo que hace que esto sea posible es el uso adecuado de los medicamentos y las prácticas adecuadas de manejo personal. No abandone los grandes planes para su vida. Ajústelos para que encajen con las necesidades de su tratamiento, y recuerde que puede cambiar el plan de tratamiento para que encaje con sus necesidades y deseos. Aunque la artritis puede tener efectos muy dañinos, se pueden hacer muchas cosas para compensar o eliminar estos efectos. El resto de este capítulo describe las técnicas de manejo apropiadas y le guía a las técnicas de manejo personal que pueden serle útiles, y que se describen en otros lugares del libro.

Tratar la osteoartritis*

La osteoartritis es el resultado de cambios degenerativos en el cartílago y en los huesos que hay en las articulaciones. Los cartílagos actúan como los cojines en los extremos de los huesos y les permiten moverse con suavidad el uno sobre el otro. Debido a esta degeneración, las superficies de los huesos se vuelven ásperas o irregulares y dolorosas cuando se ponen en movimiento. Las irregularidades también pueden irritar el revestimiento de la articulación (sinovia), lo que le hace producir más cantidad de líquido sinovial de lo normal. El exceso de fluido resulta en hinchazón. Ocasionalmente, pequeños trozos de cartílago dañado se rompen, flotan en el líquido, se rozan contra una superficie y producen más dolor. Así mismo, pueden crecer pequeños espolones (llamados osteofitos) en los extremos de los huesos. Estos espolones suelen

---

*Debido a que las investigaciones sobre medicamentos y tratamientos progresa muy rápidamente, los nombres de los medicamentos y opciones puede ser diferentes de la información que se contiene en este capítulo. Consulte con su médico, farmacéutico y libro de referencia sobre medicamentos, o una lista de referencia de medicamentos en internet para enterarse de la información más actual. Recuerde que los últimos tratamientos no siempre son los más eficientes. Los tratamientos nuevos pueden no tener tanta información acerca de la seguridad y cómo interactúan con los medicamentos que se han usado durante muchos años.

ser más comunes en los dedos de las manos, en las caderas, en las rodillas y en la espina dorsal. Son los que dan la apariencia protuberante a los dedos con osteoartritis. Aunque la osteoartritis puede afectar a cualquier articulación, afecta más comúnmente a las manos, rodillas, caderas, hombros y espina dorsal. En general los síntomas de la osteoartritis aumentan con la edad.

La osteoartritis ocurre cuando el cartílago no se repara a sí mismo. No hay ningún tratamiento médico específico para prevenir o parar los cambios en el cartílago, así que, a día de hoy, no hay cura para ninguno de los tipos de artritis crónica. El objetivo del tratamiento es mantener la función de la articulación y reducir el dolor. Sorprendentemente, muchos pacientes cuando se les hace exámenes y pruebas de rayos-X parece que tienen una osteoartritis significativa, pero tienen pocos o ningún síntomas ni limitaciones.

Con respecto a la osteoartritis el dicho "úselo o piérdalo" es particularmente cierto. Si las articulaciones afectadas no se usan, perderán lentamente su movilidad y los músculos y tendones que las rodean se debilitarán. Afortunadamente el ejercicio no hace que la osteoartritis empeore, y a medida que mejora el movimiento y los tejidos circundantes debido al ejercicio, a menudo el dolor disminuye. Por eso, el ejercicio es la parte más importante del tratamiento. Describimos los ejercicios más adelante en este capítulo, en el capítulo 7, *Ser físicamente activo,* y en el capítulo 8, *Ejercicio para hacer la vida más fácil.* Tener sobrepeso puede aumentar el dolor en las articulaciones que sostienen el peso como las caderas y las rodillas. Perder peso – incluso si tan solo se pierde una pequeña cantidad – reduce el dolor en las articulaciones comúnmente afectadas por la osteoartritis.

El cartílago necesita que la articulación se mueva y que lleve un poco de peso para mantenerse saludable. Debido a que la osteoartritis daña el cartílago de la articulación, un programa de ejercicio puede ayudar a protegerlo. De la misma manera que una esponja absorbe el agua y luego la exprime, el cartílago de la articulación absorbe los nutrientes y líquidos, y se deshace de los residuos cuando la articulación se mueve. Si la articulación no se mueve con regularidad, el cartílago se deteriora.

Para ayudar con el dolor de la osteoartritis, los mejores medicamentos son el acetaminofeno (*Tylenol*) y la aspirina. Otros medicamentos como el ibuprufeno (*Advil o Motrin*) y naproxeno (*Aleve*) también pueden ser efectivos. La aspirina, el iboprufeno y el naproxeno son medicamentos anti-inflamatorios no esteroideos o AINE (NSAID por sus siglas en inglés). Estos AINE se pueden tomar en forma de pastilla o píldora, o untarlos directamente en la piel en su forma de gel. Cuando no hay inflamación con la artritis, como es común en el caso de la osteoartritis, la actividad anti-inflamatoria de los AINE no es importante. El beneficio de estos medicamentos, como el beneficio del acetaminofeno (que no es un medicamento anti-inflamatorio), es su efecto reductor del dolor.

La aplicación de calor en la articulación y las técnicas de manejo del dolor, como la relajación y la distracción cognitiva pueden ser muy útiles (véase el capítulo 5, *Entender y manejar síntomas y emociones comunes,* y el capítulo 6, *Utilizar la mente para manejar los síntomas*). La aplicación de calor antes de hacer ejercicio a menudo hace que el ejercicio sea más fácil. Para controlar el dolor en las manos, pies o rodillas que suele dar por la noche, puede ponerse unos guantes, calcetines y manga sobre las rodillas, y así mejorar el sueño. Si usted duerme de lado, poner una almohada entre sus rodillas también puede ayudarle. Las rodilleras u otros aparatos de apoyo, como bastones para la osteoartritis de la rodilla o cadera u otras rodilleras para ciertos tipos de artritis de la rodilla, pueden reducir el dolor y aumentar la movilidad.

Cuando hay hinchazón debido a la irritación o inflamación leve, el problema a menudo se puede corregir por medio de un drenaje de la articulación o una inyección con medicamentos corticoesteroideos. Esto a veces tiene beneficios a largo plazo.

Si la osteoartritis progresa hasta llegar a la deformidad, incomodidad, y debilidad que hacen que vivir normal sea imposible, una buena opción puede ser una intervención quirúrgica, como reemplazo o modificación de la articulación. El reemplazo de la articulación, como el reemplazo de la rodilla o de la cadera, puede reducir el dolor y aumentar la función. Aunque la cirugía de la articulación para tratar la osteoartritis puede ser efectiva, se debe de considerar una cirugía solo si los otros tratamientos no son satisfactorios.

Hay dos nuevas terapias disponibles para la orteoartritis. Ambas mejoran o sustituyen el cartílago dañado. El primero es la glucosamina, que se toma diariamente en forma de pastilla, y el otro es hialuronano, que se inyecta en la articulación como un lubricante. Los resultados de los estudios sugieren que la glucosamina disminuye los síntomas de la osteoartritis a corto plazo en algunas personas, de la misma forma que las dosis bajas de aspirina. Sin embargo, estos estudios no son claros, y no se han establecido beneficios a largo plazo. Afortunadamente, la glucosamina parace no tener efectos adversos significativos. El uso de hialuronano es más complicado porque requiere inyecciones en la articulación y además es caro. Hasta día de hoy, ninguno de los dos métodos parece tener un beneficio claro y decisivo para la mayoría de la gente con osteoartritis u otros tipos de artritis.

Tratar la artritis inflamatoria y la microcristalina*

Los medicamentos más comunes para la artritis inflamatoria crónica y la artritis microcristalina se dividen en las siguientes categorías:

■ **Medicamentos anti-inflamatorios no esteroideos (AINE – NSAID por sus siglas en inglés).** Estos medicamentos tienen efectos tanto reductores del dolor como anti-inflamatorios. Normalmente son los primeros medicamentos que se usan para tratar la artritis inflamatoria porque a me-

---

*Debido a que las investigaciones sobre medicamentos y tratamientos progresa muy rápidamente, los nombres de los medicamentos y opciones puede ser diferentes de la información que se contiene en este capítulo. Consulte con su médico, farmacéutico, y libro de referencia sobre medicamentos, o una lista de referencia de medicamentos en internet para enterarse de la información más actual. Recuerde que los últimos tratamientos no siempre son los más eficientes. Los tratamientos nuevos pueden no tener tanta información acerca de la seguridad y cómo interactúan con los medicamentos que se han usado durante muchos años.

nudo ayudan y tienden a tener la menor cantidad de efectos secundarios. Los AINE incluyen la aspirina, el iboprufeno, naproxeno, meloxicam, celecoxib, sulindac y diclofenac. El acetaminofeno (*Tylenol*), no es un AINE, pero también se usa para reducir el dolor. No tiene efectos anti-inflamatorios. No tome más de 4,000 mg de acetaminofeno en un periodo de 24 horas, e incluso tome menos si tiene enfermedad crónica del hígado. La mayoría de los AINE pueden causar nauseas o malestar del estómago, pero esto se puede minimizar si se toman los medicamentos con una comida o tomando otro medicamento como el omeprazol (*Prilosec o Losec*).

■ **Medicamentos anti-reumatoides "modificadores de la enfermedad" (DMARDs por sus siglas en inglés).** El término "modificadores de la enfermedad" se refiere a una progresión más lenta o inversión de la artritis inflamatoria pero una cura completa no suele ocurrir. Los medicamentos nuevos atacan las sustancias que produce el cuerpo que causan la inflamacion. Algunos DMARD se administran de forma intravenosa mientras que otros se inyectan de forma subcutánea (por debajo de la piel) o se toman de forma oral. Estas nuevas terapias pueden ser de mucha ayuda cuando fallan otros tratamientos. Ocasionalmente también se las asocia con infecciones serias o efectos secundarios tóxicos. Además, la mayoría de los DMARD son muy caros. A veces, una DMARD que al principio era efectivo, perderá su efectividad y se tendrá que usar otro medicamento. Los DMARD no se recetan para la osteoartritis.

En años recientes, la evidencia demuestra que el uso de DMARD al principio retrasa el progreso de la enfermedad. Debido a que los AINE no consiguen este efecto, la mayoría de los pacientes con artritis reumatoide ahora reciben tratamiento con agentes modificadores de la enfermedad. Este beneficio de los DMARD también puede suceder con otras formas de artritis inflamatoria crónica. El uso de estos medicamentos debe de hablarse con un reumatólogo (un médico especializado en tratar la artritis y enfermedades asociadas).

■ **Corticoesteroides.** Los corticoesteroides son medicamentos anti-inflamatorios muy potentes que también suprimen la función inmunológica. Ambos efectos son útiles para la artritis inflamatoria, especialmente para las enfermedades autoinmunes reumáticas en las que el sistema inmune del cuerpo juega un papel. La mayoría de los corticoesteroides son versiones sintéticas de una hormona humana normal llamada cortisol, que está presente en nuestro cuerpo. Los corticoesteroides son el medicamento anti-artrítico de más rápida acción y más efectivo. Sin embargo, pueden causar efectos secundarios serios cuando se usan durante largos períodos de tiempo. La prednisona es el corticoesteroide más común. A menudo la prednisona se administra junto con otro medicamento anti-inflamatorio para conseguir una respuesta más rápida. Los corticoesteroides se pueden tomar en forma de pastilla o inyección en una articulación o músculo.

■ **Medicamentos para tratar la gota.** La gota aguda, que causa inflamación severa en una o varias articulaciones, se trata con medicamentos anti-inflamatorios como los AINE, corticoesteroides (bien en forma de pastillas o inyección en la articulación o músculo), o colchicina. Una vez que se ha tratado la inflamación, los medicamentos anti-inflamatorios se reducen lentamente hasta que se pueden parar. Si hay una recurrencia frecuente de brotes o gota aguda, se podrá administrar medicamentos para disminuir los niveles de ácido úrico en la sangre y prevenir nuevos brotes. Tanto el alopurinol como el febuxostat (*Uloric*) hacen que el nivel de ácido úrico en la sangre disminuya en la gente con gota crónica o recurrente. Una vez que se comienza el tratamiento, estos medicamentos se deben de tomar de forma regular para prevenir ataques.

Para la artritis inflamatoria, los medicamentos que se toman en forma de pastilla o píldora, como el metotrexato, hidroxicolorquine (*Plaquenil*) o leflunomida (*Arava*), se usan frecuentemente en combinación con lo medicamentos que se inyectan como etanercept (*Enbrel*) o adalimumab (*Humira*). Los equipos de profesionales de cuidado de salud deciden cuál es la mejor combinación basándose en su respuesta individual. La evidencia reciente indica no hay una combinación claramente mejor que otra.

Hoy en día, muchos de los medicamentos de los que hablamos aquí se usan para cualquier tipo de artritis inflamatoria. La elección de los medicamentos depende de la enfermedad de la persona y su respuesta. Normalmente, se usan primero los medicamentos más suaves, y los más fuertes se dejan para cuando fallan los suaves. Como hemos comentado anteriormente, los medicamentos más fuertes ahora se usan a menudo más pronto con la artritis reumatoide y la psoriática para intentar prevenir la destrucción de las articulaciones.

Es casi imposible predecir si cualquier medicamento será útil. Por lo tanto, el tratamiento de la artritis crónica con medicamentos es un proceso de tanteo o prueba y error. Para la artritis inflamatoria crónica, los medicamentos que no son corticoesteroides solo proveen beneficios inmediatos ocasionalmente. Los corticoesteroides funcionan rápido; los DMARD normalmente toman semanas a meses antes de que se sientan los efectos completos de los medicamentos.

Todos los medicamentos pueden dañar además de ayudar. A veces un medicamento puede ser de ayuda para la artritis, pero no se puede usar porque tiene demasiados efectos secundarios. Es imposible predecir qué medicamentos causarán efectos secundarios para qué paciente. Con algunos medicamentos, los pacientes pueden no reconocer los efectos secundarios malos. En estos casos, el equipo de profesionales de cuidados de salud debe de vigilar la respuesta del paciente con pruebas de hígado o riñones, pruebas de sangre u orina, u otras pruebas. Si usted va a comenzar cualquier tratamiento con medicamentos para la artritis crónica, asegúrese de que entiende las señales y los síntomas de un daño potencial, incluyendo sarpullidos o estómago revuelto. Avise a su médico si aparecen estos síntomas. También, pregunte a su médico si necesita hacerse pruebas de sangre u orina regularmente para vigilar si los medicamentos le están causando efectos tóxicos.

A veces, a pesar del tratamiento con medicamentos, las articulaciones están dañadas hasta el punto en que ya no van a funcionar efectivamente. Afortunadamente, muchos tipos de articulaciones se pueden reemplazar con técnicas quirúrgicas modernas. Esto a menudo alivia significativamente el dolor y mejora la función, especialmente de las caderas y las rodillas.

Habilidades de manejo personal para la artritis crónica

La gente con artritis crónica es capaz de llevar vidas productivas, satisfactorias e independientes. El paso más importante para conseguir esto es ser proactivo en el manejo personal de su artritis. Además de los medicamentos y las cirugías, las habilidades de manejo personal pueden ayudar a llevar una vida sana y activa con artritis crónica. El objetivo de un manejo adecuado es no solo evitar el dolor y reducir la inflamación, sino también mantener el máximo uso posible de las articulaciones afectadas. Esto supone mantener el mejor movimiento de la articulación y la mayor fuerza posible en los músculos, tendones y ligamentos que rodean la articulación. La clave para esto es hacer ejercicio – una parte esencial de cualquier programa de manejo personal bueno. El ejercicio debe de ser regular, consistente, y lo más vigoroso posible. El ejercicio no hará que la artritis empeore. De hecho, no hacer ejercicio puede aumentar los síntomas debido a la pérdida de la movilidad de las articulaciones, así como la pérdida del acondicionamiento físico. Mover las articulaciones puede disminuir el dolor y el hinchazón en las mismas.

Estar sentado o tumbado durante largos periodos de tiempo puede empeorar la postura, reducir la flexibilidad de la articulación, y causar debilidad incluso en las articulaciones que no se ven afectadas por la artritis. Después de un período de inactividad es común estar rígido. Esto es especialmente verdad después de dormir. La rigidez se puede disminuir haciendo ejercicios suaves en la cama antes de levantarse o tomando un baño o ducha calientes. Para algunas personas, el ejercicio suave antes de irse a la cama también reduce la rigidez la próxima mañana.

Usted podrá encontrar información sobre ejercicio más específica para la gente con artritis más adelante en esta sección. También describimos programas apropiados de ejercicios en detalle en el capítulo 7, *Ser físicamente activo*, y el capítulo 8, *Ejercicio para hacer la vida más fácil*. Para mantener una condición física general, necesitará ejercitar cuantas más articulaciones sea posible. Sin embargo, la artritis crónica puede afectar a sus huesos del cuello. Por lo tanto, es mejor evitar movimientos extremos del cuello o posiciones que puedan poner presión en la parte posterior del cuello o la cabeza.

Debido a que el calor hace que el ejercicio sea más fácil, haga usted ejercicio cuando tiene calor. Por ejemplo, haga ejercicio durante su baño o justo después del mismo. O para las manos y muñecas, haga ejercicio justo después de lavar los platos. Además, para mejorar la movilidad, el calor también es útil para reducir el dolor de las articulaciones y los músculos, por lo menos de forma temporal. Cuando se combina esto con el resto, puede ser reconfortante.

Algunas personas sienten que les ayuda poner hielo en las articulaciones calientes.

Es importante controlar la fatiga. Tener períodos de descanso entre las actividades, así como un sueño reparador a la noche, son cosas esenciales. (Aprenda más sobre cómo dormir mejor en el capítulo 5, *Entender y manejar síntomas y emociones comunes.*) Cuando el dolor interrumpe el sueño durante la noche, los diferentes tipos de camas (camas firmes, de gomaespuma, de aire) pueden ser de mucha ayuda. Para algunas personas con artritis, tomar pequeñas dosis de antidepresivos a la hora de irse a dormir controlará de forma efectiva el dolor y mejorará el sueño.

Cuando la función de las articulaciones está limitada, pueden ser beneficioso el uso de aparatos de ayuda. Hay muchos tipos disponibles, incluyendo aparatos ortopédicos, bastones, zapatos especiales, andadores, etc. (Véase el capítulo 9, *Organizar su vida para tener libertad y seguridad,* para más información sobre los aparatos de ayuda.)

Si usted tiene sobrepeso, perder peso (incluso si solo es una pequeña cantidad) puede reducir mucho el dolor y la carga adicional que se pone en las articulaciones. Esto es especialmente cierto para las articulaciones que soportan peso, como las caderas, rodillas y pies. Hay evidencia de que tomar aceites provenientes de ciertos pescados puede ayudar a la gente con artritis reumatoide; sin embargo, el beneficio probablemente sea pequeño. Lo que se come tiene poco efecto en la mayoría de los tipos de artritis crónica, particularmente la osteoartritis y artritis reumatoide. En cambio, lo que usted come es importante para la gota. El alcohol y ciertas carnes pueden causar ataques de gota. La gente que sufre de gota debe de hablar de esto con sus médicos.

A veces, en la lucha contra la artritis, la gente se deprime. Normalmente esta depresión está relacionada directamente con las consecuencias de la artritis crónica y no es una señal de enfermedad mental. Es importante reconocer la depresión y buscar ayuda de los profesionales de salud. Hay muchas formas de combatir la depresión. Usted puede leer más sobre la depresión más adelante en este capítulo y en el capítulo 5, *Entender y manejar síntomas y emociones comunes.*)

Entender y tratar la osteoporosis*

La osteoporosis no es artritis. Es una enfermedad que afecta a los huesos y a menudo es el resultado del envejecimiento. Si usted tiene osteoporosis, sus huesos pierden calcio y se vuelven frágiles, siendo más susceptibles a las fracturas de lo normal.

---

*Debido a que las investigaciones sobre medicamentos y tratamientos progresa muy rápidamente, los nombres de los medicamentos y opciones puede ser diferentes de la información que se contiene en este capítulo. Consulte con su médico, farmacéutico y libro de referencia sobre medicamentos, o una lista de referencia de medicamentos en internet para enterarse de la información más actual. Recuerde que los últimos tratamientos no siempre son los más eficientes. Los tratamientos nuevos pueden no tener tanta información acerca de la seguridad y cómo interactúan con los medicamentos que se han usado durante muchos años.

La estructura ósea normal se mantiene principalmente tomando calcio y vitamina D además de hacer actividad física. En las mujeres, la hormona estrógeno también afecta la estructura del hueso. Después de la menopausia, cuando declina la producción de estrógeno, los riesgos de osteoporosis aumentan para las mujeres. A medida que la gente envejece y se vuelven menos activos físicamente, es más común que los huesos se debiliten. Otros factores aumentan los riesgos de la osteoporosis, como fumar o beber mucho alcohol, algunas enfermedades endocrinas, y el uso a largo plazo de corticoesteroides. Los efectos de los corticoesteroides son especialmente importantes para los pacientes que tienen artritis inflamatoria que usan tratamientos de corticoesteroides a menudo.

A pesar de que la osteoporosis puede causar dolor de hueso, normalmente no causa síntomas específicos. La osteoporosis se diagnostica mediante el escáner DEXA (prueba de densidad de los huesos). La mayoría de los médicos usan el escáner DEXA para la gente con riesgo de osteoporosis. Los resultados establecen el diagnóstico, determinan si es severo, y guían hacia qué tratamiento poner. ¿Qué tan a menudo se debe de hacer esta prueba? Debido a que la densidad de los huesos cambia muy despacio, el intervalo de tiempo entre pruebas debe de ser de al menos dos años para poder detectar los cambios en la densidad del hueso.

La prevención y tratamiento de la osteoporosis supone tomar suplementos dietéticos y tomar pasos para "Prevenir y retardar la osteoporosis", (recuadro en las páginas 96-97). Es de particular importancia el consumo adecuado de calcio y vitamina D. Si su osteoporosis no responde a estos pasos o es severa, hay medicamentos que pueden fortalecer los huesos. Los bifosfonatos, como el alendronato (*Fosamax*), ibandronato (*Bonivia*), risedronato (*Actonel*), etidronato (*Didrocal*), y ácido zoledrónico (*Reclast o Aclasta*) pueden tratar la osteoporosis. Estos medicamentos se toman por vía oral en forma de píldoras o pastillas una vez a la semana (alendronato y risedronato), una vez al mes (ibandronato), o por vía intravenosa (ácido zoledrónico) una vez al año. Si usted no puede tolerar los bifosfonatos o no los puede tomar por otra razón médica, su médico le puede recetar otros tipos de medicamentos para la osteoporosis, dependiendo de la severidad de su osteoporosis y sus otras enfermedades. Hable del tratamiento con su médico.

La osteopenia es pérdida de calcio del hueso que todavía no ha llegado a los niveles de pérdida de calcio que se ven en la osteoporosis. La osteopenia también se puede diagnosticar mediante escáner DEXA. Se puede manejar tomando suplementos y siguiendo los consejos en el recuadro de las páginas 96-97. No es necesario tomar medicamentos a menos que la osteopenia esté progresando.

Hacer ejercicio con artritis crónica u osteoporosis

El ejercicio regular es esencial para el manejo de todo tipo de artritis crónica y osteoporosis.

Hacer ejercicio con osteoartritis

La osteoartritis empieza principalmente como un problema con los cartílagos de las articulaciones,

Para evitar o retardar la osteoporosis

- **Consuma suficiente calcio.** Para los adultos menores de 50 años, 1,000 mg al día; para los mayores de 50, 1,200 mg al día. La mejor fuente es la leche y alimentos derivados de la leche. Si usted evita los productos lácteos porque no le gustan, porque no come productos animales, o tiene problemas con la digestión del azúcar en la leche (intolerancia a la lactosa), hay otras maneras de tomar el suficiente calcio en su dieta. Pruebe los productos lácteos en pequeñas cantidades, o coma otros alimentos a la vez, como por ejemplo cereal junto con la leche. Si usted es intolerante a la lactosa, use tabletas de lactase para ayudarle a digerir la lactosa, o intente comer alimentos que sean bajos en lactosa, como el kéfir o el yogur. Algunas frutas y vegetales tienen altos contenidos de calcio, como por ejemplo la col rizada, las acelgas, el bok choy, el brécol, el tofu tratado con calcio y los frijoles secos. También hay alimentos disponibles a los que se les ha añadido calcio, como la leche de soja, los jugos, los cereales y la pasta. La mayoría de los expertos coincide en que la mejor manera, y más segura, de tomar calcio es a través de su dieta, y no tomando suplementos. Si usted piensa que no está tomando una cantidad suficiente de calcio, hable con su médico o con un dietista registrado acerca de su dieta. Le dirán si necesita tomar suplementos de calcio.

- **Consuma bastante vitamina D.** Aunque la vitamina D se puede tomar en algunos alimentos y a través de la exposición al sol, es probable que necesite tomar un suplemento de vitamina D. La recomendación de la Fundación Nacional para la Osteoporosis es de 400 a 800 unidades al día para los adultos de menores de 50 años de edad, y 800 a 1,000 unidades para los mayores de 50. La forma de vitamina D que es más efectiva es la llamada D3. Hable con su médico antes de tomar suplementos, porque las recomendaciones pueden cambiar.

- Manténgase físicamente activo. Camine, ande en bicicleta, o baile. También es muy importante hacer ejercicios de fortalecimiento para los hombros, brazos y parte superior de la espalda.

- Evite levantar objetos pesados y el ejercicio de alto impacto, especialmente si ya tiene osteoporosis.

- Siéntese con la espalda derecha, no se encorve. Una buena postura al estar sentado pone menos presión en la espalda.

- No se incline para tocarse los pies cuando está parado. Esto pone una presión innecesaria en su espalda. Si quiere estirar sus piernas o espalda, acuéstese de espaldas y levante las rodillas hacia el pecho.

- Limite el consumo de alcohol a no más de dos bebidas al día para los hombres y una bebida al día para las mujeres.

- No fume ni use cigarrillo de vapor. Si fuma, pare o reduzca el hábito cuanto pueda.

- Prevenga las caídas para protegerse de las lesiones de las siguientes maneras:
  - ▶ Quite las alfombras, cables eléctricos, y cosas que haya dejado en las escaleras, que le puedan hacer tropezar y caer.

- ► Asegúrese de que su casa está bien iluminada, incluyendo las escaleras y entradas.

- ► No camine sobre el hielo, pisos pulidos u otras superficies resbaladizas.

- ► Evite caminar en lugares desconocidos.

- ► Use un bastón o andador si su equilibrio no es bueno.

- ► Instale barras de apoyo, especialmente en el cuarto de baño, para mantenerle seguro en su casa.

- ► Use zapatos de tacones bajos con buen soporte para el arco y suelas de goma.

- ► Revise su visión, y consiga nuevos lentes cuando no pueda ver bien.

- ► Recupere y mantenga su equilibrio. Revise los ejercicios del capítulo 8, *Ejercicio para hacer la vida más fácil.*

- ■ Hable con su médico acerca de medicamentos que puedan fortalecer sus huesos debilitados.

así que su programa de ejercicios debe de incluir el cuidado del cartílago. El cartílago requiere movilidad en la articulación y sostener peso para mantenerse sano. Como hemos mencionado anteriormente, de la misma manera que una esponja absorbe y luego exprime el agua, el cartílago de la articulación absorbe los nutrientes y fluidos y elimina los productos de desecho al exprimirse cuando la articulación se mueve. Si las articulaciones no se mueven de forma regular, el cartílago se deteriora. Formas importantes de proteger el cartílago y reducir el dolor de las articulaciones son mantener una buena postura, fortalecer los músculos, tener buena resistencia, así como llevar zapatos que puedan absorber los choques al caminar.

Mueva todas las articulaciones con osteoartritis en su rango de movimiento completo varias veces al día para mantener la flexibilidad y salud del cartílago. Vigile su nivel de actividad para que el dolor no aumente. Si tiene osteoartritis en las caderas y rodillas, limite las caminatas y el estar parado a entre 2 a 4 horas seguidas, con un intervalo de por lo menos 1 hora sentado o acostado para que el cartílago tenga tiempo de descomprimirse. Si una rodilla o pierna está peor que la otra, use un bastón en el lado opuesto de la rodilla dolorosa para reducir el estrés en la articulación. Asegúrese de que el bastón esté a la altura apropiada para usted. Cuando use las escaleras, comience con su pierna buena cuando suba y con su pierna mala cuando baje. Ciertos tipos de rodilleras pueden ayudarle. Hacer ejercicios para fortalecer las rodillas (ejercicios 21 y 22 en la página 222 del capítulo 8) diariamente, puede ayudarle a reducir el dolor en la rodilla y proteger la articulación. Si tiene una cadera dolorosa, experimente con el bastón en el mismo lado o en el lado opuesto. Explore para ver cuál es mejor para usted.

Hacer ejercicio con artritis inflamatoria crónica

El ejercicio es importante para todos los tipos de artritis inflamatoria crónica. El ejercicio mantiene la movilidad de la articulación y fortalece los ligamentos y tendones alrededor de la articulación. También mantiene o aumenta la fortaleza de los músculos que mueven dichas articulaciones. Los ejercicios suaves de flexibilidad también ayudan con la rigidez de las mañanas. Cuando una articulación está inflamada, hacer ejercicio suave es bueno. El ejercicio apropiado no dañará las articulaciones en la gente que tiene artritis crónica. El ejercicio no debe de ser doloroso. Los medicamentos pueden reducir el dolor para que pueda usted hacer ejercicio más fácilmente. Pruebe con algunos de los ejercicios del capítulo 8. Ejercite cada una de las articulaciones afectadas. A medida que sus articulaciones se vuelven más flexibles y menos dolorosas, añada ejercicios de fortalecimiento. Aumente la resistencia de forma gradual con pesas, bandas elásticas, pelotas comprimibles y aparatos con resorte. El objetivo es conseguir el mayor grado de funcionamiento cómodo para las articulaciones afectadas.

Hacer ejercicio con osteoporosis

El ejercicio normal que soporta peso juega un papel importante en prevenir la osteoporosis y fortalecer los huesos. Los ejercicios de resistencia y fortalecimiento son los más efectivos para fortalecer los huesos que comienzan a mostrar señales de osteoporosis. Los ejercicios donde se soporta peso ponen estrés en los huesos y ayudan a mantener y promover el calcio en los huesos. Esta es la razón por la que nadar, que es una forma excelente de hacer ejercicio – pero no es un ejercicio donde se soporta el peso, puede no ser de tanta ayuda para la gente que tiene osteoporosis.

Los ejercicios de flexibilidad y los que fortalecen su espalda y abdomen son importantes para mantener una buena postura. Busque los ejercicios IPP (Importante Para Postura) en el capítulo 8 para escoger ejercicios de fortalecimiento. Comience un programa de ejercicios regular y manténgalo: un programa que incluya caminar además de flexibilidad y fortalecimiento de los músculos de los hombros, caderas, espalda y estómago.

La depresión clínica y otras enfermedades mentales*

La depresión clínica está entre las causas principales de discapacidad en todo el mundo. Se estima que afecta a un 10% de los hombres y un 20% de las mujeres de la población mundial. Las personas que padecen enfermedades crónicas tienden a desarrollar depresión clínica con más frecuencia. Del mismo modo, las personas que padecen depresión clínica son más propensas a desarrollar enfermedades crónicas. La depresión clínica agrava los síntomas o problemas relacionados con las condiciones crónicas tal que experimentan más dolor físico y una disminución drástica en la calidad de vida, la capacidad física y el funcionamiento social. Afortunadamente, la depresión clínica y otras enfermedades mentales tienen tratamiento y pueden tener un pronóstico favorable.

*Agradecimiento especial para David Camacho, MSW MSG; Maribel Vega, MSW; Ángel J. Aguilera, MD; e Isabel T. Lagomasino, MD MSHS, por sus contribuciones a esta sección.

Entender la depresión clínica

La depresión clínica es más de un cambio temporal en el estado de ánimo, los pensamientos, el comportamiento y el cuerpo. Consiste en un cambio que dura más de unas semanas y se convierte en un obstáculo para desempeñarse bien o disfrutar de la vida. Una persona con depresión clínica suele sentir tristeza y una disminución en las ganas de hacer cosas que antes eran fáciles y agradables. Además, puede tener pensamientos muy negativos, o sentir altos niveles de ira y frustración. La depresión puede afectar negativamente comportamientos básicos como comer, dormir o la actividad sexual, teniendo graves consecuencias en la vida cotidiana, ya sea el trabajo, la familia o la vida social.

Síntomas de la depresión clínica

Los profesionales de la salud se basan en la severidad de los síntomas y la duración de estos para diagnosticar la depresión clínica. Es importante notar que los síntomas de la depresión clínica no siempre se manifiestan igual y pueden variar de una persona a otra. Algunas personas tienen síntomas muy intensos por unas cuantas semanas o meses. Otras personas pueden tener síntomas menos severos que pueden durar varios meses e inclusive años. Estos síntomas dificultan las actividades sociales, laborales u otras actividades comunes del individuo. Las personas con depresión clínica pueden experimentar varios síntomas que están presentes la mayoría del tiempo y duran por lo menos dos semanas. Los nueve síntomas importantes de la depresión clínica son:

- **Poco interés o placer en realizar actividades cotidianas.** Incluso se puede perder interés en actividades básicas como asearse, ir a trabajar y pasar tiempo con la familia y amigos.

- **Sentirse triste, deprimido o sin esperanza.** Más allá de lo que es una reacción normal ante ciertos eventos de la vida. Es un sentimiento constante y persistente con ganas excesivas de llorar, tener mal humor o sentir frustración.

- **Dificultad para dormirse, permanecer dormido o dormir demasiado.**

- **Sentirse cansado o con poca energía.** Más de lo que puede ser normal después de actividades desgastadoras o agotadoras. Es un cansancio constante e intenso.

- **Falta de apetito o comer en exceso.** Por lo tanto, puede haber tanto una pérdida como un aumento significativo de peso.

- **Sentirse mal, tener una pobre imagen de sí mismo o falta de estima personal.** En ocasiones se consideran unos fracasados y adoptan un punto de vista autodestructivo donde se enfocan en errores que hayan cometido y hasta perciben que no valen como personas.

- **Dificultad para concentrarse.** En algunos casos, las personas andan distraídas, cometen errores mentales o no pueden tomar decisiones que antes les resultaban simples.

- **Letargo o inquietud (agitación o enlentecimiento) en los movimientos del cuerpo.** Pueden experimentar agitación, intranquilidad o movimientos más intensos de lo habitual. Estos cambios en la manera de moverse o hablar pueden ser notados por la familia y amistades.

- **Deseos de hacerse daño o pensamientos suicidas.** Estos individuos deben recibir una evaluación inmediata de parte de un profesional de la salud.

A veces, la depresión clínica se manifiesta de forma distinta en los hombres. En lugar de sentirse tristes o con ganas de llorar, los hombres pueden sentirse irritados, enojados o se pueden comportar de una manera agresiva o violenta. Para lidiar con la depresión clínica, algunos hombres trabajan jornadas más extensas y de esta forma ocultan la depresión clínica de sí mismos, de la familia y/o de las amistades. En otros casos la depresión clínica se puede manifestar con comportamientos autodestructivos como por ejemplo el consumo excesivo de alcohol y drogas.

Causas de la depresión clínica

Hasta ahora, los profesionales de la salud no han determinado una causa exacta de la depresión clínica. Existen varios factores biológicos, psicológicos y sociales que impactan el estado de ánimo y pueden contribuir al desarrollo de este.

Factores biológicos

- **Genes:** Las personas con antecedentes familiares de depresión clínica pueden estar predispuestas a desarrollar la enfermedad.

- **Cambios cerebrales:** Las tecnologías para obtener imágenes del cerebro, tales como las imágenes por resonancia magnética, han demostrado que el cerebro de las personas con depresión tiene cambios en las áreas responsables de la regulación del ánimo, pensamiento, comportamiento y

apetito. Además, en el cerebro existen unos importantes químicos, llamados "neurotransmisores", como la serotonina, dopamina y norepinefrina, que ayudan a regular el estado de ánimo. En determinadas circunstancias la depresión clínica se puede desarrollar debido a un cambio en la concentración o actividad de estos químicos en el cerebro.

- **Género:** En general, las mujeres tienen el doble de riesgo de padecer depresión clínica en comparación con los hombres. Una de las razones podría ser que las mujeres experimentan cambios hormonales durante el ciclo menstrual, el embarazo, el parto y la menopausia.

Enfermedades crónicas

Las personas que padecen enfermedades físicas crónicas como enfermedades del corazón, diabetes, cáncer, accidentes cerebrovasculares, enfermedad de Parkinson y VIH/SIDA están más predispuestas a desarrollar depresión clínica. La depresión clínica puede coexistir con otras enfermedades de salud mental tales como trastornos de la ansiedad.

El consumo de alcohol, drogas ilegales o medicamentos puede causar efectos "depresivos".

Los cambios estacionales pueden afectar a algunas personas haciéndolas sentir más deprimidas durante el invierno, cuando hay menos luz natural.

Factores psicológicos y sociales

- **Personalidad:** Existen ciertos rasgos de la personalidad, como baja autoestima, pesimismo, tendencia a preocuparse y sentimientos de tener poco control sobre los eventos cotidianos, que elevan el riesgo de desarrollar la depresión clínica.

■ **Abuso:** Las víctimas de abuso físico, verbal o sexual tienen un riesgo mayor de desarrollar la depresión clínica.

■ **Pérdidas:** Algunos eventos dolorosos o pérdidas importantes, como la muerte de un ser querido, pueden causar depresión clínica. Otros problemas, como la pérdida de un trabajo, una separación o divorcio, mudarse a un nuevo país y preocupaciones económicas, pueden desencadenar en depresión clínica.

■ **Eventos importantes:** En algunos casos, cambios o eventos importantes que normalmente son percibidos como agradables o placenteros, como una boda, un nacimiento o una promoción en el trabajo, pueden causar estrés y desarrollar la depresión clínica.

Trastornos de la ansiedad

El ser humano necesita mecanismos para adaptarse a ciertas situaciones. La ansiedad "normal" es uno de estos mecanismos. Sin embargo, en algunos casos la ansiedad puede agravarse y convertirse en una enfermedad. Comúnmente la depresión clínica se acompaña de síntomas de ansiedad; por ejemplo, preocupación excesiva, miedo de perder el control o morir, palpitaciones, sudoración, sensación de falta de aliento o ahogo, dolor de pecho o mareos.

Algunas personas pueden experimentar síntomas de ansiedad más severos. Cuando estos son muy frecuentes y llegan a incapacitar a la persona en su vida cotidiana, los profesionales pueden llegar a diagnosticar un "trastorno de ansiedad". Los más comunes son el "trastorno de estrés postraumático", el "trastorno de pánico" y el "trastorno de ansiedad generalizada". Es importante aclarar que estos trastornos de ansiedad pueden comúnmente coexistir con la depresión clínica

Trastorno de estrés postraumático

El trastorno de estrés postraumático puede suceder si una persona experimenta un evento aterrador en el cual está o se siente en peligro de muerte o de daño físico. Algunos ejemplos de eventos traumáticos son estar en una guerra, un terremoto o un accidente grave, o ser víctima de asalto o violación. Los síntomas de trastorno de estrés postraumático pueden empezar inmediatamente después del evento traumático o hasta meses o años más tarde. La mayoría de las personas con trastorno de estrés postraumático reviven numerosas veces el trauma en sus pensamientos durante el día y en pesadillas al dormir, a veces hasta sienten que el evento traumático está volviendo a suceder. Otros síntomas incluyen asustarse con facilidad y evitar situaciones que recuerdan el incidente original. Se pueden paralizar a nivel emocional (especialmente con personas cercanas a ellas), tener problemas para mostrarse afectuosas, y ponerse irritables, agresivas o violentas. Pierden la esperanza de un futuro positivo y saludable.

Trastorno de pánico

El trastorno de pánico se caracteriza por ataques repetidos de ansiedad muy aguda, usualmente acompañados por latidos fuertes del corazón, transpiración, debilidad, mareos o desfallecimiento. Durante los ataques, las personas pueden acalorarse o sentir frío, sentir un hormigueo en las extremidades o sentirlas adormecidas o temblorosas, o experimentar náuseas, dolor en el pecho o sensaciones de asfixia o dificultad para respirar. Muchas veces los ataques producen una sensación de irrealidad, miedo a morirse o miedo a perder el control. Usualmente, los ataques alcanzan su máxima intensidad en los primeros 10 minutos, aunque algunos síntomas pueden durar mucho más tiempo. Las personas que tienen trastorno de pánico a veces piensan que están teniendo un ataque de corazón, que están volviéndose locas o que están al borde de la muerte. No pueden predecir ni cuándo ni dónde ocurrirá el próximo ataque de pánico, y entre ataques suelen preocuparse intensamente al pensar en el próximo. El próximo ataque puede ocurrir en cualquier momento, incluso al dormir. A veces, las personas con trastorno de pánico empiezan a evitar lugares o situaciones donde han sufrido un ataque de pánico. Por ejemplo, si tuvieron un ataque cuando estaban conduciendo un automóvil, pueden desarrollar miedo a realizar esta acción. Así se van limitando en su participación en situaciones y actividades cotidianas.

Trastorno de ansiedad generalizada (TAG)

El trastorno de ansiedad generalizada se diagnostica cuando las personas pasan por lo menos seis meses llenos de diversas preocupaciones y tensiones exageradas, incluso cuando no haya nada o muy poco que las provoque. Los individuos con esta condición se preocupan demasiado por asuntos de salud, dinero, problemas familiares o dificultades laborales. Esperan desastres y son incapaces de no preocuparse, aunque suelen poder razonar que sus preocupaciones son excesivas o más intensas de lo que amerita tal situación. No pueden relajarse ni concentrarse bien. Tienen problemas para dormir y frecuentemente tienen síntomas físicos, incluyendo fatiga, irritabilidad, dolores de cabeza, tensiones o dolores musculares, temblores, transpiración, náuseas, mareos y dificultad al tragar o respirar.

Trastorno bipolar

El trastorno bipolar (o trastorno maniacodepresivo) no es tan común como la depresión clínica y se caracteriza por cambios cíclicos (elevado y depresivo) en el estado de ánimo. Una persona con trastorno bipolar padece episodios similares a lo que se ha descrito anteriormente como depresión clínica; sin embargo, también tienen episodios de "manía". Los estados de "manía" se caracterizan por altos niveles de energía, autoestima exagerada, disminución de la necesidad de dormir, hablar muy rápido o más de lo habitual, tener la sensación de que está pensando muy rápido, hacer cosas arriesgadas como gastar mucho dinero o tener sexo sin cuidado alguno, y distraerse fácilmente, por más de una semana. Como el trastorno bipolar es distinto de la depresión clínica, el tratamiento va a ser diferente y se debe consultar con un médico.

Tratamientos

A veces existen barreras que dificultan obtener ayuda para la depresión clínica u otras enfermedades mentales, especialmente si hay sentimientos de desesperanza. La idea de obtener ayuda profesional puede ser penosa. Algunas veces, la familia o amistades pueden creer que la depresión es un fallo personal y que se debe "salir" de ella sin ayuda. Sin embargo, la depresión clínica es una enfermedad médica que no está completamente bajo el control de la persona que la padece. Un tratamiento apropiado ayuda a mejorar el pronóstico. Muchas personas piensan que se sentirán mejor si toman alcohol, drogas o tranquilizantes, pero en realidad, estas sustancias empeoran la condición.

Afortunadamente, la depresión clínica tiene tratamiento y presenta un pronóstico favorable cuando se la trata apropiadamente. Cuanto antes se empiece a tratar la depresión clínica, mejor será el pronóstico. El primer paso en buscar tratamiento es consultar al médico de cabecera. Un médico general puede diagnosticar la depresión clínica y si es necesario ayudar al paciente a escoger el tratamiento más adecuado.

Hay varios tipos de tratamiento para la depresión clínica, de los cuales la consejería o psicoterapia y el uso de medicamentos son los más comunes. Frecuentemente es necesaria la combinación de varios tipos de tratamientos para lograr mejores resultados.

Consejería o psicoterapia

La consejería o psicoterapia es un tratamiento en el cual una persona se reúne con un profesional de salud mental para hablar sobre los síntomas, problemas, estresantes y/o factores que está experimentando. La consejería apoya a la persona con depresión clínica y le enseña nuevas formas de pensar y comportarse. Esta tipa de consejería se llama *terapia cognitivo-conductual*. Ayuda a la persona a desarrollar una manera de pensar en sí mismo, en otros y en la vida de una forma más balanceada, saludable y positiva. También se da cuenta de la importancia de incorporar diariamente actividades agradables y saludables. Al cambiar la manera de pensar y actuar, la persona empieza a sentirse mejor y es capaz de lidiar efectivamente con situaciones difíciles de su vida.

Otra tipa es *terapia de solución de problemas*. Ayuda a entender la conexión entre los sentimientos de depresión clínica y los problemas vividos. También provee herramientas para solucionar situaciones estresantes y enseña paso a paso a resolver problemas para lidiar mejor con el estrés. Intenta resolver problemas y cambiar hábitos que pueden contribuir a la depresión clínica. También ayuda a mejorar las relaciones y a incorporar más actividades positivas en la vida diaria.

En algunas personas las relaciones personales pueden ser problemáticas; la pérdida de un ser querido o cambios de roles en la vida contribuyen a la depresión clínica. En estos casos, *la terapia interpersonal* ayuda a las personas a solucionar problemas, expresar emociones o preocupaciones y mejorar el desempeño social.

Por lo regular, estos tipos de tratamiento pueden surtir efecto inmediatamente o pueden tomar unas cuantas semanas.

Medicamentos

Los medicamentos para la depresión clínica se llaman "antidepresivos". Pueden ser recetados por el médico de cabecera o por un psiquiatra (médico que se especializa en ayudar a personas con problemas de salud mental). Los antidepresivos ayudan a normalizar la concentración o actividad de neurotransmisores (serotonina, norepinefrina y dopamina) en el cerebro.

Los antidepresivos son necesarios especialmente para el tratamiento de la depresión clínica severa, pero también pueden ayudar en el tratamiento de la depresión clínica menos severa. Los antidepresivos se deben tomar todos los días, aunque pueden tardar varias semanas en comenzar a surtir efecto. Pueden ayudar a mejorar la calidad del sueño, aumentar el nivel de energía y normalizar el apetito. Los antidepresivos no son tranquilizantes y no son adictivos. Después de experimentar una mejoría es necesario continuar tomando el antidepresivo todos los días por un período de cuatro a nueve meses para no recaer en la depresión clínica. Después de ese tiempo, el medicamento se puede discontinuar lentamente con la ayuda de un médico. Es posible que algunas personas, como las que tienen depresión crónica o recurrente, deban tomar antidepresivos por tiempo indefinido para no recaer. Es importante que un médico o psiquiatra controle el progreso. Si no hay mejoría después de tomar el medicamento diariamente por varias semanas, podría ser necesario modificar la dosis o cambiar el medicamento hasta encontrar el tratamiento adecuado.

Los antidepresivos algunas veces causan "efectos secundarios" o reacciones indeseables. Pueden causar cansancio, dolor de cabeza o malestar estomacal. Generalmente el cuerpo se adapta al medicamento antidepresivo en una o dos semanas. Si no ocurre así, el médico puede ajustar el medicamento para reducir cualquier efecto secundario. Muchas personas no experimentan ningún efecto secundario.

Algunas veces se utilizan otros medicamentos en combinación con un antidepresivo, especialmente si la persona padece un trastorno de ansiedad o si el tratamiento con antidepresivos no le ha ayudado lo suficiente. Lo más común es que un médico recete un medicamento de la clase benzodiacepina a personas con muchos síntomas de ansiedad, trastorno de ansiedad o insomnio intratable. También es común que recete otro para ayudar a dormir o para aumentar el efecto antidepresivo de otras medicinas. Es importante señalar que ninguno de estos medicamentos es efectivo para la depresión si se toman solos.

Hospitalización

Aunque muchas personas con depresión clínica son tratadas por su médico de cabecera o psiquiatra y seguidos por medio de consultas en clínicas primarias, en algunos casos podría ser necesario una internación temporaria en el hospital. La hospitalización podría ser necesaria cuando la depresión clínica es muy severa o cuando se manifiestan intenciones de suicidarse o de hacerse daño. Es posible que la persona sea hospitalizada hasta que el tratamiento empiece a funcionar y dichos pensamientos desaparezcan.

Habilidades de manejo personal para las enfermedades mentales

Debido a que las personas con enfermedades crónicas experimentan síntomas que pueden afectar negativamente el estado de ánimo y que la depresión agrava los síntomas o problemas relacionados con otras condiciones crónicas, las habilidades de manejo personal son importantes para combatir y minimizar las complicaciones de los síntomas de ambas condiciones. Mientras que es poco probable que el estado de ánimo mejore repentinamente, existen formas de mejorarlo gradualmente. Superar los síntomas de la depresión clínica puede tomar tiempo, pero con voluntad y esfuerzo es posible sentirse un poco mejor día a día.

A continuación, se mencionan algunas habilidades y herramientas de manejo personal muy eficaces para cambiar su estilo de vida y ayudar a controlar los síntomas de la depresión.

■ **Mantener una alimentación saludable.** Algunas personas con depresión pierden el apetito y no comen; esto puede llevar a una mala nutrición y pérdida de peso poco saludable. Si no tiene hambre, trate de comer comidas o bocadillos más pequeños durante el día, y elija alimentos con los nutrientes que su cuerpo más necesita. Esto incluye agua y alimentos saludables como frutas, verduras y granos integrales. Otras personas con depresión tienden a aumentar de peso, lo que también puede ser un efecto secundario de algunos medicamentos antidepresivos. Si este es el caso, puede comer más de lo que su cuerpo necesita

y más alimentos que no son saludables. Por lo tanto, trate de evitar alimentos que sean altos en calorías y bajos en nutrientes esenciales, como la comida chatarra como las papas fritas, los pasteles y los dulces. Además, evite beber alcohol ya que esto puede interferir con la efectividad de los medicamentos antidepresivos, especialmente al comenzar a tomarlos. Asimismo, el alcohol puede empeorar los síntomas de la depresión y de otras condiciones crónicas. Para más información sobre como comer de forma sana, véase el capítulo 10, *Una alimentación saludable.*

■ **Mantenerse activo físicamente.** La actividad física es segura y beneficiosa para las personas con depresión. Es uno de los mejores antidepresivos naturales. El ejercicio aumenta los niveles de endorfinas en la sangre, que son los analgésicos del cuerpo que también ayudan a mejorar el estado de ánimo. El ejercicio afecta los mismos químicos que alteran el estado de animo en el cerebro que los medicamentos antidepresivos también afectan. El ejercicio puede aumentar la efectividad de estos medicamentos. Las personas que son físicamente activas y hacen ejercicio regularmente se sienten más felices y tranquilas; también tienen mejor concentración y sueño. Además, están menos irritables y ansiosas y tienen más autoestima. Para más información sobre actividad física y cómo hacer un plan para incorporar el ejercicio regular en su estilo de vida, qué tipos de ejercicio hacer, y cómo mejorar su estado físico, lea el capítulo 7, *Ser físicamente activo*, y el capítulo 8, *Ejercicio para hacer la vida más fácil*.

- **Dormir bien durante la noche.** La depresión altera el reloj biológico de su cuerpo. Puede interrumpir su sueño y hacerle sentir inquieto. Por lo tanto, es importante establecer un horario y una rutina de sueño saludable para poder restablecer este reloj. Se encuentran algunos consejos útiles para hacer esto en las páginas 130-134 en el capítulo 5, *Entender y manejar síntomas y emociones comunes*.

- **Manejar el estrés y la tensión muscular.** Cuando estamos estresados, nuestros cuerpos se ponen tensos y esta tensión puede reducir los niveles de ciertos químicos en el cerebro. Estos cambios pueden desencadenar o empeorar la depresión. Por los tanto, encontrar formas de manejar este estrés y tensión puede ayudar a combatir la depresión. Para más información sobre el estrés y las diferentes técnicas para manejarlo, véanse estas secciones en el capítulo 5, *Entender y Manejar síntomas y emociones comunes*, y el capítulo 6, *Utilizar la mente para manejar los síntomas*.

- **Participar en actividades placenteras.** Por lo general, cuando una persona está deprimida siente que no tiene energía. De la misma forma, si una persona permanece por mucho tiempo inactiva, mayor será el riesgo de deprimirse. Afortunadamente, quienes se esfuerzan en realizar actividades tienen más probabilidad de vencer esa falta de energía. Por eso, es sumamente importante obligarse a hacer aquellas cosas que van a ayudar a vencer la depresión. Estas actividades no necesitan ser complicadas ni costosas; pueden ser actividades placenteras para realizar individualmente o con otras personas. Por ejemplo, salir a caminar, ir al cine, hacer crucigramas, hablar con un amigo por teléfono, escribir poesías o cuentos, ir a la iglesia, aprender algo nuevo, hacer trabajo voluntario, etc. Para más ideas lea las páginas 138-141 en capítulo 5, *Entender y manejar síntomas y emociones comunes*, y las páginas 176-184 en el capítulo 6, *Utilizar la mente para manejar los síntomas*.

- **Desarrollar y utilizar buenas habilidades de comunicación para aumentar el apoyo social y mejorar o conservar las relaciones con familiares y amigos.** Una mejor comunicación puede ayudar a mejorar el estado de ánimo. Cuando se expresan bien los pensamientos y sentimientos, uno se siente bien consigo mismo. Por el contrario, se siente mal si se calla o dice las cosas de manera tal que causen más problemas, como incomodidad, insatisfacción e incluso enojo. Para más información sobre los diferentes aspectos de la comunicación y cómo mejorarla, véase las páginas 176-182 en capítulo 6, *Utilizar la mente para manejar los síntomas*, y el capítulo 11, *Comunicar con familia, amigos y los proveedores de cuidados de salud*.

Consejos importantes para prevenir una recaída

- Tomar los medicamentos exactamente como fueron recetados.

- Seguir recibiendo terapia psicológica aun después de haber dejado de tomar los medicamentos.

- Comer alimentos saludables.

- Hacer ejercicio en forma regular.

- Consultar de inmediato al médico cuando aparecen síntomas nuevos o cree que la depresión está regresando.

- Mantener un horario de sueño regular.

- Tratar de dormir 8 horas todas las noches.

- No beber alcohol ni consumir drogas ilegales.

Prevenir una recaída

Algunas personas experimentan una "recaída" o un regreso de los síntomas de depresión clínica después de haber mejorado. Afortunadamente, hay muchas cosas que se pueden hacer para prevenir una recaída. El seguimiento es una parte clave del tratamiento. Las personas con historial de depresión clínica deben asegurarse de acudir a todas las citas y de consultar con el médico en caso de tener algún problema. El hecho de conocer los riesgos de recaída y las señales de advertencia facilita evitarla. Las dos señales más comunes de una recaída son sentirse triste o desesperanzado y perder interés en las actividades diarias. Los consejos en el recuadro de arriba son muy efectivos para ayudar a prevenir una recaída de depresión

■ ■ ■

Aunque las enfermedades crónicas no se pueden curar, la información y herramientas de manejo personal de este capítulo se pueden usar para manejar con éxito su enfermedad crónica, ayudándole a disminuir los síntomas, prevenir las complicaciones, y trabajar junto con su equipo de cuidados de salud.

Para una lista de lecturas sugeridas, sitios web de interés y otros recursos útiles, visite www.bullpub.com/resources.

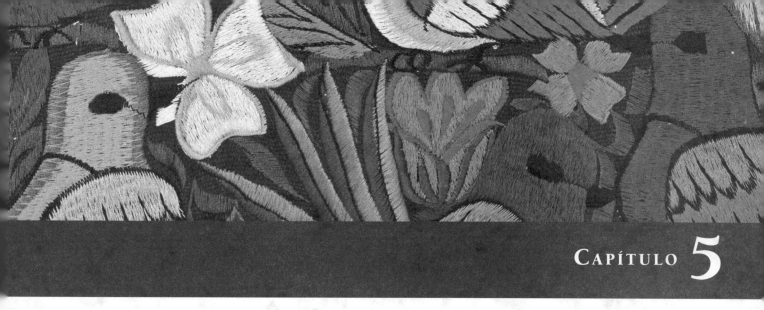

CAPÍTULO 5

Entender y manejar síntomas comunes y emociones

Cuando se tiene una enfermedad crónica, se suele presentar síntomas. Los síntomas son señales que envía el cuerpo para indicar que algo no funciona adecuadamente. Entre estos síntomas se encuentran la fatiga, estrés, dificultad al respirar, dolor, picazón, ira, miedo, depresión y problemas para dormir. En ocasiones, dichos síntomas pueden no ser observados por otras personas. Algunos de ellos pueden ser muy difíciles de describir. Incluso es posible que usted no se dé cuenta cuándo ocurren. Algunos son comunes, por eso muchos individuos que tienen la misma enfermedad presentan los mismos síntomas. Pero el momento en que ocurren y la manera en que afectan varían de persona en persona. A su vez, los diferentes síntomas pueden afectarse entre sí y hacer que todos ellos empeoren. El hecho de que los síntomas interactúen puede dar origen a otros nuevos, lo cual puede provocar que usted se encuentre encerrado en un círculo vicioso de síntomas (véase la figura 5.1).

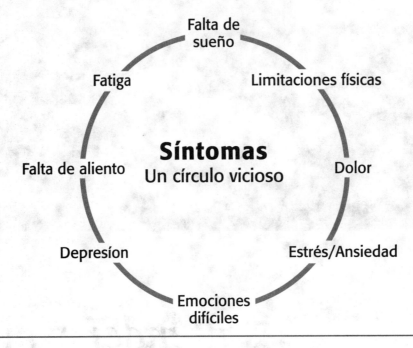

Figura 5.1 **Círculo vicioso de los síntomas**

Sin embargo, existen maneras de romper ese círculo de síntomas. Cualesquiera sean las causas de sus síntomas, las maneras de manejar muchos de ellos suelen ser parecidas. Usted puede encontrar las herramientas necesarias en la caja de herramientas de manejo personal presentado en el capítulo 2, *Convertirse en una persona proactiva en el manejo personal de su salud.*

Este capítulo trata de algunos síntomas comunes, sus causas y las herramientas que usted puede utilizar para manejarlos. En el capítulo 6, *Usar la mente para manejar los síntomas,* se presentarán herramientas adicionales de pensamiento, es decir, maneras en que se puede usar la mente para lidiar con muchos de estos síntomas.

Herramientas de manejo personal

Plan de acción

Resolución de problemas

Toma de decisiones

Actividad física

Alimentación saludable

Usar la mente

Entender las emociones

Buena comunicación

Dormir bien

Técnicas de respiración

Medicamentos

Trabajar con proveedores de salud

Control de peso

Usar dispositivos de ayuda

Dejar de fumar

Lidiar con síntomas comunes

Aprender a manejar síntomas es algo muy parecido al método de resolución de problemas presentado en el capítulo 2, *Convertirse en una persona proactiva en el manejo personal de su salud*. Primero, debe nombrar los síntomas que tiene. Luego, pensar por qué podría tener esos síntomas en determinado momento. Si bien esto parece fácil, no siempre lo es. Usted puede presentar diferentes síntomas. Cada uno de ellos puede tener diferentes causas e interactuar con otros síntomas. También varía la manera en que estos afectan su vida. Todos estos factores combinados pueden parecer un nudo difícil de desatar.

Llevar un diario de síntomas

Para poder manejar los síntomas, es importante averiguar cómo se puede desatar el nudo que provocan. Para hacerlo, usted puede llevar un diario como el que se muestra a continuación. La forma más fácil de empezar es escribir los síntomas que presenta en un calendario, día a día, incluyendo notas. Puede resultar útil incluir notas sobre la actividad que estaba haciendo cuando los síntomas ocurrieron o empeoraron. Es probable que en una o dos semanas usted observe un patrón. Por ejemplo, los sábados sale a cenar y luego se despierta por la noche con

Ejemplo de diario de síntomas

Lunes	Martes	Miécoles	Jueves	Viernes	Sábado	Domingo
Fui al mercado	Cuidé a mis nietos Luego sentí dolor	Cansado	Hice ejercicios en el agua Me sentí bien	Me sentí un poco agarrotado Limpié la casa	Fui a cenar Me sentí mal	Cansado

Lunes	Martes	Miécoles	Jueves	Viernes	Sábado	Domingo
Fui al mercado	Cuidé a mis nietos Luego sentí dolor	Cansado	Hice ejercicios en el agua Me sentí bien	Limpié la casa	Me sentí bien	Me sentí bien Fui a cenar Me sentí mal Problemas para dormir

dolor de estómago. Después de varios fines de semana se da cuenta de que cuando va a cenar afuera come demasiado, y eso es lo que le causa el dolor. Al darse cuenta de ello, puede intentar comer menos la próxima vez que vaya a cenar afuera. Otro ejemplo es si usted nota que cada vez que va a bailar le duelen los pies. Sin embargo, no siente dolor cuando camina al parque. ¿Se debe a que usa diferente tipo de calzado en cada ocasión? Para muchas personas, observar los patrones es el primer paso para manejar los síntomas efectivamente.

En este capítulo verá que problemas distintos pueden causar síntomas parecidos, y que muchos síntomas tienen las mismas causas. También verá que un síntoma puede causar otros síntomas. Por ejemplo, el dolor puede hacer que usted camine de otra forma. Es posible que usted evite poner peso sobre una cadera o rodilla dolorida. Esta nueva forma de caminar podría hacerle perder el equilibrio y causarle más dolor o hacerlo caer. Si usted reconoce los síntomas y entiende sus posibles causas, podrá hallar mejores maneras de lidiar con ellos. También encontrará formas de prevenir o disminuir algunos.

Usar diferentes herramientas para manejar los síntomas

Repase las herramientas incluidas en la caja de la página 110 y comience a usarlas siguiendo estos consejos:

- Elija una herramienta para probar. Asegúrese de que la va a probar de manera sincera. Le recomendamos que practique con esta herramienta por lo menos durante dos semanas para saber si le será de utilidad.

- Pruebe con otras herramientas, dándole a cada una un período de prueba. Es importante probar con más de una ya que, para ciertos síntomas, algunas son más efectivas que otras. Por otra parte, es posible que usted simplemente prefiera algunas más que otras.

- Piense cómo y cuándo usará cada herramienta. Por ejemplo, algunas pueden hacer que usted cambie su estilo de vida. Las personas que aprenden bien a manejar sus síntomas lo hacen usando varias herramientas. Pero eso también dependerá de su condición y de lo que desee o necesite ese día.

- Ponga notas recordatorias en su hogar y lugar de trabajo para no olvidarse de practicar con las herramientas de manejo personal. Tanto la práctica como el uso diario son muy importantes para desarrollar nuevas destrezas efectivamente. Por ejemplo, ponga notas autoadhesivas recordatorias donde pueda verlas, como un espejo, el teléfono, la oficina, la computadora o el tablero del automóvil. De tanto en tanto, cámbielas de lugar para que siga notándolas.

- Trate de relacionar el uso de cada herramienta nueva con algo que haga comúnmente. Por ejemplo, practique las técnicas respiratorias de relajación como parte del enfriamiento después de hacer ejercicio. También puede pedirle a un amigo o pariente que le recuerde todos los días que debe practicar. ¡Es posible que consiga un compañero que practique con usted!

Síntomas comunes

A continuación se enumeran los síntomas comunes que se presentan en este capítulo, indicando la página correspondiente.

Fatiga

La fatiga es el cansancio extremo causado por esfuerzo excesivo mental o físico, o por alguna enfermedad. La fatiga es probablemente el síntoma más común entre las personas con condiciones crónicas. Una condición crónica puede agotar la energía. Y la fatiga es un problema real para muchas personas. A diferencia de lo que muchos creen, el estar cansado no es una cuestión de "imaginación". El cansancio puede impedir hacer lo que a uno le gusta.

Las personas que no tienen una enfermedad crónica suelen no darse cuenta de que usted siente fatiga. Es difícil para su pareja, parientes, amigos y compañeros de trabajo entender la manera en que la fatiga causada por la condición que usted padece afecta su vida. Posiblemente piensen que hay ciertas actividades que no le interesa hacer o que simplemente desea estar a solas. También puede haber momentos en que ni usted mismo se da cuenta de que la fatiga es lo que le está haciendo mal, le provoca infelicidad o hace que evite a otras personas.

Para manejar la fatiga es importante entender que puede estar causada por varios factores:

■ **La enfermedad misma.** Sin importar qué enfermedad tenga; la realidad es que usted utiliza más energía para poder realizar las actividades diarias. Al tener una enfermedad crónica, su cuerpo no utiliza la energía apropiadamente. Eso se debe a que el cuerpo requiere que la energía que usa normalmente para realizar esas actividades se enfrente a la enfermedad. Una de las causas de la fatiga es que el cuerpo pudiera estar liberando señales químicas para ahorrar energía, pidiéndole que descanse más. Ciertas condiciones crónicas también pueden causar anemia (nivel bajo de hemoglobina en los glóbulos rojos). La anemia puede causar fatiga. En el capítulo 4, *Entender y manejar las enfermedades más comunes,* presentamos el manejo de enfermedades.

- **Inactividad**. Los músculos que no se usan con frecuencia se debilitan y no funcionan apropiadamente. Los músculos debilitados se cansan con mayor facilidad que los músculos normales. Y cuando eso ocurre el corazón no bombea sangre con la intensidad que debería. La sangre transporta los nutrientes y el oxígeno necesarios a otras partes del cuerpo. Si los músculos no reciben esa cantidad de nutrientes y oxígeno, no pueden funcionar normalmente, y es entonces cuando se produce la fatiga. En el capítulo 7, *Mantenerse físicamente activo*, y en el capítulo 8, *Hacer ejercicio para que la vida sea más fácil*, hablaremos de actividad y ejercicio.

- **Mala nutrición**. La comida es nuestra fuente básica de energía. Si los nutrientes que usted ingiere son de baja calidad, no son suficiente o no se digieren bien, puede resultar en fatiga. Raramente, la falta de vitaminas causa fatiga. Para algunas personas, el sobrepeso resulta en fatiga. Si usted tiene sobrepeso, su cuerpo necesitará recibir más energía. La falta de peso también puede ser causa de fatiga. Esto les suele ocurrir a las personas con EPOC (enfermedad pulmonar obstructiva crónica: enfisema o bronquitis crónica). Muchos individuos con EPOC pierden peso debido a un cambio en sus hábitos alimenticios. Sienten fatiga debido a que su cuerpo recibe menos oxígeno y a que ingieren menos nutrientes para hacer que el cuerpo funcione. En el capítulo 10, *Una alimentación saludable*, hablaremos de nutrición.

- **Descanso insuficiente**. Por varias razones, existen ocasiones en que usted no puede dormir lo suficiente o que no duerme bien. Eso puede causarle fatiga. En las páginas 130-134 de este capítulo explicaremos cómo manejar los problemas para dormir.

- **Emociones**. El estrés, la ansiedad, el miedo, la preocupación y la depresión también pueden causarle fatiga. Probablemente sepa que el estrés y la sensación de cansancio suelen ocurir juntas, pero ¿sabía que la fatiga es uno de los principales síntomas de depresión? En el capítulo 6, *Usar la mente para manejar síntomas*, hablaremos de las emociones.

- **Medicamentos**. Ciertos medicamentos pueden causar fatiga. Si usted cree que alguno de los medicamentos que toma le pueden estar causando fatiga, consulte a su médico. En algunos casos, el médico puede recetarle otro medicamento, cambiar la hora que debe tomarlo o cambiar la dosis. Es posible que eso ayude a controlar su fatiga.

Si la fatiga representa un problema para usted, comience buscando la causa. Al principio de este capítulo hablamos de llevar un diario de síntomas; ese sería un buen punto de partida. Comience por lo más sencillo que puede hacer para controlar o mejorar la fatiga. ¿Está comiendo saludablemente? ¿Está haciendo ejercicio? ¿Está durmiendo bien? ¿Puede controlar su estrés? Si responde que no a algunas de estas preguntas, está cerca de encontrar algunas razones de su fatiga.

Lo más importante para tener en cuenta sobre la fatiga es que *la causa puede ser otro factor que no sea su enfermedad. También puede ser que su enfermedad esté causando parte de esa fatiga.* Para combatirla y prevenirla, debe investigar las posibles causas. Esto quiere decir que debe probar varias herramientas de manejo personal.

Por ejemplo, si la fatiga que tiene es el resultado de una mala nutrición porque come demasiada comida chatarra o bebe demasiado alcohol, la solución podría ser comer comidas más nutritivas, comer menos comida chatarra y beber menos alcohol. Si su problema es la falta de apetito, es posible que no tome los nutrientes y calorías que necesita. En el capítulo 10, *Una alimentación saludable,* se presentan algunos problemas y se ofrecen consejos para comer de manera saludable.

Veamos otro ejemplo. Solemos decir que no hacemos ejercicio porque estamos muy cansados. Esta creencia genera un círculo vicioso: se está fatigado por la falta de ejercicio, y no se hace ejercicio porque se está fatigado. La solución podría ser obligarse a hacer solamente un poco de ejercicios leves. No es necesario que corra una maratón o que vaya al gimnasio a levantar pesas todos los días. Lo importante es mantenerse en movimiento. Pruebe dando paseos cortos al aire libre. Si eso no es posible, camine por su casa o haga ejercicios suaves con silla. Véase el capítulo 7, *Mantenerse físicamente activo,* y el capítulo 8, *Hacer ejercicio para que la vida sea más fácil,* para mayor información sobre cómo comenzar un programa de ejercicio. El simple hecho de moverse un minuto por hora mientras está despierto puede marcar una gran diferencia.

Si su fatiga está causada por sus emociones, es probable que el descanso no sea la solución. De hecho, es posible que la empeore. Eso seguramente ocurrirá si la fatiga es un signo de depresión. Hablaremos de la depresión a lo largo de este capítulo. Si usted considera que la fatiga puede estar causada por estrés, lea las secciones "Lidiar con el estrés" en este capítulo, y "Comunicarse con sí mismo – Pensamiento Positivo" en la página 150 del capítulo 6, *Usar la mente para manejar síntomas.*

Dolor

El dolor es otro de los síntomas comunes entre las personas que deben manejar condiciones crónicas. Si bien la fuente del dolor puede estar localizada en cualquier parte (dolor de cabeza, artritis en las rodillas, calambres abdominales), el dolor no se siente hasta que las señales llegan al cerebro. Afortunadamente, las investigaciones demuestran que usted no quedará indefenso a la hora de enfrentar el dolor. Su cerebro podrá regular los mensajes de dolor. El cerebro envía señales eléctricas y químicas que abren y cierran "las puertas del dolor", de manera que usted aprende a controlar esas puertas. Podrá abrirlas o cerrarlas según cómo enfoque su atención, dependiendo del humor que tenga y de la manera en que vea la situación en que se encuentra.

Por ejemplo, su cerebro produce químicos poderosos, como las endorfinas, que son similares a los opioides. Esos químicos ayudan a cerrar las puertas y bloquear el dolor. Quizás conozca casos de personas que se han accidentado gravemente pero que no sintieron mucho dolor mientras luchaban por sobrevivir. Por otra parte, las señales de dolor y de depresión vienen de la misma parte del cerebro, por lo que no debe sorprender que ambos síntomas suelen ocurrir a la misma vez.

Es muy importante destacar que *no* estamos diciendo que el dolor sea producto de su imaginación. Eso no es cierto. Lo que sí es verdad es que si no llegan señales de dolor desde el cuerpo al cerebro para que este las envíe de regreso a la fuente del dolor, el dolor no se sentirá. La mayor parte del manejo del dolor consiste en interrumpir dichas señales.

Como ocurre con la mayoría de los síntomas de enfermedades crónicas, el dolor puede tener muchas causas, las cuales comentaremos en la siguiente lista. Es posible que note similitud con las causas de la fatiga. Estos dos síntomas (dolor y fatiga) suelen ocurrir al mismo tiempo.

- **La enfermedad misma.** El dolor puede ocurrir a partir de inflamación, daño en las articulaciones y tejidos, sangre que no llega a músculos y órganos, o nervios pinzados. También pueden existir otras causas según la condición que usted tenga y cómo avance su enfermedad.

- **Tensión muscular.** Cuando le duele alguna parte del cuerpo, los músculos de esa área se tensan. Es la reacción natural del cuerpo ante el dolor. Usted se tensiona en un intento de proteger el área dolorida. Otra causa de la tensión muscular puede ser el estrés. Los músculos tensos pueden causar dolor.

- **Debilitamiento muscular.** Las personas que tienen enfermedades crónicas suelen ser menos activas, lo que termina en debilitación muscular. Un músculo débil "se queja" cada vez que se usa. Hasta una actividad leve puede causar dolor y rigidez; y por eso

es importante que su cuerpo se acostumbre a que usted lo use y que sepa que lo hará de manera *constante*.

- **Falta de sueño o problemas para dormir.** El dolor puede hacer que se duerma mal. Lamentablemente, el mal dormir puede empeorar el dolor y dificultar su tolerancia.

- **Estrés, ansiedad, depresión y emociones difíciles (enojo, miedo y frustración).** Es normal que las personas con condiciones crónicas tengan dificultad con sus sentimientos y emociones. La manera en que usted se sienta emocionalmente puede empeorar su dolor. Cuando se siente estresado, enojado, preocupado o deprimido, todo – incluso el dolor – parece empeorar. Generalmente, este tipo de sentimientos hacen que "se piense lo peor" sobre todo lo que nos rodea. Por ejemplo, si usted está triste, puede pensar que el dolor que tiene – que ya es intenso – va a empeorar.

- **Medicamentos.** En ocasiones, los medicamentos pueden causar dolor de estómago u otras partes del cuerpo. También pueden producir cansancio o cambios en su manera de pensar. Si usted cree que los medicamentos que toma le están causando dolor, consulte a su médico.

Dolor crónico (a largo plazo) y conexión mente–cuerpo.

Si usted está leyendo esta sección muy atentamente, probablemente tenga una condición de dolor crónico o a largo plazo. Generalmente, los médicos no tienen respuesta a los dolores que duran meses o hasta años. En la actualidad, muchos expertos coinciden en que casi siempre, el dolor crónico inexplicable está causado por algún problema físico: daño o inflamación en nervios, vasos sanguíneos, músculos u otros tejidos. El dolor crónico no es producto de su imaginación; es simplemente que esos problemas físicos no se pueden indicar.

El nivel de dolor que usted siente a diario depende de la manera en que su mente y su cuerpo responden ante ese dolor. Por ejemplo, cuando le duele una parte del cuerpo, el resto se ajusta rápidamente e intenta limitar el movimiento de la zona dañada. Eso causa tensión muscular, que a su vez puede causar más dolor. Las personas con dolor crónico suelen no querer moverse. La consecuencia es que los músculos se debilitan y causan dolor tan pronto como usted quiere usarlos.

La depresión y los sentimientos de ansiedad, enojo, frustración y pérdida de control influyen en la manera que usted siente el dolor. Insistimos, el dolor no es "producto de su imaginación"; sin embargo, las emociones y sentimientos pueden afectar la manera en que se siente el dolor. No significa que el dolor no sea real; simplemente quiere decir que las emociones pueden empeorarlo. Como se indicó anteriormente, las señales de dolor y depresión provienen de la misma parte del cerebro.

A continuación se muestran cuatro ejemplos de interacción entre la mente y el cuerpo:

- **Inactividad.** Como ya dijimos, el dolor puede hacer que usted evite realizar actividades físicas. La inactividad hace que pierda fuerza y flexibilidad. Cuanto más débil y fuera de estado esté, más frustrado y deprimido se sentirá. Estas emociones pueden abrir las puertas del dolor para causarlo o empeorarlo.

- **Excederse.** Es posible que usted esté decidido a probar que aún puede estar activo, y entonces haga demasiadas cosas. Eso aumenta el dolor, que a su vez causa más inactividad, más emociones difíciles (como frustración y enojo) y más dolor.

- **Malentendidos.** Es posible que sus amigos, parientes, jefes y compañeros de trabajo no entiendan que usted tiene dolor. Probablemente no le den importancia o piensen que lo que usted siente no es real. Eso le generará aun más emociones negativas.

- **Sobreprotección.** Es posible que sus amigos, parientes y compañeros de trabajo lo consientan y le perdonen todo. Eso puede hacerlo sentir peor, más dependiente e incapacitado.

Por suerte, usted puede interrumpir este circuito de interacción negativa entre la mente y el cuerpo. El hecho de que le digan que debe aprender a vivir con dolor no debe ser un plan desalentador para el futuro. Puede tratarse de un nuevo comienzo. Usted puede aprender a usar herramientas de la caja de manejo personal, como las siguientes:

- orientar la atención de la mente en controlar el dolor

- enfrentar pensamientos negativos que pueden aumentarle el dolor

- trabajar en sentir emociones positivas

- aumentar lentamente la actividad para reacondicionarse

Para entender de qué manera su estado de ánimo, actividades y condiciones afectan el dolor que siente, usted puede llevar un diario de dolor. Comience con algo parecido al diario de síntomas que comentamos anteriormente en este capítulo (véase la página 111). Empiece incluyendo tres entradas por día.

1. Registre la fecha y la hora.

2. Describa la situación o actividad (mirar televisión, quehaceres, trabajar en la computadora, discutir o cualquier otra actividad que haga).

3. Califique el dolor que tiene en una escala del 0 (nada de dolor) al 10 (máximo dolor).

4. Describa la sensación de dolor (por ejemplo: "dolor punzante en la zona lumbar izquierda").

5. Califique su angustia en una escala del 0 (nada de sufrimiento) al 10 (sufrimiento terrible).

6. Describa el tipo de angustia (por ejemplo: "me siento muy enojado" o "tengo ganas de llorar").

7. Describa si hizo algo para aliviar el dolor (medicamentos, masajes, ejercicios de relajación, paseo, etc.). Indique si lo que hizo le fue de ayuda o no.

Después de una semana de llevar el diario de dolor busque patrones en lo que anotó. Por ejemplo: ¿Siente más dolor si está sentado por mucho tiempo? ¿Siente menos dolor cuando realiza su pasatiempo favorito? ¿El dolor suele aumentar cuando discute con alguien de la familia? ¿Aumenta cuando tiene que pagar las cuentas?

La forma en que note el dolor dependerá de su estado de humor, fatiga y tensión muscular. Es importante distinguir entre sensaciones de dolor físico (dolor punzante, dolor ardiente y molestias) y emociones angustiantes (enojo, ansiedad, frustración o tristeza). Esto le será útil pues aunque no pueda reducir el dolor físico, quizás pueda hacer algo para sentirse menos ansioso con respecto al dolor. A consecuencia, puede experimentar menos angustia, ansiedad, incapacidad y desesperación.

Una vez que aprenda a interpretar su diario de dolor será hora de buscar las herramientas necesarias en la caja de manejo personal.

Herramientas para manejar el dolor

No se puede construir una casa simplemente con un destornillador. También se necesita un martillo y una sierra. Del mismo modo, necesitará varias herramientas para manejar el dolor. Por suerte existen muchas.

Ejercicio

El ejercicio y la actividad física pueden ser excelentes aliviadores del dolor. En el capítulo 7, *Mantenerse físicamente activo,* y en el capítulo 8, *Hacer ejercicio para que la vida sea más fácil,* hablaremos de los beneficios de hacer ejercicio y ofreceremos consejos para iniciar un programa de ejercicio. Si usted no puede hacer lo que desea o necesita debido a sus limitaciones físicas, es recomendable consultar a un fisioterapeuta. Recuerde: para la mayoría de las personas, la parte más peligrosa del ejercicio es *no* hacerlo.

Medicina mental

Usted también puede usar la mente para manejar el dolor por medio de la relajación, imágenes, visualización y distracción (véase el capítulo 6, *Usar la mente para manejar síntomas*). El pensamiento positivo es otra forma poderosa de enfrentar el dolor. Aprenda a monitorear y enfrentar pensamientos negativos y pensamientos catastróficos. ¿Cuando está con dolor se le vienen los pensamientos más negativos que pueda tener? Intente cambiar eso. ¿Se despierta con dolor y piensa: "Me voy a sentir mal todo el día. No voy a poder hacer nada"? Si es así, dígase a sí mismo: "Me desperté con dolor, así que voy a empezar el día con unos ejercicios de relajación y de estiramiento. Luego voy a hacer algunas de las cosas sencillas para esta semana."

Socializar

Las personas con dolor crónico suelen aislarse. Es probable que usted se sienta solo aun cuando está entre amigos. Hasta puede pensar que aquellos que lo ayudan y cuidan, muchas veces "no entienden" lo que le está pasando. Si le ocurre eso, tales sentimientos pueden causarle más dolor. Las investigaciones revelan que las emociones pueden empeorar el dolor. El aislamiento puede derivar en depresión, frustración e ira. Manténgase en contacto con otras personas; hágalo de forma activa aunque sienta dolor. También puede servirle de ayuda relacionarse con otras personas que tengan algún tipo de dolor. Ellos lo entenderán. Todos están en el mismo barco. Quizás usted conoce a personas que tienen dolor crónico; es probable que le puedan dar apoyo y consejos para sobrellevar esa situación. También es probable que usted los pueda ayudar a ellos. Suscríbase a alguna publicación relacionada con el dolor o participe de grupos de apoyo para el dolor. Participe en foros de discusión por internet. No intente manejar su enfermedad y su dolor solo.

Frío, calor y masajes

Si el dolor que siente está localizado, por ejemplo, en la espalda o las rodillas, el calor, el frío y los masajes pueden ser de ayuda. Estas tres herramientas funcionan estimulando la piel y otros tejidos que rodean la zona dolorida. Ese estímulo aumenta la cantidad de sangre que va hacia esa zona o bloquea la transmisión de dolor a través de los nervios.

Utilice una almohadilla de calor o tome un baño de inmersión o ducha tibia (dirija el agua a la zona dolorida). Si no cuenta con una almohadilla de calor, puede reemplazarla con lo siguiente: ponga arroz o frijoles secos en una media, haga un nudo para cerrar la media y caliéntela en el microondas durante 3 o 4 minutos. Antes de ponerla en contacto con la piel, pruebe que no esté demasiado caliente. ¡No utilice palomitas de maíz! En ciertos casos es posible que prefiera utilizar frío, especialmente si hay inflamación. En tal caso, un paquete de arvejas o de maíz congelado le servirán de almohadilla barata y reutilizable. Ya sea que use calor o frío, coloque una toalla entre la piel y la almohadilla. No exceda los 15 o 20 minutos de tratamiento (más tiempo de lo indicado puede quemarle o congelarle la piel).

El masaje es una de las formas más antiguas para manejar el dolor. Con un poco de preparación y práctica, puede hacerse masajes usted mismo. Frótese presionando levemente para estimularse la piel, tejidos y músculos. Algunas personas se masajean usando crema mentolada para lograr el efecto de frío.

Sin embargo, el masaje no siempre es bueno. No debe masajearse las articulaciones calientes (es decir, enrojecidas, inflamadas o calientes al tacto). También debe evitar masajearse en una zona infectada o si tiene flebitis, tromboflebitis, erupciones o manchas rojas.

Medicamentos

El dolor repentino o inesperado, como el que se siente al tener un accidente, suele aliviarse con analgésicos. Las drogas para el dolor varían, desde los medicamentos suaves que se consiguen en la farmacia sin receta para el dolor de cabeza hasta los narcóticos recetados para cirugías o para el cáncer. Algunos medicamentos abren los vasos sanguíneos del corazón o de los músculos y alivian el dolor. Los anti-inflamatorios sirven en algunos casos de dolor crónico y artritis. Sorprendentemente, algunos medicamentos originalmente preparados para tratar la depresión también pueden aliviar el dolor si se los administra en dosis bajas. En ciertos casos, inyecciones de anestesia local o procedimientos quirúrgicos pueden bloquear las señales para que no lleguen a la zona afectada. Estos medicamentos suelen ofrecer alivio temporario y a veces duradero del dolor crónico, sin provocar adicción.

Los narcóticos, es decir medicamentos a base de opioides, sí causan adicción. Estas drogas, como la hidrocodona con acetaminofeno (*Vicodin*), oxicodona (*Oxycontin*) y fentanilo (*Duragesic*), no son recomendables para tratar el dolor a largo plazo, aunque a algunas personas sí les ayuda. Este tipo de medicamentos pierden efectividad con el tiempo, lo que requiere que se aumente la dosis. A largo plazo, el tratamiento del dolor con estas drogas puede empeorar la condición. Por otra parte, los opioides pueden generar problemas respiratorios, de equilibrio, estreñimiento y problemas para dormir. También afectan el humor y la capacidad para pensar

claramente. Algunos individuos se sienten muy bien al consumirlos y terminan siendo adictos a ellos. Tal adicción interfiere con lo que esa persona realmente necesita o desea hacer. Si usted toma opioides, es recomendable que empiece a reducir su consumo. Las dosis bajas presentan menos riesgo a la salud, especialmente en las personas mayores. Con respecto a la información que se presenta en este libro, se están produciendo cambios en lo que se refiere a la prescripción de narcóticos. En general se intenta no recetarlos o reducirlos.

El uso fraudulento de la receta para narcóticos es un gran problema que suele comenzar con una receta prescrita después de un accidente o de una situación de dolor intenso. El consumo no indicado de medicamentos con narcóticos representa un problema complejo. Es importante que hable con su médico sobre los medicamentos adictivos. Para mayor información sobre medicamentos con narcóticos, véase el apéndice A: *Unas palabras sobre el uso de opioides,* al final de este capítulo.

Marijuana (cannabis) y productos con marijuana

El uso de productos con cannabis para tratar el dolor es otro tema complicado. Al momento de escribir este libro, la marijuana es ilegal según la ley federal de los EE.UU., aunque es legal en algunos estados.

A pesar de lo que usted pueda leer o escuchar, no existe suficiente evidencia científica para probar la efectividad de la marijuana (cannabis) a largo plazo. Los estudios existentes no son precisos. Sin embargo, hay evidencias de que el cannabis puede aliviar el dolor a corto

Nota para los consumidores de opioides a largo plazo

Aunque reducir el consumo de opioides de manera gradual puede dar temor, usted puede lograrlo sin sentir más dolor ni experimentar efectos secundarios. No reduzca los opioides por cuenta propia; consulte a su médico.

Problemas con los opioides

Existen al menos tres problemas relacionados con el consumo de opioides.

1. En el pasado se recetaban opioides muy libremente, y aun hoy se sigue haciendo. Una vez que se pasa el nivel de dolor agudo, estos no resultan tan efectivos y causan problemas. Al mismo tiempo, no se aconsejan herramientas para lidiar con el dolor crónico sin incluir opioides.

2. Debido a la política y al temor públicos, surgió un movimiento para lograr que todos los consumidores de opioides recetados a largo plazo dejen de tomarlos (dejando de prescribírselos). El dejar de prescribirlos genera temor entre los pacientes e incertidumbre entre los profesionales de la salud que no saben cómo ayudarlos. Hay dos estrategias para dejar de tomar opioides y aun así combatir el dolor: la reducción de consumo lenta y supervisada por un médico (dejar de tomar opioides de a poco) y aprender nuevas maneras de lidiar con el dolor. Ayudar a la gente a que aprenda a tener herramientas para el manejo personal es una de las razones por las que hemos escrito este libro.

3. Consumir opioides que se consiguen en la calle (venta ilegal) no es una buena idea. Quienes los compran de manera ilegal no saben la calidad de la droga o quizás ni qué droga están tomando. Desafortunadamente, el resultado más común es la muerte. Las personas adictas a los opioides deben someterse a tratamientos supervisados por médicos.

plazo y en ciertas condiciones. Insistimos, consulte con los profesionales de la salud sobre el consumo de cualquier medicamento.

Tres notas finales sobre el manejo del dolor

■ Si usted tiene medicamentos para el dolor en su casa, manténgalos fuera del alcance de los jóvenes y visitas. La fuente más común del abuso de drogas recetadas es el botiquín de la familia.

■ No comparta medicamentos recetados. Usted no sabe el efecto que ese medicamento le podría causar a otra persona. Puede haber muchas razones por las que no deban usarlas, como tener úlceras o padecer de sangrado. No sea el responsable de que otra persona tenga una reacción severa o incluso algo peor.

■ Si usted o alguna persona a su cargo tiene un período de vida limitado (6 meses de vida o menos) y tiene dolor, considere recibir cuidado paliativo para enfermos terminales. Los hospitales para enfermos terminales cuentan con profesionales de la salud especializados, expertos en aliviar dolores en pacientes terminales y a la misma vez manteniéndolos alerta. En ese punto, la adicción no se considera un problema mientras que la comodidad del paciente sí.

Casi todos los tipos de dolor se pueden controlar. Existen muchas herramientas para lograrlo, y pueden o no ser medicamentos.

Junto con su médico podrá encontrar las herramientas apropiadas. Si siente dolor, usted será el encargado principal de controlarlo. Si el dolor aumenta y afecta su vida notablemente, busque nuevas opciones junto con su médico. Una de las posibilidades podría ser recurrir a una clínica para el manejo del dolor.

Dificultad al respirar

Cuando los pulmones no funcionan bien, el cuerpo no recibe el oxígeno que necesita. Y cuando el cuerpo intenta obtener más oxígeno se produce la dificultad al respirar. Al igual que otros síntomas, la dificultad al respirar puede tener diferentes causas, como enfermedades pulmonares o cardíacas, y estrés. Otro factor que puede causar dificultad al respirar es el exceso de peso, el cual aumenta la cantidad de energía y el oxígeno necesarios. Además, el peso excesivo le exige más trabajo al corazón.

El debilitamiento muscular también puede causar problemas al respirar, debido a que incluso los músculos respiratorios se pueden debilitar. Cuando eso ocurre, no puede realizar su función apropiadamente, necesitando más energía (y oxígeno). El debilitamiento de músculos respiratorios es más complicado que el de otros músculos, ya que si no están en buen estado es difícil toser y eliminar mucosidad de los pulmones. Al acumularse mucosidad en los pulmones queda menos espacio para el aire puro.

Así como existen diferentes factores que causan la dificultad al respirar, también existen muchas maneras de manejarla.

■ Si usted tiene dificultad al respirar no deje de hacer lo que esté haciendo pero tampoco se apure para terminarlo. Siga a un ritmo más lento. Si la dificultad continúa, pare por unos minutos. Si se sigue sintiendo mal, tome el medicamento que le recetó su médico. La dificultad al respirar suele atemorizar, y ese miedo puede causarle dos problemas adicionales. En primer lugar, si siente miedo libera hormonas, como epinefrina, lo que causa mayor dificultad para respirar. En segundo lugar, deja de hacer la actividad por temor a que la dificultad aumente. Pero lo cierto es que si se detiene cada vez que esto ocurre, no conseguirá la fortaleza necesaria para poder respirar mejor. Haga las cosas con calma y de a poco pero no se detenga a menos que lo considere absolutamente necesario.

■ Aumente la actividad gradualmente; no más de un 25% por semana. Por ejemplo, si ahora se siente bien trabajando en el jardín por 20 minutos, la semana siguiente agregue 5 minutos. Cuando se sienta cómodo trabajando allí por 25 minutos, vuelva a agregar más minutos. Si anda en una bicicleta fija por 4 minutos, ¡genial! La semana siguiente agregue un minuto. De a poco y con constancia se gana la carrera.

■ No fume ni use cigarrillos electrónicos. Tan importante como lo anterior es mantenerse alejado de los fumadores. Esto último puede ser difícil ya que probablemente sus amigos y parientes que fuman no se den cuenta de que le están complicando la vida. Usted debe decírselo. Explíqueles que el humo le causa problemas para respirar y que les agradecería que no fumen cerca suyo. Haga de su hogar, y en especial de su automóvil, un lugar de "no fumadores". Pídale a la gente que fume afuera. (Para consejos sobre dejar de fumar, véase las páginas 127 a 130.)

■ Si tiene problemas de mucosidad y secreciones, beba mucho líquido (a menos que su médico le haya limitado la ingesta de líquido). Los líquidos ayudan a diluir la mucosidad y así toser con mayor facilidad. El uso de un humidificador le puede ser de utilidad. Consulte con su médico si estos pasos simples de manejo personal le podrían servir.

■ Tome los medicamentos y el oxígeno siguiendo las indicaciones del médico. Asegúrese de estar usando el inhalador correctamente, ya que muchas veces no se lo usa de manera apropiada. (Véase "Consejos para usar un inhalador correctamente", página 73.) Es común oír que los medicamentos causan daño y se usan en exceso. En muchos casos es así. Sin embargo, cuando se tiene una enfermedad crónica, los medicamentos suelen ayudar e incluso

salvarle la vida. No reduzca ni suspenda los medicamentos que le prescriban. Del mismo modo, tampoco piense que a mayor cantidad, mayor beneficio. Es decir, no tome más de lo que le indique el médico. Si piensa que debe ajustar la dosis, pídale a su proveedor de salud que tome la decisión. (Véase el capítulo 13, *Manejar decisiones sobre tratamientos y medicamentos.*)

Herramientas de manejo personal para la respiración

En esta sección hablaremos de algunas herramientas que pueden ayudarlo a respirar mejor. Luego podrá ampliar esa información en el capítulo 15, *Trabajar y vivir con condiciones crónicas.* Si no le queda claro cómo aplicar estas técnicas de respiración, consulte inmediatamente a un profesional de la salud. Observe la figura 5.2, Posiciones de ayuda, en caso de tener problemas al respirar.

Respiración diafragmática ("respiración con el abdomen")

La respiración diafragmática también se conoce como respiración con el abdomen. Si se hace correctamente, el estómago o abdomen se expande con cada respiración. El diafragma es el músculo que se mueve debajo de los pulmones hacia el estómago cada vez que usted inhala. La mayoría de las personas respiran con la parte superior de los pulmones y el pecho. Y como la respiración diafragmática o con el abdomen llega a más profundidad, se necesita un poco de práctica para aprender a expandir los pulmones lo máximo posible. La respiración profunda fortalece los músculos respiratorios, lo que hace que funcionen mejor y que se respire con mayor facilidad. Una de las causas de la

Unas palabras sobre la contaminación del aire

Como todo el mundo, usted está expuesto a la contaminación del aire cada vez que sale de su casa. Esa contaminación se produce a partir de una mezcla de partículas y gases provenientes de los escapes de los automóviles, autobuses y camiones, y de las plantas eléctricas, fábricas, esmog, incendios forestales, tormentas de polvo y reacciones químicas, entre otras causas. La contaminación puede causarle problemas a cualquiera y en especial a las personas con problemas respiratorios. Usted puede acceder a un mapa de su región codificado por color para ver la calidad del aire cada día; para ello visite para los Estados Unidos o https://waqi.info/ para otros paises del mundo.

¿Qué puede hacer para evitar el riesgo de exponerse al aire contaminado?

- No salga los días que el aire contaminado presente un riesgo alto.
- Mantenga las ventanas cerradas. Si los días son calurosos y el esmog es visible, encienda el aire acondicionado.
- Evite hacer ejercicio cerca de carreteras con mucho tráfico o fuentes de contaminación, como fábricas y plantas eléctricas.
- Evite estar cerca de cocinas a leña, hogares y ahumadores.
- Tome los medicamentos siguiendo las indicaciones de su proveedor de salud.

Usted puede ayudarse a sí mismo y a los demás reduciendo la contaminación: si puede, use menos energía, maneje menos, compre un vehículo que ahorre combustible y tome el transporte público. Además, no fume ni use cigarrillos electrónicos.

dificultad al respirar, particularmente en personas con enfisema, bronquitis crónica o asma, es el debilitamiento del diafragma y de los músculos respiratorios del pecho. Cuando los músculos se debilitan, los pulmones no funcionan normalmente. No se llenan de aire fresco y no eliminan el aire viejo.

Para ver un buen ejemplo de respiración diafragmática, observe la respiración de un bebé mientras duerme. Esa forma de respirar es algo que con el tiempo los adultos han olvidado. Para respirar correctamente, siga estos pasos:

1. Recuéstese boca arriba con una almohada bajo la cabeza y las rodillas.

2. Coloque una mano sobre el estómago (en la base del esternón) y la otra en la parte superior del pecho.

3. Inhale lentamente por la nariz, dejando que el estómago se extienda hacia afuera. Imagine que los pulmones se llenan con aire puro desde abajo hacia arriba. La mano que está sobre su estómago debe subir y la mano del pecho no se debe mover o moverse levemente.

4. Exhale lentamente con los labios fruncidos (véase la sección siguiente sobre este tipo de respiración). Al mismo tiempo, presione levemente su abdomen con la mano y suelte para que este vuelva a subir.

5. Practique entre 10 y 15 minutos, tres o cuatro veces por día, hasta que lo haga automáticamente. Si al comienzo se siente algo mareado, respire más lentamente o descanse.

También puede practicar la respiración diafragmática sentado en una silla:

1. Relaje los hombros, manos y pecho; no se sujete las piernas ni agarre los apoyabrazos de la silla.

2. Coloque una mano en el estómago y la otra en el pecho.

3. Inhale por la nariz, llenando de aire el área que rodea la cintura. La mano que está en el pecho se debe mantener inmóvil y la del estómago se debe mover.

4. Exhale sin forzar.

Una vez que se sienta cómodo con este proceso, podrá practicar la respiración con el estómago prácticamente en cualquier momento y en cualquier lugar. Podrá hacerlo acostado, sentado, parado o caminando. La respiración diafragmática sirve para fortalecer y mejorar la coordinación y eficiencia de los músculos respiratorios, así como para disminuir la cantidad de energía necesaria para respirar. Además puede reducir el estrés rápidamente, pudiéndose realizar junto con cualquier técnica de relajación que utilice el poder mental para manejar síntomas (tal como se describe en el capítulo 6, *Usar la mente para manejar síntomas*).

Respiración con labios fruncidos

La respiración con labios fruncidos suele ocurrir naturalmente en personas con problemas para sacar el aire de los pulmones. Usted también puede usar esta herramienta si tiene dificultad al respirar. Para respirar con los labios fruncidos, siga estos pasos:

1. Inhale. Luego frunza los labios como si fuera a soplar una vela o a silbar.

2. Realice la respiración diafragmática para exhalar por los labios fruncidos sin hacer fuerza.

3. Mientras exhala, relaje la parte superior del pecho, hombros, brazos y manos. Controle la tensión. Se debe tardar más en exhalar que en inhalar.

Al dominar la respiración con labios fruncidos y poder realizarla mientras hace otras actividades, podrá manejar mejor la dificultad para respirar. Visite el enlace www.bullpub.com/resources y seleccione "Asthma and Lung Disease" para ver videos de la Sociedad Torácica Americana sobre respiración diafragmática y con labios fruncidos, publicados en YouTube.

Jadeo

Las dos técnicas siguientes, jadeo y tos controlada, sirven para eliminar secreciones (mucosidad, flema). El jadeo combina uno o dos jadeos forzados (resoplos) con respiración diafragmática. Es útil para sacar secreciones de las vías respiratorias pequeñas. Para aprender la técnica de jadeo, siga estos pasos:

1. Inhale con la técnica de respiración diafragmática.

2. Contenga la respiración por un momento.

3. Jadee: mantenga la boca abierta mientras hace presión con el pecho y los músculos abdominales para forzar que el aire salga.

4. Si puede, realice otro jadeo antes de volver a inhalar.

5. Realice respiración diafragmática dos o tres veces.

6. Jadee una o dos veces.

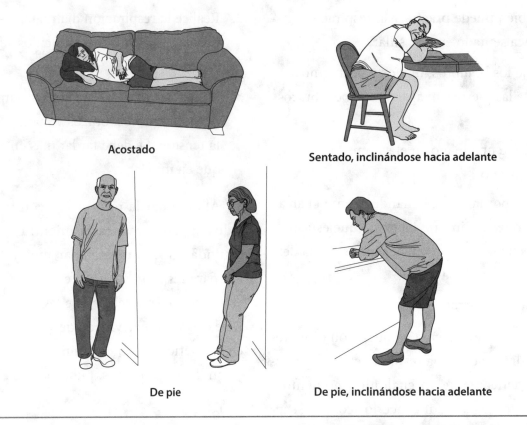

Acostado

Sentado, inclinándose hacia adelante

De pie

De pie, inclinándose hacia adelante

Figura 5.2 **Posiciones que le ayudarán si tiene dificultad para respirar**

Tos controlada

La tos controlada puede ayudar a eliminar secreciones (flema) de las vías respiratorias grandes. Para usar esta herramienta, siga estos pasos:

1. Realice respiración diafragmática lentamente para llenar los pulmones de aire.

2. Relaje los hombros y las manos.

3. Contenga la respiración por un momento.

4. Tosa (contraiga el estómago para forzar que el aire salga).

Problemas de respiración en los fumadores

Si usted fuma cigarrillos (o usa alternativas, como mascar tabaco, cigarrillos electrónicos, narguiles o cigarros), debe leer esta sección. Nuestra intención no es regañarlo; solo

Nota: Para evitar o contener la tos descontrolada, puede aplicar estas estrategias:

- Evite el aire muy seco o el vapor.
- Trague apenas empiece a toser.
- Beba un sorbo de agua.
- Chupe una pastilla para la tos o un caramelo duro.
- Intente realizar respiración diafragmática, asegurándose de respirar por la nariz.

queremos ofrecerle algunas herramientas para incluir en su caja de manejo personal. Tenga en consideración estos datos sobre el uso de tabaco:

■ Los fumadores tienen mayor probabilidad que los no fumadores de adquirir condiciones crónicas, desde artritis reumatoide a enfermedades cardíacas o pulmonares, entre muchas otras.

■ Los fumadores con condiciones crónicas tienen mayor riesgo de complicaciones que los no fumadores.

■ El simple hecho de estar en una habitación con una persona que fume, que haya fumado recientemente o incluso que solo fume de vez en cuando puede ser tan malo como fumar demasiado.

■ En los fumadores, casi todos los síntomas de una condición crónica empeoran.

Consejos para dejar de fumar*

Tanto fumar como estar cerca de fumadores no es bueno para la salud ni para la de sus hijos, nietos, compañeros de trabajo y amigos. Es cierto que todo el mundo sabe que fumar es malo, pero dejar de fumar es difícil. La nicotina, el ingrediente principal del tabaco, es tan adictiva como la heroína. Para su tranquilidad, usted *puede* dejar de fumar. Mucha gente ya lo hizo. Incluso puede lograrlo aunque en el pasado lo haya intentado sin éxito. De hecho, cada vez que *trate* de dejar el tabaco, ¡aumentará las posibilidades de lograrlo!

Antes de presentarle las herramientas útiles para dejar de fumar, mencionaremos lo que sabemos sobre dejar de fumar:

■ En la mayoría de los casos, la manera más exitosa de dejar de fumar es combinar asesoramiento o clases para dejar de fumar con uno o dos tipos de medicamentos, como por ejemplo parches de nicotina. Para información sobre otros recursos, visite https://espanol.smokefree.gov/.

■ Solo muy pocas personas pueden abandonar el tabaco repentinamente (menos de 5 entre 100); es decir que dejen de fumar de golpe y no volver a hacerlo nunca más. La mayoría necesita apoyo; lo cual es absolutamente normal.

■ Los cigarrillos electrónicos no son muy efectivos para dejar de fumar. Son tan adictivos como los cigarrillos comunes y presentan los mismos riesgos y problemas.

■ Si usted ha tenido problemas de alcohol y ya no bebe, el dejar de fumar no debe afectar su estado de sobriedad.

Dar los siguientes pasos activos de manejo personal lo puede preparar para poder tomar la decisión de dejar de fumar:

■ Establezca una fecha de inicio dentro de 2 o 3 semanas. Dese el tiempo suficiente para prepararse.

■ Prepare un plan de acción. Repase el capítulo 2, *Convertirse en una persona proactiva en el manejo personal de su salud.*

---

*Nuestro reconocimiento y agradecimiento al Departamento de Asuntos de los Veteranos de los Estados Unidos. Gran parte del material de esta sección fue adaptada de su excelente publicación *HIV Provider Smoking Cessation Handbook* [Manual para dejar de fumar por un proveedor de salud para personas con VIH]. Para mayor información, visite www.bullpub.com/resources y seleccione "Smoking"

- Coménteles a sus amigos y parientes lo que piensa hacer y pídales que lo apoyen.

- Saque todos los productos con tabaco y cigarrillos electrónicos de su casa.

- Si vive con fumadores, pídales que fumen en otro sitio. Haga de su hogar y de su automóvil un lugar de "no fumadores".

- Inscríbase en lugares para recibir ayuda para dejar de fumar: consejeros, clases, grupos de apoyo o talleres.

- Durante las primeras semanas sin fumar tendrá desafíos, como el de la abstinencia a la nicotina. Algunos de los síntomas de abstinencia son irritabilidad, ansiedad, desasosiego, hambre, depresión, antojo de tabaco, dolor de cabeza y problemas para dormir.

- Consulte a su proveedor de salud sobre terapias para reemplazar la nicotina o medicamentos que lo puedan ayudar a dejar de fumar. (Para mayor información, véase la siguiente sección.)

- Lo más importante es que evite fumar durante los primeros meses del proceso. Una vez que pase ese período, las posibilidades de tener éxito a largo plazo aumentarán drásticamente.

Medicamentos para reemplazar la nicotina

Los medicamentos para reemplazar la nicotina, como los parches, pueden ayudarlo a dejar de fumar para siempre. Los medicamentos más comunes reemplazan la nicotina que usted ya no adquirirá del tabaco una vez que deje de fumar. Se preguntará por qué los medicamentos con nicotina son mejores que los cigarrillos. La respuesta es que los cigarrillos contienen además otros químicos dañinos. Al dejar de fumar

también deja de incorporar esos químicos dañinos a pesar de que su cuerpo aún siga recibiendo pequeñas dosis de nicotina con la medicación. Por otra parte, la medicación con nicotina se puede ir reduciendo, lo que significa que paulatinamente irá incorporando menos nicotina en el cuerpo. Ese proceso de reducción asegura que su cuerpo se vaya ajustando de a poco a funcionar sin nicotina.

Hay personas que creen que los cigarrillos electrónicos o los vaporizadores para fumar funcionan igual que los medicamentos para reemplazar la nicotina. Eso no es cierto, aunque los fabricantes digan que su producto ayuda a dejar de fumar. Lamentablemente no existen estudios científicos confiables (al menos hasta el momento de escribir este libro) que indiquen que los cigarrillos electrónicos sirvan para dejar de fumar. Sí es verdad que los cigarrillos electrónicos no tienen la misma cantidad de químicos dañinos que los cigarrillos comunes, pero siguen teniendo una cantidad importante de nicotina. Por lo tanto, usted no puede regular la cantidad de nicotina que ingiere cada vez que los usa. La única forma de eliminar el uso de tabaco es reducir el consumo de todos los productos para fumar (con humo, sin humo o electrónicos) hasta que pueda abandonarlos completamente.

Los medicamentos para reemplazar la nicotina vienen en diferentes presentaciones: parches, pastillas, chicles, aerosol nasal e inhaladores. No todos se usan de la misma manera. Considere lo siguiente a la hora de elegir un producto:

- Los parches tardan de 3 a 12 horas en alcanzar su dosis más alta. Una vez que la alcanzan, liberan una dosis constante de nicotina mientras están en contacto con la piel.

■ Los chicles de nicotina tardan 30 minutos en alcanzar el nivel más alto de nicotina, y luego la reducen lentamente durante 2 o 3 horas. No se debe comer ni beber por 20 minutos antes de mascar el chicle, mientras lo masca y por 15 minutos después de haberlo mascado.

■ Las pastillas de nicotina funcionan igual que los chicles. Debe chuparlas hasta que se disuelvan. Las pastillas liberan casi un 25% más de nicotina que los chicles.

■ Los aerosoles nasales y los inhaladores orales actúan más rápido que los chicles. Son una buena opción para aquellas personas que no obtienen buenos resultados con los parches o que no les gusta el sabor de los chicles o pastillas. Los inhaladores tienen forma de cigarrillo, y a los fumadores les resultará fácil usar algo con una forma conocida para dejar de fumar.

Si bien usted puede comprar medicamentos para reemplazar la nicotina sin receta, le recomendamos encarecidamente que consulte a su proveedor de salud antes de tomar cualquiera de estos productos. Nuestra recomendación tiene dos explicaciones:

■ Por lo general es más efectivo realizar más de una terapia de reemplazo de nicotina. Algunos de los medicamentos en cuestión solo se pueden obtener con receta. Únicamente usted junto con su proveedor de salud pueden tomar la mejor decisión.

■ Si el medicamento está recetado por su médico, es posible que su seguro de salud cubra el gasto.

Lidiar con la abstinencia y la evitar la recaída

Si usted es un exfumador, habrá veces en que desee fumar de nuevo. Esto le puede pasar ya sea que haya fumado por 6 años o solo por 6 horas. Con el tiempo, esa necesidad de fumar disminuirá pero indudablemente va a ocurrir en algún momento. Cuando eso pase, considere estas alternativas: retrasar el deseo, escapar a otro lugar, evitar la tentación, distraerse, buscar un sustituto.

■ **Retrasar el deseo.** La urgencia por fumar suele durar de 5 a 10 minutos. Piense: "Esta urgencia *desaparecerá* y no voy a buscar un cigarrillo porque no lo necesito". Véase el capítulo 6, *Usar la mente para manejar síntomas*.

■ **Escapar a otro lugar.** La urgencia por fumar suele ocurrir en momentos de estrés o cuando se está cerca de alguien que está fumando. En esos casos, aléjese del ambiente que lo está tentando. Váyase a dar un paseo corto o simplemente salga de esa habitación. Es muy probable que controle la situación rápidamente.

■ **Evitar la tentación.** Evite lugares y situaciones en las que se sienta tentado de fumar. Si siempre fumó mientras dejaba de trabajar para tomar un café, busque una cafetería en donde se prohíba fumar. Es muy importante hacer esto los primeros dos días. Una vez que se aleje de su rutina regular, le resultará más fácil no fumar.

- **Distraerse.** Si experimenta una sensación de urgencia, inmediatamente busque algo para hacer. Escoja una actividad que deba hacer en un lugar donde no se pueda fumar, como darse una ducha o leer un libro en una biblioteca.

- **Buscar un sustituto.** Mastique un palillo, coma una fruta o masque un chicle sin azúcar. Use algo para sustituir el cigarrillo pero no reemplace el tabaco con calorías sin nutrientes, como caramelos o papas fritas.

Mascar tabaco

Se cree que mascar tabaco no es tan malo como fumarlo. Desafortunadamente eso no es verdad. Mascarlo causa los mismos problemas que fumarlo. Además puede causar cáncer de boca y de garganta. Para su tranquilidad, si usted masca tabaco puede seguir los mismos consejos dados en esta sección.

Problemas para dormir

Cuando dormimos, el cuerpo no necesita mucha energía para realizar sus funciones; de esa manera puede concentrarse en curarse. Si no dormimos bien, podemos experimentar otros síntomas, como fatiga, problemas de concentración, irritabilidad, dolor y aumento de peso. Esto no significa que esos síntomas estén causados exclusivamente por la falta de sueño. Recuerde: Los síntomas de las enfermedades crónicas pueden tener muchas causas, pero el dormir bien nos puede ayudar a manejarlos, cualquiera sea su origen.

¿Cuántas horas necesita dormir?

La cantidad de horas de sueño varía de persona en persona. La mayoría necesita entre 7 y 9 horas. Otras se sienten renovadas con solo 6 horas y otras necesitan hasta 10 horas. Si durante el día usted se siente alerta, descansado y activo, seguramente está durmiendo lo suficiente.

Dormir es una necesidad básica, como la comida y el agua. Si una noche no duerme lo suficiente, no hay problema. Pero si todas las noches ocurre lo mismo, afectará su calidad de vida y su temperamento.

A medida que envejecemos, tardamos más en dormirnos y tendemos a no dormir de manera continua. Existe el mito de que a medida que se envejece se duerme menos; lo cual no es cierto: Muchos adultos reportan que se sienten desganados y más cansados durante el día.

Dormir bien

A continuación ofrecemos técnicas de manejo personal para dormir bien, que están probadas científicamente y que en la mayoría de los casos dan buenos resultados. No se trata de "remedios rápidos" como podría ser un medicamento sino que le darán mejores resultados, y más seguros, a largo plazo. Espere por lo menos de 2 a 4 semanas para observar algunas mejorías, y de 10 a 12 semanas para observar las logradas a largo plazo.

Lo que se debe hacer antes de acostarse

■ **Use una cama cómoda.** Esto significa con un colchón firme y de buena calidad, que sostenga la columna vertebral y no permita que el cuerpo ruede a la mitad de la cama. Los colchones de aire o de goma espuma suelen ser útiles para ciertas personas con dolor crónico debido a que estos soportan el peso de manera pareja, siguiendo la forma del cuerpo. Las mantas eléctricas o cobertores eléctricos para colchón, regulados en intensidad tibia, le dan calor mientras duerme y son útiles especialmente en las noches frescas o húmedas. Los colchones de lana que no usan electricidad son otra opción para obtener calor. Si opta por las alternativas eléctricas, siga las instrucciones de fábrica con atención para evitar quemaduras.

■ **Caliéntese las manos y los pies** con guantes o medias. En caso de tener dolor de rodillas, recorte la parte de los dedos de las medias, caliente lo que queda de la media y póngasela como una rodillera.

■ **Duerma en una posición cómoda.** La mejor posición dependerá de usted y de su condición. Almohadas pequeñas puestas en el lugar correcto suelen aliviar el dolor y la incomodidad. Pruebe con diferentes posiciones y almohadas. También pídale a su proveedor de salud recomendaciones específicas a su condición.

■ **Eleve la cabecera de la cama** de 4 a 6 pulgadas (10 a 15 centímetros) para poder respirar mejor. Esto es especialmente útil si usted sufre de acidez estomacal o reflujo gástrico. En el mercado existen bloques ajustables especiales con este propósito. Estos se deben colocar debajo de las patas de la cabecera de la cama. Otra alternativa es apilar almohadas debajo de su cabeza y hombros.

■ **Mantenga la habitación a una temperatura agradable.** Esta puede ser cálida o fresca, dependiendo de la que usted prefiera para dormir.

■ **Use un vaporizador** si vive en una zona de aire seco. El aire tibio y húmedo puede facilitar la respiración y hacer que duerma mejor.

■ **Haga de su habitación un lugar seguro y cómodo.** Tenga una lámpara y un teléfono cerca de la cama. Si utiliza bastón o caminador, déjelo cerca de la cama para tenerlo a mano si se tiene que levantar durante la noche. Póngalo en un lugar donde no se tropiece con él.

■ **Deje los anteojos cerca de la cama.** Si necesita levantarse en medio de la noche, podrá encontrar los anteojos fácilmente y ver por dónde va.

Lo que no se debe hacer antes de acostarse

■ **Evite comer.** El dormir permite que su cuerpo tenga tiempo de descansar y recuperarse. Digerir la comida toma tiempo y energía del proceso de curación. Si ir a la cama con el estómago vacío no lo deja dormir y lo mantiene con hambre, pruebe tomando un vaso de leche tibia antes de acostarse.

■ **Evite el alcohol.** Puede pensar que el alcohol lo ayuda a dormir mejor porque lo hace sentir relajado y con sueño, pero de hecho, perturba el ciclo de sueño. El alcohol antes de acostarse puede provocar un sueño superficial y frecuentes despertares durante la noche.

■ **Evite las bebidas con cafeína durante las últimas horas del día.** La cafeína es un estimulante, y los estimulantes lo mantienen despierto. El café, el té, los refrescos a base de soda y el chocolate contienen cafeína. Intente no consumirlos por la noche o deje de consumirlos más temprano en el día

■ **Evite el cigarrillo y los vaporizadores para fumar.** Solo el humo puede causar problemas y empeorar su condición crónica, y dormirse con un cigarrillo prendido representa un riesgo de incendio. Además, la nicotina de los cigarrillos, tanto comunes como electrónicos, es un estimulante.

■ **Evite las píldoras para adelgazar.** Suelen contener estimulantes, lo que le podría causar problemas para dormirse o para dormir de manera continua.

■ **Evite las píldoras para dormir.** Aunque el término "píldoras para dormir" suena como la solución perfecta para los que tienen ese tipo de problema, pierden eficacia con el tiempo. Además, muchas de ellas tienen efecto rebote; es decir, si deja de tomarlas le será aun más difícil volver a dormirse. En otras palabras, es posible que después de tomar las píldoras tenga más problemas que cuando empezó a tomarlas. Utilice las herramientas para dormir que no contengan drogas y evite las píldoras para dormir.

■ **Evite usar la computadora, tabletas, teléfonos celulares y televisión** desde una hora antes de acostarse. El tipo de luz que emiten estas pantallas pueden alterar el ritmo natural del sueño.

■ **Evite los diuréticos antes de acostarse.** Es recomendable tomar diuréticos por la mañana para que su sueño nocturno no se interrumpa para levantarse a ir al baño. A menos que su médico le recomiende lo contrario, no reduzca la cantidad de líquido que ingiere. Los líquidos son importantes para la salud. No obstante, podría limitar la cantidad que tome antes de acostarse.

Como desarrollar una rutina

■ **Mantenga un horario regular para descansar y dormir.** Trate de acostarse y de levantarse todos los días a la misma hora. Si desea dormir durante el día, hágalo a la hora de la siesta. No duerma después de cenar a menos que ya sea la hora de dormir hasta el día siguiente. Regule las veces que duerma por períodos cortos. En algunas personas, el hecho de dormir un rato "reinicia" su reloj biológico. Si duerme un rato al mediodía, su cuerpo puede pensar que debe estar despierto 16 horas más.

■ **Reinicie su reloj biológico cuando sea necesario.** Si su horario natural para dormir sufre un desfasaje (por ejemplo, si se va a la cama a las 4 a.m. y duerme hasta el mediodía) debe reiniciar su reloj biológico. Trate de acostarse una hora antes o después cada día hasta que llegue a la hora deseada para ir a la cama. Esto le puede sonar raro, pero parece ser la mejor forma de reiniciar el reloj biológico.

■ **Haga ejercicio todos los días a la misma hora.** El ejercicio sirve para dormir mejor. También ayuda a seguir un patrón de horarios diarios. Sin embargo, no debe hacer ejercicio justo antes de acostarse.

■ **Salga al sol todas las mañanas,** aunque sea por 15 o 20 minutos. Esto ayuda a regularizar su reloj biológico y ritmo corporal.

■ **Haga lo mismo todas las noches, antes de acostarse.** Puede ser escuchar las noticias en la radio, leer un libro o darse una ducha. Al planear y seguir esas actividades para "prepararse para ir a la cama", le estará diciendo a su cuerpo que es hora de desconectarse y relajarse.

■ **Si es posible, solo vaya a su habitación para dormir o tener relaciones sexuales.** Si cuando se acuesta no se puede dormir, levántese. Vaya a otra habitación hasta que le den ganas de dormir. Si se despierta por la noche, mantenga baja la intensidad de las luces.

Lo que debe hacer cuando no puede volver a dormirse

Muchas personas se duermen sin problemas pero se despiertan preocupados en medio de la noche. No pueden dejar de pensar. Entonces se preocupan aun más porque no pueden volver a dormirse. Si a usted le ocurre esto, piense en cosas agradables o interesantes. Eso quitará las preocupaciones y lo ayudará a dormir. Pruebe con una herramienta de distracción para serenar la mente, como contar hacia atrás de a tres desde 100, o nombrar una flor con cada letra del abecedario. Las herramientas de relajación presentadas en el capítulo 6, *Usar la mente para manejar síntomas,* le pueden resultar útiles. Si no puede conciliar el sueño después de un rato, levántese y haga algo. Lea un libro, dese un baño tibio o juegue al solitario (pero no en la computadora). Después de 15 o 20 minutos, regrese a la cama.

Hay personas a las que les resulta útil establecer un "tiempo para preocupaciones" (véase el capítulo 6, *Usar la mente para manejar síntomas,* páginas 182-183, "Tiempo para preocupaciones"). Si las preocupaciones no lo dejan dormir, establezca un horario de "tiempo para preocupaciones" para cada día antes de acostarse. Escriba los problemas que le preocupen y haga una lista para ir quitándoselos de la mente. Esa noche podrá relajarse y dormir mejor, sabiendo que no tiene que pensar en eso hasta el tiempo para preocupaciones del día siguiente.

Apnea del sueño y ronquido

¿A usted le cuesta dormirse apenas apoya la cabeza en la almohada? ¿Generalmente se duerme mirando la televisión? ¿Se despierta cansado por la mañana después de haber dormido toda la noche? Si contestó que sí a algunas de estas preguntas es posible que tenga trastorno del sueño. Generalmente, las personas que tienen el trastorno más común, apnea obstructiva del sueño no se dan cuenta de que lo tienen. Cuando se les pregunta cómo duermen, dicen, "duermo como un bebé". A veces, la única pista es que otras personas se quejan de sus ronquidos. Los especialistas en trastornos del sueño consideran que la apnea obstructiva es muy común, y que la mayoría de quienes la tienen, no lo saben.

Al tener apnea del sueño, el tejido suave de la garganta y de la nariz se relaja al dormir y bloquea las vías respiratorias, lo que requiere un esfuerzo adicional para respirar. A la persona que tiene este problema le cuesta respirar hasta por un minuto, despertándose el tiempo suficiente para inhalar algo de aire y volviendo a dormirse para luego repetir el ciclo. Ellos no recuerdan que se despertaron docenas de veces durante la noche. Pero no duermen profundamente; algo necesario para que el cuerpo recupere energía y realice el proceso de curación. Eso, a su vez, causa más síntomas, como fatiga y dolor.

La apnea del sueño, además de ser un problema médico serio, puede ser un riesgo de vida. De hecho suele ser la causa de aquellos que mueren mientras duermen. Los expertos en este tema sugieren que en caso de sentirnos cansados después de dormir toda la noche o necesitamos dormir más horas que antes, nos sometamos a chequeos de apnea u otros trastornos del sueño. Se recomiendan esos chequeos especialmente si roncamos. Después de tratarse, quienes tuvieron este problema afirman, "No tenía idea de que era tan perjudicial. Ahora me siento mucho mejor".

Ayuda profesional para los trastornos del sueño

La mayoría de los trastornos del sueño se pueden resolver con las herramientas y técnicas que comentamos en esta sección; sin embargo, hay casos en que es necesaria la ayuda profesional. ¿Cuándo debe pedirla?

- Si el insomnio dura más de 6 meses después de probar las herramientas de manejo personal.
- Si la falta de sueño le causa problemas serios en sus actividades diarias (por ejemplo, en el trabajo o en su vida social).
- Si tiene problemas en mantenerse despierto durante el día. Esto es particularmente importante si dicho estado lo involucró o lo puede involucrar en un accidente.
- Si su sueño se altera por dificultades respiratorias, como ronquidos fuertes con pausas largas, dolor de pecho, acidez estomacal, contracciones musculares en las piernas, dolor excesivo u otras condiciones físicas. (Si duerme junto a otra persona, pregúnteles qué le ocurre a usted mientras duerme.)
- Si tiene problemas para dormir cuando está deprimido.
- Si los problemas para dormir le ocurren después de tomar alcohol, medicamentos para dormir u opioides.

Si usted tiene problemas para dormir, consulte a su proveedor de salud sobre la posibilidad de que lo refiera a una clínica de trastornos del sueño. No tenga miedo de pedir ayuda. En la mayoría de los casos, este tipo de problemas se puede resolver. Y una vez que eso ocurra, dormirá mejor y tendrá mejor salud.

Depresión

Las personas que tienen enfermedades crónicas suelen sentir depresión. Al igual que el dolor, la depresión se presenta en diferentes grados, desde tristeza ocasional a una seria depresión clínica. Hay casos en que la persona afectada no se da cuenta de que tiene depresión. Y más frecuentemente hay quienes niegan tenerla. La manera en que usted maneje la depresión marcará la diferencia.

¿Qué es la depresión?

Sentirse triste de vez en cuando es natural. La tristeza "normal" es una sensación temporaria que suele ocurrir después de un evento o pérdida específicos. A veces se usa la palabra *deprimido* para describir tristeza o desilusión: "Estoy deprimido por no poder visitar a mis amigos". Es posible que usted se sienta triste o desanimado pero eso no le impide relacionarse con otros y divertirse en otros aspectos de su vida.

La depresión dura más tiempo, como cuando se pierde a un ser querido o se es diagnosticado con una enfermedad grave. Si usted tiene sentimientos de depresión o de tristeza severos, duraderos o recurrentes, es posible que tenga depresión clínica. La depresión severa elimina el placer. Lo hace sentir desesperanzado, desvalido e insignificante y puede convertirlo en una persona emocionalmente insensible, al punto que llorar no le sirva para nada. La depresión puede afectar todo: su manera de pensar, de actuar, de interactuar, e incluso la manera en que funcionan sus órganos.

No todos los comportamientos depresivos son malos. En ciertos casos la falta de interés que la otra gente observa desde afuera oculta lo que la persona depresiva realmente siente. El observador inteligente podrá reconocer que ese estado de humor es falso o frágil. El rechazo a aceptar ayuda de los demás, aunque esa necesidad sea obvia, es un síntoma frecuente de depresión no reconocida. (Para mayor información sobre la depresión clínica véase el capítulo 4, *Entender y manejar las enfermedades más comunes*, páginas 98–107.)

¿Qué factores causan la depresión?

La depresión no está causada por debilidad personal, vagancia o fuerza de voluntad. Factores hereditarios, enfermedades crónicas y medicamentos pueden contribuir a la depresión. Otra causa son los pensamientos negativos, que le pueden provocar un estado depresivo duradero, encerrándolo en un círculo donde esos pensamientos ocurren automáticamente una y otra vez. A continuación se explican sentimientos y emociones que también le pueden causar depresión o empeorarla:

■ **Miedo, ansiedad o incertidumbre sobre el futuro.** Las preocupaciones economicas, la enfermedad o el tratamiento, o las preocupaciones familiares le pueden causar depresión o empeorarla. Es recomendable enfrentar estos problemas cuanto antes. Si lo hace, tanto usted como su familia tendrán menos tiempo para preocuparse y más para disfrutar de la vida. El hecho de enfrentar lo que le preocupa puede tener un efecto curativo. En el capítulo 16, *Planear para el futuro: Miedo y realidad,* hablaremos sobre estos problemas y explicaremos cómo lidiar con ellos.

- **Frustración.** La frustración puede tener muchas causas. Es posible que usted piense, "No puedo hacer lo que quiero", "Siento que no tengo ayuda" o "¿Por qué nadie me entiende?" Cuanto más tiempo pase pensando así, más solo y aislado se sentirá.

- **Pensar lo peor.** Todos pensamos en algún momento que nos puede ocurrir lo peor. Por ejemplo, si el dolor que tiene no disminuye, usted podría pensar que va a terminar postrado en una silla de ruedas o encerrado en su casa. Seguirá pensando así hasta que en algún momento piense lo peor. A ese pensamiento trágico, los médicos lo llaman "catastrófico". En el capítulo 6, *Usar la mente para manejar síntomas,* hablaremos de este tema. Llegar a las peores conclusiones y enfocarse en ellas puede agregar muchos síntomas y empeorar los existentes. Nuestras emociones son poderosas y pueden empeorar nuestros síntomas.

- **Pérdida de control sobre nuestra vida.** Por muchas razones usted puede tener la sensación de perder el control de su vida. Probablemente dependa de los medicamentos, de ver al médico con regularidad y de cambiar sus hábitos alimenticios. También es probable que dependa de otras personas para hacer ciertas tareas, como cocinar, bañarse, vestirse, ir de compras o ir a lugares específicos. Esa sensación de pérdida de control le puede hacer perder confianza en sí mismo y en sus capacidades. Sin embargo, usted puede ser el encargado de su manejo personal y una especie de "entrenador" de su familia, amigos y proveedores de salud. Aun cuando no pueda realizar todo por sí mismo, podrá estar a cargo de ello.

Las sensaciones depresivas pueden causar retraimiento, aislamiento y falta de actividad física. Estos comportamientos pueden crear, a su vez, mayor sensación de depresión. Cuanto más se comporte de esa manera, más se alejará de las personas que lo pueden apoyar y reconfortar. Sus amigos y parientes querrán ayudarlo, pero es común que no sepan cómo hacerlo. A medida que sientan que usted rechaza el esfuerzo que realizan para hacerlo sentir mejor, se irán dando por vencidos y se alejarán. Es entonces cuando la persona deprimida dice "Ven, a nadie le importa", actitud que aumenta la sensación de pérdida de control y soledad.

Los factores mencionados, entre otros, pueden provocar un desequilibrio en la química del cerebro, es decir en los neurotransmisores. Dicho desequilibrio puede afectar negativamente su pensamiento, sentimientos y comportamiento. Sin embargo, el cambiar activamente su forma de pensar y de actuar puede ser una manera poderosa y efectiva de transformar la química cerebral y mejorar la depresión y el cambio de humor. (Véase la sección "Disminuir la depresión y el mal humor" más adelante.)

¿Estoy deprimido?

Esta es una prueba rápida para saber si tiene depresión: Pregúntese qué hace para divertirse. Si no obtiene una respuesta rápida, considere los síntomas de depresión que se incluyen a continuación:

Piense en el estado de humor que tuvo durante las últimas 2 semanas. ¿Ha experimentado alguna de estas situaciones?

■ **Falta de interés o placer en hacer cosas.** No disfrutar de cosas cotidianas o de estar con otras personas puede ser un signo de depresión. Entre los síntomas están el no querer hablar con nadie, no querer salir, no atender el teléfono, no responder correos electrónicos o no abrirle la puerta de su casa a visitas.

■ **Sensación de desgano, depresión o desesperanza.** El sentirse triste por largo tiempo puede ser un síntoma de depresión.

■ **Problemas en dormirse, en dormir de forma continua o dormir demasiado.** Despertarse sin poder conciliar el sueño o dormir demasiadas horas y no querer salir de la cama puede indicar depresión.

■ **Sensación de cansancio o de poca energía.** La fatiga – sentirse cansado todo el tiempo – suele ser un síntoma claro de depresión.

■ **Falta de apetito o comer en exceso.** Esto puede abarcar desde falta de interés en la comida hasta comer de forma extremadamente irregular o en exceso.

■ **Sentirse mal consigo mismo.** ¿Siente que le ha fallado a su familia o que la ha abandonado? ¿Se siente una persona inútil, con una imagen negativa de su cuerpo o tiene dudas sobre su autoestima? Si es así, esos pueden ser signos de depresión.

■ **Problemas de concentración.** Un ejemplo sería dificultad para hacer cosas sencillas, como leer un libro o ver una película.

■ **Letargo o inquietud.** ¿Otras personas notaron que usted se mueve o habla con demasiada lentitud? O, por el contrario, ¿se ha sentido más inquieto o ansioso de lo normal? Cualquiera de los dos casos puede indicar signos de depresión.

■ **Querer hacerse daño a sí mismo, incluso a niveles extremos.** Creer que morirse sería una solución o pensar en lastimarse suelen ser señales importantes de depresión severa.

Las personas depresivas también pueden experimentar aumento o pérdida de peso, falta de interés sexual, falta de higiene y cuidado, incapacidad para tomar decisiones y accidentes con mayor frecuencia.

Si usted cree experimentar varios de estos síntomas, pida ayuda inmediata a su médico, familiares, amigos cercanos, miembros de la iglesia, psicólogos o trabajadores sociales. No espere a que estos síntomas desaparezcan. Si se le cruzan pensamientos de hacerse daño o de dañar a otros, busque ayuda ya. No espere a que ocurra una tragedia, ni a usted ni a sus seres queridos. Puede recurrir a una línea de ayuda para intentos de suicidio a través del sitio https://suicidepreventionlifeline.org (haciendo clic en el enlace para español) o llamando gratis al número 1-800-628-9454 para español.

Afortunadamente existen tratamientos muy efectivos para la depresión, que reducen su frecuencia, duración y gravedad. Usted *puede* manejar la depresión de la misma manera que maneja otros síntomas.

Disminuir la depresión y el mal humor

Los tratamientos más efectivos para la depresión son los medicamentos, consejeros y autoayuda. En esta sección hablaremos de estas herramientas de manejo personal.

Medicamentos

Los medicamentos antidepresivos son muy eficaces. Este tipo de droga equilibra los componentes químicos del cerebro. La mayoría de estos medicamentos comienzan a hacer efecto entre días y semanas después de haberlos empezado a tomar. A partir de entonces suelen ofrecer un alivio significativo. No se desanime si su médico le recetó antidepresivos y no obtiene un efecto inmediato. Siga tomándolos. Ciertos medicamentos necesitan 6 meses o más para proveer el máximo beneficio.

Los efectos secundarios de los antidepresivos se suelen observar durante las primeras semanas, y luego disminuyen o desaparecen. Si esos efectos no son severos, continúe tomando el medicamento. A medida que el cuerpo se acostumbre empezará a sentirse mejor. Es importante tomarlos todos los días. Si deja de tomarlos porque se siente mejor (o peor) la depresión puede ocurrir de nuevo. Los antidepresivos no son adictivos, pero debe hablar con su médico antes de dejarlos de tomar o de cambiar la dosis. Tampoco debe tener vergüenza de tomarlos. Le sorprendería saber cuánta gente los toma, incluso personas que usted conoce.

Asesoramiento

Existen varios tipos de psicoterapia que funcionan. El asesoramiento y el psicoanálisis pueden reducir los síntomas en el 70% de los casos. Al igual que los medicamentos, el asesoramiento no tiene un efecto inmediato. Pueden pasar semanas (o incluso más tiempo) antes de observar una mejoría. Por lo general, la terapia incluye una o dos sesiones por semana, durante varios meses. Al aprender nuevas maneras de pensar y relacionarse, la psicoterapia también ayuda a evitar que la depresión vuelva.

Autoayuda

La autoayuda puede ser sorprendentemente eficaz. Usted puede aprender por su cuenta muchas técnicas de psicoterapia efectivas. En casos de depresión leve o moderada, o simplemente para levantar el ánimo, las estrategias de autoayuda que presentamos aquí suelen funcionar. Un estudio revela que el aprendizaje y la práctica de consejos de autoayuda mejoraron la depresión en aproximadamente el 70% de los pacientes.

Las siguientes destrezas y estrategias se pueden aplicar individualmente o como complemento de medicamentos y asesoramiento:

- **Eliminar lo negativo.** El estar solo y aislarse, llorar demasiado, enojarse y gritar, culpar a los demás de lo que le sale mal a usted o de su estado de ánimo, tomar alcohol o consumir drogas suelen hacerlo sentir peor. ¿Toma tranquilizantes o analgésicos con narcóticos como *Valium*, *Librium*, *Restoril*, *Vicodin*, codeína, pastillas para dormir u otros sedantes? Estas drogas empeoran la depresión o pueden causarla como efecto secundario. No obstante, no pare de tomarlas antes de consultar con su médico. Es posible que existan razones importantes para seguir tomándolas o para evitar que sufra de una reacción a la abstinencia.

¿Piensa que el alcohol lo hace sentir mejor? El alcohol también es un depresivo. Para aliviar la depresión es importante evitar sustancias e influencias negativas. Para muchas personas, uno o dos tragos por la noche no significan ningún problema, pero si su mente consume alcohol durante la mayor parte del día eso significa que está teniendo un problema con esa droga. Consulte a su médico o considere la posibilidad de asistir a las reuniones de Alcohólicos Anónimos.

■ **Planear el placer.** Cuando nos sentimos tristes o deprimidos, no hablamos, nos aislamos y hacemos menos actividades. Eso es todo lo contrario a lo que deberíamos hacer. Seguir haciendo o aumentar nuestras actividades es uno de los mejores remedios para la depresión. Salga a dar un paseo, observe el amanecer, mire una película divertida, vaya a darse masajes, aprenda otros idiomas, tome clases de cocina o participe en un club social. Todas estas actividades pueden levantarle el ánimo y alejarlo de situaciones en las que se pueda deprimir.

Sin embargo, divertirse no siempre es fácil. Es posible que usted tenga que hacer un esfuerzo y decidirse a planear actividades placenteras. Aunque eso no le agrade, trate de seguir un horario. Es posible que estar en contacto con la naturaleza, tomar un té o escuchar música por media hora mejore su estado de ánimo aunque usted no lo espere. No deje las cosas buenas al azar. Prepare un horario de su tiempo libre durante una semana y planee cosas positivas para hacer en ese tiempo.

Si prácticamente no siente ninguna emoción y le parece que el mundo es aburrido, haga un esfuerzo por poner algo sensible en su vida. Vaya a una librería y busque algún título en su sección favorita. Escuche o baile música con ritmo. Haga ejercicio o pídale a alguien que le dé masajes. Coma comida con especias. Relájese con un baño de inmersión caliente o con una ducha fría. Recorra un vivero y aspire el aroma de las flores.

Haga planes y llévelos a cabo. Mire hacia el futuro. Plante árboles jóvenes. Piense en la graduación universitaria de sus nietos aunque sus hijos aún estén en la secundaria. Si le resulta difícil pasar alguna época del año, como Navidad o algún cumpleaños, haga planes específicos para ese período. No espere a ver qué ocurre. Esté preparado.

■ **Actuar.** Continúe con sus actividades diarias. Vístase, haga la cama, salga de su casa, vaya de compras, pasee a su perro. Piense lo que va a comer y cocine. Empújese a hacer esas cosas aunque no tenga ganas. Actuar de inmediato para resolver problemas le garantizará aliviarse del mal humor. Solo con poder cambiar algo, sin importar qué o qué cantidad, experimentará una sensación de seguridad en sí mismo. Lo importante es actuar. Lo mínimo que cambie puede reactivar su temperamento. Por ejemplo, puede decidirse a ordenar su ropero o llamar a un amigo para charlar.

No establezca objetivos difíciles ni adquiera grandes responsabilidades. Divida las tareas grandes en pequeños pasos; establezca prioridades y haga lo que pueda, lo mejor que pueda. En el capítulo 2, *Convertirse en una persona proactiva en el manejo personal de su salud,* revea los pasos comprobados para actuar de manera exitosa.

Si está deprimido es mejor no tomar grandes decisiones. Por ejemplo, no se mude a otra ciudad sin visitarla primero durante varias semanas. Mudarse puede ser una señal de aislamiento, y la depresión tiende a intensificarse si usted se aleja de amigos y seres queridos. Por otra parte, los problemas suelen mudarse con uno. Además, el apoyo que pudiera necesitar para lidiar con sus problemas quedará atrás.

- **Socializar.** No se aísle. Rodéese de gente positiva y optimista que pueda suavizar lo malo que usted siente. Participe en un grupo religioso, un club literario, una clase de la universidad comunitaria, una clase de autoayuda o una clase de cocina. Si no está en condiciones de salir, participe de un grupo por internet. Si decide hacer eso, busque un grupo que tenga un moderador; es decir, alguien que esté a cargo de hacer cumplir las reglas.

- **Mantenerse en movimiento.** La actividad física combate la depresión y los pensamientos negativos. Las personas depresivas suelen quejarse de que están muy cansados para hacer ejercicio. Pero la sensación de fatiga que tienen los depresivos no se debe al cansancio físico. Pruebe hacer ejercicio entre 20 y 30 minutos por día. Cualquier actividad le puede cambiar el humor, ya sea el baile de la silla, caminar o ir a una clase de ejercicios en el agua. Si se mantiene en movimiento, sentirá más energía (véase el capítulo 7, *Mantenerse físicamente activo*).

- **Pensar de manera positiva.** Muchas personas son demasiado críticas consigo mismas, especialmente cuando están deprimidas. Es posible que usted piense cosas sin fundamento, negativas y falsas sobre sí mismo. Por ejemplo, ¿piensa que su salud no mejorará nunca? ¿Piensa que nunca podrá volver a hacer lo que hacía antes? Pensar lo peor empeora los pensamientos negativos y de tristeza.

  Para desafiar sus pensamientos negativos automáticos, comience por "reescribir" las historias negativas en las que piensa (véase el capítulo 6, *Usar la mente para manejar síntomas,* página 124, sección "Comunicarse con sí mismo – Pensamiento positivo").

  Por ejemplo, usted puede pensar "Si no lo hago de manera perfecta, fallo". Transforme esa idea a "El éxito consiste en hacer lo mejor que pueda en cada situación". Además, cuando se está deprimido es fácil olvidar si algo bueno ha ocurrido. Haga una lista de las cosas buenas o positivas que han ocurrido en su vida.

- **Hacer algo por lo demás.** Darle una mano a alguien es una de las mejores formas de cambiar el humor. Sin embargo, es una de las herramientas que menos se usa para combatir la depresión. Cuide a los niños de un amigo o pariente, pasee el perro de otra persona, léale un cuento a un enfermo o trabaje de voluntario en un comedor de beneficencia. Ayudar a los demás puede ayudarlo a apreciar su situación personal, de manera que sus problemas ya no parezcan tan apabullantes. Ayudar a los demás es la forma más segura de ayudarse a sí mismo. (Véase el capítulo 6, *Usar la mente para manejar síntomas,* página 184, sección "Practicar actos de generosidad".)

No se desanime si el tiempo pasa y no se siente mejor. Si estas herramientas de autoayuda no son suficientes, consulte a su médico o profesional de salud mental. La psicoterapia y los medicamentos antidepresivos pueden ayudar a aliviar la depresión. Consultar a un profesional y tomar medicamentos no son signos de debilidad. Son signos de fortaleza.

Enojo

El enojo es una respuesta común a las enfermedades crónicas. Vivir con una enfermedad crónica tiene reacciones impredecibles que amenazan nuestra independencia y control. Es posible que usted se pregunte, "¿Por qué a mí?" Es una reacción normal ante una enfermedad crónica. Muchas personas expresan su depresión o ansiedad por medio del enojo.

Usted puede estar enojado consigo mismo y con parientes, familia, proveedores de salud, Dios o el mundo en general. Por ejemplo, es posible que se enoje consigo mismo por no cuidarse mejor. Se puede enojar con su familia porque no hacen lo que usted quiere. Y se puede enojar con los médicos porque no pueden solucionar su problema. En ocasiones, el enojo puede tomar otra dirección, como gritarle a su mascota.

Hay casos en que la causa del enojo es la condición médica misma. Por ejemplo, una apoplejía o la enfermedad de Alzheimer pueden afectar las emociones, haciendo que el individuo llore sin motivo o que de golpe tenga reacciones agresivas.

El primer paso es reconocer o admitir que está enojado. Luego averiguar por qué lo está.

Después, a quién o qué está dirigido su enojo. Estos son pasos importantes para aprender a manejar el enojo. Por último, debe buscar maneras positivas de expresar sus emociones y de disipar su enojo.

Disipar el enojo

Las investigaciones revelan que quienes dejan salir su enojo se enojan más. Sin embargo, reprimir el enojo tampoco es la solución; se suaviza al principio pero más tarde vuelve con más intensidad. Hay dos estrategias básicas para reducir sentimientos hostiles:

- Usted puede cerrarle la puerta al enojo: permitiendo que menos cosas lo enojen.

- Usted puede elegir cómo va a reaccionar cuando se enoja: sin ocultar sus sentimientos por completo ni crear una situación incómoda.

Esto suena fácil, pero la tendencia de los humanos es excusarse con que el enojo viene de afuera y que es algo sobre lo que usted tiene poco control. Seguramente usted se ve como una víctima desamparada. Es posible que culpe a los demás, diciendo, "¡Me haces enojar!" También puede explotar y decir, "No puedo más". Quizás crea que sus amigos son egoístas e insensibles, sus jefes estirados o acosadores, y otros amigos desagradecidos. Con ese pensamiento, pareciera que su única opción es explotar de enojo. Sin embargo, con un poco de práctica, hasta el más iracundo puede aprender a responder de manera más saludable y efectiva.

Hay varias estrategias que pueden ayudar a manejar su enojo. En la siguiente sección explicaremos cada una de ellas.

Razone con usted mismo

La manera en que usted interpreta y explica una situación determina si siente enojo o no. Puede aprender a disipar el enojo haciendo pausas o cuestionando esos pensamientos que lo enojan. Si cambia la forma de pensar, puede cambiar la reacción. Usted puede decidir si está enojado y luego decidir cómo reaccionar.

Ante el primer signo de enojo, cuente lentamente hasta tres y hágase las siguientes preguntas:

- **¿Vale la pena enojarse por esto?** Quizás lo que lo esté enojando no sea tan importante como para perder tiempo y energía en ello.

- **¿Estoy justificado para estar enojado?** ¿Está seguro de entender lo que está ocurriendo? Quizás deba juntar más información para entender mejor la situación antes de apurarse a sacar conclusiones o a malinterpretar las intenciones o acciones de los demás.

- **¿Hay alguna diferencia si me enojo?** Generalmente, el enojarse y perder la calma no

funcionan y suelen tener malos resultados. Si usted explota o se descarga con alguien, lo que hace es provocar fricción en la relación con esa persona, lo que a la larga puede empeorar su salud

Cálmese

Cualquier técnica que lo relaje o distraiga—como la meditación o un paseo largo—pueden ayudar a calmarlo. La respiración profunda y lenta es una de las formas más sencillas y rápidas de tranquilizarse (véase la página 123). Cuando note que se está enojando, respire profundo tres veces, lentamente, antes de responder. En ocasiones, alejarse y estar a solas por un rato sirve para controlar la situación. Otro consejo para combatir el enojo y el estrés es hacer ejercicio.

Verbalice sin culpar

Es muy importante aprender a comunicar sin enojo, preferentemente sin culpar ni ofender. Eso se puede lograr hablando en primera persona (usar "yo" en vez de "usted") cuando quiere expresar sus sentimientos. (Véase los comentarios sobre mensajes en primera persona que aparecen en el capítulo 11, *Comunicarse con la familia, amigos y proveedores de salud.*)

Si usted decide expresar su enojo con palabras, sepa que muchas personas no podrán ayudarlo. Hay gente que no puede lidiar con gente enojada, aun cuando ese enojo está justificado o aunque hable en primera persona. Por eso, le puede resultar útil recurrir a un consejero o participar de un grupo de apoyo.

Cambie sus expectativas

Si cambia lo que espera de la vida, podría beneficiarse. Ese cambio puede disminuir su enojo.

Usted ha hecho esto toda su vida; por ejemplo, de niño creía que podría ser lo que quisiera: bombero, bailarín o médico. Sin embargo, a medida que crecía iba reconsiderando dichas expectativas, al igual que sus capacidades, destrezas e intereses. Basándose en esa nueva evaluación, fue modificando sus planes.

Al igual que en el ejemplo anterior, usted puede lidiar con la manera en que una enfermedad crónica le afecta la vida. Por ejemplo, sería irreal pensar que se va a mejorar "por completo". Sin embargo, es realista pensar que aún puede realizar actividades placenteras. Usted puede afectar el avance de su enfermedad. Puede usar herramientas de manejo personal para frenar su desmejoramiento o para prevenir que los síntomas o la enfermedad empeoren. El cambio de expectativas puede cambiar su forma de ver las cosas. En vez de pensar en el 10% de cosas que no puede hacer, piense en el 90% de cosas que sí puede hacer.

El enojo es una respuesta normal al tener una condición crónica. Parte del aprendizaje para manejar esa condición requiere reconocer el enojo y encontrar maneras constructivas de lidiar con él.

Estrés

El estrés nos preocupa a todos, tengamos o no una enfermedad crónica. Pero ¿qué es el estrés? En la década de 1950, el psicólogo Hans Selye lo describió como "la respuesta no específica del cuerpo ante cualquier demanda que se le exija". Otros especialistas fueron ampliando esa definición para explicar que el cuerpo se adapta a las demandas, sean buenas o malas. Usted puede sentir estrés después de sucesos negativos, como la muerte de un ser querido, pero también lo puede sentir con sucesos positivos, como el casamiento de un hijo. Se suele creer que el estrés y el desasosiego son lo mismo, pero el estrés puede ayudarnos a enfocarnos en los desafíos, aumentarlos y lidiar con ellos.

¿Cómo responde su cuerpo ante el estrés?

Usted usa el cuerpo en todas las actividades diarias. Si cambia esas actividades, su cuerpo debe ajustarse a la nueva demanda. Reacciona preparándose para actuar: aumenta el ritmo cardíaco y la presión arterial, se tensionan los músculos del cuello y hombros, se acelera la respiración, se enlentece la digestión, se seca la boca y se empieza a transpirar. Esos son signos de estrés. La manera en que usted reacciona ante el estrés depende de si lo ve como una amenaza o como un desafío.

¿Por qué ocurre esto? Para actuar, los músculos necesitan oxígeno y energía. La respiración aumenta para tomar todo el oxígeno posible y exhalar tanto dióxido carbónico como sea posible. El ritmo cardíaco aumenta para llevar el oxígeno y los nutrientes a los músculos. Las funciones corporales que no sean inmediatamente necesarias, como la digestión y las respuestas inmunológicas, se enlentecen.

¿Cuánto duran estas respuestas? En general duran hasta que pasa el suceso estresante. Es entonces cuando el cuerpo vuelve a la normalidad. Si el estrés dura determinado tiempo, su cuerpo se adaptará a ello. Ese estrés continuo puede empeorar los síntomas crónicos o causar otros nuevos. También puede hacer que controlar esos síntomas sea más difícil.

Aunque el estrés puede ser dañino, hay situaciones en las que puede ser positivo. Lo puede preparar a enfrentar desafíos mentales y físicos, motivar cambios de vida necesarios, y fortalecer la resiliencia. El efecto que el estrés tenga en su salud y bienestar parece depender de la perspectiva o mentalidad con la que usted lo tome. ¿Cree que el estrés es malo y que se debe evitar? ¿O lo ve como algo que puede mejorar su salud, crecimiento y desempeño? Las personas que ven al estrés como una reacción enriquecedora sobrellevan situaciones estresantes mucho mejor que aquellas que lo ven como algo enfermizo que se debe evitar y reducir. A los que consideran al estrés como algo dañino les cuesta superar esas situaciones. Usted puede cambiar su mentalidad; al hacerlo podrá controlar mucho mejor el estrés.

Estresantes comunes

Por lo general, los factores estresantes no aparecen solos. Pueden ocurrir varios al mismo tiempo. Un estresante puede originar otros o incluso puede empeorar el efecto de los ya existentes. Por ejemplo, la dificultad al respirar puede causar ansiedad, frustración, inactividad y falta de resistencia física. En esta sección examinaremos algunas de las fuentes más comunes de estrés.

Estresantes físicos

Los estresantes físicos varían desde actos placenteros, como levantar a su nieta recién nacida,

hasta actividades diarias, como ir de compras. Los síntomas de su enfermedad crónica también pueden ser estresantes físicos. Su cuerpo necesita energía adicional para controlar esos estresantes, sean placenteros o no. Si su cuerpo no está preparado para lidiar con eso, puede ocurrir dolor muscular, fatiga o empeoramiento de síntomas existentes.

Estresantes mentales y emocionales

Los estresantes mentales y emocionales también pueden ser placenteros o incómodos. La alegría de ver la graduación de su hijo o de encontrarse con sus amigos podría causarle un estrés parecido al que le provoca el sentimiento de frustración o de preocupación por su enfermedad.

Estresantes ambientales

El estrés que viene de lo que nos rodea también puede ser malo o bueno. Los estresantes ambientales pueden variar desde un día de mucho calor, el trino de un ave, una vereda despareja, el ruido del tránsito, el mal tiempo, el ronquido de su pareja o el humo de segunda mano. Cualquiera de estos son excitaciones que activa la respuesta de estrés.

Estresantes químicos

Hay ciertos químicos que pueden aumentar el estrés. Entre ellos está la nicotina, el alcohol y la cafeína. Algunas personas, para aliviar la tensión fuman un cigarrillo, beben una copa de vino o cerveza, comen chocolate o toman una taza de café, pero estas acciones también pueden aumentar el estrés. Eliminar o reducir estos estresantes puede ayudarle.

El "estrés bueno" no es una contradicción

Como explicamos anteriormente, ciertos tipos de estrés pueden ser buenos, como recibir un ascenso en el trabajo, ir a una boda, irse de vacaciones o empezar una nueva amistad. Estos estresantes pueden hacerlo sentir feliz pero también pueden causar cambios en su cuerpo, como hemos mencionado. Otro ejemplo de estresante bueno es el ejercicio.

Cualquier tipo de actividad física representa una demanda para el cuerpo: el corazón late más rápido para llevar sangre a los músculos, los pulmones trabajan más y usted respira más rápido para satisfacer la demanda de oxígeno de los músculos. Los músculos trabajan más para seguir el ritmo de las señales cerebrales que les indican que se sigan moviendo.

Si usted sigue un programa de ejercicio por varias semanas, notará un cambio. Lo que antes le parecía imposible ahora no lo será tanto. Su cuerpo se ha adaptado a ese estrés. Y ahora su corazón, pulmones y músculos se esfuerzan menos. Son más eficientes y usted está en forma. Lo mismo puede ocurrir con el estrés psicológico. Hay muchas personas que al adaptarse a los estresantes emocionales, se fortalecen emocionalmente.

Reconocer el estrés

No es posible vivir sin estrés. El estrés ayuda a que nuestra vida transcurra mejor. Siempre y cuando no se pase el límite, el estrés es útil. Hay días en que el estrés se puede manejar mejor que otros. Sin embargo, si no se tiene en cuenta que hay distintos tipos de estrés, existe el riesgo de cruzar el límite y de sentir que su vida está fuera de control. A veces es difícil reconocer si se está con demasiado estrés. A continuación se mencionan algunos signos de alarma:

- comerse las uñas, arrancarse el pelo, golpetear con el pie u otros hábitos repetitivos
- apretar los dientes o tensar la mandíbula
- tensión en la cabeza, cuello u hombros
- sentir ansiedad, nervios, indefensión o irritabilidad
- accidentes frecuentes
- olvidarse de cosas que normalmente no olvida
- falta de concentración
- fatiga y agotamiento

En ocasiones, usted sí se da cuenta de que tiene estrés. En ese caso piense unos minutos en la causa de esa tensión. Respire profundo e intente relajarse. Además, un rápido escaneo o reconocimiento del cuerpo (descrito en el capítulo 6, *Usar la mente para manejar síntomas*) puede ayudarle a reconocer el estrés en su cuerpo. En el capítulo 6 encontrará muchos consejos adicionales útiles para sobrellevar el estrés.

En la siguiente sección explicaremos algunas herramientas para lidiar con el estrés.

Lidiar con el estrés

Lidiar con el estrés no es complicado. Se puede empezar siguiendo tres pasos simples:

1. **Haga una lista con los factores que lo estresan.** Considere cada aspecto de su vida: familia, amigos, salud, trabajo, seguridad económica, ambiente, etcétera.

2. **Clasifique los estresantes.** Por cada estresante que incluya en la lista, pregúntense: ¿Es importante o no? ¿Es variable o no? Clasifique cada estresante en una de las siguientes cuatro categorías (véase ejemplos en la figura 5.3):

   ▶ importante y variable
   ▶ importante e invariable
   ▶ no importante y variable
   ▶ no importante e invariable

   Por ejemplo, la necesidad de dejar de fumar es variable y, para la mayoría, importante. La pérdida de un ser querido o de un trabajo es importante e invariable. Hechos como no saber cómo va su equipo deportivo favorito, encontrarse en un embotellamiento de tránsito o que el clima esté malo son invariables y pueden o no ser importantes. Lo que realmente importa es lo que usted piense sobre el estresante que lo afecta.

3. **Aplique una estrategia para cada estresante.** Hay estrategias apropiadas para cada estresante. A continuación se muestran algunas maneras de manejar cada problema con mayor eficacia.

Estresantes importante y variables.
La mejor manera de manejar este tipo de estresantes es actuar para cambiar la situación. Entre las destrezas útiles para resolver problemas están la planeación y el establecimiento de objetivos (véase el capítulo 2, *Convertirse en una persona proactiva en el manejo personal de su salud*), las imágenes (véanse las páginas 169-174), el pensamiento positivo y pensamiento motivacional (véanse las páginas 176-181), y la comunicación y pedido de ayuda a los demás (véase el capítulo 11, *Comunicarse con la familia, amigos y proveedores de salud*).

Estresantes importantes e invariables
Son los más difíciles de manejar. Pueden hacerlo sentir indefenso y desesperanzado. No importa lo que haga; no podrá hacer cambiar a otra persona, ni traerla de la muerte, ni eliminar experiencias traumáticas de su vida. Usted no puede cambiar la situación pero puede probar una de las siguientes estrategias:

- Cambie la manera de pensar sobre el problema. Por ejemplo, piense cuánto puede empeorar, enfóquese en el aspecto positivo y agradezca (véanse las páginas 183-184), niegue o ignore el problema, distráigase (véanse las páginas 175-176) o acepte que no puede cambiar.

- En su lista, busque alguna parte del problema que se pueda mover a la categoría variable. Por ejemplo, usted no puede detener un huracán pero puede seguir ciertos pasos para reparar los daños que causa.

- Reevalúe la importancia que tiene el problema en su vida en general y en sus prioridades (por ejemplo, es posible que el criticismo de su vecino no sea tan importante).

- Cambie sus reacciones emocionales para poder reducir el estrés. Usted no puede cambiar la situación pero se puede ayudar a sí mismo a sentirse menos angustiado por esta. Escriba cuáles son sus pensamientos y sentimientos más profundos (véanse las páginas 184-186), pídales ayuda a los demás, ayude a los demás, disfrute de sus sentidos, relájese, use imágenes, diviértase o haga ejercicio.

- Busque ayuda profesional. Hay casos en que es necesaria la ayuda de un psicólogo o de

Clasifique los problemas que tenga

Importantes y variables	No importantes y variables
▸ Discusión con su pareja	▸ Llamadas telefónicas molestas
▸ Problemas con su jefe	▸ Mandados
▸ Fechas de entrega en el trabajo	▸ Tareas
▸ Dejar de fumar	▸ Reuniones innecesarias
Importantes e invariables	**No importantes e invariables**
▸ Muerte de un ser querido	▸ Mal tiempo
▸ Pérdida del trabajo	▸ Mancharse la ropa con comida
▸ Enfermedad grave	▸ Embotellamiento de tránsito
▸ Desastre natural	▸ Opinión de un vecino

Puede escribir aquí sus problemas

Importantes y variables	No importantes y variables
▸ _____	▸ _____
▸ _____	▸ _____
▸ _____	▸ _____
▸ _____	▸ _____
Importantes e invariables	**No importantes e invariables**
▸ _____	▸ _____
▸ _____	▸ _____
▸ _____	▸ _____
▸ _____	▸ _____

Figura 5.3 **Clasificación de estresantes**

un consejero. Hay profesionales de la salud mental que pueden ayudarlo a vivir con estresantes invariables, aunque estos sean poderosos.

Estresantes no importantes y variables

Si el factor estresante no es importante, empiece probando con ignorarlo o aplazándolo para más adelante. Si puede controlarlo con relativa facilidad, continúe y lidie con él. Resolver pequeños problemas fortalecerá sus destrezas y seguridad para lidiar con problemas mayores. Las mismas estrategias que funcionan con problemas importantes y variables, también funcionan con factores estresantes no importantes y variables.

Estresantes no importantes e invariables

La mejor solución para los problemas no importantes e invariables es ignorarlos. Desde ahora usted tiene permiso para ignorar preocupaciones que no sean importantes. Estas son dificultades comunes a todas las personas. No deje que lo molesten. Distráigase con humor, relajación o imágenes, o enfocándose en cosas placenteras.

Usar la resolución de problemas para lidiar con el estrés

Usted puede manejar exitosamente algunos tipos de estrés modificando la situación. Pero hay otros que aparecen cuando no los espera. Si sabe que ciertas situaciones pueden ser estresantes, prepare maneras de lidiar con ellas antes que ocurran. Una manera de estar preparado es ensayar mentalmente lo que haría si eso ocurre.

Usted se puede preparar para algunas situaciones estresantes futuras, como quedarse en un embotellamiento de tránsito, irse de viaje o preparar una comida. Primero, fíjese por qué esa situación le resulta estresante. ¿Es porque no le gusta llegar tarde? ¿Los viajes le resultan estresantes porque no está seguro de cómo será el destino que eligió? ¿La preparación de comida requiere demasiados pasos y demanda mucha energía?

Una vez que haya determinado el problema, comience buscando posibles formas de reducir el estrés. ¿Puede salir más temprano? ¿Alguien puede manejar el auto por usted? ¿Puede llamar a alguien que esté en el lugar de destino para preguntarle sobre accesibilidad para sillas de ruedas, transporte público u otras cuestiones? ¿Puede preparar la comida por la mañana? ¿Puede dormir una siesta corta?

Cuando haya identificado algunas soluciones posibles, elija una para probar la próxima vez que se encuentre en esa situación. Luego evalúe los resultados. (Este es el enfoque de resolución de problemas que presentamos en el capítulo 2, *Convertirse en una persona proactiva en el manejo personal de su salud*.)

Ya hemos hablado de herramientas para lidiar con el estrés. Las mismas incluyen dormir lo suficiente, hacer ejercicio, comer bien y aplicar técnicas que utilizan la mente. Muchas de las herramientas utilizadas para la depresión y emociones difíciles también funcionan para el estrés. Sin embargo, hay veces en que el estrés puede ser tan agobiante que esas herramientas pueden no ser suficientes. Es entonces cuando los buenos encargados del manejo personal deben recurrir a consejeros, trabajadores sociales, psicólogos o psiquiatras para recibir ayuda.

Al igual que otros síntomas, el estrés tiene muchas causas y por lo tanto se puede manejar de muchas maneras. De usted depende examinar el problema e intentar hallar soluciones que cubran sus necesidades y se ajusten a su estilo de vida. Recuerde: el estrés puede ayudarlo a enfocarse, crecer y lidiar con los desafíos.

Problemas de memoria

Muchas personas se preocupan acerca de los cambios en su memoria, sobre todo cuando envejecen. Aunque todos somos a veces olvidadizos, sí existen enfermedades graves que causan la pérdida de memoria, como la enfermedad de Alzheimer y otros tipos de demencia. Estas condiciones no son una parte normal del envejecimiento. Aunque los síntomas pueden variar ampliamente, el primer problema que muchas personas notan es el olvido suficientemente serio para afectar su capacidad de funcionar en casa o en el trabajo, o para disfrutar de los pasatiempos de toda la vida. La enfermedad de Alzheimer y otras enfermedades similares pueden hacer que una persona se confunda, se pierda en lugares conocidos, pierda cosas o tenga problemas con el lenguaje. La enfermedad empeora con el tiempo.

Si usted sospecha que usted o alguien que conoce, está experimentando los síntomas, es importante buscar un diagnóstico lo más pronto posible. Actualmente no existe una cura para la demencia pero la detección temprana le permite obtener el máximo beneficio de los tratamientos disponibles. Estos tratamientos pueden aliviar algunos síntomas y ayudarle a mantener su independencia por más tiempo. Un diagnóstico temprano permite que tome parte en las decisiones sobre su cuidado, transporte, opciones de vivienda, y asuntos financieros y legales. También puede empezar a desarrollar más rápido una red social y aumentar sus posibilidades de participar en ensayos clínicos con medicamentos, lo cual ayuda a avanzar la investigación en este campo.

Si usted está preocupado por la enfermedad de Alzheimer o una condición similar, póngase en contacto con la Asociación de Alzheimer. La ayuda está disponible las 24 horas, 7 días por la semana. Puede llamar gratuitamente al número 800-272-3900.

Picazón

La picazón es uno de los síntomas más difíciles de entender. Es una sensación que provoca la necesidad de rascarse en esa área. Al igual que otros síntomas, puede tener muchas causas diferentes, algunas fáciles de entender. Por ejemplo, cuando le pica un insecto o toca la hiedra venenosa, su cuerpo libera histaminas que irritan las terminaciones de los nervios y causan picazón. También, cuando el hígado está dañado no puede eliminar bien los productos de la bilis y estos se depositan en la piel, causando picazón. Otras causas no son tan fáciles de entender, como en las enfermedades de riñones, en que la picazón puede ser grave; o en casos de psoriasis, en los que las causas de la picazón no se explican fácilmente. Sabemos que otros factores, como el calor, ropa de lana y estrés pueden empeorar la picazón. En la próxima sección explicamos algunas formas de aliviar la picazón.

Humedad

La piel seca tiende a provocar picazón. Por lo tanto, es recomendable mantener la piel hidratada mediante la aplicación de cremas humectantes varias veces al día. Al elegir una crema hidratante, tenga cuidado; asegúrese de leer la lista de ingredientes antes de comprarlo, evitando productos que contengan alcohol o cualquier otro ingrediente que termina en "-ol" ya que tienden a secar la piel. En general, cuanto más grasiento sea el producto, mejor hidrata. Las cremas hidratantes son mejores que las lociones. Los productos tales como vaselina, aceite de oliva y manteca vegetal son también muy eficaces. Al tomar un baño o ducha, es recomendable usar agua tibia y remojarse durante no menos de 10 minutos y no más de 20 minutos. También, es posible que desee agregarle al agua un aceite de baño, bicarbonato de sodio o "aceite de Sulzberger", este último un remedio casero. Para hacer este aceite casero, mezcle 2 cucharadas de aceite de oliva en un vaso grande de leche y viértalo en el agua de la bañera. Al salir del agua, debe secarse de inmediato y aplicar la crema.

Si la picazón está causada por la liberación de histaminas durante una reacción alérgica o por haber tenido contacto con una sustancia irritante, asegúrese de lavarse bien para quitar los aceites o agentes causantes. Luego, aplique compresas frías y tome *Benadryl* u otro medicamento antihistamínico para ayudar a detener la reacción.

Durante el tiempo frío puede ser especialmente difícil controlar la picazón ya que la calefacción de la casa tiende a secar la piel. Si esto representa un problema para usted, le sugerimos el uso de un humidificador. Además, trate de mantener la temperatura de su casa y lugar de trabajo lo más fresca posible sin que lo haga sentir incómodo.

Ropa

El tipo de ropa que usa también puede aumentar las sensaciones de picazón que tenga. Obviamente, la mejor recomendación es usar la ropa que le resulte más cómoda. Hablamos en general de ropa hecha de una tela que no raspe. Muchas personas notan que las fibras naturales, como el algodón, permiten que la piel "respire" mejor y son menos irritantes.

Medicamentos para la picazón

Los antihistamínicos le ayudarán si la picazón está causada por la liberación de histaminas. Muchos de estos productos son de venta libre. Algunos ejemplos son triprolidina (*Actifed*), difenhidramina (*Benadryl*), maleato de clorfeniramina (*Chlor-Trimeton*), cetirizina (*Zyrtec*) y loratadina (*Claritin*). También puede comprar cremas que ayuden a suavizar las terminaciones nerviosas, como *Bengay* y *Vicks VapoRub*. Si quiere una crema para la picazón, busque una que contenga benzocaína, lidocaína o pramoxina. Sin embargo, tenga cuidado porque algunas personas pueden tener reacciones alérgicas a estas cremas, especialmente a la benzocaína. Las cremas de capsaicina también pueden ayudar a calmar la picazón, a pesar de que causan una sensación de ardor. Las cremas de esteroides que contienen cortisona también ayudan a controlar algunos tipos de picazón. Si usted tiene dudas acerca del exceso de productos de venta libre, pregunte a su médico o farmacéutico.

Con la excepción de las cremas hidratantes, no deben utilizarse otras cremas a largo plazo sin consultar con su médico. Si la picazón continúa es recomendable hablar con su médico acerca de probar versiones más fuertes de estos medicamentos que requieren una prescripción.

Estrés y picazón

Cualquier cosa que usted pueda hacer para reducir el estrés en su vida también ayudará a reducir la picazón. Ya hemos hablado de algunas de las técnicas para manejar el estrés en este capítulo. En el capítulo 6, *Usar la mente para manejar síntomas,* se presentan algunas técnicas adicionales para reducir el estrés.

Rascarse

Aunque nuestra tendencia natural es rascarnos donde nos pica, esto realmente no ayuda, especialmente para la picazón crónica. Por el contrario, conduce a un círculo vicioso en que cuanto más se rasca, más tiende a picar. Desafortunadamente, es difícil resistir rascarse, pero puede intentar frotarse suavemente, presionar o acariciar la piel cuando se sienta la necesidad de rascarse. Si usted no es capaz de romper este ciclo por sí mismo, consulte a un dermatólogo, quien puede ayudarle a encontrar formas alternativas de controlar la picazón. La picazón es un síntoma común y, sin duda, muy frustrante para tratar, tanto para los pacientes como para los médicos. Si los consejos del manejo personal que se describen aquí no le parecen útiles, ya es tiempo de buscar la ayuda de un médico. Es muy probable que su médico le recete medicamentos que pueden ayudar con algunos tipos específicos de picazón.

Incontinencia urinaria: Pérdida del control de la vejiga

La incontinencia urinaria significa que usted tiene problemas para controlar su vejiga y accidentalmente se le puede escapar la orina. Si tiene problemas para controlar su vejiga, no está solo. Muchas personas le hacen frente a este problema. Aunque la incontinencia urinaria puede ocurrir tanto en hombres y mujeres, es más común en las mujeres.

Es común experimentar incontinencia durante o después del embarazo y también con la menopausia, envejecimiento o aumento de peso. Además, actividades que ponen mayor presión sobre la vejiga, tales como toser, reír, estornudar, y la actividad física, pueden causar el escape de orina. La incontinencia puede estar relacionada con cambios en sus hormonas, debilitamiento de los músculos o ligamentos en el área pélvica, o uso de ciertos medicamentos. En los hombres, la incontinencia se puede deber al agrandamiento de próstata. Las infecciones de vejiga también pueden causar una incontinencia temporal.

La incontinencia puede afectar la calidad de vida y a veces lleva a otros problemas de salud. Por ejemplo, muchas personas suelen evitar sus actividades sociales o sexuales al sentir vergüenza por este problema. Otras personas pueden experimentar una pérdida de confianza o depresión como resultado de la incontinencia. La fuga de orina también puede causar irritación de la piel e infecciones. La necesidad frecuente de orinar interfiere con el sueño. Incluso es posible que una persona resbale o se caiga en la orina derramada mientras corre al baño, lo que podría resultar en lesiones.

En muchos casos, la incontinencia se puede controlar e incluso curar. Para lograrlo, usted puede hacer cosas sencillas en su casa. Si ninguna de las siguientes sugerencias resuelve el problema, hable con su médico acerca de otros tratamientos.

No se sienta avergonzado. Su médico ya ha escuchado estos problemas antes.

Hay tres tipos de incontinencia persistente o crónica:

- **La incontinencia de esfuerzo** se refiere a las pequeñas cantidades de orina que se escapan durante ciertas actividades, como ejercicio, tos, risa, estornudo u otros movimientos que aprietan la vejiga. Los ejercicios de Kegel (descritos más adelante en la sección "Tratamientos caseros") a menudo mejoran esta condición.

- **La incontinencia imperiosa** o vejiga hiperactiva ocurre cuando la necesidad de orinar aparece tan rápidamente que usted no tiene tiempo suficiente para llegar al baño.

- **La incontinencia por rebosamiento** es el goteo de orina que ocurre cuando una vejiga débil se llena por completo o, en el caso de los hombres, debido al bloqueo causado por el agrandamiento de próstata.

Tratamientos caseros para la incontinencia

Algunos pequeños cambios efectivos a su estilo de vida o comportamiento son los primeros tratamientos para la incontinencia urinaria. Para muchas personas, estos tratamientos controlan efectivamente el problema.

Los ejercicios de Kegel fortalecen los músculos del piso pélvico. Esto permite un mejor control de la orina y evita escapes. Aprender los ejercicios de Kegel requiere un poco de práctica y paciencia, pudiéndose tardar algunas semanas para notar una mejoría en sus síntomas. Los siguientes pasos describen cómo hacer los ejercicios de Kegel:

1. Primero, encuentre los músculos que impide que orine. Puede hacerlo mientras orina, cortando la salida de líquido repetidamente y dejando salir el resto de orina en una secuencia de chorros. Enfóquese en los músculos que siente al contraer alrededor de la uretra (la abertura para la orina) y el ano (la abertura de los intestinos).

2. Practique apretando estos músculos cuando usted no está orinando. Si el estómago o los glúteos se mueven, no está utilizando los músculos correctos.

3. Contraiga los músculos durante 3 segundos y después relájese durante 3 segundos.

4. Repita el ejercicio de 10 a 15 veces por sesión.

Complete por lo menos 30 ejercicios de Kegel todos los días. Lo práctico de los ejercicios de Kegel es que usted puede hacerlos en cualquier lugar y en cualquier momento. Puede ser durante las propagandas de televisión o cuando está detenido en un semáforo. Nadie sabrá lo que está haciendo.

En caso de incontinencia imperiosa, es útil volver a entrenar la vejiga:

- Practique vaciar la vejiga dos veces cuando orina. Por ejemplo, vacíe su vejiga tanto como sea posible, luego relájese por un minuto, y trate de orinar de nuevo. Esto ayuda a vaciar la vejiga completamente.

- Practique esperando un tiempo determinado antes de orinar. Esto poco a poco vuelve a entrenar la vejiga para no necesitar vaciarse con tanta frecuencia.

- Entrénese para orinar de acuerdo con un horario regular, aproximadamente cada 2 a 4 horas durante el día, así sienta la necesidad de orinar o no. Si usted ahora necesita orinar cada 30 minutos, un buen comienzo sería hacerlo cada 40 minutos y aumentar gradualmente hasta llegar a un período de 2 a 4 horas entre orina y orina.

También hay cambios en el estilo de vida que son útiles para controlar la incontinencia, por ejemplo:

■ Consumir menos bebidas que estimulan la vejiga y la producción de orina, como el alcohol, café, té y otras bebidas que contengan cafeína, puede reducir sus idas al baño.

■ Si tiene sobrepeso, trate de perder peso. Esto puede reducir la presión sobre la vejiga. Los estudios demuestran que una pérdida de solo el 10% del peso corporal mejora los problemas de incontinencia para muchas personas.

■ Usar pañales absorbentes y ropa interior para adultos no cura la incontinencia, pero ayuda a manejar la condición.

Tratamientos y medicamentos para la incontinencia

Si los cambios en su estilo de vida o comportamiento no alivian la incontinencia urinaria, hay otros tratamientos que pueden servir, como medicamentos, un pesario (un anillo delgado y flexible que se puede introducir en la vagina para sostener la zona pélvica) o, en ciertos casos, cirugía. Si tiene incontinencia urinaria, no hace falta que sufra en silencio. Consulte a su médico.

Cuestiones de higiene bucal

Tener una boca sana es importante para la salud en general. Las enfermedades crónicas y los medicamentos pueden empeorar los problemas bucales. Por otra parte, está comprobado que ciertas condiciones bucales, como la inflamación de encías (gingivitis), pueden contribuir a la diabetes, enfermedades coronarias y apoplejías. El mantenimiento de la salud bucal también ayuda a una buena nutrición y a seguir una dieta saludable.

Las siguientes medidas preventivas son importantes para mantener la boca y dientes saludables toda la vida:

1. Use un cepillo de dientes suave o un cepillo eléctrico dos veces por día, al menos dos minutos cada vez. Si tiene problemas para sostenerlo, use un cepillo de mango grande.

2. Use hilo dental por lo menos una vez por día. Le puede resultar aun más fácil si usa un arco de hilo dental. Los irrigadores bucales también resultan útiles.

3. Use dentífrico con flúor para prevenir la caries. Su dentista también le puede recomendar enjuagues de flúor o pastas dentales recetadas para añadir mayor protección contra la descomposición dental.

4. Por lo menos una vez por año (o más frecuentemente, si fuera necesario) programe un turno de examen preventivo y limpieza

Un agradecimiento especial a Andrew D. Sewell, cirujano dental, por su contribución a esta sección.

dental. Pídale al dentista o higienista que le enseñe a cepillarse y a usar el hilo dental apropiadamente.

5. Evite fumar y mascar tabaco, lo cual puede causar cáncer bucal.

6. Si usted tiene dolor de dientes; sensibilidad al calor al frío; encías enrojecidas, inflamadas o sangrantes; bultos en la lengua o mejillas; o sequedad constante de boca, consulte a un dentista inmediatamente. Los anteriores pueden ser signos tempranos de descomposición, infección o incluso cáncer. La detección temprana es muy importante.

7. Si tiene sequedad bucal, consúltelo con el dentista. Hay muchos medicamentos que pueden causar esa condición. Es recomendable que a lo largo del día tome sorbos de agua. El dentista le puede dar más recomendaciones.

■ ■ ■

En este capítulo hemos hablado de las causas comunes de algunos síntomas y emociones que ocurren en personas con condiciones crónicas. Hemos descrito algunas herramientas de la caja de manejo personal que se pueden usar para sobrellevar esos síntomas. Para manejar los síntomas es necesario tomar acción día a día. Aun así, esa frecuencia a veces no es suficiente. Hay ocasiones en que desearía escapar de su entorno y tener "tiempo solo". Ese es el tiempo que le permitirá aclarar la mente y tener una nueva perspectiva. En el próximo capítulo presentaremos diferentes formas de complementar las herramientas de manejo personal presentadas en este capítulo con herramientas del pensamiento. El poder de la mente lo puede ayudar a reducir y prevenir algunos de los síntomas que experimente.

■ ■ ■

Como ya indicamos en este capítulo, el mal uso o abuso de medicamentos con narcóticos para el dolor representa un gran problema. En el apéndice que aparece a continuación, *Unas palabras sobre el uso de opioides*, se ofrece más información sobre los medicamentos con narcóticos. Para acceder a información actualizada sobre los temas tratados en este capítulo (además de los opioides), visite la página del Self-Management Resource Center (Centro de Recursos para el Manejo Personal):

www.selfmanagementresource.com/resources

Apéndice A: Unas palabras sobre el uso de opioides

Dra. Beth Darnall

Hoy por hoy, el uso excesivo de opioides representa un problema. Muchos de ellos son recetados y por lo tanto su uso es legal. Otros son robados o comprados en el mercado callejero, lo cual es ilegal. Debido a que su consumo se ha extendido notoriamente, existen muchos mitos e inexactitudes sobre los opioides. La siguiente información está dirigida a quienes toman opioides recetados o a quienes sepan de alguien que los esté tomando.

Todos sabemos que existen medicamentos para el dolor que contienen opioides, y a muchos de nosotros nos han recetado ese tipo de remedio o sabemos de alguien que los esté tomando (nótese que nos dirigimos a quienes "estén tomando" y no "estén abusando de ellos"). Al igual que otros medicamentos recetados, esta clase de droga es útil pero también puede causar una serie de problemas. Muchas personas que toman opioides legalmente quisieran tomar menos cantidad o ni siquiera tomarlos, pero le temen al dolor, a la abstinencia o incluso a comentarles a los profesionales de la salud su deseo de dejarlos. Los opioides probablemente sean el grupo de drogas menos comprendidas, tanto entre la población general como entre los profesionales de la medicina. El siguiente contenido aclara algunos puntos sobre el uso de opioides recetados.

¿Qué son los medicamentos con opioides para el dolor?

Los medicamentos con opioides son los remedios para el dolor más comúnmente recetados. En los Estados Unidos el consumo medicinal de opioides requiere receta, de manera que no son de venta libre. Algunos ejemplos de opioides por prescripción médica son:

- acetaminofeno/hidrocodona (*Vicodin, Norco*)
- acetaminofeno/oxicodona (*Percocet*)
- oxicodona (*Oxycontin, Roxicodone*)
- oximorfona (*Opana*)
- fentanilo (*Duragesic, Abstral*)
- hidromorfone (*Dilaudid, Exalgo*)

Si bien estos son los más comunes, los médicos también recetan remedios para el dolor sin opioides, aunque estos últimos funcionan de manera diferente. Por ejemplo, atacan los neurotransmisores u otras causas del dolor, como la inflamación; o atacan síntomas que empeoran el dolor, como la falta de sueño, el estrés o la depresión. Todos esos medicamentos no son opioides.

¿Cuál es la utilidad de los opioides?

Los opioides son particularmente útiles para tratar dolores agudos, generalmente resultantes de enfermedades, accidentes o cirugías. Generalmente después de tomar opioides por unos días, el dolor empieza a disminuir y ya no hace falta seguir tomándolos. En muchas ocasiones, el temor al dolor es peor que el dolor mismo. Muchas personas que empezaron a tomar opioides justificadamente temen que aquel dolor agudo que sintieron inmediatamente después de la cirugía o del accidente vuelva; por eso continúan tomándolos. En la mayoría de los casos, cuando se deja de tomar opioides repentinamente, se vuelve a experimentar algo de dolor pero no tan intensamente como el dolor agudo. Ese tipo de dolor se suele controlar con analgésicos de venta libre, como *Tylenol* (acetaminofeno o paracetamol), *Advil* (ibuprofeno), *Aleve* (naproxeno) o, uno de los mejores, la aspirina.

Así como nuestro cuerpo necesita tiempo para curarse, el dolor necesita tiempo para disminuir. Eso no ocurre de golpe. Desafortunadamente muchas personas, incluidos algunos profesionales de la salud, creen que los opioides eliminan el dolor por completo. Cuando muchos de los que los toman notan que eso no ocurre, piden más opioides. Y cuando notan que esa cantidad sigue siendo insuficiente, piden aun más.

Otro problema generado por los opioides es que el cuerpo humano se ajusta a la medicación y se vuelve tolerante a ella. Tolerancia significa que el medicamento funciona con menor eficacia, lo que crea la falsa creencia de que se necesita cada vez más para poder aliviar el dolor (nótese que tolerancia no es lo mismo que adicción). En el pasado, los médicos, en un intento por ayudar a los pacientes que seguían con dolor, continuaban recetándoles opioides en dosis aumentadas. Pero usted ya está al tanto de los riesgos que ello implica; evite caer en esa trampa.

Ya sabemos que tomar altas dosis de opioides no alivian el dolor más efectivamente. Un dato menos conocido es que cuando se toman opioides por varias semanas, el dolor se reduce solo entre un 25% y un 30%. Antes de tomar mayor cantidad de algo que no funciona perfectamente para reducir el dolor, considere otros tratamientos de bajo riesgo, como dormir, terapia física,

ejercicio, mantenerse socialmente activo y relajación. En este libro explicamos cada una de estas efectivas opciones.

¿Por qué es malo el uso de opioides a largo plazo?

El uso de opioides a largo plazo conlleva muchos efectos secundarios, por eso hay tanta preocupación con su consumo. Y cuanto más se siga tomando los opioides, tales efectos empeoran aun más. Algunos de esos problemas son:

- problemas para dormir (recuerde el círculo vicioso de síntomas; la falta de sueño puede aumentar el dolor)

- mal humor / depresión (lo cual puede aumentar el dolor)

- fatiga (¡otro aumentador del dolor!)

- estreñimiento

- bajo nivel de estrógeno en las mujeres y de testosterona en los hombres, lo cual lleva a disminuir el deseo y la capacidad sexual, que a su vez puede causar irritabilidad, cambio de humor y cambios corporales.

Estos efectos secundarios son serios, aunque quizás el más grave sea que, en muchos individuos, el uso de opioides a largo plazo puede causar *más dolor*. La solución no es tomar más opioides sino dejar de tomarlos y tratar el dolor por otros medios.

¿Cómo saber si soy adicto y cuál sería su importancia?

La adicción es una condición que resulta cuando se empieza a tomar una sustancia (como por ejemplo un opioide) y no se puede parar de tomarla aunque se desee hacerlo, ni aunque el

Efectos secundarios del consumo de opioides a largo plazo

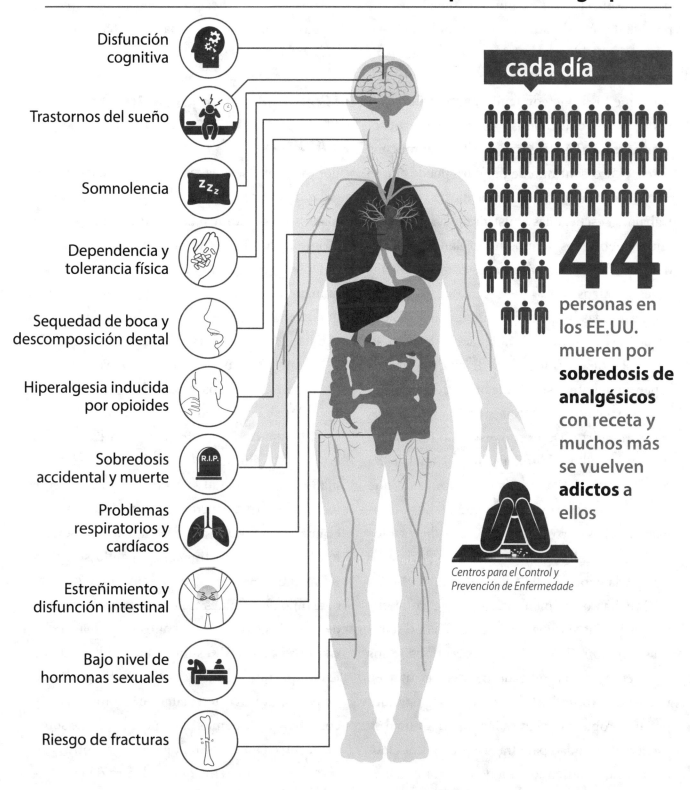

Disfunción cognitiva

Trastornos del sueño

Somnolencia

Dependencia y tolerancia física

Sequedad de boca y descomposición dental

Hiperalgesia inducida por opioides

Sobredosis accidental y muerte

Problemas respiratorios y cardíacos

Estreñimiento y disfunción intestinal

Bajo nivel de hormonas sexuales

Riesgo de fracturas

cada día

44 personas en los EE.UU. mueren por **sobredosis de analgésicos** con receta y muchos más se vuelven **adictos** a ellos

Centros para el Control y Prevención de Enfermedade

uso de esa sustancia tenga muchos efectos negativos en nuestra vida y nuestras relaciones. Es posible llegar a ser adicto a los opioides aunque estos hayan sido recetados por un médico para tratar el dolor. Probablemente la vida de la persona que los tome comience a girar en torno a los opioides; enfocándose solamente en conseguirlos, tomarlos y pensar en ellos. En muchos casos, el uso continuo de opioides puede empezar interfiriendo con la vida diaria, como el trabajo, la escuela, las amistades y la salud. Frecuentemente, los adictos no se dan cuenta del daño que les causa, tanto a ellos como a su familiares y amigos.

Casi todas las personas que toman opioides varias veces por día por varias semanas tendrán síntomas de abstinencia al dejar de tomarlas repentinamente o si se saltean una dosis. *Tener síntomas de abstinencia no significa que la persona sea adicta.* De hecho, estos síntomas son una indicación natural de que el cuerpo ha pasado a depender de los opioides, y de que estos son necesarios para evitar dichos síntomas. Muchas personas que no son adictas a los opioides desean reducir su consumo porque no les agrada depender de ellos.

Muchas otras piensan que no se convertirán en adictas si toman opioides tal como se los prescribieron. Eso no es cierto. Aunque se los tome como se ha indicado pueden resultar en una caída profunda. Empezar a tomar opioides por un problema físico es fácil, pero al final se toma más cantidad para tratar los aspectos emocionales que tal condición genera. También es fácil tomar opioides por un período largo ya que parecen aliviar el estrés y las emociones desagradables, además de poder sentir temor a la abstinencia. Por último, las personas que tienen un historial de adicción al cigarrillo, alcohol o drogas tienen un riesgo mayor de hacerse adictos a los opioides.

¿Cómo puedo dejar de tomar opioides sin tener esos terribles síntomas?

Por lo general se cree que no se puede reducir ni dejar de tomar opioides pues se experimentará más (y peor) dolor o se sufrirá el efecto de la abstinencia. En verdad, los opioides se pueden reducir sin que el dolor aumente, si se lo hace de la manera correcta. Las investigaciones revelan que cuando los opioides se reducen de manera prudente, no se experimenta aumento de dolor y, en muchos casos, *el dolor disminuye.*

Para lograr estos resultados positivos, los opioides se deben reducir *paulatinamente.* Esto se consigue reduciendo pequeñas cantidades en la dosis, durante un largo período. De esa manera se engaña al cuerpo para que no note los cambios que ocurren en la medicación. Así, el cuerpo tendrá tiempo de ajustarse y evitar los síntomas de abstinencia. Cuando se aplica un método leve y paulatino, se puede reducir el consumo de opioides aunque se haya dependido de altas dosis por muchos años. *No intente reducir por su cuenta.* Consulte a su médico para que le indique qué método le conviene. Si su médico no es experto en el tema, llévele la información y consejos que le damos para que investigue sobre los recursos que presentamos en esta y otras lecturas. Este es un tema nuevo dentro de la medicina y no todos los médicos tienen experiencia absoluta. Lo cierto es que todos deben estar al tanto de la nueva información.

Consejos para reducir los opioides

■ **Trabaje junto con su médico.** Coméntele a su médico su deseo de reducir la toma de opioides lentamente y a largo plazo.

■ **Enfóquese en el panorama general.** Considere una demora de al menos tres meses para reducir los opioides en un 50%.

■ **Vaya lentamente.** Dele tiempo al cuerpo para que se ajuste a la reducción de dosis. Está bien si hace pausas en el ritmo de reducción, en caso de que presente síntomas o que el proceso lo estrese demasiado.

■ **Una cosa a la vez.** Durante la reducción de opioides, no haga cambios en otros medicamentos.

■ **Aplique las destrezas de mente y cuerpo todos los días.** Aplique las destrezas de relajación a diario para manejar el temor o estrés que sienta al intentar reducir los opioides (véase las Técnicas de relajación en la página 137). El buen manejo del estrés ayuda a que el dolor no aumente. Recuerde: menos estrés = menos píldoras.

■ **Empiece (o continúe) un programa de ejercicios suaves.** El ejercicio puede ayudar con el manejo del dolor y con la salud en general. Si aún no lo está haciendo, es un buen momento para empezar.

■ **Sea amable consigo mismo y siéntase orgulloso.** Usted está haciendo algo muy importante que beneficiará su salud y bienestar por muchos años.

Algunos comentarios sobre la seguridad con los opioides

Los opioides son peligrosos cuando caen en manos equivocadas, si se combinan con ciertos medicamentos o con alcohol, o si se toman en altas dosis. Para que usted y los demás estén seguros, siga estas recomendaciones:

■ **Guárdelos.** Guarde los opioides en un botiquín cerrado. Así evitará que se los roben o que queden al alcance de niños, parientes o visitas. Recuerde que solo una píldora puede matar a un niño.

■ **Siga la receta que le prescribieron.** Nunca tome más medicamentos con opioides de lo que le recetaron.

■ **Sus medicamentos son únicamente suyos.** Nunca les dé medicamentos con opioides a nadie, no tome la receta que le dieron a otro.

■ **Dígale a su médico** qué otros medicamentos toma.

■ **Si bebe alcohol,** coménteselo a su médico. Su vida puede depender de ello.

Lecturas sugeridas

Para aprender más sobre este tema, le sugerimos que lea *The Dangers of Prescription Opioids and Gain Control over Chronic Pain* [Los peligros de los opioides recetados y el control del dolor crónico], Bull Publishing, Boulder, CO. (Disponible solo en inglés.) Este libro presenta información sobre el consumo de opioides, ofreciéndole al lector un plan concreto para la reducción de dicho consumo. Además incluye un archivo de audio MP3 con ejercicios de relajación, lo cual le ayudará con el dolor y con la reducción de opioides. (Disponible solo en inglés.)

https://www.bullpub.com/less-pain-fewer-pills.html

También disponible en versión Kindle.

Para una lista de lecturas sugeridas, sitios web de interés y otros recursos útiles, visite www.bullpub.com/resources.

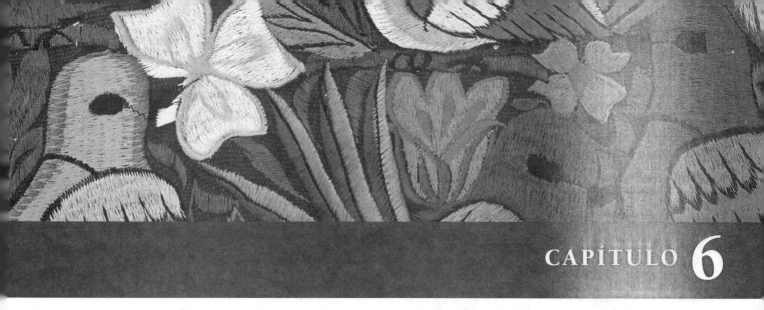

CAPÍTULO 6

Usar la mente para manejar síntomas

*E*XISTE UNA ESTRECHA RELACIÓN entre nuestros pensamientos, actitudes y emociones, y nuestra salud física. Una persona proactiva en el manejo de su condición, una vez dijo: "No siempre es cuestión de voluntad, pero nuestra mente sí importa". Usted debe entender que su cuerpo no es una máquina sin cerebro. Sus pensamientos, sentimientos, estados de ánimo y acciones tienen efectos importantes en la salud. Determinan el inicio de algunas enfermedades, el curso de otras y el manejo de casi todas. Lo que pasa por su mente puede controlar los síntomas, darle felicidad y generar una sensación de bienestar.

Las investigaciones han demostrado que los pensamientos y emociones activan ciertas hormonas u otros químicos que mandan mensajes por el cuerpo y afectan su funcionamiento. Por ejemplo, los pensamientos y emociones pueden alterar el ritmo cardíaco, la presión arterial, la respiración, los niveles de azúcar en la sangre, las reacciones

Un agradecimiento especial al Dr. Rick Seidel por su contribución a este capítulo.

musculares, la concentración, la fertilidad y aun nuestra habilidad para combatir enfermedades.

Toda persona ha experimentado alguna vez la influencia que tiene la mente en el cuerpo y los efectos que causa. Los pensamientos y emociones, tanto agradables como desagradables, hacen que el cuerpo reaccione físicamente de distintas formas. Esta reacción puede manifestarse con la alteración de la frecuencia cardíaca y respiratoria; transpiración (caliente o fría), rubor o llanto. A veces, el simple recuerdo de algún suceso o una imagen puede crear estas reacciones. Por ejemplo, imagínese por un momento que tiene una rodaja de limón bien amarrillo y maduro. Lo tiene cerca de la nariz y huele su aroma cítrico. Ahora lo muerde. ¡Es jugoso! El jugo llena su boca y le chorrea por la barbilla. ¿Qué ocurre? El cuerpo responde. Se le frunce la cara y empieza a salivar, y quizás hasta sienta el aroma del limón. En realidad, no está saboreando ni oliéndolo. Todas estas reacciones se inician en la mente, ya que tenemos grabado en la memoria el efecto del limón.

Este ejemplo demuestra el poder de la mente y sus efectos. También nos da una buena razón para desarrollar técnicas de usar la mente con el objeto de controlar síntomas. Con entrenamiento y práctica podemos aprender a usar la mente para relajar el cuerpo y reducir el estrés, la ansiedad y otros malestares físicos y emocionales. La mente también puede ayudarnos en forma efectiva a controlar el dolor y la falta de aire para respirar, asociados con varias enfermedades crónicas, y aun puede ayudar a que la persona dependa menos de algunos medicamentos. Usted ya cuenta con algunas de las recetas más poderosas; están en la farmacia de su cerebro. En este capítulo describiremos algunas formas

en que usted puede empezar a usar la mente para manejar sus síntomas. Estas formas generalmente se conocen como técnicas "del "pensamiento" o "cognitivas", por estar relacionadas con el uso de nuestros pensamientos y habilidades mentales para provocar cambios en nuestro cuerpo.

Al leer, tenga en cuenta los siguientes principios fundamentales:

- **Los síntomas tienen muchas causas**, lo que significa que hay muchas maneras de manejar la mayoría de ellos. Si usted entiende la naturaleza y las causas de los síntomas, podrá manejarlos mejor. Pero recuerde, la mente no siempre puede triunfar sobre la materia. Usted no es responsable de causar su condición ni de no poder curarla. Sí tiene la responsabilidad de actuar para manejar dicha condición.

- **No todas las técnicas de manejo personal funcionan para todos.** Le toca a usted experimentar y descubrir lo que funciona mejor en su caso. Sea flexible. Esto incluye intentar diversas técnicas y evaluar los resultados para determinar cuál es más útil para cada síntoma y circunstancia. Experimente. No se desanime si no tiene tiempo o energía para probar todo lo que le sugerimos. ¡Ni siquiera los autores podemos practicar todo lo que enseñamos!

- **Aprender nuevas habilidades y aplicarlas apropiadamente llevará tiempo.** Dese varias semanas para practicar antes de decidir si una nueva técnica le funciona o no. Para que cada consejo funcione, debe probarlo. Saber la técnica no es suficiente. Si desea aprender, crecer y estar más sano, debe actuar y correr ciertos riesgos. Debe probar algo diferente. Para aprender hay que realizar nuevas acciones; no solo adquirir información. Si mientras lee este libro se le cruzan pensamientos como "eso ya lo sé" o "esto es demasiado fácil y no puede funcionar", no descarte lo que ha leído. Saber algo y ponerlo en práctica diariamente son dos cosas totalmente distintas.

■ **Algunas de estas técnicas le parecen simples, repetitivas o inútiles.** No se preocupe; no a todos nos gustan las mismas galletas, pero eso no significa que no nos guste ninguna galleta. Las herramientas presentadas en este capítulo son como galletas. Algunas le gustarán y otras no. Elija alguna. Si no le gusta, pruebe con otra.

■ **No se dé por vencido fácilmente.** Al igual que con el ejercicio y otras nuevas habilidades, el utilizar la mente para manejar su condición de salud requiere práctica y tiempo antes de notar beneficios. Por lo tanto, aunque sienta que no está logrando nada, no se rinda. Al final del camino tendrá un motivo para agradecer el esfuerzo que está haciendo ahora.

■ **Estas técnicas no deben tener efectos negativos.** Si usted se asusta, enoja o deprime cuando utiliza alguna de estas técnicas, no siga utilizándola. Pruebe con otra.

■ **Estas técnicas fueron desarrolladas para utilizarse junto con los tratamientos médicos regulares.** Por suerte, usted no debe elegir entre medicamentos y conexión mente-cuerpo. Puede usar ambas cosas si lo desea. Las técnicas de mente-cuerpo que describimos aquí pueden mejorar la eficacia de los medicamentos apropiados y de otros tratamientos.

Generalmente, las técnicas de mente-cuerpo son seguras. No tienen efectos secundarios negativos ni causan reacciones adversas. Tampoco presentan riesgo de sobredosis. Los "efectos secundarios" más comunes son un sentido positivo de bienestar, aumento de la seguridad en sí mismo, mejor humor y por lo general mejor dormir. Como las técnicas de mente-cuerpo requieren un aprendizaje y práctica, los beneficios suelen ser duraderos. Eso se debe a que los puede aplicar de manera segura, cada vez que le haga falta, por el resto de su vida. En el caso de usar medicamentos, la mejoría puede parar en cuanto usted deje de tomarlos. Las herramientas descritas en este capítulo le darán mayor control sobre su situación.

Técnicas de relajación

La relajación requiere la utilización de técnicas de pensamiento para reducir o eliminar tanto la tensión corporal como la mental. El resultado suele ser una mejoría en el dormir y menos estrés, dolor y problemas para respirar.

La relajación no lo cura todo pero puede ser una parte importante del plan de tratamiento.

Existen diferentes técnicas de relajación. Cada una tiene instrucciones y aplicaciones específicos. Algunas son para conseguir relajación muscular mientras que otras se enfocan en disminuir la ansiedad y el estrés emocional, o en desviar la atención. Todas ellas ayudan en el manejo de los síntomas.

Para cada persona, la palabra "relajación" tiene un significado diferente, porque la manera de relajarse es diferente en cada individuo. Por ejemplo, para lograrla podemos caminar, ver televisión, oír música, tejer, coser o trabajar en el jardín. Esas pueden ser buenas estrategias de relajación, pero usted también puede aprender otras estrategias específicas para calmar la mente y disminuir los síntomas. En las próximas secciones hablaremos de actividades diarias que puede realizar para relajarse, además de técnicas comprobadas y confiables para el mismo propósito.

Actividades placenteras

Ciertos tipos de relajación son tan fáciles, naturales y efectivos que no se los suele considerar como 'técnicas" de relajación. Disfrutar de los sentidos puede ser relajante y restaurador. Considere incluir algunas de estas actividades placenteras en su rutina semanal:

- Tome una siesta o un baño caliente y relajante.
- Póngase cómodo y lea un libro o escuche música suave.
- Mire una película divertida.
- Haga un avión de papel y láncelo por la habitación.
- Hágase dar un masaje (o déselo usted a alguien).
- Disfrute de una copa de vino de vez en cuando o saboree una taza de té.

- Cultive un pequeño jardín o plante plantas de interior.
- Haga manualidades, como tejer, alfarería o carpintería.
- Mire su programa de TV favorito.
- Escuche un podcast interesante.
- Lea un poema o una lectura inspiradora.
- Salga a pasear.
- Empiece una colección (monedas, arte indígena, conchas o miniaturas).
- Escuche su música favorita o sonidos naturales (el viento, el agua, el crepitar de la madera en el fuego, el trino de los pájaros, etc.)
- Cante o baile por casa.
- Haga bolitas de papel y use un cesto como si fuera un aro de baloncesto.
- Observe el agua (en el mar, un lago, un arroyo o una fuente).
- Observe las nubes o las estrellas.
- Apoye la cabeza en la mesa y cierre los ojos por 5 minutos.
- Frótese las manos hasta que estén calientes y luego póngaselas sobre los ojos cerrados.
- Sacuda vigorosamente las manos y los brazos durante 10 segundos.
- Llame a un amigo o pariente para conversar.
- Sonríe y preséntese a otra persona que no conozca.
- Haga algo agradable e inesperado por otra persona.

- Juegue con una mascota.

- Imagine que se va de vacaciones a un lugar que le guste.

¿Nos hemos olvidado de incluir otras actividades placenteras? ¡No hay problema! Usted puede agregarlas a la lista.

Terapia natural

Si usted vive en la ciudad o pasa la mayor parte del tiempo a puertas cerradas, es posible que tenga el "trastorno de déficit de naturaleza". Para su tranquilidad le informamos que usted mismo puede curar esa condición. Lo único que tiene que hacer es salir al aire libre. Por miles de años se ha recomendado que para curarnos debemos exponernos a ambientes naturales. Evite la luz artificial, no pase tanto tiempo frente a la pantalla de la computadora o la televisión. Guarde el teléfono en el bolsillo... y salga. Un paseo corto por el parque o una visita más larga a algún hermoso lugar al aire libre puede reponer su mente y su cuerpo.

Si observa con atención, casi todos los lugares al aire libre tienen algo interesante o bonito. Algo tan pequeño como un diente de león brotando de una grieta en la vereda puede resultar estimulante. También puede llevar la naturaleza a puertas cerradas, con plantas, mascotas, peceras, una colección de piedras o fragancias de pino. Cuelgue un comedero para pájaros en la ventana o vaya a la biblioteca y saque un libro de fotos de la naturaleza. Visite sitios web con historias y fotos de la naturaleza. Solo unos minutos jugando o acariciando a una mascota pueden bajarle la presión arterial o calmar su mente.

Herramientas de manejo personal para la relajación

A continuación damos unos consejos generales para aplicar las técnicas de relajación:

- **Elija un lugar tranquilo y una hora** en que nadie lo moleste por lo menos durante 15 o 20 minutos. (Si eso le parece mucho, empiece con 5 minutos. A propósito, en muchas casas, el único lugar tranquilo es el baño. Ese también es un buen lugar.)

- **Pruebe practicar la técnica una o dos veces por día, o día por medio.**

- **No realice técnicas de relajación que incluyan concentración mientras maneja o realiza actividades que requieran atención.**

- **No espere milagros.** Con ciertas técnicas puede notar cambios rápidos mientras que con otras necesitará varias semanas de práctica para notar beneficios.

- **La relajación debe ser útil.** En el peor de los casos le puede resultar aburrida, pero si en cambio siente que es desagradable o que lo pone nervioso o ansioso, cambie a otra de las herramientas para manejar síntomas que se presentan en este capítulo.

En las siguientes secciones aprenderá varias técnicas que puede usar a diario para tranquilizar la mente y el cuerpo.

Reconocimiento del cuerpo

Para relajar los músculos hay que aprender a reconocer el cuerpo y detectar en qué áreas está tenso. Así se podrá liberar la tensión. El primer paso es saber la diferencia entre la sensación de tensión y la sensación de relajación.

Este ejercicio de reconocimiento del cuerpo le enseñará a comparar esas sensaciones y, con un poco de práctica, a ubicar el punto de tensión en cualquier parte del cuerpo y a liberarla. La mejor posición para hacer un reconocimiento del cuerpo es estar acostado boca arriba, pero usted puede elegir la posición que le resulte más cómoda. En la página 167 figura una guía para el reconocimiento del cuerpo; siga los pasos para identificar las partes del cuerpo que tenga tensas.

Respuesta de relajación

El doctor Herbert Benson estudió lo que él llamaba "respuesta de relajación". Según su teoría, nuestro cuerpo tiene varios estados naturales. Quizás usted haya oído hablar del instinto de "luchar o huir". Cuando nos enfrentamos a un gran peligro, el cuerpo se pone tenso; al pasar el peligro, tiende a relajarse. Esa es la respuesta de relajación. A medida que nuestra vida se vuelve más agitada, nuestro cuerpo tiende a permanecer tenso por períodos más largos. Y nosotros tendemos a perder la capacidad de relajarnos. El aprendizaje de indicarle al cuerpo que debe iniciar una respuesta de relajación puede ayudar a cambiar esta situación.

Para crear una respuesta de relajación, empiece por buscar un lugar tranquilo donde no haya distracciones. Elija una posición cómoda que pueda mantener por lo menos durante 20 minutos.

Ahora enfóquese en los siguientes pasos:

- Cierre los ojos.
- Relaje los músculos, empezando por los pies y subiendo lentamente hasta llegar a la cabeza.

- Inhale por la nariz. Note su respiración. Piense en una palabra, objeto o sensación placentera. Por ejemplo, repita una palabra o sonido (como la palabra "uno"), contemple un símbolo (como por ejemplo una flor) o concéntrese en una sensación (por ejemplo, de paz). Al exhalar por la boca, dígase esa palabra sin pronunciarla. Concéntrese en esa palabra, sonido o símbolo.

- Mientras respira mantenga una actitud pasiva y deje que la relajación ocurra naturalmente, sin forzarla. Si surgen pensamientos, sentimientos o imágenes que lo distraigan, nótelos. Luego déjelos pasar volviendo a enfocarse de a poco en la respiración y repetición de la palabra que eligió. No se preocupe si no adquiere un estado de relajación profunda. Ya ocurrirá.

- Practique esta técnica de relajación entre 10 y 20 minutos. Puede abrir los ojos para controlar el tiempo pero no use ninguna alarma. Al terminar, quédese sentado y quieto por unos minutos, manteniendo los ojos cerrados durante los primeros minutos. No se pare por un rato.

Reflejo de aquietarse

Esta técnica fue desarrollada por un médico llamado Charles Stroebel. Le ayudará a hacer frente al estrés a corto plazo, tales como las ganas de comer o fumar. También le puede servir para evitar reacciones como los ataques de rabia al conducir un vehículo y manejar las molestias de la vida diaria. Le aliviará la tensión muscular, el apretamiento de mandíbula y la tendencia a contener la respiración.

Puede practicar el reflejo de aquietarse varias veces al día, cada vez que se sienta estresado.

Guión de reconocimiento del cuerpo

A medida que usted se pone en una postura cómoda, permita que su cuerpo se hunda de manera cómoda en la superficie debajo de usted, que se sienta pesado, quizás pueda comenzar a cerrar los ojos gradualmente… En este momento, preste atención a su forma de respirar… Inhale, dejando que el aire vaya gradualmente hasta su abdomen, y luego exhale… Y de nuevo, inhale… y exhale… notando el ritmo natural de su respiración…

Ahora permita que su atención se enfoque en sus pies. Empezando por los dedos de sus pies, intente notar cualquier sensación que esté ahí: calor, frío, lo que sea que encuentre… simplemente siéntalo. Usando las imágenes en su mente, imagine que a medida que inhala, el aire llega hasta los dedos de sus pies, refrescándolos… Y ahora note las sensaciones en otras partes de sus pies. No juzgue o piense en lo que está sintiendo, pero simplemente sea consciente de la experiencia de sus pies a medida que se permite a usted mismo estar sujeto solo por la superficie debajo de usted…

Lo siguiente es enfocarse en la parte inferior de sus piernas y sus rodillas. Estos músculos y articulaciones hacen mucho trabajo para nosotros, pero a menudo no les damos la atención que merecen. Así que ahora inhale hasta que el aire llegue a sus rodillas, pantorrillas y tobillos, y tome nota de las sensaciones que aparecen… Intente quedarse con esas sensaciones… inhale de nuevo, y al exhalar, suelte la tensión y el estrés permitiendo que los músculos se relajen y se ablanden…

Ahora preste atención a los músculos, huesos y articulaciones de sus muslos, glúteos y caderas… Inhale hasta que el aire llegue a la parte superior de sus piernas y tome nota de cualquier sensación que experimente. Puede ser calor, frío, una sensación de pesadez o de ligereza. Puede notar el contacto con la superficie que está debajo de usted, o quizás note el pulso de su sangre. Haya lo que haya ahí… lo que importa es que está usted tomando tiempo para aprender a relajarse… cada vez más profundamente, a medida que respira… inhalando… y exhalando.

Ponga su atención en su espalda y pecho. Sienta cómo el aire llena el abdomen y el pecho… notando cualquier sensación que haya ahí… sin juzgar ni pensar, sino simplemente observando lo que hay en ese lugar ahora mismo. Permitiendo que el aire fresco nutra los músculos, huesos y articulaciones a medida que inhale, y luego exhale cualquier tensión y estrés.

Ahora enfóquese en el cuello, los hombros, los brazos y las manos. Inhale, el aire pasa a través del cuello y los hombros, hasta llegar hasta la punta de los dedos de las manos. No intente demasiado relajarse, sino que está intentando darse cuenta de lo que siente en estas partes de su cuerpo en este momento…

Vuelva su atención en su cara y cabeza, y fíjese en lo que siente comenzando por la parte posterior de la cabeza, subiendo por su cuero cabelludo hasta llegar a su frente… Dese cuenta de las sensaciones en y alrededor de los ojos, y bajando por sus mejillas hasta la mandíbula … Continúe permitiendo que sus músculos se liberen y ablanden a medida que usted inhala el aire fresco, y permite que la tensión y el estrés se liberen cuando exhala…

A medida que usted "bebe" aire fresco, permite que corra por su cuerpo, desde las plantas de los pies, hacia arriba por todo su cuerpo, hasta llegar a la punta de su cabeza… y luego exhale toda la tensión y el estrés que quede… y ahora tome unos momentos para disfrutar de la calma mientras inhala… y exhala… Despierto, relajado y calmado…

Y ahora, al terminar el reconocimiento del cuerpo, vuelva a este cuarto, trayendo con usted todas las sensaciones de relajación… comodidad… paz, lo que sea que traiga… sabiendo que usted puede repetir este ejercicio en cualquier momento y lugar apropiados que usted elija … Y cuando esté usted listo, abra los ojos.

▶ Para comprar el CD *Relajación para la mente y el cuerpo*, visite la página de internet www.bullpub.com/catalog/relajacion-para
-la-mente-y-el-cuerpo.

Lo puede hacer con los ojos abiertos o cerrados. Para practicar esta técnica, siga estos pasos:

1. Sea consciente de lo que está molestando: una llamada telefónica, un comentario despectivo, el deseo de fumar, un pensamiento preocupante, etcétera.

2. Repítase a sí mismo la frase, "mente alerta, cuerpo tranquilo".

3. Sonría para sus adentros con los ojos y la boca. Esto evita que los músculos faciales hagan una expresión de miedo o enojo. La sonrisa interior es un sentimiento que experimentamos pero que no puede ser visto por los demás.

4. Inhale lentamente a la cuenta de 3, imaginando que el aliento entra por la parte inferior de sus pies. Luego, exhale lentamente. Sienta que su respiración se mueve hacia abajo hasta las piernas y sale a través de sus pies. Deje que la mandíbula, lengua y músculos de los hombros se relajen.

Practicando esto durante varios meses, el reflejo de aquietarse se convertirá en una habilidad automática. ¡Y solo le tomará segundos lograrlo!

La atención plena

La atención plena consiste simplemente en mantener su atención en el momento presente, sin juzgarlo como feliz o triste, o como bueno o malo. Nos anima a vivir cada momento, incluso los dolorosos, tan plena y conscientemente como sea posible. La atención plena es más que una técnica de relajación; es una actitud ante la vida. Es una forma de observar con calma y conciencia y aceptar lo que está sucediendo, momento a momento.

Esto puede parecer bastante simple, pero nuestra mente inquieta y nuestra tendencia a juzgar hacen que sea sorprendentemente difícil. Igual que un mono inquieto salta de rama en rama, nuestra mente también salta de un pensamiento a otro.

Al practicar la atención plena, la mente se enfoca en el momento presente. El "objetivo" de la atención plena es simplemente observar, sin ninguna intención de cambiar o mejorar nada. Pero con la práctica, la persona sí cambia positivamente. Observar y aceptar la vida tal como es, con todos sus placeres, dolores, frustraciones, decepciones e inseguridades, a menudo le permite estar más tranquilo y más seguro, y tener más capacidad de enfrentar lo que venga.

Para practicar la atención plena correctamente, siga estos pasos:

- Siéntese cómodamente en el piso o en una silla con la espalda, cuello y cabeza rectos pero no rígidos.

- Concéntrese en una sola cosa, como su respiración. Enfoque su atención en la sensación del aire que entra y sale lentamente de la nariz con cada respiración. No trate de controlar la respiración acelerándola o retardándola. Solo observe cómo es.

- Incluso cuando usted decida mantener su atención en la respiración, su mente pronto se desviará. Cuando esto ocurra, observe adónde fue su mente: tal vez a un recuerdo, una preocupación sobre el futuro, un dolor corporal o una sensación de impaciencia. Luego vuelva a poner lentamente su atención en la respiración.

- Use la respiración como un ancla. Cada vez que un pensamiento o sentimiento surja, reconózcalo por un momento. No lo analice ni lo juzgue. Solo obsérvelo y vuelva a poner atención en la respiración.

■ Suelte cualquier pensamiento sobre la obligación de ir a alguna parte, o que algo especial tiene que suceder. Solo siga conectando momentos de la atención plena, respiración por respiración.

■ Al principio, practique esto por cinco minutos, o incluso un minuto por vez. Es posible que desee ampliar gradualmente el tiempo hasta diez, veinte o treinta minutos.

Debido a que la práctica de la atención plena es simplemente la práctica de la conciencia de momento a momento, se puede aplicar con cualquier actividad: comer, bañarse, trabajar, hablar, hacer mandados o jugar con sus hijos.

Por ejemplo, ¿cuántas veces se ha bañado en toda su vida? ¿Y cuántas veces después de haberse bañado notó lo agradable que es sentir la toalla en la piel mientras se seca? La próxima vez que se bañe establezca ese acercamiento con su toalla. Dedíquese un minuto a sentir la toalla, los diferentes movimientos que hace sobre su piel y las distintas sensaciones que experimenta. También puede probar saboreando la comida. ¿Qué aspecto tiene? ¿Cómo huele? ¿Cómo se siente en la boca? Note el impulso que siente para pasar de un bocado a otro, pero manténgase en el presente con el bocado que aún tiene en la boca. La atención plena no requiere tiempo extra. Muchas investigaciones han demostrado los beneficios de la práctica de la atención plena para reducir el estrés, aliviar el dolor, mejorar la concentración y aliviar una variedad de otros síntomas.

Imágenes

Usted puede pensar que "la imaginación" queda en la mente. Sin embargo, los pensamientos, palabras e imágenes que fluyen de su imaginación pueden tener efectos reales en su cuerpo. Su cerebro a menudo no puede distinguir si usted se está imaginando algo o si realmente está sucediendo. Tal vez usted ha experimentado un ritmo cardíaco acelerado, respiración rápida o tensión en los músculos del cuello mientras mira una película de suspenso. Estas sensaciones fueron producidas por las imágenes y los sonidos de la película. De la misma manera, durante un sueño, su cuerpo respondió con miedo, alegría, ira o tristeza, todo provocado por su imaginación. Si cierra los ojos y se imagina vívidamente al lado de una piscina quieta o relajándose en la playa cálida, su cuerpo responde en cierto grado como si estuviera realmente allí.

Las imágenes guiadas y la visualización son técnicas que le permiten usar su imaginación para aliviar síntomas. Eso se logra utilizando imágenes curativas y sugerencias.

Imágenes guiadas

Esta herramienta es como una guía para soñar despierto. Las imágenes guiadas desvían su mente de los síntomas para transportarlo a otro tiempo y lugar. Usted podrá imaginarse a sí mismo en un ambiente placentero y lograr una relajación profunda.

Con las imágenes guiadas, usted enfoca la mente en una imagen concreta. Puede pensar en una cascada, en un día fresco de otoño o en su playa favorita. Luego agregará otros sentidos (olores, sabores y sonidos) para que esa imagen sea más vívida y energizante.

Algunas personas pueden visualizar muy fácilmente y pueden ver las imágenes con el "ojo de su mente". Pero si las imágenes que usted percibe no son tan reales como las escenas de una gran película, no se preocupe. Es normal que la intensidad de las imágenes varíe. Lo importante es centrarse en tantos detalles como sean posibles y reforzar las imágenes mediante el uso de todos sus sentidos. Agregar música real de fondo también puede aumentar el impacto de la imagen guiada.

Al utilizar esta técnica usted está completamente en control. Es el director de la película y puede proyectar cualquier pensamiento o sentimiento que desee en su pantalla mental. Si no le gusta alguna imagen, pensamiento o sentimiento en particular, puede redirigir su mente a algo más cómodo. También puede utilizar otras imágenes para deshacerse de los pensamientos desagradables (por ejemplo, puede ponerlos en una balsa y verlos como se alejan flotando, barrerlos a la basura con una escoba grande o borrarlos con una goma gigante), o en cualquier momento puede abrir los ojos y dejar de hacer el ejercicio.

Los guiones para la relajación por imágenes guiadas presentados en las páginas 172 y 173 pueden ayudarlo a tomar este paseo mental. Para lograrlos, siga los siguientes pasos:

■ Lea el guion varias veces para familiarizarse. Luego siéntese o recuéstese en un lugar tranquilo e intente reproducir la escena en su mente. El guion se debe completar entre 15 y 20 minutos.

■ Pídale a un miembro de la familia o amigo que le lea el guion lentamente, haciendo pausas de 10 segundos cuando aparezcan los puntos suspensivos (...).

■ Grábese o grabe a alguien leyendo el guion, y escúchelo cuando le resulte conveniente.

■ Use alguna grabación preexistente (en cualquier formato) que contenga un guion de imágenes guiadas similar (véase ejemplos en la sección "Técnicas de relajación / Visualización de imágenes guiadas" del sitio www.bullpub.com/resources).

■ Puede corregir o modificar el guion para adaptarlo a su viaje imaginario.

Visualización

La técnica de visualización es similar a la relajación por imágenes guiadas. La visualización le permite crear sus propias imágenes, lo cual es diferente de las imágenes guiadas, en donde las imágenes se le sugieren. Esta es otra manera de usar la imaginación para verse a sí mismo de la manera que desee hacerlo, haciendo lo que le gusta hacer. Todos nosotros utilizamos una forma de visualización cada día sin darnos cuenta. Por ejemplo, cuando soñamos, nos preocupamos, leemos un libro o escuchamos un cuento. En todas estas actividades la mente nos crea imágenes que podemos ver. También usamos visualización a propósito cuando hacemos planes para el día, teniendo en cuenta los posibles resultados de una decisión que tomamos o cuando necesitamos ensayar para un evento o actividad. La visualización puede hacerse de diferentes maneras, tomando el tiempo que usted crea necesario o mientras realiza otras actividades. No intente la visualización mientras conduce o realiza otras actividades que requieren mucha atención.

Una manera de utilizar la visualización para manejar los síntomas es recordar escenas placenteras y agradables del pasado, o crear nuevas escenas en su mente. Para practicar la visualización trate de recordar cada detalle de una situación que le traiga alegría, como una fiesta u ocasión especial: ¿Quién estuvo presente?, ¿qué sucedió?, ¿de qué hablaron? Puede aplicar este mismo concepto para recordar unas vacaciones u otro evento memorable y placentero.

También puede usar la visualización para hacer planes de un evento en el futuro: algo que desea realizar o un sueño que desearía cumplir. Por ejemplo, ¿cómo gastaría un millón de dólares?, ¿cómo sería su cita romántica ideal?, ¿cómo sería su casa o jardín favorito?, ¿adónde iría y qué haría en las vacaciones de sus sueños?

Otra forma de visualización implica usar la mente para pensar en símbolos que representan malestares físicos, como el dolor en diferentes partes de su cuerpo. Por ejemplo, una articulación adolorida puede estar representada por el color rojo. El pecho cerrado y la dificultad para respirar pueden estar representados por una banda elástica alrededor del tórax. Después de formar estas imágenes, usted trata de cambiarlas.

Imagine que el color rojo puede empieza a perder su intensidad hasta que desaparezca, o la banda elástica puede empezar a estirarse hasta que se caiga. Estas nuevas imágenes causan que cambie su percepción del dolor o malestar que tenga,

La visualización puede aumentar la confianza y es una técnica que le puede ayudar a establecer y alcanzar sus metas personales (véase el capítulo 2, *Convertirse en una persona proactiva en el manejo personal de su salud*). Por esa razón, después de establecer su plan de acción semanal, tome unos minutos para imaginarse a usted mismo haciendo lo planeado, como caminar, hacer ejercicio o tomar los medicamentos a la hora indicada. Así estará ensayando mentalmente cada paso que necesita dar para alcanzar sus objetivos.

Imágenes para diferentes condiciones

Usted tiene la capacidad de crear imágenes especiales para manejar síntomas o enfermedades específicas. Use una imagen fuerte, significativa y vívida. Si es posible, use todos los sentidos para crearla. No hace falta que sea exacta para que funcione. Simplemente use su imaginación y confíe en sí mismo. Estos son algunos ejemplos de imágenes útiles:

Para la tensión y el estrés

Una cuerda tiesa y retorcida que se desenrosca lentamente.

La cera que se ablanda y se derrite.

La tensión que se arremolina fuera de su cuerpo y drena hacia abajo.

Para curación de cortes y lesiones

El yeso que cubre una abertura en la pared.

Las células y las fibras que se pegan con pegamento muy fuerte.

Un zapato que se ata apretadamente.

Las piezas de rompecabezas que se unen.

Para las arterias y enfermedades cardíacas

Un camión de plomería en miniatura que recorre rápidamente las arterias y limpia las tuberías obstruidas.

Guión de imágenes guiadas: un paseo por el campo

Está usted dándose un poco de tiempo para silenciar su mente y su cuerpo. Permítase instalarse cómodamente, dondequiera que esté ahora mismo. Si lo desea, puede cerrar los ojos. Inhale profundamente, a través de la nariz, expandiendo su abdomen y llenando sus pulmones; y frunciendo los labios, exhale por la boca muy despacio y por completo, dejando que su cuerpo se hunda de forma pesada en la superficie debajo de usted…

Una vez más, inhale por la nariz y hasta que el aire llegue a su abdomen, y luego exhale despacio por los labio fruncidos, dejando que se vaya la tensión, dejando que se vaya cualquier cosa que tenga en su mente en este momento y simplemente permitiéndose estar presente en el momento…

Imagínese a usted mismo paseando por un camino de campo tranquilo. El sol le calienta la espalda con delicadeza… los pájaros cantan… el aire está calmado y perfumado…

Sin necesidad de darse prisa, usted nota que la forma en que está caminando es relajada y fácil. A medida que sigue caminando de esta forma, dándose cuenta de sus alrededores, se topa con una verja vieja. Tiene una pinta apetecible, y usted decide seguir por el camino que atraviesa la verja. La verja chirría cuando la abre y entra.

Se encuentra en un jardín viejo, frondoso y descuidado con flores creciendo donde se ha plantado sola la semilla, las vides trepando encima de árboles caídos, hierbas verdes, salvajes y suaves, árboles que dan sombra.

Note como usted respira profundo… oliendo las flores… escuchando los pájaros y los insectos… sintiendo la suave brisa fresca sobre su piel. Todos sus sentidos están alerta y responden con placer a este lugar y momento tranquilo…

Cuando esté listo para seguir, sin prisa siga el camino detrás del jardín y al final llega a una zona más boscosa. A medida que entra en esta zona, sus ojos encuentran descanso en los árboles y las plantas. La luz del sol se filtra entre las hojas. El aire se siente suave y un poco más fresco… Saborea la fragancia de los árboles y de la tierra… y gradualmente comienza a darse cuenta del sonido de un río cercano. Tomando una pausa, se permite a sí mismo asimilar las vistas y los sonidos, y cómo de refrescado se siente…

Sigue usted por el camino durante un rato y llega a un río. Está claro y limpio y fluye por encima de las rocas y algunos troncos caídos. Usted sigue el camino al lado del arroyo y después de un rato sale a un claro lleno de sol, donde descubre una pequeña cascada que se vacía a un tranquilo estanque de agua.

Usted encuentra un lugar cómodo para sentarse un rato, un nicho perfecto donde se puede sentir completamente relajado.

Usted se siente bien permitiéndose disfrutar del calor y la soledad en este lugar tan apacible…

Después de un rato, se da cuenta de que es hora de regresar. Se levanta y camina de vuelta por el camino de forma relajada y cómoda, atravesando el bosque fresco y fragante, saliendo de nuevo al jardín lleno de sol y frondoso… olfatea por última vez las flores, y sale por la verja que chirría.

Sale de este lugar de retiro de momento y vuelve al camino. Nota que se siente calmado y descansado. Se siente agradecido y recuerda que puede visitar este lugar especial siempre que quiera tomar un poco de tiempo para refrescarse y renovar su energía.

Y ahora, mientras se prepara para cerrar este periodo de relajación, puede que quiera tomar un momento e imaginar que se lleva esta experiencia de calma y frescor con usted en las actividades diarias de su vida… Y cuando esté listo, respire profundamente y abra los ojos.

Guión de imágenes guiadas: un paseo por la playa

Empiece por ponerse en una postura cómoda, bien sea sentado o tumbado. Afloje la ropa apretada para permitir estar tan cómodo como sea posible. No cruce las piernas y permita que sus manos descansen a sus lados o encima de su regazo. Si está incluso un poquito incómodo muévase a una posición más cómoda.

Cuando esté listo, puede permitir que sus ojos se cierren gradualmente y preste atención a su respiración. Permita que su abdomen se expanda mientras inhala, trayendo aire fresco para nutrir su cuerpo. Y luego exhale. Note el ritmo de su respiración: dentro… y fuera… sin intentar controlarlo de ninguna manera. Sencillamente atienda al ritmo natural de su respiración…

Y ahora use su imaginación e imagine que está de pie en una playa preciosa. El cielo es azul brillante, y mientras que unas nubes esponjosas y blancas flotan, se empapa de los preciosos colores… La temperatura no es demasiado calurosa ni demasiado fría. El sol brilla, y usted cierra los ojos, permitiendo que el calor del sol le inunde… Nota como una ligera brisa le acaricia la cara, el complemento perfecto para la luz del sol.

Entonces se da usted la vuelta y comienza a mirar la inmensidad del océano… Se da cuenta del sonido de las olas en la orilla… Nota la firmeza de la arena mojada debajo de sus pies… quizás decida quitarse los zapatos, puede disfrutar de la sensación de estar sobre la arena fresca y mojada … quizás permita que el oleaje acaricie sus pies, o quizás se pare justo para que no le alcance…

En la distancia oye unas gaviotas llamándose entre ellas y al mirar ve como vuelan por el aire con elegancia. Y mientras que está ahí parado, se da cuenta lo fácil que es estar ahí, quizás sintiendo el relajo, la comodidad o la paz , cualquiera de las sensaciones que encuentre ahí…

Ahora camine por la orilla. Dé la vuelta y comience a pasear informalmente a lo largo de la playa, disfrutando de los sonidos de las olas, el calor del sol, y el suave masaje de la brisa. A medida que se mueve, lentamente, su paso se vuelve más ligero, más fácil… usted nota la fragancia del océano… pausa para sentir la frescura del aire… Y luego continúa caminando, disfrutando de la paz del lugar.

Después de un tiempo, decide descansar un rato, y encuentra un lugar cómodo para sentarse o tumbarse… y simplemente permitirse tomar el tiempo que quiera para disfrutar de este lugar especial…

Y ahora, cuando se sienta listo para volver, se levanta y comienza a caminar de nuevo en la playa, de una forma cómoda y pausada, llevándose con usted todas las sensaciones de relajo, comodidad, paz y alegría: las que sea que encuentre… Notando cómo de fácil es estar aquí. Volviendo hasta que llegue al lugar donde comenzó a caminar…

Y ahora toma una pausa para dar un último vistazo a todo lo que hay a su alrededor. Disfrutando de los vivos colores del cielo y del mar… El suave sonido de las olas que rompen en la orilla. El calor del sol, el frescor de la brisa…

Y mientras que se prepara para dejar este lugar especial, llevándose cualquier sensación de alegría, relajación, comodidad, paz, lo que sea que haya allí. Sabiendo que puede usted volver en cualquier momento apropiado que usted elija.

Y ahora vuelva su conciencia de nuevo a esta habitación, enfóquese en su respiración… dentro y fuera… Tome aliento unas cuantas veces más… y cuando esté listo, abra los ojos.

El agua que fluye libremente a través de un río ancho y abierto.

El equipo de una canoa pequeña que rema con facilidad y eficiencia, arrastrando la canoa delgada a través de la superficie del agua tranquila.

Para el asma y la enfermedad pulmonar

Las pequeñas bandas elásticas de goma que aprietan las vías respiratorias y se abren de golpe.

Una aspiradora que succiona suavemente el moco de las vías respiratorias.

Las olas que suben y bajan con calma en la superficie del océano.

Para la diabetes

Las llaves pequeñas de insulina que abren las puertas a las células hambrientas y permiten que entre el azúcar nutritivo de la sangre.

Suena una alarma, y un páncreas dormido se despierta con el olor del café recién hecho.

Para el cáncer

Un tiburón que se come las células cancerosas.

Los tumores que se marchitan como pasas al calor del sol y luego se evaporan por completo en el aire.

El grifo que controla el suministro de sangre al tumor se apaga, y las células cancerosas se mueren de hambre.

La radioterapia o quimioterapia que entra en su cuerpo, como los rayos curativos de luz, y destruye las células cancerosas.

Para las infecciones

Los glóbulos blancos con sus sirenas y luces intermitentes rojas que detienen y encarcelan a los gérmenes dañinos.

Un ejército equipado con poderosos misiles de antibióticos que ataca a los microbios enemigos.

Una llama fuerte que ahuyenta a los gérmenes de su cuerpo.

Para un sistema inmunológico debilitado

Los glóbulos blancos dormidos y lentos que se despiertan, se ponen la armadura protectora y entran en la lucha contra el virus.

Los glóbulos blancos que se multiplican rápidamente, como millones de semillas que brotan de una sola vaina madura.

Para un sistema inmunológico hiperactivo (alergias, artritis, psoriasis, etcétera)

Las células inmunes que están excesivamente alertas en la estación de bomberos se sienten seguras de que los alérgenos hayan provocado una falsa alarma, y vuelven a jugar al póquer.

La guerra civil ha terminado y las partes enfrentadas se comprometen a no atacar a sus conciudadanos.

Para el dolor

Todo su dolor se coloca en una caja grande, hecho de metal fuerte, que está sellado firmemente y cerrado con un enorme candado fuerte.

Usted toma el control remoto de la televisión, y poco a poco baja el volumen hasta que apenas se pueda oír el dolor, y luego desaparece por completo.

El dolor que es arrastrado por un río fresco y tranquilo que fluye a través de su cuerpo entero.

Para la depresión

Sus problemas y sentimientos de tristeza se atan a grandes globos de colores vivos, lleno de helio, que se van volando por el cielo azul y claro.

Un sol fuerte y cálido que irrumpe entre las nubes oscuras.

Usted tiene una sensación de alejamiento y ligereza, lo que le permite flotar fácilmente por su día.

Utilice cualquiera de estas imágenes o cree una. Recuerde que las mejores imágenes deben ser vívidas y significativas para usted. Use la imaginación para su salud y curación.

Distracción

A la mente le cuesta enfocarse en más de una cosa a la vez. Por eso, podemos reducir la intensidad de los síntomas enfocándonos en otra cosa. Este método se llama distracción o reenfoque de la atención. La distracción es particularmente útil para las personas con síntomas dolorosos o agobiantes. También son útiles cuando se cree que cada sensación en el cuerpo es un nuevo síntoma, uno existente que empeora, o un problema de salud que empeora.

Con la distracción no está ignorando los síntomas sino que está eligiendo no concentrarse en ellos. El concentrarse en ellos para sacárselos de la mente puede hacer que piense aun más en ellos. Por ejemplo, no piense que hay un tigre que se acerca a atacarlo. Haga lo que haga, no deje que el pensamiento de un tigre entre su mente. Sin embargo, dejar de pensar en el tigre le resultará casi imposible. A pesar de que no pueda dejar de pensar en algo fácilmente, puede desviar su atención hacia otra parte. Por ejemplo, piense de nuevo en el tigre que lo va a atacar. Ahora, póngase de pie rápidamente, golpee su mano sobre la mesa y grite "*¡Basta!*". ¿Qué le pasó al tigre? Desapareció, por lo menos por el momento.

La distracción funciona mejor cuando hacemos actividades cortas o cuando los síntomas son anticipados. Por ejemplo, si usted sabe que subir escaleras le causará dolor, o que le cuesta dormirse por la noche, puede probar una de las siguientes técnicas de distracción:

■ Haga planes para lo que hará exactamente después de la actividad desagradable. Por ejemplo, si subir escaleras es incómodo o doloroso, piense en lo que tiene que hacer una vez que llegue a la cima. Si tiene problemas para conciliar el sueño, trate de hacer planes para algún evento en el futuro, incluyendo tantos detalles como sea posible.

■ Piense en el nombre de una persona, un pájaro, una flor u otra cosa, por cada letra del alfabeto. Si se queda atascado en una letra pase a la siguiente. (Estas son buenas distracciones para manejar el dolor, así como para conciliar el sueno.)

■ Propóngase contar hacia atrás desde 100 de tres en tres (100, 97, 94,...).

■ Para completar las tareas cotidianas desagradables (como barrer, lavar o pasar la aspiradora), imagine que su piso es como un mapa de su país o continente. Trate de nombrar todos los estados, provincias o países que se desplazan de este a oeste o de norte a sur. Si la geografía no es de su interés, puede imaginar su tienda favorita y en dónde se encuentra cada departamento.

- Trate de recordar las letras de sus canciones favoritas o los sucesos de un viejo cuento.

- Pruebe la técnica de *"¡Basta!"*. Si está preocupado y se siente atrapado y sin salida entre pensamientos negativos constantes, párese de golpe, dé un golpe con la mano en la mesa o en su muslo, y grite *"¡Basta!"*. Con práctica, ya no tendrá que gritar. Simplemente podrá susurrar *"¡Basta!"* o contraer las cuerdas vocales moviendo la lengua como si fuera a decir *"¡Basta!"*. Hay personas que imaginan una gran señal de PARE. Otras se ponen una banda elástica en la muñeca, y cuando surgen los pensamientos negativos la estiran y la sueltan para que el golpe contra su piel saque los pensamientos. También se puede dar un pinchazo suave. Puede hacer cualquier cosa que redirija su atención.

- Puede redirigir su atención a una experiencia placentera:
  - ▸ Observe la naturaleza.
  - ▸ Trate de identificar todos los sonidos a su alrededor.
  - ▸ Masajéese la mano.
  - ▸ Huela un olor dulce o acre.

Hasta ahora hemos hablado de técnicas para reenfocarnos a corto plazo, las cuales usan solo la mente. Sin embargo, la distracción también funciona a largo plazo o con síntomas que duran mucho tiempo, como la depresión y algunas formas de dolor crónico. En esos casos tratamos de concentrarnos en algo afuera de nosotros mismos, es decir, enfocamos la mente en alguna actividad externa. Si usted padece de síntomas desagradables continuamente y se siente ligeramente deprimido, le sugerimos buscar una actividad de interés que le ayude a distraerse de su problema. Puede ser cualquier actividad, desde hacer jardinería hasta cocinar, pasear, leer, ir al cine o hacer trabajos voluntarios. Una característica de las personas proactivas y exitosas en el manejo personal es que poseen una variedad de intereses y siempre parecen estar ocupadas.

Comunicarse con sí mismo – pensamiento positivo

El siguiente ejemplo presenta la misma situación con tres reacciones diferentes. La reacción de cada persona tiene un resultado diferente. Logan, Angela y Jackie hacen una presentación de ventas después de varias semanas de preparación. La respuesta de su nuevo supervisor es: *"No sirve. Perdieron la oportunidad."*

- Logan se enoja y dice cosas agresivas sobre su supervisor: *"No tiene idea del cliente ni del producto. Detesta todo lo que hago. Yo podría hacer su trabajo mucho mejor que él.*
No es justo." Cada vez es más difícil trabajar con Logan, quien empieza a tener dolor de estómago frecuente.

- Angela se preocupa: *"Me imaginé que no entendería lo que yo estaba tratando de presentar. No me siento cómoda aquí. Seguramente me van a despedir pronto. No sirvo para esto."* A Angela le cuesta cada vez más ir a la oficina, no se puede concentrar en su trabajo y tiene problemas para dormir.

■ Jackie se desilusiona al principio; luego reflexiona: *Definitivamente, él tiene otro punto de vista. Tendría que averiguar qué espera de mí."* Jackie planea una reunión con su supervisor para ver cómo podría mejorar su presentación.

Antes de seguir leyendo, reflexione honestamente unos minutos sobre cómo habría reaccionado usted ante esa situación. ¿Cómo se "explicaría" a sí mismo lo que ocurrió? ¿Cómo se sentiría? ¿Qué consecuencias cree que tendría su reacción?

Logan, Angela y Jackie interpretaron la misma situación de diferentes maneras, y cada uno tuvo diferentes sentimientos, reacciones y consecuencias. Las reacciones de Logan y de Angela representan dos formas de pensamiento negativo. Logan habla de injusticias, y Angela se culpa a sí misma. Es probable que ambas actitudes resulten en más reacciones y sentimientos negativos.

La reacción de Jackie fue mucho más optimista y pudo actuar positivamente. Aunque no le gusta que la critiquen, no dejó que eso la desanimara. Consideró que ella tenía cierto control sobre la situación y eso le dio fuerzas.

Este ejemplo muestra de qué manera las reacciones, ideas y pensamientos catastróficos pueden afectar a las personas.

Se siente lo que se piensa

Generalmente se cree que los cambios de humor y los síntomas están causados por factores externos. Lo interesante es que cada persona tiene diferentes reacciones ante la misma situación. Incluso si usted vive la misma experiencia varias veces o teniendo distintos estados de ánimo, puede tener sentimientos y reacciones diferentes cada vez.

A menudo, todos hablamos con nosotros mismos. Esta "reflexión" o diálogo interno es la manera de explicarnos las situaciones que vivimos. La reflexión controla la manera en que la mente interpreta las situaciones, nuestros sentimientos y las acciones que tomamos. Algunas explicaciones son positivas y dan poder. Otras causan enojo, frustración, depresión o desesperación. La forma en que usted se comunique con los demás afectará su reflexión, pensamientos, estados de ánimo y bienestar (véase el capítulo 11, *Comunicarse con la familia, amigos y proveedores de salud*).

La mayoría de las personas no se dan cuenta de que en su cabeza ocurre una charla constante. Aunque se sientan enojados, deprimidos o ansiosos, no relacionan esos sentimientos con los pensamientos negativos que pasan por su mente y su cuerpo. No notan que esos pensamientos modifican su estado de ánimo. Por ejemplo, al despertarse por la mañana, usted podría pensar, *"La verdad es que no quiero salir de la cama. Estoy cansado y no quiero ir a trabajar".* O quizás, al final de un día agradable, piense, *"¡Oh!, la verdad es que estuvo bueno. Debería hacer esto más seguido".* Esas serían sus reflexiones. La forma en que habla consigo mismo refleja lo que piensa sobre sí mismo. Sus pensamientos pueden ser positivos o negativos, y así pueden ser sus reflexiones o diálogos internos. La reflexión positiva puede ser una herramienta de manejo personal importante. La reflexión negativa puede ser un arma que lo puede destruir.

Gran parte de nuestro diálogo interno se aprende de los demás. Pasa a ser parte propia a medida que crecemos. Si bien puede tener muchas formas, lamentablemente la que más ocurre es la negativa. Le puede ocurrir a usted cuando piensa cosas como *"No puedo hacerlo..."*, *"No tengo energía..."*, *"Si pudiera ..."*, *"Si no hiciera..."* o *"¿Cómo puedo ser tan estúpido?"* Estos pensamientos representan las dudas y temores que tiene sobre su capacidad para lidiar con su condición y sus síntomas. El pensamiento puede afectar la autoestima, la actitud y el estado de ánimo. El pensamiento negativo puede hacerlo sentir mal y empeorar los síntomas.

Lo que usted se diga a sí mismo juega un papel fundamental en hacer que el manejo personal sea exitoso o no. El pensamiento negativo tiende a limitar las capacidades y las acciones. Si todo el tiempo dice *"No soy inteligente"* o *"No puedo"*, probablemente no querrá aprender nuevas técnicas. Y muy pronto caerá prisionero de sus propios pensamientos negativos.

Por fortuna, el pensamiento negativo no es algo fijo en la biología de los humanos; eso quiere decir que no está totalmente fuera de nuestro control. Usted puede aprender nuevas maneras, y más sanas, de pensar sobre sí mismo, para que sus reflexiones lo ayuden en vez de atacarlo. Al cambiar los pensamientos negativos y autodestructivos por otros positivos, usted podrá manejar mejor los síntomas. Este cambio, como cualquier hábito, requiere la práctica de estos pasos:

1. **Escuche atentamente lo que dice o piensa sobre sí mismo, tanto en voz alta como en silencio.** Si se siente ansioso, deprimido o enojado, identifique lo que está pensando justo antes de que esos sentimientos ocurran. Preste especial atención a lo que dice en los momentos particularmente difíciles. Escriba todos esos pensamientos negativos.

Por ejemplo, ¿qué dice cuando se despierta por la mañana con dolor, cuando hace ejercicios que no le gusta hacer o cuando está triste?

2. **Desafíe los pensamientos negativos preguntándose qué es cierto y qué es falso.** Por ejemplo, ¿está exagerando la situación, generalizando, preocupándose demasiado o esperando lo peor? ¿Piensa que todo es negro o blanco? ¿Podría ser gris? Quizás esté haciendo una comparación irreal o injusta, asumiendo demasiada responsabilidad, tomándose todo de forma personal o esperando la perfección. ¿Qué pruebas tiene para apoyar sus conclusiones? ¿Da por hecho lo que los demás piensan de usted? ¿Qué sabe usted con certeza? ¿Descarta o ignora el aspecto positivo de las cosas? ¿Qué importancia tendrá eso dentro de una hora, una semana o un año? Busque pruebas y tendrá más posibilidades de cambiar los pensamientos negativos.

3. **Cambie cada pensamiento negativo a uno positivo (y realista), o busque uno positivo para cambiar el negativo.** Escriba los pensamientos positivos. Por ejemplo, pensamientos negativos como *"No quiero salir de la cama"*, *"Estoy muy cansado y me duele"*, *"Ya no puedo hacer las cosas que me gustan, ¿para qué molestarme?"* o *"Soy un bueno para nada"*, se pueden convertir en mensajes positivos, como *"Hoy me siento bastante bien, así que voy a hacer algo que me guste"*, *"Les agrado a los demás, y eso me hace sentir bien"* o *"Hay otras personas que me necesitan y dependen de mí. Soy útil."* Pruebe con descripciones de sí mismo que

digan lo que puede hacer en vez de lo que no puede hacer. Además, enfóquese en los pasos que siguen en vez del objetivo final.

4. **Lea y ensaye estos pensamientos positivos, mentalmente o con otra persona.** Repetir las reflexiones positivas le ayudarán a reemplazar las viejas y casi siempre negativas.

5. **Practique los nuevos pensamientos en situaciones reales.** Con tiempo y paciencia, esta práctica generará un patrón automático de pensamientos positivos.

6. **Ensaye el éxito.** Cuando no esté conforme con la manera en que manejó una situación en particular, pruebe este ejercicio:

   ▶ Anote tres maneras en que podría haber ido mejor.

   ▶ Anote tres maneras en que podría haber ido peor.

   ▶ Si usted no puede pensar en alternativas a la forma en que lo manejó, imagine cómo alguien a quien respeta mucho lo habría hecho.

   ▶ Piense qué consejo le daría a otra persona que se enfrenta a una situación similar.

Recuerde que los errores no son fracasos. Son buenas oportunidades para aprender. Los errores le dan la oportunidad de ensayar otras formas de manejar diferentes cosas en la vida. Esta es una buena práctica para futuras crisis. Cuando usted comience a intentar pensar más positivamente, le puede resultar difícil cambiar los pensamientos y declaraciones negativos. Un atajo para hacer esto es interrumpir el pensamiento o usar una afirmación positiva. Para interrumpir un pensamiento negativo, piense o visualice algo que sea significativo para usted. Puede ser un cachorro, un oso polar o una secuoya. Cuando surja un pensamiento negativo, interrúmpalo con esas visualizaciones. Puede sonar ridículo, pero debe intentarlo. ¡Verá que funciona!

Para romper el ciclo de pensamientos negativos automáticos, suele ser útil repetir frases positivas, llamadas afirmaciones. Con el tiempo, esas afirmaciones pueden reemplazar los pensamientos negativos. Piense en algunas afirmaciones positivas sobre sí mismo. Hágalo en tiempo presente, como *"Cuido mi cuerpo"* o *"Soy bueno en lo que hago"*.

Crear sus propias afirmaciones ayudará a definir lo que realmente quiere. Además de aclarar lo que quiere reemplazarán los pensamientos negativos que no dejan de pasarle por la mente. Las afirmaciones son cortas y simples. Las afirmaciones se refieren a verdades del momento. No son cosas que pasarán en el futuro. Por ejemplo, la afirmación *"Me perdono"* es más fuerte que *"Voy a olvidarme de los errores que cometí y me voy a perdonar"*.

Escriba esas afirmaciones. Haga una lista corta (de dos o tres afirmaciones). Cuando realice el ejercicio de relajación o de imágenes guiadas, repita esas afirmaciones varias veces. También puede escribir las afirmaciones en tarjetas separadas y distribuirlas por la casa; así podrá verlas durante el día. Estos son algunos ejemplos:

■ *Mi mente está tranquila y mi cuerpo también.*

■ *Mi cuerpo sabe curarse.*

■ *Hago lo mejor que puedo.*

- *Tengo paz.*

- *En este momento, justo ahora, todo está como debe estar.*

- *Me quiero y acepto de forma incondicional.*

- *Mi relación con _____ está mejor y es más gratificante.*

- *Mi vida está en armonía.*

- *Merezco que me traten bien.*

- *Puedo aceptar lo que siento.*

- *Tengo confianza en mí mismo.*

Elegir entre tener una perspectiva saludable o pensar lo peor

Todos nos preocupamos. Nuestro instinto de supervivencia nos alerta de amenazas y posibles peligros. Pero las preocupaciones se nos pueden salir de control. Si nos enfocamos en que nos puede ocurrir lo peor, estamos teniendo pensamientos catastróficos. La tendencia a anticipar lo peor activa emociones negativas y evita acciones positivas. Cualquier problema u obstáculo puede causar una seguidilla de pensamientos catastróficos: *"No me van a respetar nunca más; Ni siquiera puedo hacer mi trabajo; No sirvo para nada".* Es entonces cuando su mente cae en picada, esperando solamente consecuencias terribles y graves, ¡aunque no tenga pruebas de que eso vaya a pasar!

Cuando se vive con condiciones crónicas, es posible que los síntomas le hagan pensar lo peor. Eso, a su vez, le hace más difícil manejar los síntomas. Por ejemplo, el síntoma común del dolor puede empeorar mucho dependiendo de la manera en que usted lo considere. Pongamos como ejemplo a Oscar, que tiene dolor de espalda crónico desde hace años. Cierto día, él hace demasiado trabajo en su jardín y a la mañana siguiente no puede ir a trabajar. Entonces se empieza a preocupar: *"¿Cuándo podré regresar al trabajo? Seguro que esto va a ser peor que la última vez. Probablemente se convertirá en algo permanente. ¡Voy a perder el trabajo!"* Oscar sigue enfocándose en el dolor y teme que este va a empeorar. Todos esos pensamientos lo llevan a sentirse desamparado. Oscar está seguro de que no puede hacer nada para remediar esa situación. Se queda en la cama esperando a que lo despidan del trabajo.

La buena noticia es que los pensamientos catastróficos se pueden detener. A continuación le damos unos consejos en caso de que usted piense lo peor:

- **Reconozca que ocurren cosas desagradables.** La vida tiene muchos cambios. Que tenga un mal día no significa que siempre será así.

- **Diga "*¡Basta!*"** Esta simple técnica de distracción (véase la página 177) puede detener una cadena de pensamientos negativos.

- **Sea realista.** La mayoría de las peores situaciones imaginadas no se cumplen. Cuestione sus pensamientos, preguntándose: *"¿Qué probabilidades hay de que eso pase? Y si pasa, ¿cómo podría superarlo?".* En vez de pensar de forma general y exagerada, como *"mi vida está arruinada"*, piense cosas específicas. En el caso de Oscar y su dolor de espalda, él podría preguntarse: *"¿Cuánto tardé en mejorarme las veces anteriores? Sería bueno llamar al jefe y ver si puedo trabajar desde casa. Si perdiera el trabajo, ¿cómo podría empezar a buscar otro?"*

- **Dirija su atención a otro lado.** Enfóquese en cosas positivas de su vida; las que le dan alegría y comodidad. También puede practicar alguna de las simples técnicas de relajación o actividades placenteras que comentamos en este capítulo (véase la página 163).

- **Vea la situación en perspectiva.** Evalúe sus pensamientos como lo haría un observador imparcial. *"Estoy pensando que voy a vivir con dolor para siempre. Bien, a veces pienso así, dependiendo de mi estado de ánimo. Pero todos los pensamientos pasan, y este pensamiento negativo también pasará. Que lo piense no quiere decir que sea verdad o que me represente exactamente. Me voy a sentar un rato hasta que pase."* Si se enoja consigo mismo, pregúntese *"¿Esto tendrá importancia en una hora, un día, un mes o un año?"* Le ayudará a clasificar las cosas importantes que requieren real atención y eliminar otras catastróficas.

- **Reconozca que hace lo mejor.** A pesar de su buena intención y su esfuerzo, a veces las cosas no salen como espera. A todos se nos presentan obstáculos y se nos salen las cosas de control. Pero eso no es el fin del mundo. Recuerde: Aunque no siempre pueda controlar los resultados, sí puede controlar el esfuerzo que hace. Puede interrumpir los pensamientos catastróficos reconociendo que *"Estoy poniendo lo mejor de mí"*, o, como dirían los deportistas, *"Dejo todo en el campo"*.

- **Practique la autocompasión.** Dese a sí mismo el apoyo y comprensión que le daría a un amigo en su misma situación (véase a continuación y en la página 182).

Estas técnicas pueden ayudarlo a identificar qué causa sus pensamientos catastróficos. ¿En qué momento piensa de esa manera? ¿Cuando se siente agotado o solo? ¿Cuando discute con los demás, planea un evento o se atrasa en el trabajo? Es importante entender qué causa sus pensamientos catastróficos para estar preparado antes de que ocurran. Así podrá actuar rápidamente y romper la cadena de pensamientos negativos y de ansiedad que vienen con ellos.

Sea más amable consigo mismo: Practique la autocompasión

Piense en alguien que haya ayudado, como en un amigo que perdió el trabajo. Cuando sus amigos le cuentan sus problemas, seguramente usted les da apoyo y comprensión. Es posible que usted les haga acordar de sus cualidades positivas o simplemente los abrace. Les hace saber que no importa lo que les haya ocurrido, usted siempre los querrá y estará junto a ellos.

Desafortunadamente, casi nunca actuamos así con nosotros mismos. Cuando nos equivocamos o fallamos en algo, solemos criticarnos pensando cosas como *"¡Qué mal lo hice!"* ¿Diría lo mismo para consolar a un amigo? Autocompasión significa aprender a tratarse a sí mismo con la misma comprensión y amabilidad que naturalmente les brinda a los demás.

A nadie le gusta sentirse avergonzado o humillado delante de otros. Siempre tratamos de esconder o minimizar nuestros defectos, errores y fallas. Si bien eso ayuda a no lucir mal, esconder la angustia aumentará el aislamiento. La realidad es que todos cometemos errores y sufrimos; por eso, aceptar nuestros defectos ayuda a que nos unamos a otros en vez de aislarnos.

Es una condición humana. Si usted muestra sus puntos vulnerables, la gente se le acercará.

Entonces, ¿cómo responde usted ante momentos difíciles, defectos personales, errores o fallas? ¿Se le vienen algunos de estos pensamientos negativos, aunque sean muy pocos?

- Esto pasa porque soy un inepto, un fracasado, una mala persona.

- A todos les resulta más fácil que a mí.

- Me siento cohibido, humillado y avergonzado.

- Estoy hundido en emociones negativas.

- Debo ser el único que comete estos errores o que se siente así.

- Van a pensar que soy un mentiroso o falso.

- No estoy contento conmigo.

Si se le vienen pensamientos críticos sobre sí mismo, practique pensamientos más amables recordándose y preguntándose lo siguiente:

- Todos se sienten ineptos y con obstáculos en algún momento de su vida.

- Todos sufren; es algo común en todas las personas.

- ¿Cómo puedo mantener esta situación en equilibrio para ver las cosas con mayor claridad?

- ¿Cómo puedo tener más paciencia, cuidado y sensibilidad conmigo mismo?

- ¿Cómo puedo evaluar mis sentimientos con mayor curiosidad y amplitud?

- ¿Cómo puedo tener expectativas más realistas a partir de esta experiencia?

Estas preguntas lo pueden ayudar a reducir notablemente los pensamientos y emociones críticas, y a recibir nueva información. Además, la práctica de la atención plena (véanse las páginas 168-169) lo ayudará a enforcarse en el presente, en vez de pensar en el pasado o de preocuparse por el futuro.

Más herramientas de manejo personal para cambiar la mente y el estado de ánimo

El siguiente material incluye herramientas adicionales que le servirán para aclarar la mente, tener emociones positivas, y reducir la tensión y el estrés.

Tiempo para preocupaciones

Los pensamientos preocupantes y negativos pueden fomentar la ansiedad. Cuando ignoramos nuestros problemas, solo tienden a meterse de nuevo en nuestra conciencia. Usted se dará cuenta de que es más fácil dejar a un lado estas preocupaciones si dedica tiempo durante el día para lidiar con ellos.

Le sugerimos que dedique de 20 a 30 minutos al día como su "tiempo para preocuparse". Cada vez que una preocupación le venga a la mente, anótela y dígase que va a lidiar con ella durante su tiempo para preocuparse. Anote las pequeñas cosas (¿María se olvidó de ordenar su habitación?) junto con las grandes preocupaciones

(¿Mis hijos podrán encontrar trabajo?). Durante el tiempo programado para preocuparse piense únicamente en sus preocupaciones; haga una lista de ideas para resolverlas y anote las posibles soluciones. Para cada una de sus preocupaciones, hágase las siguientes preguntas:

- ¿Cuál es el problema?
- ¿Qué tan probable es que el problema ocurra?
- ¿Qué es lo peor que podría pasar?
- ¿Qué es lo mejor que podría pasar?
- ¿Cómo puedo afrontar el problema?
- ¿Cuáles son las posibles soluciones?
- ¿Cuál es mi plan de acción?

Sea específico. En vez de pensar en la peor de las situaciones, piense qué podría pasar si perdiera el trabajo. Pregúntese qué probabilidades hay de que eso ocurra. Y si ocurriera, qué haría usted, con quién, y qué haría para buscar trabajo.

Si piensa irse en un crucero y está ansioso por la posibilidad de marearse en el océano y no llegar a tiempo al baño, imagine cómo manejaría la situación. Pregúntese si esto es algo realmente insoportable. Dígase que aunque se sienta incómodo o avergonzado, sobrevivirá. Recuerde: Si una nueva preocupación aparece durante el día, no deje que lo atrape y anótela inmediatamente. Luego distráigase enfocándose de nuevo e intensamente en lo que está haciendo en ese momento.

Programar un tiempo específico para preocuparse reduce por lo menos un tercio la cantidad total del tiempo de preocupación. Cuando usted revise más tarde su lista de preocupaciones, es probable que note que la mayoría de ellas nunca se hicieron realidad, o que no eran tan malas como había anticipado.

Practicar la gratitud

Una de las maneras más efectivas de mejorar su estado de ánimo y felicidad en general es enfocar su atención en lo que va bien en su vida. ¿De qué está agradecido? Las investigaciones demostraron que las personas pueden aumentar su felicidad y bienestar físico haciendo actividades que expresen gratitud. Lo animamos a probar estas tres:

- **Reconozca por lo menos tres cosas buenas todos los días.** Cada noche antes de acostarse, anote por lo menos tres cosas que hayan salido bien ese día. Ningún evento o sentimiento es demasiado pequeño como para no tener en cuenta (un halago, una película divertida, el mensaje de un amigo o simplemente una buena taza de café). Al poner su gratitud en palabras, usted aumenta la apreciación y el recuerdo de sus bendiciones. Disfrute y magnifique cada evento positivo. El saber que tendrá que escribir tres cosas cada noche cambia los filtros mentales durante todo el día. Tenderá a buscar y darse cuenta de las cosas buenas que le suceden. Esta simple herramienta puede ayudarlo a cambiar de ánimo *durante el día*. No hace falta que busque algo nuevo cada día si eso le resulta demasiado. Puede hacerlo una vez por semana.

- **Haga una lista de las cosas que da por sentado.** Por ejemplo, si su enfermedad crónica ha afectado los pulmones, puede agradecer que sus riñones sí funcionan. Tal vez puede celebrar un día en que no tenga dolor de cabeza o de espalda. Imagine cómo sería su vida *sin* esas pequeñas cosas que da por sentados: papel higiénico, teléfono, un parque, agua potable, el perrito simpático de un vecino, etcétera. Contar las bendiciones que tiene mejorará su estado de ánimo y le dará mayor felicidad.

- **Escriba una carta de agradecimiento** y entréguesela a alguien que haya sido especialmente amable con usted, pero a quien nunca le había dado las gracias adecuadamente. Tal vez sea un maestro, un mentor, un amigo o un miembro de la familia. Exprese su gratitud por la amabilidad de esa persona. Incluya ejemplos específicos de lo que ella hizo por usted. Describa cómo le hicieron sentir las acciones de esa persona. Lo ideal es leerle la carta en voz alta, cara a cara. Sea consciente de cómo se siente usted y observe la reacción de la otra persona.

Hacer una lista de sus puntos fuertes

Los puntos fuertes pueden ser sus talentos, habilidades, logros o cualidades, ya sean grandes o pequeños. Tal vez es un buen sentido del humor, creatividad, amabilidad o puntualidad. Recuerda celebrar sus logros. Cuando algo sale mal, consulte su lista de cosas positivas y ponga el problema en perspectiva. Realice esto como una experiencia específica y no como algo que define toda su vida.

Practicar la bondad

Cuando algo malo sucede, es noticia de primera página. Los actos de bondad pueden ser el mejor alivio para la lluvia de malas noticias que recibimos continuamente. Busque oportunidades para dar sin esperar nada a cambio. Sorprenda a los demás con su amabilidad, ¡aunque sean extraños!

Estos son algunos ejemplos:

- Mantenga la puerta abierta para la persona que viene detrás de usted.

- Escriba una nota de agradecimiento.

- Envíe un regalo anónimo a un amigo que necesita animarse.

- Ayude a alguien que tiene una carga pesada o ábrale la puerta.

- Cuente historias positivas que conozca sobre ayuda y amabilidad.

- Cultive una actitud de agradecimiento por la amabilidad que ha recibido.

- Plante un árbol.

- Recoja la basura.

- Mire y sonríale a la gente que lo atiende en un restaurante.

- Sonría y deje que la gente se le ponga delante cuando está en una fila o cuando maneja por la autopista.

- Dele a otro conductor su espacio de estacionamiento.

Observe cómo reaccionan los demás. Note cómo se siente usted. Ayudar a los demás puede desviar su atención de los problemas y darle una sensación de haber logrado algo. La amabilidad es contagiosa y tiene una reacción en cadena. ¡Inicie una ola de bondad!

Escribir para eliminar el estrés

Mantener ocultos nuestros profundos sentimientos negativos es un trabajo duro. Con el tiempo, el estrés acumulado baja las defensas de nuestro cuerpo y debilita nuestra inmunidad. Confiar nuestros sentimientos a los demás o escribirlos nos ayuda a ponerlos en palabras y solucionarlos. Las palabras nos ayudan a entender y aceptar un evento traumático y, en determinado momento, dejarlo atrás. Contar lo que nos pasa nos da una sensación de liberación y control.

El psicólogo Jamie Pennebaker describió una serie de estudios que analizaron los efectos curativos de contar o escribir. Se le pidió a un grupo de personas que expresaran sus más profundos pensamientos y sentimientos sobre algo malo que les había sucedido. Otro grupo escribió acerca de asuntos ordinarios, tales como sus planes para el día. Ambos grupos escribieron de 15 a 20 minutos por día durante 3 a 5 días consecutivos. Nadie leyó lo que los demás habían escrito.

Los resultados fueron sorprendentes. En comparación con las personas que escribieron acerca de los acontecimientos ordinarios, los que escribieron acerca de sus malas experiencias reportaron menos síntomas, menos visitas al médico, un menor número de días personales en el trabajo, mejor humor y una perspectiva más positiva. Su función inmunológica se mejoró por lo menos durante 6 semanas después de la escritura. Esto fue especialmente notorio en aquellos que expresaron sentimientos dolorosos no divulgados previamente.

Escribir puede ayudar en muchas situaciones. Estas son algunas de ellas:

■ cuando algo le molesta

■ cuando piensa (o sueña) demasiado en alguna experiencia

■ cuando no quiere pensar en algo porque es demasiado agobiante

■ cuando les quiere decir algo a los demás pero no lo hace por miedo, por vergüenza o por temor a recibir un castigo

A continuación le damos algunas sugerencias para empezar a escribir como una manera de hacer frente a experiencias problemáticas o traumáticas:

■ Establezca un horario específico para escribir. Por ejemplo, puede escribir 15 minutos por día durante 4 días consecutivos, o un día por semana durante 4 semanas.

■ Escriba en un lugar donde no lo interrumpan ni lo distraigan.

■ No piense en compartir lo que escriba; esto podría detener su expresión honesta.

■ Guarde lo que escriba o destrúyalo.

■ Explore sus pensamientos y sentimientos más profundos y analice por qué se siente así. Escriba acerca de sus sentimientos negativos, tales como tristeza, dolor, odio, ira, miedo, culpa o resentimiento.

■ Escriba continuamente. No se preocupe por la gramática, ortografía o de que tenga sentido. La claridad y coherencia vendrán a medida que escriba, mejor. Si se queda sin cosas que decir, solo tiene que repetir lo que ya ha escrito.

- Incluso si usted nota que al principio le resulta difícil escribir, siga adelante. Se irá haciendo más fácil. Si usted no puede escribir, trate de hablar frente a un grabador durante 15 minutos sobre sus más profundos pensamientos y sentimientos.

- No espere a sentirse mejor de inmediato. Es normal sentirse triste o deprimido cuando sus sentimientos más profundos comienzan a aflorar. Esto generalmente desaparece dentro de una o dos horas, o uno o dos días. La gran mayoría de las personas reportan una sensación de alivio, felicidad y satisfacción poco después de escribir durante varios días consecutivos.

- Escribir puede ayudarle a aclarar las acciones que debe tomar. Sin embargo, no utilice la escritura como un sustituto para tomar acción o como una forma de evitar las cosas.

Oración y espiritualidad

En la literatura médica existe mucha evidencia sólida sobre la relación entre espiritualidad y salud. Estudios recientes revelaron que las personas que pertenecen a comunidades religiosas o espirituales, o que regularmente participan de actividades religiosas, como rezar o estudiar religión, han mejorado su salud. Según la Academia Americana de Médicos de Familia, la espiritualidad es la forma en que podemos encontrar el significado, esperanza, consuelo y paz interior en nuestras vidas. Muchas personas hallan la espiritualidad en la religión. Otras la encuentran en la música, arte o conexión con la naturaleza. También hay quienes la encuentran en sus valores y principios. En cualquiera de sus formas, la espiritualidad nos conecta con algo mayor, más allá de nosotros mismos.

Hay mucha gente que es religiosa y comparte su religión con los demás. Otros no tienen o practican una religión en particular, pero sí tienen creencias espirituales. Nuestra religión y creencias pueden traer un sentido de significado y un propósito a nuestra vida. Nos ayudan a poner las cosas en perspectiva y establecer prioridades. Nuestras creencias también nos pueden ayudar a encontrar consuelo en los momentos difíciles. Además, nos pueden ayudar con la aceptación y nos motivan a hacer cambios difíciles. Ser parte de una comunidad espiritual o religiosa ofrece una fuente de apoyo en los momentos necesarios, además de la oportunidad de ayudar a los demás.

Hay muchos tipos de oración, tales como pedir ayuda, dirección o perdón, ofrecer palabras de agradecimiento, alabanza y bendición, entre otros. Además, en muchas religiones existe la tradición de la contemplación o meditación. La oración no necesita una explicación científica. Probablemente es la herramienta de manejo personal más antigua.

Mientras que la religión y espiritualidad no se puedan prescribir, lo animamos a explorar

Adaptado de la Academia Americana de Médicos de Familia: www.aafp.org/afp/2001/0101/ p89html.

sus propias creencias. Si usted no es religioso, quizás quiera considerar adoptar alguna forma de meditación o reflexión. Si es una persona religiosa, piense en comentárselo a su médico y equipo de cuidado. La mayoría de los profesionales de la salud no le preguntarán sobre sus creencias. Ayúdelos a entender la importancia que tienen sus creencias en manejar su salud y su vida. Casi todos los hospitales tienen capillas o consejeros pastorales. Y si usted no está internado en un hospital, los consejeros espirituales pueden estar a su disposición para hablar con usted. Elija a alguien con quien se sienta cómodo. El consejo que reciba puede ser un buen complemento del cuidado médico y psicológico.

■ ■ ■

En este capítulo hablamos de algunas de las herramientas más poderosas que puede agregar a su caja de herramientas de manejo personal (véase la página 110). Estas herramientas le pueden ayudar a manejar síntomas así como a perfeccionar otras destrezas presentadas en este libro. Recuerde, no hace falta que use todas las herramientas que presentamos en este capítulo. Es posible que algunas le resulten difíciles, inútiles, o que simplemente no sean apropiadas para usted. Elija una. Si no le resulta, pruebe con otra.

Como ocurre con el ejercicio y con otras destrezas adquiridas, el uso de la mente para manejar su condición requerirá de práctica y tiempo antes de notar los beneficios en forma completa. Pero debe tener en cuenta que simplemente practicando estas técnicas, ya está haciendo algo por usted.

Para una lista de lecturas sugeridas, sitios web de interés y otros recursos útiles, visite www.bullpub.com/resources.

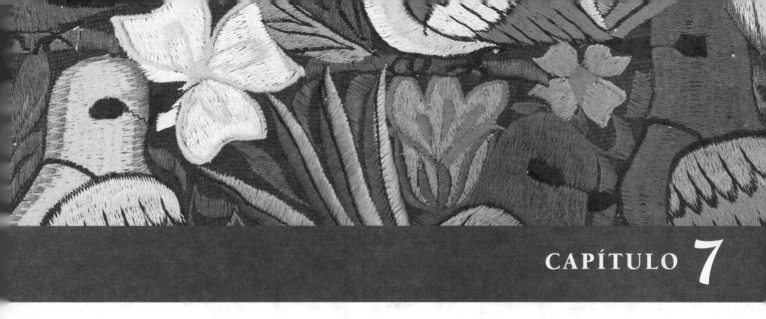

CAPÍTULO 7

Mantenerse
físicamente activo

La actividad y el descanso son dos aspectos esenciales de la vida. Lograr el equilibrio entre ambos requiere de gran habilidad. Lo sabio es saber cuándo descansar, cuándo estar en actividad, y cuánto hay que descansar y estar en actividad. Si se logra hallar una condición en otra – la actividad en el descanso y el descanso en la actividad – se alcanza la libertad absoluta."

– Sri Ravi Shankar, *Celebrando el silencio: Extractos de Cinco años de conocimiento semanal*, 1995–2000

L AS PERSONAS ACTIVAS SON MÁS SANAS Y MÁS FELICES. Esto se aplica a todas las edades y condiciones. Cuando los problemas crónicos de salud hacen que nuestra vida sea más lenta y complicada, tendemos a movernos menos y a no estar físicamente activos. Dejamos de lado otras actividades, como socializar, dedicarnos a un pasatiempo, viajar o trabajar. Aunque usted ya sepa que el ejercicio regular y la actividad física son importantes, al tener un problema crónico de salud es posible que no sepa qué hacer o que tenga miedo de hacerlo mal. Estas preocupaciones y dudas hacen que se dé por vencido antes de empezar. En el pasado, las personas con artritis, diabetes o enfermedades pulmonares enfrentaban un gran desafío a la hora de intentar hacer ejercicio. Hoy día se han probado maneras de hacer actividad física con éxito, sin importar cuál sea su edad o su condición crónica. Además, los estudios muestran que las personas físicamente activas y que hacen ejercicio regularmente obtienen beneficios físicos y psicológicos.

189

Volverse más saludable y más feliz por medio de la actividad física

En esta sección presentaremos las historias de dos personas con condiciones crónicas de salud, que crearon una rutina de actividades placenteras y descubrieron que esa actividad mejora su vida. Mientras lea esas historias, piense en su situación personal y en cómo podría incorporar actividades físicas de forma placentera en su vida para estar más saludable y más feliz.

A Enrico lo diagnosticaron con la enfermedad de Parkinson y seis años después dejó de conducir. Al estar en casa todo el día sin compañía, se sintió aislado y solo. Enrico recordaba las actividades que hacía en el pasado; también recordaba que se sentía feliz cuando salía con frecuencia. En particular le gustaba ir al gimnasio, a los museos y a las ferias al aire libre. Ahora, hacer esas cosas sin licencia de conducir era muy diferente. En primer lugar, necesitaba un medio de transporte. Para Enrico, eso fue un problema hasta que un amigo de la familia le habló de un programa de viajes compartidos a precios con descuento.

Al tener la posibilidad de volver a salir, Enrico se inscribió en el gimnasio para probar por un mes. Un mes después, se sintió con más energía y menos tenso. Siguió yendo al gimnasio regularmente, a un precio especial para jubilados. Luego se enteró de que el centro de jubilados organizaba salidas semanales. Como se sentía bien para participar, se inscribió también allí. El ejercicio en el gimnasio y las salidas con el centro de jubilados hicieron que Enrico se sienta más feliz, más saludable y motivado a mantenerse más activo.

Blanca tiene diabetes desde hace cinco años. Hace un año, el médico la diagnosticó con artritis reumatoide. El dolor en las articulaciones hacía que Blanca no se moviera. Seis meses después, la prueba de azúcar A1C le dio un resultado del 8.8% (quienes tienen diabetes, deben mantener ese nivel por debajo del 7%). Su médico le recomendó que pensara en maneras de bajar el azúcar en la sangre.

Blanca se dio cuenta de que cuando le dolían las articulaciones solía calmarse comiendo cosas no saludables. También caminaba menos y pasaba más tiempo sentada. Dejó de dedicarse a sus pasatiempos favoritos. Entonces empezó a comer mejor y a moverse más. Pero las articulaciones le dolían y se sentía cansada todo el tiempo. Al principio sentía que iba para atrás en vez de avanzar. Pero se dio cuenta de que el primer paso para moverse más y estar más saludable era controlar la artritis. Fue a ver a un especialista y empezó a tomar un medicamento. En seguida sintió alivio en las articulaciones. También fue a sesiones con terapeutas físicos y ocupacionales para aprender técnicas para reducir el dolor y estar más activa.

Una vez que se puso a tono, Blanca decidió ser más activa y enfocarse de nuevo en su pasatiempo favorito: la pintura. La pintura siempre le había servido para reducir el estrés, pero ahora sabía que le haría falta más energía para volver a pintar como antes. Empezó a caminar 15 minutos, 3 días por semana, durante su hora de almuerzo. Se sintió renovada y no le dolían las articulaciones. Entonces empezó a caminar más; casi todos los días. Pero además de caminar, ¡quería pintar! Buscó un pincel de mango largo y empezó haciendo estiramientos de mano para lograr flexibilidad. Actualmente está pintando. Y con ella participan sus hijas, con quienes disfruta de su pasatiempo los fines de semana. Ahora que se siente mejor físicamente y más activa, notó que también mejoró su forma de comer. La última vez que fue al médico, el nivel de A1C había bajado a 7.9%, por eso el médico la animó a que siguiera caminando y pintando.

Resolver problemas para poder ser más activo

¿Cree que las historias de Enrico y de Blanca pueden ayudarlo a eliminar los obstáculos que le impiden estar activo? Repasemos sus historias y pensemos en los pasos para la resolución de problemas presentados en el capítulo 2, *Convertirse en una persona proactiva en el manejo personal de su salud.*

1. Identifique el problema.

Enfóquese en un problema específico que quiera resolver ya. Elija problemas específicos que estén alterando su vida ahora. Blanca y Enrico deseaban solucionar su problema y ese deseo los ayudó a tener éxito. Es importante que analice la situación detenidamente para entender mejor el problema. A veces los problemas son más complicados de lo que parecen. Enrico quería salir más pero necesitaba un medio de transporte. Blanca estaba decidida a bajar el nivel de azúcar en la sangre pero tenía que aprender a controlar el dolor y la inflamación de las articulaciones para poder hacer ejercicio regularmente.

2. Haga una lista de ideas para resolver el problema.

A muchas personas les resulta útil hacer una lista de ideas para resolver el problema. Enrico y Blanca revieron ocasiones anteriores en las que habían tenido éxito e identificaron posibles soluciones para mejorar su salud y bienestar. Organizar ideas o pensar en éxitos del pasado es un buen punto de partida para resolver un problema. Igual que Enrico y Blanca, muchas personas se sintieron más saludables y felices al realizar actividades físicas con regularidad. Le recomendamos que agregue ideas de actividades físicas a su lista de resolución de problemas. En lo que queda de este capítulo y en el siguiente presentaremos varias estrategias para que esté más activo, además de información sobre ejercicios.

3. Seleccione una idea y pruébela.

Elija una solución posible y pruébela por un tiempo. Revea su lista de ideas y decida qué quiere probar primero. ¡Inténtelo! Hay personas que preparan un plan de acción específico (véase "Hacer planes a corto plazo: Planes de acción", páginas 33–36.)

4. Compruebe los resultados.

Evalúe los resultados que obtuvo. Probar soluciones posibles hará que usted sea un participante activo en promover su salud. Por otra parte, eso le dará seguridad en sí mismo para resolver futuros problemas.

5. Escoja otra idea si la primera no funcionó.

Resolver problemas viene acompañado de dificultades. Generalmente, los primeros intentos no funcionan. Es posible que usted tenga que probar con otra idea para resolverlos. Blanca primero logró controlar el dolor de articulaciones, luego probó con ejercicio y después con un pasatiempo.

Hay mucho que aprender de las historias de Enrico y Blanca, así como de las de otras personas. Esperamos que le sirvan de inspiración para que su vida con condiciones crónicas sea más saludable y activa. Aunque cada caso es diferente, le recomendamos que considere los elementos comunes para resolver problemas.

A Blanca y a Enrico el ejercicio les sirvió para resolver problemas de la vida diaria. Gracias al ejercicio, Blanca pudo bajar el nivel de azúcar en la sangre. En el caso de Enrico, el ejercicio le hizo darse cuenta de que tenía suficiente energía para hacer actividades con el centro de jubilados. Cada uno hizo diferentes tipos de ejercicio en diferentes períodos y lograron diferentes objetivos. Es importante que usted piense de qué manera el movimiento podría ser importante para que participe en las actividades que le gustan.

Tipos de ejercicio

Así como cada tipo de comida (carbohidratos, proteínas, grasas y fibras) ofrece distintos beneficios, los diferentes tipos de ejercicio tienen distintos efectos en el cuerpo. Hay cuatro tipos principales de ejercicio:

- **De resistencia (aeróbicos).** La resistencia depende del estado del corazón, pulmones y músculos. Su corazón y pulmones deben funcionar eficientemente para llevar suficiente sangre con oxígeno a los músculos, y sus músculos deben estar en buenas condiciones para usar ese oxígeno. El ejercicio aeróbico (que significa "con oxígeno") hace que los músculos grandes del cuerpo estén en actividad constante, como cuando camina, nada, baila, corta el césped o anda en bicicleta. Muchos estudios descubrieron que los ejercicios aeróbicos reducen la fatiga, dan una sensación de bienestar general, reducen la depresión y la ansiedad, y mejoran el sueño, el estado de ánimo y el nivel de energía.

- **De flexibilidad.** Estar flexible significa que usted se puede mover cómodamente y con seguridad. La falta de flexibilidad puede causar dolor, ocasionar una lesión y hacer que los músculos trabajen más y se cansen antes. Usted pierde flexibilidad cuando está inactivo o cuando se mueve muy poco durante el día. La falta de flexibilidad también puede causar algunas enfermedades. Sin embargo, aunque usted tenga una condición crónica, puede mejorar su flexibilidad haciendo ejercicios de estiramiento suaves.

■ **De fuerza.** Para que los músculos estén fuertes hay que usarlos. Los músculos inactivos se debilitan y atrofian (se contraen). Y si los músculos están débiles, usted también se siente débil y se cansa más rápido. Frecuentemente, la incapacidad y falta de movilidad de muchas personas se debe a que tienen los músculos débiles. El ejercicio fortalece los músculos cuando hace que trabajen más de lo que trabajan a diario.

■ **De equilibrio.** Para tener buen equilibrio, los músculos del torso y de las piernas deben estar fuertes y coordinados. Además, usted debe estar flexible y tener una buena postura. Las caídas pueden tener muchas causas (problemas de vista, falta de luz, obstáculos – como alfombras en el suelo – mareo, cansancio o distracción), pero si usted tiene músculos fuertes y coordinados podrá evitar muchas caídas.

¿Cómo lo puede ayudar el ejercicio?

Si usted está físicamente activo y hace ejercicio, mejora su fuerza, flexibilidad y resistencia. De esa manera, puede participar en más actividades que le resulten importantes. Además tiene menos riesgo de caerse, de que se le estiren los músculos, de sobrecarga de trabajo en las articulaciones, de sentir fatiga y de perder el equilibrio.

Hacer ejercicio regularmente mejora la autoestima y reduce el estrés, la ansiedad y la depresión. Además, lo puede hacer dormir mejor, sentirse más relajado y más contento. El ejercicio ayuda a mantener un peso apropiado, lo que le da alivio a su espalda y sus piernas. Por otra parte, el ejercicio fortalece los huesos.

En el resto de este capítulo hablaremos de actividad física y ejercicios de resistencia. En el capítulo siguiente (8), *Hacer ejercicio para que la vida sea más fácil*, hablaremos de seleccionar ejercicios para resolver problemas específicos, como levantarse de una silla o alcanzar un estante. Además, el capítulo 8 incluye descripciones e ilustraciones de distintos ejercicios que aumentan la fuerza, flexibilidad y equilibrio. También da sugerencias para que usted elija los ejercicios apropiados para su condición.

Guía de actividades físicas

Muchos países e instituciones, incluida la Organización Mundial de la Salud (OMS), tienen guías sobre el tipo y cantidad de actividad física que se debe hacer para estar saludable. Estas guías son muy parecidas en todo el mundo y pueden ser utilizadas por adultos, tengan o no enfermedades crónicas o incapacidades. Cuando lea esta guía, es importante que recuerde que debe trabajar para alcanzar metas y que estas no están al principio del camino. En promedio, solo el 25% de las personas hacen suficiente ejercicio para cumplir con esta guía. No debe preocuparse si los demás alcanzan sus metas y usted aún no.

Su objetivo es aumentar la actividad física gradualmente y de manera segura hasta alcanzar un nivel apropiado para usted. Quizás puede hacer más ejercicio del que indica la guía o quizás no. Lo importante es utilizar la información para empezar a estar más activo y más sano de una manera que le funcione. Empiece haciendo lo que pueda. Aunque sean unos pocos minutos de actividad varias veces por día, ya será un buen comienzo. Lo importante es hacer algo que le funcione, formar un hábito y aumentar gradualmente el tiempo o los días por semana a medida que pueda.

La siguiente guía pertenece al Departamento de Salud y Servicios Humanos de los Estados Unidos. Recuerde: Es una guía para decirle hacia dónde debe ir; no un requisito de dónde debe estar ahora.

- Los adultos deben hacer ejercicios de resistencia (aeróbicos) moderados por lo menos 150 minutos (2.5 horas) por semana o ejercicios intensos por lo menos 75 minutos por semana.

- La actividad aeróbica debe durar por lo menos 10 minutos por vez, varias veces por semana. Estar activo a una intensidad moderada en sesiones de 10 minutos a lo largo del día da los mismos beneficios que las sesiones largas.

- Por lo menos 2 veces por semana se debe hacer ejercicios moderados para fortalecer los músculos principales.

- Las personas que no pueden cumplir con la guía deben mantenerse tan activas como puedan para evitar la falta de actividad. Las guías más nuevas destacan que moverse 10 minutos por vez es importante y útil.

Ejercicios de resistencia

Los ejercicios de resistencia lo ayudarán a tener más energía y estar más activo. Hay muchos tipos de ejercicio de resistencia. Toda actividad física que haga con las manos y las piernas, por lo menos durante 10 minutos, se considera ejercicio aeróbico. Por lo general pensamos que las actividades de resistencia son aquellas como caminar, nadar, andar en bicicleta, bailar o ir a clases de gimnasia. Sin embargo, hacer las tareas de la casa o trabajar en el jardín también pueden ser ejercicios de resistencia. Hacer una actividad común es mejor que no hacer nada. Recuerde que debe elegir una actividad con la que se sienta cómodo para hacerla por cierto tiempo. Es mejor empezar haciendo menos que haciendo demasiado.

¿Qué tan seguido hace ejercicio (frecuencia)? ¿Cuánto dura su actividad cada vez (tiempo)? ¿Cuánto esfuerzo pone al hacer ejercicio (intensidad)? Las respuestas a estas tres preguntas funcionan juntas. Usted puede ajustar la frecuencia, el tiempo y la intensidad para regular su actividad física o ejercicio.

Frecuencia

Frecuencia significa qué tan seguido usted hace ejercicio. Una buena manera de empezar es hacerlo día por medio. La guía sugiere que se haga ejercicio entre 3 y 5 veces por semana. En la medida que pueda, no pase más de 2 días sin hacer ejercicio.

Tiempo

Tiempo es lo que dura cada sesión de ejercicio. Según la guía, lo mejor es hacer por lo menos 10 minutos de ejercicio por vez. A medida que gana resistencia puede aumentar el tiempo de cada sesión y/o hacer varias sesiones de 10 minutos por día.

Intensidad

Intensidad es el esfuerzo que pone al hacer ejercicio; es decir, qué tan duro hace el ejercicio. Una intensidad moderada es segura y efectiva. Cuando usted hace ejercicio a una intensidad moderada siente que hace esfuerzo pero también que puede continuar, incluso mientras habla. Cuando hace ejercicio a alta intensidad siente que le falta el aire, que no puede hablar mientras hace ejercicio o que solo puede continuar por unos segundos. El esfuerzo que ponga en el ejercicio dependerá de cuál sea su estado físico en ese momento. Por ejemplo, una caminata de 10 minutos a paso ligero es un ejercicio de baja intensidad para un atleta, pero para una persona que no ha estado activa por mucho tiempo es un ejercicio de alta intensidad.

Piense qué significa intensidad moderada para usted, de manera que no tenga que poner demasiado esfuerzo. Hay varias maneras sencillas de averiguar esto, por ejemplo:

- **Prueba del habla.** Cuando haga ejercicio hable con alguien o consigo mismo, o recite poemas en voz alta. El ejercicio de intensidad moderada le permitirá hablar cómoda-

mente. Si no puede mantener una conversación porque está respirando muy rápido o porque le cuesta respirar estará ejercitando a alta intensidad. Hágalo más despacio. La prueba del habla es una forma fácil y rápida de saber cuánto esfuerzo hace. Si usted tiene una enfermedad pulmonar es probable que la prueba del habla no le sirva. Si ese es el caso pruebe con la escala de esfuerzo percibido.

- **Esfuerzo percibido.** Califique el esfuerzo que pone en una escala del 1 al 10. El número 1 es el extremo más bajo y representa estar sentado o no hacer nada. El número 10 es hacer el mayor esfuerzo posible; es decir, tanto esfuerzo que no podría hacer más de unos segundos de ejercicio. Un nivel aceptable para un ejercicio aeróbico moderado es entre 4 y 5 en la escala del 1 al 10. Mientras haga ejercicio piense en qué lugar de la escala está.

- **Ritmo cardíaco.** A menos que usted esté tomando medicamentos para regular el ritmo del corazón (como betabloqueantes), chequearse el pulso es otra forma de medir la intensidad del ejercicio. Cuanto más rápido late el corazón, más intensamente está haciendo el ejercicio. (El corazón también late más rápido cuando tiene miedo o está nervioso, pero en este caso nos referimos a la manera en que reacciona el corazón ante la actividad física.) Los ejercicios de resistencia moderados aumentan el ritmo cardíaco a un rango de entre 55% y 70% de su límite máximo sin presentar riesgos. Este límite libre de riesgos baja con la edad. Eso significa que su ritmo cardíaco

Tabla 7.1 **Ritmo cardíaco al hacer ejercicio de intensidad moderada, por edad**

Edad	Pulso durante el ejercicio (pulsaciones por minuto)	Pulso durante el ejercicio (al contar cada 15 segundos)
30s	105–133	26–33
40s	99–126	25–32
50s	94–119	24–30
60s	88–112	23–28
70s	83–105	21–26
80s	77–98	19–25
90 y más	72–91	18–23

para hacer ejercicio sin riesgo bajará a medida que envejezca. Hay varias maneras de saber su ritmo cardíaco. Generalmente, en los gimnasios hay equipos que tienen agarraderas que le toman el pulso. También puede usar aplicaciones en el teléfono celular, relojes inteligentes o monitores para llevar en la muñeca o en el cinturón. Usted es el encargado de averiguar cuál es el ritmo cardíaco para hacer ejercicio que le conviene. La tabla 7.1 contiene instrucciones generales para que siga.

Prepare su propio programa de ejercicios de resistencia

Usted puede preparar su propio programa de ejercicios variando la frecuencia, el tiempo y las actividades. Le recomendamos que empiece lentamente con ejercicios de intensidad moderada y que aumente la frecuencia y el tiempo gradualmente hasta alcanzar los 150 minutos recomendados por semana. Una buena forma de cumplir con los objetivos de la guía es acumular 30 minutos de actividad física moderada casi todos los días de la semana. Esto significa solamente 10 minutos, tres veces por día. Puede combinar caminatas, bicicleta fija, baile, natación o tareas que requieran una intensidad moderada. Es importante recordar que los 150 minutos son el objetivo, no el punto de partida.

Ejemplos de programas de ejercicio

Si usted comienza haciendo ejercicio solamente 2 minutos por vez, seguramente alcanzará su objetivo de 10 minutos, tres veces por día. No todo el mundo puede alcanzar ese objetivo, pero hacer actividades físicas con regularidad le traerá beneficios para su salud. Casi todos podemos aprender a estar lo suficientemente activos como para obtener importantes beneficios para la salud.

A continuación presentamos programas de intensidad moderada de 150 minutos de ejercicio por semana:

- una caminata de 15 minutos a intensidad moderada, dos veces por día, 5 días por semana.

- un paseo en bicicleta de 30 minutos a intensidad moderada (principalmente en terreno llano), 3 días por semana, más una caminata de 30 minutos, dos veces por semana.

- una clase de baile aeróbico de 45 minutos a intensidad moderada, dos veces por semana, más dos paseos de 30 minutos por semana.

- trabajos de jardinería (cavar, juntar las hojas, levantar bolsas), 30 minutos por día, 5 días por semana.

Si usted recién está comenzando a hacer ejercicio, podría empezar con:

- una caminata de 5 minutos por la casa, tres veces por día, 5 días por semana (total: 75 minutos).

- una clase de 40 minutos de ejercicios aeróbicos en el agua, dos veces por semana, y dos caminatas de 10 minutos otros 2 días de la semana (total: 120 minutos).

- una clase de ejercicios aeróbicos suaves de 50 minutos, una vez por semana, y una caminata de 15 minutos otros 2 días de la semana (total: 80 minutos). Si es posible, puede tomar una case de ejercicios aeróbicos de 50 minutos, una vez por semana, y dar una caminata de 15 minutos otros 4 días. De esa manera hará ejercicio 110 minutos por semana.

Precalentamiento y enfriamiento

Al hacer ejercicio a intensidad moderada es importante precalentarse antes y enfriarse al terminar. Para precalentarse haga varios minutos de una actividad de baja intensidad para que los músculos, corazón, pulmones y circulación se preparen gradualmente para el ejercicio más intenso. El precalentamiento reduce el riesgo de lesiones, dolor y ritmo cardíaco irregular. El enfriamiento ayuda al cuerpo a volver a su estado normal de reposo. Para eso repita la actividad de precalentamiento o dé una caminata corta. Si acompaña con ejercicios de estiramiento suaves se podrá relajar y reducirá el dolor y la tensión muscular.

Elija su ejercicio de resistencia

A continuación hablaremos de algunos ejercicios de resistencia comunes. Todos ellos fortalecen el corazón, los pulmones y los músculos además de aliviar la tensión y ayudar con el control del peso. También, casi todos fortalecen los huesos (excepto el ejercicio en el agua).

Caminar

Caminar es fácil, económico, seguro y se puede hacer en cualquier parte. Usted puede caminar solo o acompañado. Caminar es más seguro que correr y es menos estresante para el cuerpo. Es un ejercicio ideal si usted lleva una vida sedentaria o tiene problemas de articulaciones o de equilibrio. Si camina para ir a hacer compras, visitar amigos y hacer los quehaceres, seguramente podrá caminar para hacer ejercicio. En caso de que use bastón o andador, no debe ser un obstáculo para que salga a caminar seguido. Si hace tiempo que no camina le recomendamos que empiece caminando 5 o 10 minutos. A medida que se vaya sintiendo más cómodo combine caminatas a paso ligero con caminatas lentas para llegar al tiempo total. Cada semana aumente 5 minutos como máximo a su caminata a paso ligero. Trate de llegar a un total de 20 o 30 minutos de caminata a paso ligero. Recuerde que el objetivo es caminar casi todos los días de la semana a una intensidad moderada, en sesiones de 10 minutos por lo menos.

Antes de comenzar su programa de caminatas tenga en cuenta estos consejos:

- Elija el terreno: Camine en una superficie llana. Algunos ejemplos son pistas de entrenamiento, centros comerciales, pistas de carrera, calles con vereda y vecindarios tranquilos.

- Haga un paseo de precalentamiento y de enfriamiento.

- Establezca su propio ritmo. Es mejor empezar lentamente que hacerlo muy rápido y cansarse enseguida.

Calzado para caminar

Debe usar zapatillas cómodas y en buen estado. Si usa calzado con cordón o con Velcro podrá ajustarlo y tener mayor soporte; es mejor que el calzado sin cordón. Si tiene problemas para atarse los cordones puede usar Velcro o cordones elásticos. Muchas personas prefieren calzado con plantillas cambiables para reemplazarlas por otras que amortigüen los pasos. Puede encontrar ese tipo de plantillas en tiendas de deportes, farmacias y zapaterías. Si decide comprarlas lleve el calzado con el que piensa usarlas. Pruébese el calzado con la plantilla dentro para estar seguro de que no le ajustará. Hay plantillas de distintos tamaños, que se pueden recortar con tijeras a su medida. Si le sobra espacio entre los dedos y la punta del zapato, pruebe con una plantilla de 3/4. Si a usted ya le recetaron accesorios para poner en los zapatos, consulte con su terapeuta sobre las plantillas para caminar.

Posibles problemas al caminar

Si al caminar le duelen las espinillas es posible que no haya precalentado lo suficiente. Pruebe haciendo ejercicios con los tobillos (véase el capítulo 8, *Hacer ejercicio para que la vida sea más fácil*) antes de caminar. Empiece caminando lentamente por lo menos durante 5 minutos. Mantenga los pies y los dedos relajados.

Otro problema común entre la gente que camina es el dolor de rodillas. Al caminar rápido ponemos más estrés en las articulaciones de la rodilla. Al principio, camine lento, distancias cortas o en intervalos cortos. Como parte del precalentamiento haga los ejercicios #21 : Fortalecedor de la rodilla I y #24 Estiramiento y fortalecimiento de la rodilla (páginas 222 y 223).

Puede evitar los calambres en las pantorrillas y el dolor de talones empezando con el Estiramiento del talón de Aquiles (#26 en la página 224). Otro consejo útil es dar una caminata lenta de precalentamiento. Si usted tiene problemas de circulación en las piernas y si al caminar le dan calambres o siente dolor en las pantorrillas, combine caminatas a paso ligero pero confortable con caminatas a paso lento. Al ir más lento dará tiempo para que la sangre circule antes de que el dolor sea tan fuerte que tenga que detenerse. El ejercicio puede ayudarlo a que cada vez camine más distancia con menos calambres y menos dolor. Si estos consejos no le dan resultado, consulte a su médico o fisioterapeuta.

Nadar

Para la mayoría de personas con enfermedades crónicas, nadar es un ejercicio excelente. Al nadar se usa todo el cuerpo. Si hace mucho que no nada le recomendamos que tome un curso básico. Para que la natación funcione como ejercicio aeróbico usted deberá nadar continuamente por 10 minutos. Pruebe diferentes estilos, cambiando cada uno o dos largos. De esa manera ejercitará todas las articulaciones y músculos sin sobrecargar ninguna parte del cuerpo. Nadar es un excelente ejercicio aeróbico, pero no mejora el equilibrio ni fortalece los huesos. Debido a que el principal trabajo lo hacen los brazos, es probable que usted sienta que le falta el aire. Esto lo sentirán principalmente las personas que tienen enfermedades pulmonares. Sin embargo, para las personas con asma puede ser el ejercicio ideal ya que la humedad ayuda con los problemas de respiración. Las personas con enfermedades del corazón, que tienen latidos irregulares y a las que se les ha implantado un desfibrilador (DAI) no deben nadar.

Antes de comenzar su programa de natación, tenga en cuenta estos consejos:

■ En los estilos pecho y libre (crol) se realiza mucho movimiento del cuello, lo cual le puede resultar incómodo. Para solucionar esto, use unas antiparras y un tubo de respiración (*snorkel*) para mantener la cara en el agua y poder respirar sin girar el cuello.

■ Use gafas para nadar. Los químicos de la piscina pueden irritar los ojos.

■ Una ducha o baño caliente después de nadar ayuda reducir la tensión y el dolor muscular.

■ Siempre debe nadar donde haya guardavidas calificados o con un amigo. Nunca nade solo.

Ejercicios acuáticos

El agua lo hará flotar y así podrá fortalecer los músculos y el sistema vascular con más facilidad que si hiciera ejercicio fuera del agua. Si a usted no le gusta nadar o le cuesta aprender los estilos de natación puede caminar en el agua o tomar clases de ejercicio en la piscina. Casi todos los centros comunitarios tienen piscina y ofrecen este tipo de clases. El lugar de la piscina donde usted se pare a hacer ejercicio es importante. A mayor profundidad sentirá menos presión en las articulaciones. Sin embargo, si el nivel del agua le pasa el pecho puede perder el equilibrio. Lo mejor es que el agua le cubra gran parte del cuerpo separando las piernas o flexionando un poco las rodillas. Si usted tiene la posibilidad de ir a una piscina y hacer ejercicio por su cuenta puede guiarse por libros especializados en el tema. También puede ver videos por internet. Un detalle muy importante para hacer ejercicio es la temperatura del agua. Las organizaciones estadounidenses para la artritis recomiendan un rango de entre 84 y 92 grados F (29 a 33 grados C).

Antes de comenzar su programa de ejercicios acuáticos tenga en cuenta estos consejos:

- Use calzado para el agua. Los modelos con Velcro son más fáciles de ponerse.

- Si usted tiene sensibilidad al frío o tiene el síndrome de Raynaud, use guantes para el agua, traje o calzas impermeables, y una camiseta para el agua.

- Use flotadores o salvavidas para flotar más fácilmente y eliminar peso de las caderas, rodillas y pies.

- Igual que ocurre fuera del agua, los movimientos lentos hacen que el ejercicio sea más fácil. En el agua puede regular la intensidad según la cantidad de agua que empuja al moverse. Por ejemplo, si al estar en el agua mueve los brazos hacia atrás y adelante, le resultará más difícil si mantiene las palmas enfrentadas. Será mucho más fácil si pone las palmas hacia abajo y desliza los brazos hacia atrás y adelante de manera que solo el borde la mano empuje el agua.

- Recuerde que si agrega flotadores tendrá mayor movimiento de lo normal en las articulaciones, especialmente si la piscina es de agua caliente. Empiece lentamente y no se quede mucho tiempo en la piscina, aunque se sienta a gusto. Es importante que sepa cómo se sentirá al día siguiente de hacer ejercicio.

- Si tiene asma los ejercicios acuáticos pueden reducir los síntomas que pueden ocurrir con otros tipos de ejercicio. Esto se debe seguramente al efecto del vapor de agua que entra a los pulmones. Igualmente debe recordar que para muchas personas con enfermedades pulmonares el ejercicio con los brazos puede causar más dificultad al respirar que los ejercicios con las piernas.

- Si tuvo una apoplejía u otra condición que puede afectar su fuerza y equilibrio, cuente con alguien que lo ayude a entrar y salir de la piscina. Una medida adicional de seguridad es que haga ejercicios acuáticos cerca del borde de la piscina o de alguna persona que pueda ayudarlo si fuera necesario.

- Si la piscina no tiene escalones y a usted le cuesta alcanzar la escalera de agarraderas con los pies, pídale al personal de la piscina que le dé un taburete de cocina para poder llegar a la escalera. Es una forma barata de facilitar la entrada y salida de la piscina. Estos taburetes son fáciles de sacar y guardar cuando no se necesitan.

Bicicleta fija

Las bicicletas fijas dan los mismos beneficios para la salud que las bicicletas comunes, pero sin exponerse a los peligros de la calle. Son una excelente opción para hacer ejercicio. No exigen demasiado a las caderas, rodillas ni pies. Fácilmente, usted puede ajustar la intensidad del ejercicio. Y si hace mal tiempo, no importa. Las personas con parálisis en una pierna o un brazo pueden usarlas con accesorios especiales. Usted puede usar la bicicleta fija cuando no quiera caminar, cuando no desee hacer ejercicios vigorosos o cuando no pueda salir.

Antes de comenzar su programa de bicicleta fija tenga en cuenta estos consejos:

- Conviértala en una actividad interesante. Mientras pedalea puede ver videos o escuchar audio libros. Algunas personas llevan un registro de las millas que recorren y preparan una "ruta" para su paseo en bicicleta fija. Es importante anotar el tiempo y la distancia. En poco tiempo se sorprenderá de cuánto avanzó.

- Con las bicicletas fijas se usan músculos diferentes que con las caminatas. Hasta que los músculos de las piernas se acostumbren a pedalear, solo podrá hacerlo por unos pocos minutos. Empiece pedaleando sin resistencia. Luego, a medida que le vaya resultando más fácil, aplique resistencia gradualmente. Aumentar la resistencia tiene el mismo efecto que andar en bicicleta cuesta arriba. Si aplica demasiada resistencia es probable que le duelan las rodillas y tenga que parar antes de notar los beneficios del ejercicio.

- Pedalee a una velocidad cómoda. Por lo general, se recomienda empezar entre 50 y 70 revoluciones por minutos (rpm). Algunas bicicletas tienen un tacómetro que cuenta las revoluciones. Usted también puede contar cuántas veces por minuto su pie derecho llega al punto más bajo. A medida que se acostumbre a usar la bicicleta podrá aumentar la velocidad. Sin embargo, mayor velocidad no necesariamente significa mejores resultados. Si escucha música y sigue el tempo a medida que pedalea, podrá hacerlo a una velocidad constante. Con la experiencia podrá encontrar la combinación apropiada de velocidad y resistencia.

- Póngase una meta de 20 a 30 minutos de pedaleo a una velocidad cómoda. De a poco, alterne el pedaleo rápido o de más resistencia con pedaleo suave. Observe su ritmo cardíaco, la escala de esfuerzo percibido o la prueba del habla (véase la página 195) para asegurarse de que no haga demasiado esfuerzo.

- Los días que no se sienta del todo bien continúe con su hábito de ejercicio pero pedaleando sin resistencia, a pocas revoluciones por minutos o por poco tiempo.

Hacer ejercicios con otros equipos

Si a usted le cuesta subir y bajar de una bicicleta fija o no tiene espacio en su casa, puede probar con una pedalera. Consulte a su médico, a su

---

Guía para el uso de bicicletas fijas

Para usar la bicicleta fija de manera segura verifique lo siguiente:

- La bicicleta debe estar estable cada vez que suba o baje de ella.

- La resistencia se puede regular fácilmente. Puede estar en el nivel 0.

- El asiento debe ser cómodo y se puede ajustar para obtener mayor extensión de piernas cada vez que el pie llegue a su punto más bajo.

- Los pedales son grandes y las correas deben estar flojas para que el pie se mueva ligeramente mientras pedalea.

- Debe haber espacio suficiente entre el marco de la bicicleta y las rodillas y tobillos.

- Agárrese del manillar para adquirir una buena postura y comodidad en los brazos.

terapeuta o en una farmacia que vendan equipos de ejercicio. La pedalera es un equipo pequeño con dos pedales, que puede conectar a las patas de la cama o dejarlos en el suelo, delante de una silla. Le da la posibilidad de hacer ejercicio pedaleando. Se puede ajustar la resistencia y la distancia para una mejor extensión de piernas y flexión de rodillas. Las pedaleras son una buena alternativa de ejercicio de bicicleta para personas con problemas de equilibrio, falta de fuerza o parálisis. Las pedaleras también son útiles para que las personas con otras condiciones crónicas, como por ejemplo enfermedades pulmonares, empiecen un programa de ejercicio.

Los ergómetros son máquinas para ejercitar los brazos. Las personas que no pueden hacer ejercicio con las piernas pueden mejorar su actividad cardiovascular y fortalecer la parte superior del cuerpo usando estas máquinas. Es muy importante hacer este ejercicio con la supervisión de un terapeuta o instructor que prepare un programa, ya que al hacer ejercicios de resistencia solamente con los brazos, la intensidad se debe monitorear de manera diferente de cuando se hacen con las piernas, pues estas tienen músculos más grandes. A las personas con enfermedades pulmonares los ejercicios de brazos les pueden costar más que los ejercicios de piernas, causándoles dificultad al respirar.

Existen muchos otros tipos de equipos; por ejemplo, cintas caminadoras, máquinas de remo a motor, máquinas de esquí a campo traviesa, minitrampolines, escaleras y máquinas elípticas. Casi todas están disponibles en gimnasios y centros de recreación. También se venden en formato comercial o para el hogar.

Si usted está pensando en usar equipo de ejercicio, tenga en cuenta lo que quiere lograr.

Para fortalecer el sistema cardiovascular y adquirir resistencia, elija un equipo con el que pueda ejercitar la mayor parte del cuerpo de una vez. El movimiento debe ser rítmico, repetitivo y suave. El equipo debe ser cómodo, seguro y que no les exija mucho a las articulaciones. Si le interesa comprar un equipo nuevo, pruébelo por una o dos semanas antes de comprarlo.

Clases de ejercicio en suelo

Las clases que se dan en gimnasios, centros de jubilados o centros recreativos suelen ser entretenidas y seguras. También puede tomar clases de ejercicios aeróbicos con baile, como *zumba* o *jazzercise*. Los bailes más tradicionales, como salsa, bailes de salón o bailes folclóricos también sirven para hacer ejercicios aeróbicos. Las clases de tai chi y algunas artes marciales son muy populares hoy día y sirven para la resistencia, fuerza y relajación.

El primer día de clases preséntese a los instructores. Cuénteles quién es, que posiblemente tenga que modificar algunos de los movimientos y que les pedirá consejos. Si no conoce a sus compañeros de clase intente relacionarse con ellos. Abra su mente a la posibilidad de hacer cosas diferentes. Así se sentirá más cómodo y descubrirá que también hay otras personas con necesidades especiales. Pídale al instructor que le muestre cómo modificar las rutinas de ejercicios para que le resulten apropiadas a su condición. Eso se puede lograr haciendo el ejercicio más despacio, reduciendo el trabajo de brazos, descansando más seguido o acortando la rutina.

Para estar en un salón rodeado de espejos, sintiéndose diferente al resto del grupo, hace falta valor, convicción y sentido del humor. Lo mejor que puede hacer es elegir un instructor que anime a cada persona a seguir su propio ritmo, y elegir una clase con gente amigable y divertida. Observe las clases, hable con los instructores y participe por lo menos en una sesión antes de comprometerse a pagar por la clase completa.

Consejos para las clases de ejercicio

Antes de comenzar una clase de ejercicio tenga en cuenta estos consejos:

- Use calzado cómodo, a su medida y que no resbale.

- Protéjase las rodillas. Reléjelas (los instructores se refieren a esto como "rodillas blandas").

- No se estire demasiado. El principio de la sesión (precalentamiento) y el final (enfriamiento) incluyen ejercicios de estiramiento y fortalecimiento. Recuerde: Debe estirarse tanto como le sea cómodo. Aguante en esa posición y no haga movimientos de rebote. Si es necesario, pídale a su instructor que le indique otro tipo de ejercicio.

- Alterne los tipos de ejercicio que haga. Muchos lugares para hacer ejercicio ofrecen distintas oportunidades, como salas con máquinas cardiovasculares, piscinas y salas de aeróbicos. Si una clase de una hora de aeróbicos le resulta larga, pregunte si puede participar solamente en el precalentamiento y enfriamiento, y usar la bicicleta fija o la cinta caminadora mientras los demás hacen los ejercicios aeróbicos. Muchas personas hallaron en esta rutina el beneficio de un programa personalizado y de disfrutar socialmente con el grupo.

- Puede encontrar muchos ejercicios excelentes en YouTube y en DVD, y hacerlos en su casa. Estos varían en intensidad. Van desde ejercicios suaves con silla a ejercicios aeróbicos muy cansadores. Pídale sugerencias a su médico, terapeuta o consultor voluntario, o evalúe videos por su cuenta.

Autoexámenes de resistencia: Compruebe su progreso

Para algunas personas es suficiente con sentirse más energéticos y saludables para notar cómo progresan durante un programa de resistencia. Otras necesitan una prueba de que ese programa les está funcionando. Para medir los logros, utilice uno o dos de los autoexámenes de resistencia que se describen a continuación. Elija el que más le convenga. Anote los resultados antes de comenzar a hacer ejercicio. Entre 2 y 4 semanas después de haber empezado a hacer ejercicio repita el examen y compruebe si ha mejorado. Hable con su proveedor de salud o con profesionales de actividades físicas para establecer metas razonables y seguras.

- Mida la distancia. En las caminatas y ejercicios con bicicleta, fíjese qué distancia recorre en un tiempo determinado. Por ejemplo, vea cuánto recorre en 5 o 10 minutos. Mida la distancia contando cuántas calles pasa o use un podómetro para contar los pasos que da. Si nada, cuente los largos. Su meta es recorrer más distancia en menos tiempo o la misma distancia con menos esfuerzo.

- Mida el tiempo. Mida una distancia determinada para caminar, andar en bicicleta, nadar o caminar en el agua. Estime cuánto puede recorrer en 3 o 5 minutos. Puede determinar una distancia real, un número de calles o los largos en una piscina. Empiece a controlar el tiempo moviéndose a un ritmo moderado. Al cubrir la distancia determinada, anote cuánto tiempo tardó y cuál fue el esfuerzo percibido (en una escala del 1 al 10). Su meta es completar esa distancia en menos tiempo o con menor esfuerzo.

Oportunidades de hacer ejercicio en su comunidad

Muchas personas que hacen ejercicio con regularidad lo hacen acompañado, por lo menos de una persona. Si son dos o más personas, se motivarán entre sí. Y si es una clase entera se puede convertir en un grupo de amigos. Por otra parte, hacer ejercicio solo le da más libertad. A lo mejor usted no encuentra una clase que le funcione o no tiene un compañero que lo acompañe. Si ese es el caso, inicie su propio programa. A medida que avance irá cambiando de parecer.

Casi todas las comunidades ofrecen distintas clases de ejercicio, entre ellos programas especiales para personas mayores de 50 años, ejercicios de adaptación, caminatas por centros comerciales, senderos de aptitud física, tai chi o yoga. Estos son algunos lugares apropiados para buscar clases:

- En la zona donde vive, averigüe en YMCA, YWCA, centros comunitarios y centros de jubilados, programas del centro de parques y recreación, clases para adultos, organizaciones para enfermedades específicas (artritis, diabetes, cáncer, corazón) y universidades comunitarias. Existe una gran variedad de programas y de instructores, según el entrenamiento que hayan recibido. Por lo general, las clases son baratas y el personal responde a las necesidades de cada persona.

- Las oficinas de salud pública suelen auspiciar clases apropiadas para un amplio rango de edades y necesidades.

- Los hospitales suelen ofrecer clases de rehabilitación para personas con enfermedades coronarias o pulmonares supervisadas por personal médico. Estos programas suelen ser más caros que las clases comunitarias, pero tienen la ventaja de ofrecer supervisión médica, lo cual es muy importante.

- Los gimnasios suelen ofrecer clases de ejercicios aeróbicos, entrenamiento para perder peso, equipos cardiovasculares y piscinas climatizadas. Se paga una membresía.

A continuación hay una lista de lo que debe considerar al buscar programas comunitarios:

- Clases de ejercicios de intensidad baja y moderada para principiantes. Usted debe poder observar clases y participar al menos de una clase antes de inscribirse y pagar.

- Instructores calificados y con experiencia trabajando con personas que tienen capacidades parecidas a las que usted tiene. Los instructores que poseen conocimiento pueden entender mejor las necesidades especiales y tendrán el deseo y la capacidad de trabajar con usted.

- Políticas de membresía que le permitan pagar por clase o por series cortas, o que le dejen bloquear la membresía durante períodos en que usted no pueda participar. Algunos centros de ejercicio ofrecen diferentes tarifas según la cantidad de servicios que usted solicite.

■ Instalaciones a las que sea fácil llegar, estacionar y entrar. Los estacionamientos, vestuarios y salas de ejercicio deben ser accesibles, seguros y estar supervisados por personal profesional.

■ Personal y socios amigables con los que se pueda hablar.

■ Protocolo de emergencia e instructores certificados en RCP (*CPR*, por sus siglas en inglés) y primeros auxilios.

Su programa de ejercicio: Resolver posibles problemas

La tabla 7.2 enumera una lista de problemas que le pueden ocurrir al hacer ejercicio. Algunos son serios y deberá parar, pedir ayuda y hablar con un profesional antes de volver a hacer ejercicio.

Tabla 7.2 **Consejos para problemas que pueden ocurrir al hacer ejercicio**

Problema	Consejo
Latidos del corazón irregulares o muy rápidos	Pare de hacer ejercicio. Hable con su médico inmediatamente.
Dolor u opresión en el pecho, mandíbula, brazos o cuello Falta de aire que dura después del período de ejercicio	No haga ejercicio hasta que haya obtenido autorización o permiso de su médico.
Visión borrosa, mareos, desmayos, sudor frío o confusión	Acuéstese con los pies elevados o siéntese y ponga su cabeza entre las piernas. Busque consejo médico inmediatamente.
Dificultad para respirar o dolor en las pantorrillas debido a problemas circulatorios o respiratorios	Haga calentamientos: empiece su actividad despacio. Tome pequeños descansos para recuperarse y luego continuar con el ejercicio.
Cansancio o dolor muscular excesivos después de hacer ejercicio, especialmente si sigue cansado o dolorido al día siguiente	No haga ejercicio tan vigorosamente la próxima vez. Si sigue cansado, hable con su médico.

Para una lista de lecturas sugeridas, sitios web de interés y otros recursos útiles, visite www.bullpub.com/resources.

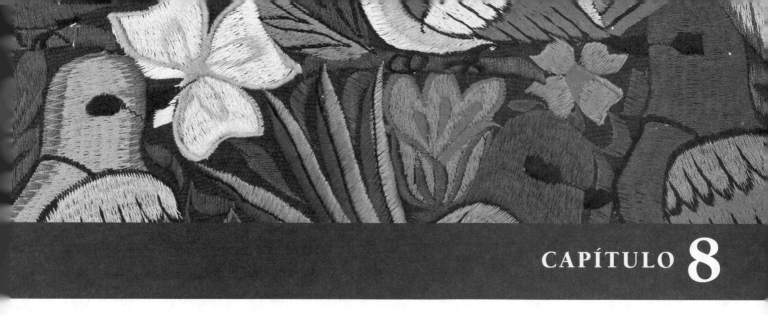

CAPÍTULO 8

Hacer ejercicio para que la vida sea más fácil

En EL CAPÍTULO 7, *Mantenerse físicamente activo*, hablamos de los beneficios de estar más activo y de tratar de hacer ejercicio 30 minutos casi todos los días. Esa meta es fácil de alcanzar para la mayoría de las personas. Hablamos también de los cuatro tipos principales de ejercicios: resistencia, flexibilidad, fuerza y equilibrio (véase la página 192). Y usted aprendió a resolver problemas para estar más activo y para preparar su propio programa de resistencia. Este capítulo agrega más información a la que presentamos en el capítulo 7, enfocándose en ejercicios de flexibilidad, fuerza y equilibrio. Usted puede hacer esos ejercicios para resolver problemas de la vida diaria que ocurren como consecuencia de la rigidez, debilidad y falta de equilibrio.

Mientras lea este capítulo y piense en mejorar su vida haciendo ejercicio, tenga en cuenta su libertad y seguridad.

■ **Libertad es la capacidad de hacer cosas por uno mismo.** Si usted se siente libre podrá ir de un lado a otro más fácilmente y así podrá estar con otra gente. También tendrá mayor capacidad para hacer las cosas que considera importantes y que disfruta hacer. Libertad puede ser la capacidad de ir a su centro religioso preferido, de compras a una tienda, de participar en un club literario, de hacer ejercicio con amigos o de pasear a su perro.

■ **Seguridad es evitar caídas, torceduras y esguinces.** Los ejercicios específicos hechos con regularidad hacen que, en la mayoría de los casos, la vida sea más segura, más fácil y más placentera.

Los ejercicios que se presentan en este capítulo están ordenados de la cabeza a los pies. Están dirigidos a mejorar la flexibilidad y la fuerza. La última sección presenta ejercicios que pueden mejorar el equilibrio. Escoja los ejercicios que usted piense que lo ayudarán a lograr su objetivo.

Sentirse más libre y seguro por medio de la actividad física

En el capítulo 7, *Mantenerse físicamente activo*, presentamos historias de personas con condiciones de salud crónicas que crearon una rutina de actividades placenteras y descubrieron que la actividad mejoró su resistencia. En esta sección hablaremos de historias parecidas de personas que incorporaron ejercicios de flexibilidad, fuerza y equilibrio para sentirse más libres y seguras. A medida que lea estas historias, piense en su situación personal y en cómo podría usar los ejercicios que explicaremos para sentirse más cómodo, más seguro y disfrutar de mayor libertad personal. Todos los ejercicios que se mencionan en las historias se explican e ilustran más adelante.

Samir estuvo yendo al gimnasio tres veces por semana. Durante la clase de ejercicio, él hubiera preferido estar parado en vez de sentado. Notó que su problema para hacer cosas era el equilibrio, por eso eligió cuatro ejercicios de equilibrio: abdominales altos, estiramiento y fortalecimiento de la rodilla, caminar de puntitas y caminar de talones (véase las páginas 219, 223, 229 y 230). Probó cada ejercicio por un par de días. Caminar de puntitas le resultó incómodo, entonces lo cambió por mecerse y balancearse (véase la página 228). Samir los agregó a su rutina de ejercicios y después de un mes notó una mejoría en su equilibrio. Ahora, durante la clase de ejercicio, está parado y solo usa una silla cuando necesita un punto de apoyo.

A Latisha le dolía la rodilla derecha de vez en cuando, por eso no podría caminar más de 10 minutos seguidos. Pensó que la causa podría ser que sus rodillas y músculos del estómago estaban débiles. Así que decidió probar estos ejercicios: abdominales altos (página 219), fortalecedor de la rodilla I (página 222) y pararse sin ayuda (página 223). Al hacer el ejercicio de abdominales altos se torció el cuello, así que cambió a abdominales bajos (página 220). El fortalecedor de la rodilla pareció ser el más eficaz. Ahora, Latisha hace este ejercicio todos los días, llegando a hacer 20 repeticiones con cada pierna. Además, aumentó las caminatas de 10 a 20 minutos. Ahora puede pasear a su perro todos los días, caminar 15 minutos en su hora de almuerzo e ir caminando al centro comercial con sus amigas los fines de semana.

Viktor empezó a usar una silla de ruedas animado por su familia, pues al caminar con bastón perdía el equilibrio. Meses después empezó a notar que le costaba cada vez más levantarse de la silla o del inodoro. También pasaba más tiempo frente al televisor y salía cada vez menos. Como extrañaba las salidas con otra gente decidió fortalecerse para poder hacer más cosas. Decidió ganar fuerzas con el ejercicio de pararse sin ayuda. Empezó haciendo unos minutos por día. Poco después pasó a hacerlos por una hora. Cada vez que se sentaba le resultaba más fácil levantarse. Entonces, Viktor decidió dejar de usar la silla de ruedas. Al principio, el bastón le temblaba un poco, así que empezó a usar un andador. Ahora puede ir a la biblioteca y a almorzar al centro de jubilados. También está pensando en ir a una clase de ejercicios para hacer sentado y poder conocer gente nueva.

¿Qué ejercicios le convienen?

Igual que Samir, Latisha y Viktor, usted también tendrá sus razones para hacer ejercicio para resolver algunos problemas y hacer que su vida sea más fácil. Por ejemplo:

■ Si usted quiere ir a tomar café con un amigo pero no lo hace, pregúntese por qué. ¿Tiene miedo de cansarse o de que le falte el aire apenas entre a la cafetería? ¿O le preocupa no poder sentarse en una silla que no tenga apoyabrazos? Para poder caminar bastante distancia y lograr que sus piernas estén fuertes para levantarse de la silla, empiece un programa de caminatas siguiendo las sugerencias que dimos en el capítulo 7 y pruebe con los ejercicios fortalecedor de la rodilla y pararse sin ayuda que se explican en las páginas 222 y 223 de este capítulo.

■ ¿Desea que no le cueste tanto ponerse las medias y los zapatos? Pruebe con los ejercicios de rodilla al pecho, mecer las piernas y el estiramiento del tendón de Aquiles que se explican en las páginas 217, 218 y 224.

■ ¿Le cuesta alcanzar los estantes de la cocina o del baño? Pruebe con los ejercicios de saludo a la mañana y de alcanzar y el ejercicio para fortalecer los músculos rotadores de los hombros que se explican en las páginas 214 y 216 para fortalecer los brazos y aflojar los hombros.

■ ¿Le gustaría viajar para ver amigos o parientes pero tiene miedo de que le cueste estar en el aeropuerto, cargar el equipaje o levantarse de los asientos? ¿Le preocupa subir y bajar de las veredas? Póngase en forma para viajar haciendo los ejercicios de resistencia que se explicaron en el capítulo 7, *Mantenerse físicamente activo.* También haga los ejercicios de abdominales bajos, levantar las piernas estirada, y fortalecedor de la rodilla II, pararse sin ayuda, que se explican en las páginas 220, 222 y 223. Así tendrá más fuerza en las caderas y rodillas.

■ Si quiere sentirse más seguro al estar parado, pruebe con los ejercicios de equilibrio de las páginas 227 a 230.

¿Qué movimiento o actividad le resulta difícil o incómoda? Piense que al tener más fuerza, flexibilidad y equilibrio, las actividades le resultarán menos incómodas o dolorosas. Pregúntese qué partes del cuerpo le impiden hacer lo que desea. Por ejemplo, ¿le cuesta subir escalones por el dolor de rodillas? Quizás no puede alcanzar los estantes altos o arreglar su cabello porque siente los hombros o los codos endurecidos. ¿No se puede doblar para ponerse las medias y los zapatos por el dolor de espalda o caderas? Piense qué le gustaría hacer y qué se lo está impidiendo.

Usted puede hacer que el ejercicio esté a su disposición siguiendo los pasos para resolver problemas que se explicaron en el capítulo 2,

Convertirse en una persona proactiva en el manejo personal de su salud (véase la página 28):

1. **Identifique el problema.** Identifique qué parte del cuerpo desea trabajar.

2. **Haga una lista de las ideas para resolver el problema.** Estudie los ejercicios de este capítulo y elija tres o cuatro para esas partes de su cuerpo.

3. **Seleccione una idea y pruébela.** Elija uno o más ejercicios y pruébelos varias veces por semana. Por lo menos dos días por semana debe hacer ejercicios fortalecedores de los músculos principales a una intensidad moderada.

4. **Compruebe los resultados.** Después de una o dos semanas, compruebe cuánto ha avanzado. Pregúntese si le resulta más fácil o más cómodo hacer esos ejercicios, o si se cansa menos. Si alguna de esas cosas ocurre, va por buen camino.

5. **Escoja otra idea si la primera no funcionó.** Si las cosas no marchan como esperaba, pruebe con algo diferente. Puede agregar más ejercicios o continuar con los que estaba haciendo.

Sugerencias generales de ejercicios

Los ejercicios que se presentan en este capítulo sirven para ambos lados del cuerpo y para el movimiento completo de las articulaciones. Si usted se siente limitado por debilidad muscular o por dolor en las articulaciones, continúe y haga los ejercicios lo mejor que pueda. *El beneficio de hacer ejercicio se logra al moverse a cierta posición. No es necesario hacer ese movimiento perfectamente.* Es posible que después de un tiempo usted pueda hacer el movimiento completo y aumentar el rango de movilidad. Pero generalmente lo hará a su propio ritmo. Los ejercicios que se explican aquí están organizados según las diferentes partes del cuerpo, empezando por la cabeza. En cada grupo hay ejercicios de estiramiento y de fortalecimiento.

También hay una sección aparte con ejercicios de equilibrio.

Cuando empiece a practicar los ejercicios de fuerza, flexibilidad y equilibrio, tenga en cuenta lo siguiente:

- Puede hacer casi todos los ejercicios para la parte superior del cuerpo sentado o parado.

- Puede hacer muchos de los ejercicios de este capítulo acostado en el suelo o en un colchón firme.

- Muévase a una velocidad cómoda. No rebote ni se mueva bruscamente.

- Para aflojar los músculos y las articulaciones, estírese hasta que sienta tensión o que le tira. Quédese en esa posición entre 10 y 30 segundos. Luego relájese. No se olvide de inhalar y exhalar mientras hace el estiramiento.

- Si siente dolor, deténgase. El estiramiento no debe ser doloroso sino placentero.

- Empiece con cinco repeticiones de cada ejercicio como máximo. Aumente el número de repeticiones gradualmente a medida que se vaya sintiendo cómodo.

- Siempre debe hacer el mismo número de ejercicios para ambos lados del cuerpo (izquierdo y derecho).

- Respire normalmente. No contenga la respiración. Para asegurarse de que está respirando, cuente en voz alta.

- Si después de hacer ejercicio siente dolor, la próxima vez haga menos repeticiones o menos tipos de ejercicio. Si algún ejercicio le cuesta, pare y pruebe con otro.

Algunos de los ejercicios que presentamos aquí aparecen calificados como "IPP" (importante para la postura y la respiración). Otros están calificados "ME" (mejor equilibrio), que además fortalecen y aflojan las piernas y tobillos. También hay una selección aparte de ejercicios de equilibrio para que usted practique un mejor balance del cuerpo.

Ejercicios para el cuello

1. Retraer la barbilla (IPP)

Este ejercicio alivia la tensión y el dolor de la mandíbula, cuello y parte superior de la espalda, y lo ayudará a mantener una buena postura. Puede hacerlo cuando se encuentre manejando, sentado en su escritorio, cosiendo, leyendo

Guías para la posición correcta al retraer la barbilla:

- ambas orejas alineadas con los hombros; no delante de ellos
- cabeza sobre el cuello y el tronco; no hacia adelante
- parte trasera del cuello totalmente recta; no hacia adelante
- formar una papada

o haciendo ejercicio. Simplemente siéntese o párese con la espalda recta y mueva la barbilla lentamente hacia atrás. Continúe mirando hacia el frente durante este movimiento. Sentirá alargarse y estirarse la parte trasera del cuello. Para ayudarse, póngase un dedo en la nariz y aleje la cabeza del dedo, hacia atrás. (No se preocupe si se le forma una papada. ¡Se verá mucho mejor teniendo el cuello estirado!)

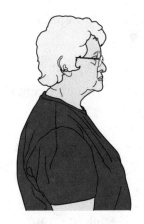
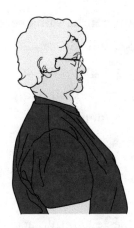

2. Estiramiento del cuello

Adopte la posición de retraer la barbilla (véase el ejercicio 1). Con los hombros relajados, voltee lentamente la cabeza hacia la derecha hasta ver sobre su hombro derecho y luego lentamente hacia la izquierda. Después incline la cabeza a la derecha, acercando la oreja derecha hacia el hombro derecho sin levantar el hombro. Repita este movimiento hacia el lado izquierdo.

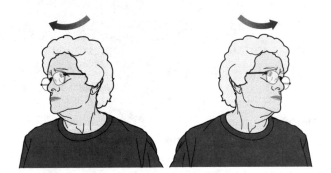
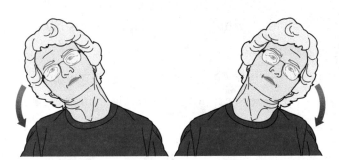

Ejercicios para las manos y las muñecas

Una buena posición para hacer ejercicios para las manos es sentarse frente a una mesa en donde pueda apoyar los brazos. Haga los ejercicios para las manos y las muñecas después de lavar los platos, de bañarse, de ducharse o cuando descanse de hacer trabajos manuales, como tejer o tallar madera. En ese momento sus manos estarán más calientes y más flexibles.

El propósito del estiramiento de la muñeca es extender completamente los músculos que se conectan al codo a lo largo del antebrazo. Los movimientos repetitivos pueden causar que esos músculos se contraigan y endurezcan, lo que provoca dolor en el antebrazo o en el codo. El estiramiento de esos músculos suele evitar este problema.

3. "O.K." (estiramiento de los dedos)

Mantenga la mano frente a usted sin doblar la muñeca y forme la letra O tocando suavemente la punta del dedo pulgar con la punta de los demás dedos, de a uno por vez. Después de formar cada O, estire y separe los dedos. Se puede ayudar con la otra mano. Luego repita el ejercicio con la otra mano.

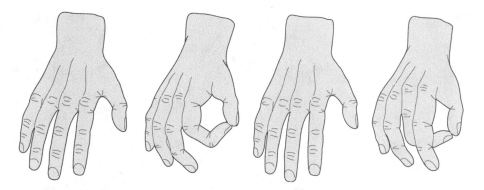

4. Estiramiento de la muñeca hacia abajo

Estire el brazo completamente hacia adelante, con la palma hacia abajo. Forme un puño y doble la muñeca para que los nudillos bajen hasta que el antebrazo o el codo le empiece a tirar. Mantenga esa posición por 5 segundos. Repita varias veces. Luego repita el ejercicio con la otra mano.

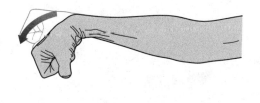

5. Estiramiento de la muñeca hacia arriba

Estire el brazo completamente con la palma apuntando hacia adelante. Sostenga la palma con la otra mano. Empuje suavemente la palma hacia usted hasta que la parte de abajo del antebrazo le empiece a tirar cerca del codo. Mantenga esa posición por 5 segundos. Repita varias veces. Luego repita el ejercicio con la otra mano.

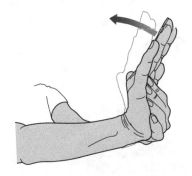

Ejercicios para los hombros

6. Encogimiento y rotación de los hombros

En la posición de retraer la barbilla (ejercicio 1), levante lentamente los hombros hacia las orejas como si estuviera encogiéndolos, mantenga la posición y luego relájelos. Después, levante los hombros de nuevo hacia las orejas y luego comience a girar (rotar) lentamente hacia atrás, apretando los omóplatos. Lleve los hombros hacia abajo y hacia adelante para completar un círculo. Regrese a la posición inicial (retraer la barbilla). Finalmente, vuelva a hacer los círculos con los hombros en dirección contraria. Este ejercicio es una buena opción en caso de que el ejercicio de estiramiento del cuello (#2) le resulte difícil.

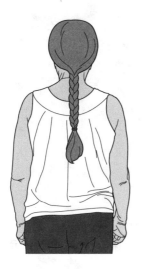 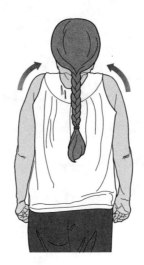 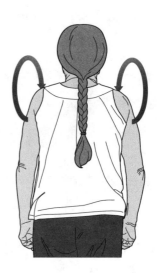

7. Saludo a la mañana (IPP)

Con los brazos a los lados del cuerpo, haga un puño suave con cada mano. Con las palmas hacia el cuerpo, cruce las muñecas sin levantar los brazos. Mientras inhala, estire los dedos a medida que separa los brazos. Manteniendo los brazos estirados, diríjalos al cielo. Exhale con los brazos estirados y relaje.

Si siente alguno de los hombros contraídos o débiles, ayúdese con los brazos. Puede aprender esto en los dos ejercicios siguientes: 8 (ejercicio con barra y palo) y 9 (alcanzar y darse una palmadita en la espalda).

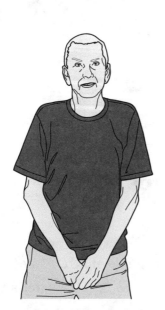 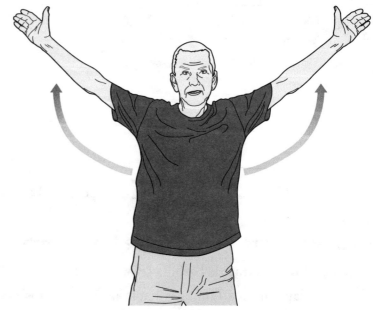

8. Ejercicio con barra

Como barra, puede usar una rama gruesa, el mango de una escoba o un bastón. Agarre la barra con las dos manos; colocando cada mano cerca de un extremo. Levante la barra sobre su cabeza, lo más alto que pueda. Intente esto frente al espejo. Puede hacer el ejercicio **parado**, sentado o acostado.

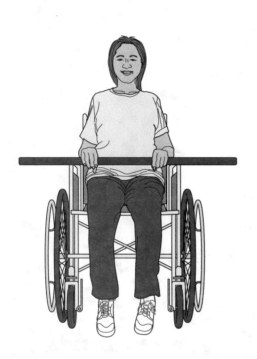
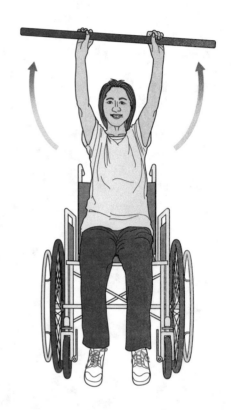

9. Alcanzar y darse una palmadita en la espalda

Este ejercicio cumple dos funciones: aumenta la flexibilidad y fortalece los hombros. Pase un brazo sobre la cabeza y doble el codo para llegar a palmearse la espalda. Pase el otro brazo detrás de la espalda, doble el codo y trate de alcanzar la otra mano. ¿Puede tocarse las puntas de los dedos? Si no puede, no se preocupe. A muchas personas les pasa esto, pero con la práctica podrá mejorar. Relájese y repita cambiando de brazo. ¿Se pueden tocar los dedos ahora? A muchas personas les resulta más fácil con un brazo que con otro. Como ayuda puede usar una toalla, como si se estuviera secando la espalda. El uso de la toalla le puede indicar si lo está haciendo bien y ayudarlo con el movimiento. Tenga cuidado y no haga **mucho** esfuerzo con los hombros.

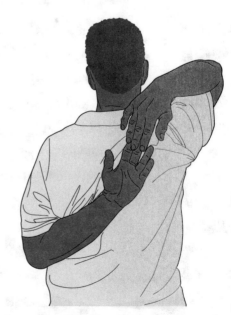

10. Ejercicio para fortalecer los músculos rotadores de los hombros (IPP)

Este es un buen ejercicio para fortalecer la espalda media y superior, y para estirar los músculos del pecho. También puede ser bueno para personas con problemas respiratorios. Sentado o de pie en la posición del ejercicio 1 (con la cabeza a la altura de los hombros), relaje los hombros y levante los brazos hacia los lados con los codos doblados. Continúe llevando los codos hacia atrás lo más que pueda, haciendo que los omóplatos se junten. Mantenga esa posición por unos segundos y luego mueva los brazos lentamente hacia el frente hasta que los codos se toquen. Si esa posición le resulta incómoda, baje los brazos o descanse las manos sobre los hombros.

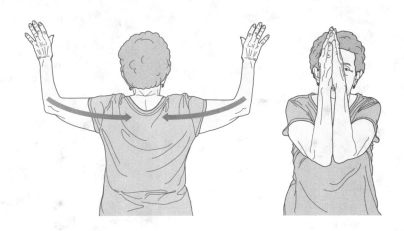

Ejercicios para el abdomen y la espalda

11. Postura gato-vaca sentado

Este ejercicio de dos partes estira y da flexibilidad a toda la columna vertebral y abre el pecho. Es un ejercicio de yoga que reduce la tensión y calma la mente. Al principio, haga movimientos leves para no esforzar la zona lumbar. Si tiene problemas de cuello, es importante que mantenga el cuello alineado con el cuerpo. Evite que la cabeza se le vaya demasiado hacia adelante o hacia atrás.

Siéntese en una silla de manera que la espalda no toque el respaldo. La cabeza debe estar alineada con los hombros y las caderas. Apoye los pies en el suelo, con las rodillas alineadas con los talones. Descanse las manos sobre los muslos.

Imagine que su cuerpo está sostenido por una cuerda tirante, atada a la parte superior de la cabeza. Inicie la postura de "gato" exhalando suavemente mientras mete el estómago en dirección a la columna vertebral, y al mismo

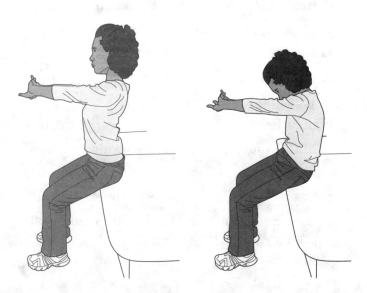

tiempo lleve la espalda hacia el respaldo de la silla. Su espalda y hombros se encorvan y su cabeza se mueve hacia adelante. Luego, pase a la postura de "vaca", inhalando mientras lleva el pecho hacia adelante y arriba, y los hombros hacia arriba y atrás. Mientras hace esto, la cabeza se eleva y poco a poco usted mira hacia arriba, lo más que pueda. Al hacer eso, su espalda se dobla suavemente hacia atrás. Repita la posición de gato-vaca varias veces a su propio ritmo.

12. Rodilla al pecho

Este ejercicio sirve para estirar la zona lumbar (parte baja de la espalda). Acuéstese en el suelo boca arriba con las rodillas dobladas y los pies apoyados en el suelo. Ayudándose con las manos, llévese una pierna al pecho. Mantenga esa posición por 10 segundos y regrese la pierna al suelo lentamente. Repita con la otra pierna. Si desea, puede hacerlo con ambas piernas al mismo tiempo. Relájese y disfrute del estiramiento.

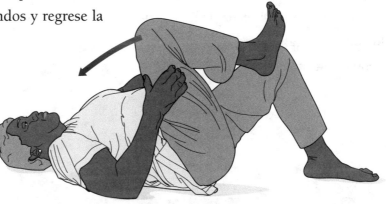

13. Ejercicio de la pelvis (IPP)

Este ejercicio es muy bueno para aliviar la zona lumbar. Acuéstese boca arriba con las rodillas dobladas y los pies en el suelo. Apoye las manos en el estómago. Aplane toda la espalda para que toque el suelo, endureciendo los músculos del estómago y los glúteos. Lleve el coxis hacia adelante y empuje el estómago hacia atrás. Imagine que está metiendo el estómago como cuando se pone unos pantalones ajustados y tiene que subir el cierre. Mantenga esa posición entre 5 y 10 segundos. Relaje. Arquee la espalda suavemente. Relaje y repita. ¡No se olvide de respirar! Cuente los segundos en voz alta. Cuando tenga práctica haciendo el ejercicio de la pelvis acostado, practíquelo sentado, parado y caminando.

14. Ejercicio para la espina dorsal (IPP)

Este ejercicio tiene dos partes: mejora la fle-xibilidad de la columna vertebral y levanta el pecho para facilitar la respiración. Si usted tiene dolor de espalda severo, no haga este ejercicio a menos que un profesional médico se lo haya recomendado.

Acuéstese boca abajo y levante la espalda apoyando los antebrazos contra el suelo. Man-tenga la espalda relajada y el estómago y las caderas contra el suelo. Si se siente cómodo, estire los brazos y levante el pecho para ale-jarse del suelo, arqueando la espalda lo más que pueda. Respire normalmente y relájese por 10 segundo como mínimo.

Quédese boca abajo con los brazos al cos-tado del cuerpo o sobre la cabeza. Levante la cabeza, hombros y brazos. No mire hacia arriba. Siga mirando abajo, manteniendo la barbi-lla hacia adentro formando una papada. Man-tenga esa posición mientras cuenta hasta 10 en voz alta. Relaje. Si desea puede levantar las piernas en vez de la cabeza y los hombros. Si levanta ambos extremos del cuerpo al mismo tiempo (cabeza y piernas) se cansará mucho y no es recomendable para las personas que tie-nen dolor de espalda.

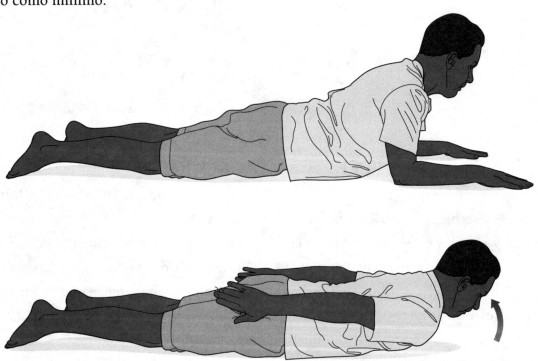

15. Mecer las piernas

Acuéstese boca arriba y llévese las rodillas al pecho. Puede sostenerse las piernas con las manos, como se muestra, o mantener los brazos en el suelo, extendidos a la altura de los hom-bros. Mantenga esa posición por 10 segundos. Balancee las caderas y rodillas suavemente hacia un lado. Luego hacia el otro. Mientras se mece, descanse y relájese. Mantenga la parte superior de la espalda y los hombros en contacto con el suelo.

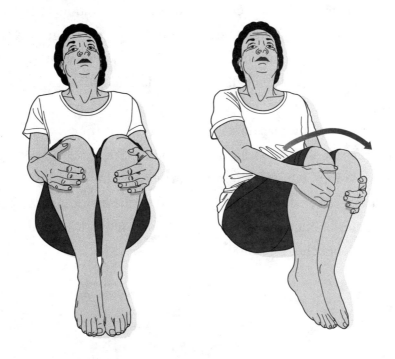

16. Abdominales altos (ME)

Este ejercicio, como se muestra abajo, es bueno para fortalecer los músculos del estómago. Comience el ejercicio acostado de espaldas en el piso, flexione ambas piernas con las plantas de los pies en el suelo. Mantenga la pelvis hacia afuera (véase el ejercicio 13). Lentamente, levántese deteniendo el movimiento por secciones. A medida que va levantando la cabeza y alejando los hombros del suelo, forme una papada con la barbilla. Despacio, regrese a la posición inicial. También puede mantener la posición de contracción por 10 segundos y luego recostarse lentamente. Exhale al levantarse e inhale al acostarse. No mantenga la respiración. Al hacer este ejercicio, no trabe los pies debajo de una silla ni permita que nadie le sujete los pies. Si tiene problemas de cuello o le duele el cuello al hacer este ejercicio, pruebe con el ejercicio 17 (abdominales bajos).

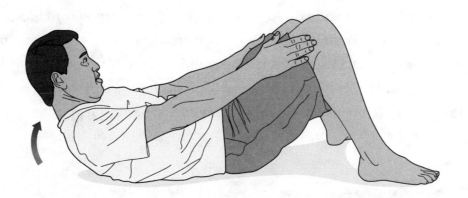

17. Abdominales bajos

Este es otro ejercicio excelente para fortalecer el estómago. Como no es exigente para el cuello, puede hacerlo en vez de hacer el ejercicio 16 (abdominales altos) en caso de tener dolor de cuello. Si usted no tiene problemas de cuello, haga ambos ejercicios.

Acuéstese boca arriba con las piernas dobladas y las plantas de los pies en el suelo. Adopte la postura del ejercicio de la pelvis (ejercicio 13), manteniendo la parte inferior de la espalda firmemente contra el suelo. Lentamente y con cuidado, aleje una pierna del pecho, estirándola hasta sentir que la parte inferior de la espalda se arquea. Cuando sienta eso, vuelva a llevar la rodilla al pecho. Regrese a la posición del ejercicio de la pelvis y vuelva a estirar la pierna. A medida que estira las piernas, exhale. No contenga la respiración. Repita con la otra pierna.

Al mantener la pelvis hacia adelante haciendo fuerza contra las piernas, usted está fortaleciendo los músculos abdominales. A medida que se fortalezcan podrá estirar más las piernas y moverlas al mismo tiempo.

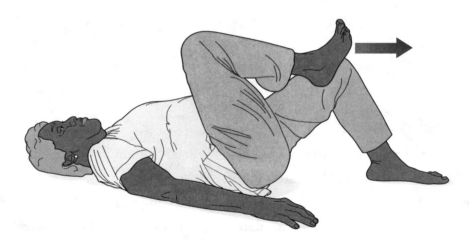

Ejercicios para las caderas y las piernas

18. Levantar las piernas estiradas

Este ejercicio fortalece los músculos que ayudan a doblar la cadera y enderezar la rodilla.

Acuéstese de espaldas con las rodillas dobladas y las plantas de los pies en el suelo (como se muestra en la página 221). Contraiga el músculo de la parte de arriba de un muslo, y ponga la rodilla de esa pierna tan derecha como sea posible. Manteniendo la rodilla derecha, levante la pierna uno o dos pies (aproximadamente 50 cm) del suelo. No arquee la espalda. Mantenga la pierna levantada y cuente en voz alta por 10 segundos. Relaje y repita con la otra pierna.

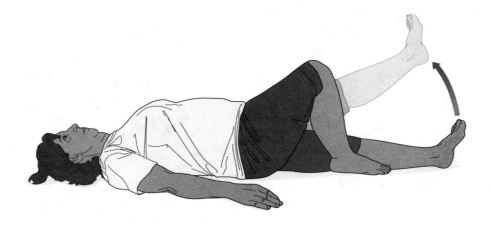

19. Abducción de las piernas

Este ejercicio se puede hacer parado o acostado de espaldas. Si se acuesta, abra y separe las piernas lo más que pueda. Mueva las piernas y los pies hacia fuera como un pato, y luego hacia dentro como los dedos de una paloma. Regrese las piernas a la posición inicial. Si lo hace parado, aleje una pierna del cuerpo hacia el costado, lo más que pueda, con el talón hacia afuera y los dedos del pie hacia el cuerpo. Sosténgase de una mesa. Para fortalecer aun más los músculos puede ponerles peso a los tobillos.

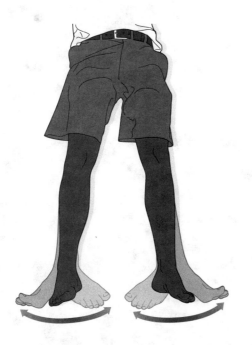

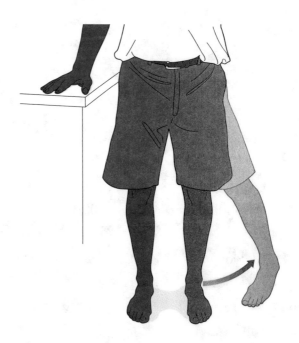

20. Lanzar la pierna hacia atrás (IPP) (ME)

Este ejercicio aumenta la movilidad hacia atrás y fortalece las caderas. Sosténgase de una mesa. Mueva una pierna hacia arriba y atrás, manteniéndola estirada. Párese derecho y no se incline hacia adelante.

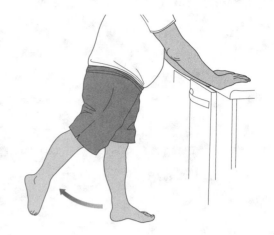

21. Fortalecedor de la rodilla I (ME)

Las rodillas fuertes son importantes para caminar y estar de pie cómodamente. Este ejercicio fortalece las rodillas. Sentado en una silla, estire la pierna contrayendo el músculo superior del muslo. Ponga una mano sobre el muslo para sentir la contracción. Si desea, haga pequeños círculos con los pies. A medida que sienta que la pierna se fortalece, intente mantener la pierna levantada por 30 segundos. Cuente en voz alta para no contener la respiración.

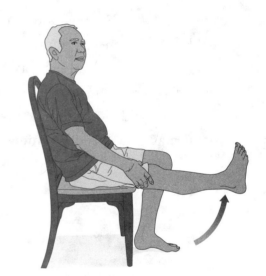

22. Fortalecedor de la rodilla II

Este ejercicio fortalece los músculos que flexionan y estiran la rodilla. Siéntese en una silla y cruce las piernas un poco más arriba de los tobillos. Puede estirar o flexionar las piernas a su gusto. Pruebe varias posiciones. Con la pierna que quedó detrás, empuje la otra pierna hacia adelante. Al mismo tiempo, con la pierna de adelante, empuje la otra pierna hacia atrás. El objetivo es hacer suficiente fuerza para que ninguna pierna se mueva. Mantenga esa posición contando en voz alta por 10 segundos. Relaje y vuelva a la posición inicial. Cambie la posición de las piernas. Respire normalmente. Repita el ejercicio.

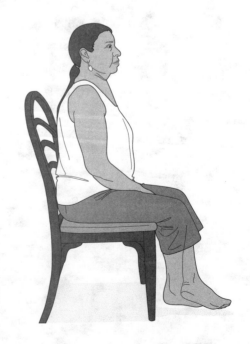

23. Pararse sin ayuda

Este ejercicio sirve para poder pararse sin ayudarse con los brazos. Siéntese en una silla con apoyabrazos y asiento firme. Siéntese alejado del respaldo, cerca del borde de la silla. Doble las piernas hasta que las plantas de los pies queden apoyadas en el suelo y detrás de las rodillas. Inclínese un poco hacia adelante y párese. Practique esto tratando de usar los brazos lo menos posible. Es posible que al principio tenga que ayudarse con los brazos. Párese cinco veces. Descanse y repita cinco veces más. A medida que las caderas y piernas se fortalezcan podrá empezar a pararse sin ayudarse con los brazos.

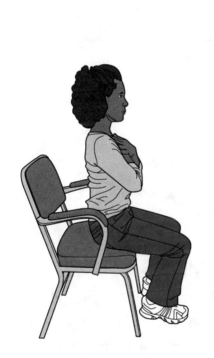
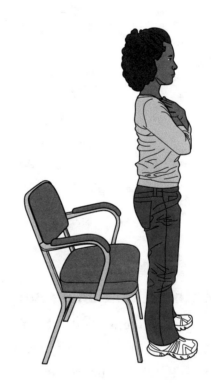

24. Estiramiento y fortalecimiento de la rodilla (ME)

Párese y ponga una pierna frente a la otra, con el talón de la que está adelante tocando el suelo, como si fuera a dar un paso. Luego contraiga los músculos del muslo de la pierna de adelante, de manera que sienta la rodilla firme y derecha. Mantenga esa posición contando hasta 10. Relaje. Repita con la otra pierna.

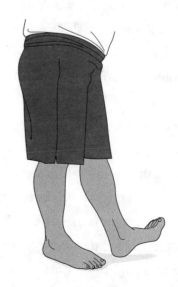

25. Estiramiento de la parte posterior de la pierna

No haga este ejercicio si a usted se le aflojan las rodillas o si tiene las rodillas curvadas hacia atrás. Para chequear si necesita hacer este ejercicio, hágase el autoexamen de flexibilidad de la parte posterior de la pierna que explicamos más adelante (página 232). Si los tendones de la parte posterior de la pierna están tensos, este es un buen ejercicio de estiramiento. Comience el ejercicio acostado de espaldas con las rodillas flexionadas y las plantas de los pies en el suelo. Agárrese una pierna por la parte trasera del muslo. Los brazos deben estar estirados. Estire lentamente la pierna lo más que pueda. Mantenga esa posición contando hasta 10. Debe sentir que la parte trasera de la rodilla y el muslo le tira un poco. Tenga cuidado al hacer este ejercicio pues es fácil estirarse más de la cuenta y que le duela.

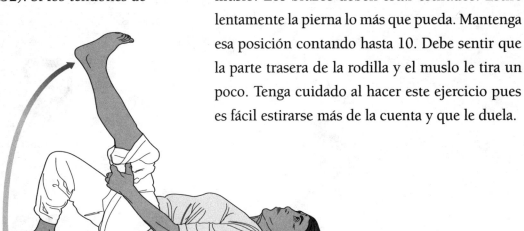

26. Estiramiento del tendón de Aquiles (ME)

Este ejercicio ayuda a mantener la flexibilidad del tendón de Aquiles (el tendón más grande ubicado detrás del tobillo). Es importante mantener su flexibilidad para disminuir el riesgo de lesiones, incomodidad en las pantorrillas (parte de abajo de la pierna) y dolor en el talón. El estiramiento del tendón de Aquiles ayuda al enfriamiento después de caminar o de andar en bicicleta. También es útil para personas que tienen calambres en las pantorrillas.

Párese frente a un escritorio o contra una pared. Ponga un pie frente a otro, con los dedos apuntando adelante y los talones en el suelo. Inclínese hacia adelante, doble la rodilla de la pierna delantera y mantenga la rodilla de la pierna trasera estirada, manteniendo el talón en el suelo. Sentirá un buen estiramiento en la pantorrilla. Mantenga el estiramiento durante 10 segundos. No haga movimientos de rebote. Muévase suavemente. Puede ajustar este ejercicio para alcanzar el otro músculo grande de la pantorrilla al doblar la rodilla de la pierna

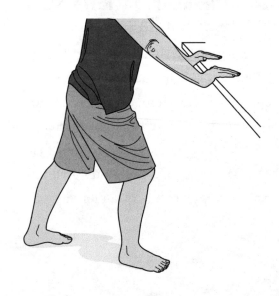

trasera mientras estira la pantorrilla. ¿Puede sentir la diferencia?

Si tiene problemas de equilibrio al estar de pie o le dan espasmos musculares, puede hacer el ejercicio sentado. Siéntese en una silla con las plantas de los pies apoyadas en el suelo. Mantenga el talón en el suelo y deslice lentamente el pie (un pie a la vez) hasta doblar el tobillo. Debe sentir un poco de tensión en la parte de atrás de la pantorrilla. Es fácil sentir dolor haciendo este ejercicio. Las personas que estuvieron usando tacones altos todo el día deben tener cuidado con este ejercicio y empezar muy despacio.

27. De puntitas (ME)

Este ejercicio le ayudará a fortalecer los músculos de las pantorrillas y le facilitará caminar, subir escaleras y estar de pie. También puede mejorar su equilibrio. Apóyese en una mesa y comience el ejercicio parándose con la punta de los dedos. Mantenga esa posición por 10 segundos. Baje lentamente. No importa qué tan alto puede subir, lo importante es mantener el equilibrio y el control de los tobillos. Es más fácil hacerlo con las dos piernas a la vez. Si al hacer este ejercicio parado le duelen los pies, hágalo sentado. Si los tobillos se sacuden, deje de hacerlo y consulte con un fisioterapeuta sobre otras maneras de fortalecer los músculos de las pantorrillas.

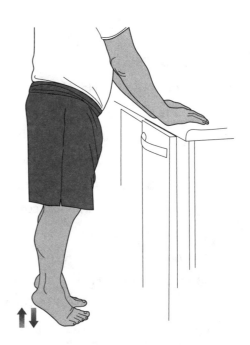

Ejercicios para los tobillos y los pies

Estos ejercicios se hacen sentado derecho en una silla y sin zapatos. Necesitará una toalla y 10 canicas. Con estos ejercicios se sentirá más flexible, fuerte y cómodo. Son una buena manera de detectar problemas de circulación en los pies, problemas de piel y chequear si se debe cortar las uñas.

28. Ejercicio con toalla

Ponga una toalla en el suelo frente a una silla. Siéntese con los pies sobre la toalla, de manera que los talones queden cerca del borde de la toalla que está más cerca de usted. Mantenga los talones apoyados y el resto del pie ligeramente levantado. Sin levantar los talones, arrastre la toalla hacia usted con los dedos de los pies. Cuando ya no pueda arrastrar más, invierta el movimiento de los dedos para volver a estirar la toalla.

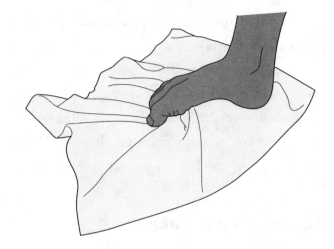

29. Recoger canicas

Ponga varias canicas en el piso. Haga este ejercicio con un pie a la vez. Coloque el pie sin levantar el talón del piso, de manera que le quede cerca de las canicas. Recoja una canica con los dedos de los pies. Sin despegar el talón, mueva el pie tratando de arrojar la canica al costado, lo más lejos que pueda. Repita con el mismo pie hasta mover todas las canicas. Luego haga el proceso inverso para poner todas las canicas donde estaban. Repita el ejercicio completo con el otro pie. Si le cuesta hacerlo con canicas, pruebe con otros objetos, como piezas para jugar a la payana (a los cantillos), dados o bolitas de papel.

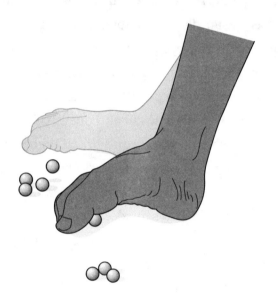

30. Masaje del pie

Ponga un rodillo de madera (también puede ser un tarugo grande o una barra de ropero) debajo del arco del pie y masajéese la planta, haciéndolo rodar hacia adelante y atrás. Es un ejercicio placentero que estira los ligamentos del arco del pie. Repita con el otro pie.

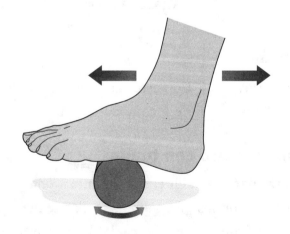

Ejercicios para el equilibrio

Los ejercicios de esta sección le permiten mejorar el equilibrio en una forma segura y progresiva. Los ejercicios se presentan por orden de dificultad. Empiece con los primeros y siga gradualmente con los más difíciles, según mejoren su fuerza y equilibrio. Si su equilibrio está muy mal, haga los ejercicios con otra persona para que le sirva de apoyo si fuera necesario. Además, siempre es recomendable practicar los ejercicios cerca de una mesa o silla estable para agarrarse si hace falta. Si usted puede mantenerse en la posición indicada por más tiempo o puede hacer el ejercicio con los ojos cerrados, son signos de que su equilibrio está mejorando. Haga estos ejercicios para empezar a controlar el equilibrio. El Instituto Nacional Sobre el Envejecimiento ofrece una guía de ejercicios y un video con ejercicios adicionales para el equilibrio. En su comunidad también puede haber clases de ejercicios para el equilibrio. Por ejemplo, el tai chi es una actividad maravillosa para mejorar el equilibrio y la fuerza. Es un programa de bajo riesgo y muy bueno para las articulaciones.

31. Empezar a mantener el equilibrio

Párese con los pies separados a una distancia cómoda. Coloque las manos en las caderas y gire el tronco y la cabeza lo máximo posible hacia la izquierda y luego hacia la derecha. Repita este movimiento de 5 a 10 veces. Para incrementar la dificultad, haga el ejercicio con los ojos cerrados.

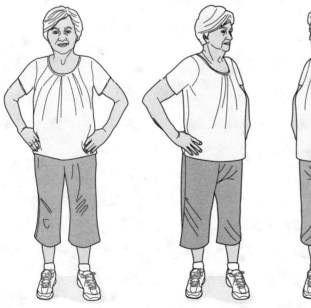
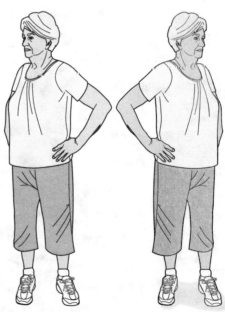

32. Mecerse y balancearse

Apoyándose en una mesa o el respaldo de una silla, haga los siguientes movimientos de 5 a 10 veces:

1. Balancéese en los talones y luego párese de puntitas.
2. Marche en el lugar, primero con los ojos abiertos y luego con los ojos cerrados.

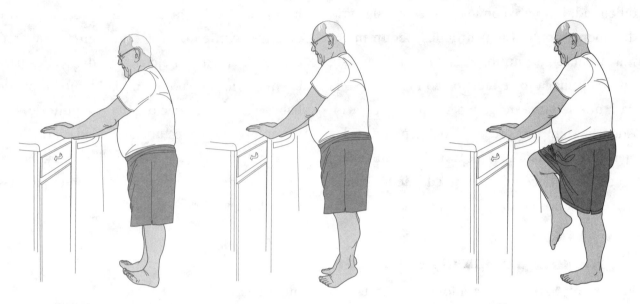

33. Caminar por una línea

Busque un lugar donde pueda caminar varios pasos y donde pueda tener un punto de apoyo en caso de que sea necesario. Puede ser a lo largo de la mesada de la cocina o en un pasillo con pasamanos. Camine dando pasos de manera que toque la punta de los dedos del pie que está en el suelo con el talón del pie de adelante que dio el paso. Al principio es probable que quiera mirar hacia abajo. Con la práctica podrá hacerlo mirando hacia adelante.

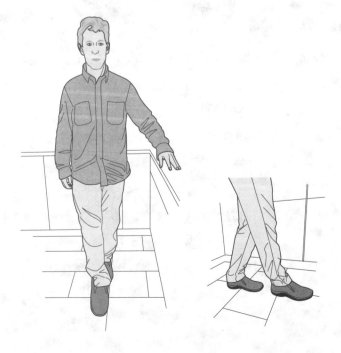

34. Base de apoyo

Haga estos ejercicios con alguien que le sirva de apoyo o cerca de una mesa. El propósito de estos ejercicios es ayudarle a mejorar su equilibrio yendo de una base de apoyo más grande a una más pequeña. Repita los siguientes pasos. Trate de mantener cada posición por 10 segundos. Cuando pueda hacer cada ejercicio con los ojos abiertos, practíquelos con los ojos cerrados.

1. Párese con los pies juntos.

2. Párese con un pie delante y el otro detrás.

3. Párese con el talón de un pie tocando los dedos del otro pie.

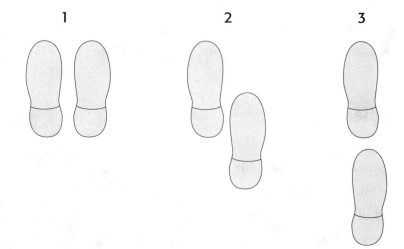

35. Caminar de puntitas

El propósito de este ejercicio es fortalecer los tobillos y darle práctica para equilibrarse en una base de apoyo pequeña mientras se mueve. Manténgase cerca de una mesa o mostrador para apoyarse si es necesario. Suba las puntas de los pies y camine hacia adelante y atrás al lado de la mesa. Cuando se sienta cómodo caminando en puntas de pie sin apoyo y con los ojos abiertos, trate de hacerlo con los ojos cerrados.

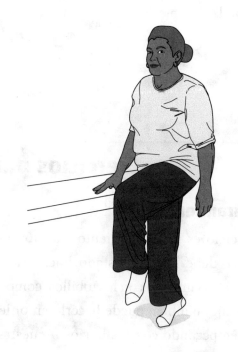

36. Caminar de talones

Este ejercicio fortalece la parte baja de las piernas. También ayuda a moverse sobre una base de apoyo pequeña. Apóyese en una mesa o mostrador. Levante el pie, dejando solo el talón apoyado en el suelo. Camine con los talones a lo largo de la mesa. Cuando se sienta cómodo caminando de talones sin apoyo y con los ojos abiertos, trate de hacerlo con los ojos cerrados.

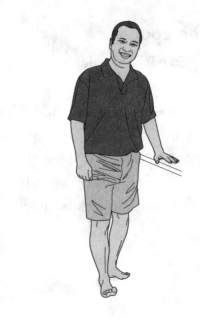

37. Pararse en una pierna

Sosteniéndose de una mesa o de una silla, levante un pie completamente del suelo. Una vez que mantenga el equilibrio, levante la mano con la que se sostenía. El objetivo es mantener esa posición por 10 segundos. Cuando lo logre, practique el ejercicio con los ojos cerrados. Repita con la otra pierna.

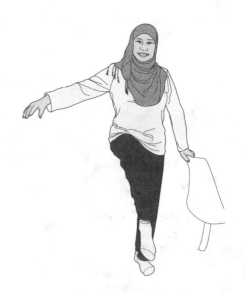

Ejercicios para todo el cuerpo

38. Estiramiento total

Este ejercicio es un estiramiento para todo el cuerpo; se debe hacer acostado boca arriba. Empiece el movimiento con los tobillos, como se explica abajo; también puede hacerlo en orden inverso, empezando con los brazos. Acuéstese boca arriba y siga estos pasos:

1. Apunte los dedos de los pies al frente. Luego estírelos hacia arriba, en dirección a su nariz. Relaje.

2. Doble las rodillas. Luego estire las rodillas, regresando las piernas al piso y relajándolas.

3. Arquee la espalda. Haga el ejercicio de la pelvis (ejercicio 13, página 217). Relaje.

4. Inhale y estire los brazos arriba de la cabeza. Exhale y baje los brazos. Relaje.

5. Estire el brazo derecho arriba de la cabeza y estire la pierna izquierda, empujando hacia delante con el talón. Mantenga esta posición durante 10 segundos. Cambie de lado y repita. Relaje.

Compruebe su progreso: Autoexámenes

Todos debemos saber si nuestro esfuerzo da sus frutos. Pero como en los programas de ejercicio el cambio es gradual, es difícil notar los avances. Para monitorear su progreso puede hacerse estos autoexámenes o crear los suyos propios. Los autoexámenes miden lo cerca que usted está de la meta que se propuso. Hágase un autoexamen antes de empezar el ejercicio. Anote los resultados. En una o dos semanas vuelva a hacerse el autoexamen para ver si ha mejorado.

1. Flexibilidad de los brazos

Haga el ejercicio 9, alcanzar y darse una palmadita en la espalda (página 215), para ambos lados del cuerpo. Pídale a alguien que le mida la distancia que hay entre la punta de los dedos.

Meta: Reducir la distancia entre la punta de los dedos.

2. Flexibilidad de los brazos

Párese mirando la pared con el cuerpo casi tocando la pared. Estire un brazo para tocar la pared. Con un lápiz, marque el punto más alto que puede llegar o pídale a alguien que lo marque. Luego repita con el otro brazo. También haga el ejercicio de lado, parándose a 3 pulgadas (8 cm) de la pared.

Meta: Llegar más arriba.

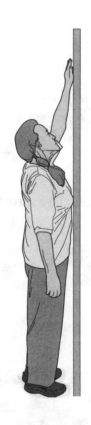
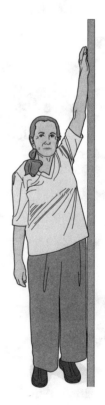

3. Flexibilidad de la parte posterior de la pierna

Haga el ejercicio 25, estiramiento de la parte posterior de la pierna (página 224), con una pierna a la vez. Mantenga el muslo perpendicular al cuerpo. ¿Cuánto se dobla la rodilla?

¿Qué tan tensa se siente la parte posterior de la pierna? *Meta:* Poner las rodillas más rectas y sentir menos tensión en la parte posterior de la pierna.

4. Flexibilidad de los tobillos

Siéntese en una silla con las plantas de los pies descalzos en el piso y las rodillas dobladas en un ángulo de 90 grados. Mantenga los talones en el piso y levante los dedos y la parte anterior del pie. Pídale que alguien mida la distancia entre la planta del pie (a la altura del hueso grande que se nota al levantar el dedo gordo) y el suelo.

Meta: Lograr que la distancia entre el pie y el suelo sea entre 1 y 2 pulgadas (2.5 to 5 cm).

5. Fuerza de los tobillos

Este autoexamen tiene dos partes:

1. Párese cerca de una mesa o un mostrador para tener un punto de apoyo. Haga tantas repeticiones del ejercicio 27, de puntitas (página 225), como pueda. ¿Cuántas puede hacer?

2. Párese apoyando las plantas de los pies en el piso. Ponga la mayor parte de su peso en una sola pierna y toque rápidamente el piso con la parte anterior del otro pie. ¿Cuántos toques puede hacer antes de cansarse?

Meta: Llegar a un total de 10 a 15 repeticiones de cada movimiento sin detenerse.

6. Equilibrio

Haga el ejercicio 37, pararse en una pierna (página 230). Anote cuánto tiempo puede estar parado en un pie sin apoyarse. Anote los tiempos que tardó con los ojos abiertos y con los ojos cerrados. Cuando esté listo para repetir este autoexamen compruebe si puede pararse

más tiempo sin apoyarse. Además, compruebe si se puede mantener parado con los ojos cerrados sin apoyarse.

Meta: Mantenerse en equilibrio con un pie y con los ojos abiertos por 30 segundos.

Hacer un programa de ejercicio que le dé resultados

La mejor forma de disfrutar y continuar haciendo actividad física con regularidad es prepararla uno mismo. Elija lo que quiere hacer, un lugar donde se sienta cómodo y la hora que mejor le convenga. Si usted quiere sentarse a la mesa para cenar a las 6 p.m., no se ponga a hacer ejercicio a las 5 p.m. Si está jubilado y le gusta ir a almorzar con sus amigos y después dormir la siesta, haga ejercicio a media mañana.

Divertirse y disfrutar con uno mismo son beneficios importantes a la hora de hacer ejercicio. Se suele pensar en el ejercicio como algo serio. ¡Pero también es algo divertido! La gente que continúa su programa de ejercicio lo hace porque disfruta o porque se siente mejor. Quienes se sienten activos físicamente consideran al ejercicio como una recreación o una parte positiva de la vida en vez de pensar que es una tarea. Empiece pensando en el éxito. Dese tiempo para acostumbrarse a hacer algo nuevo. Seguramente se verá interesado en seguir haciendo ejercicio y disfrutará de sus beneficios. La experiencia, la práctica y el éxito ayudan a crear el hábito.

Lograr el manejo personal del ejercicio

Para comenzar y continuar con su programa más fácilmente siga los pasos del capítulo 2, *Convertirse en una persona proactiva en el manejo personal de su salud*. Además, tenga en cuenta los siguientes consejos:

- **Establezca una meta con los ejercicios y téngala en mente.**

- **Elija ejercicios que quiera hacer.** Combine actividades que lo lleven a alcanzar su meta con actividades recomendadas por sus proveedores de salud.

- **Elija la hora y el lugar para hacer ejercicio.** Elija un lugar donde se sienta cómodo y un horario que le convenga.

- **Cuéntele a su familia y amigos cuál es su plan.** Ellos apoyarán su esfuerzo.

- **Haga un plan de acción para usted mismo.** Decida por cuánto tiempo hará estos ejercicios. Un período razonable para alguien que empieza es de 3 o 4 semanas.

- **Empiece el programa.** Recuerde que debe empezar haciendo lo que pueda y lentamente, especialmente si hace mucho que no hace ejercicio.

- **Lleve un diario o calendario de ejercicios.** A muchas personas les gusta llevar el registro de lo que hacen y de cómo se sienten. Otras simplemente prefieren tener un calendario con los días de cada sesión de ejercicio.

- **Hágase los autoexámenes para comprobar su estado físico inicial y sus avances.** Anote la fecha y los resultados.

- **Repita los autoexámenes regularmente, anote los resultados y compruebe su progreso.**

- **Revise el programa que preparó.** Después de 3 o 4 semanas, piense qué le gustó, qué funcionó y qué le resulto difícil al hacer ejercicio. Haga los cambios necesarios y prepare un plan de acción para las próximas semanas. Es posible que decida cambiar ciertos ejercicios, el lugar, la hora o los compañeros de ejercicio. También es posible que quiera reducir un poco la actividad.

- **Sea paciente si se encuentra con obstáculos.** Si se enferma, si tiene que cambiar la rutina o si tiene que atender otros asuntos durante el día y no puede dedicarle tanto tiempo al ejercicio, entienda que eso es algo temporal, que va a pasar, y que usted podrá volver a su rutina de ejercicio en algún momento. Si tiene que dejar de hacer ejercicio por más de 2 semanas, empiece nuevamente a un nivel bajo y aumente gradualmente hasta llegar al nivel que estaba cuando dejó de hacer ejercicio.

- **Prémiese cada vez que algo le salga bien.** Los premios que nos da la actividad física son salud y resistencia. Pero usted también se puede premiar con salidas placenteras con su familia, caminatas renovadoras, conciertos, visitas a museos o un día de pesca. Las palmadas en la espalda y una nueva camiseta para hacer ejercicios también pueden servir de premio.

Para una lista de lecturas sugeridas, sitios web de interés y otros recursos útiles, visite www.bullpub.com/resources.

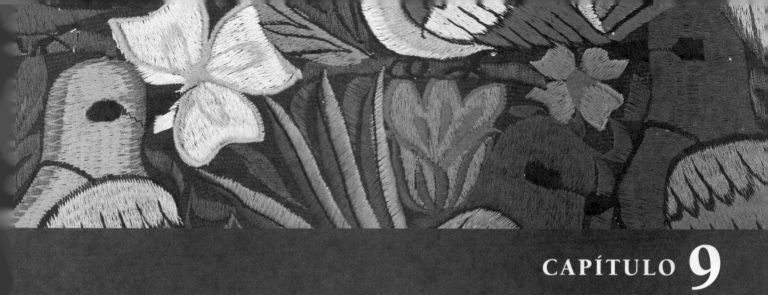

CAPÍTULO 9

Organizar la vida para tener libertad y seguridad

EN LOS DOS CAPÍTULOS ANTERIORES HABLAMOS de los benefi-cios del ejercicio, de cómo mantenernos en movimiento y de cómo estar activos. En este capítulo le enseñaremos ejercicios y herramientas para evitar lesiones y reducir el riesgo de caerse. A continuación leerá dos historias sobre cambios para vivir de manera más segura.

A Nadia le dio una apoplejía. Después de hacer rehabilitación, volvió a trabajar medio tiempo. Pero tardaba más tiempo en hacer las cosas. Caminaba lentamente y se sentía inestable, especialmente si estaba cansada. A las pocas horas de estar frente a la computadora le dolía la espalda y el cuello. En su casa se sentía agobiada si tenía que cocinar u ocuparse de los quehaceres. Nadia pensaba que no iba a poder seguir. Había dejado de hacer ejercicio y de ir al club literario. Se sentía sola, frustrada e inestable.

Habló con su esposo. Decidieron compartir las tareas del hogar y hacer que la casa fuera más segura. Nadia organizó mejor el escritorio donde tiene la computadora y empezó a usar bastón, principalmente cuando estaba cansada. Le pidió a su fisioterapeuta que la derivara a una clase comunitaria de ejercicios. Cuando fue a esa clase de ejercicios grupales empezó a mejorar su postura. Varias semanas después ya podía caminar más rápido. Con el tiempo volvió a tener energía para regresar al club literario.

Eli vive en el centro y usa el transporte público. Tiene más de setenta años pero sigue trabajando y le gusta. Hace cinco años le diagnosticaron EPOC (enfermedad pulmonar obstructiva crónica; por ejemplo, bronquitis crónica o enfisema). Al principio, a Eli le costaba respirar cuando estaba apurado o si hacía frío. Pero después la situación empeoró. Le costaba moverse. Cada vez se movía menos y solo con pararse ya le costaba respirar. Empezó a ir al trabajo en vehículos compartidos o en taxi. Eso era mucho más caro que el autobús, pero se sentía débil y en el transporte público tenía riesgo de caerse.

Su médico le recomendó rehabilitación pulmonar, lo que le resultó útil. Eli aprendió a manejar la falta de aire descansando apenas sentía los primeros signos de dificultad. Desde que participa del programa empezó a caminar todos los días y a sentirse más fuerte. Desarrolló más resistencia y volvió a tomar el autobús. Por las mañanas sale de su casa un poco más temprano porque si se apura siente que le falta la respiración. Eli empezó a hacer ejercicios de relajación para mejorar la respiración. Para su sorpresa ahora se siente con mucha más calma y con más control sobre su respiración. Tiene más energía y participa en actividades sociales.

En este capítulo, usted encontrará consejos para reducir caídas y lesiones mientras hace las cosas que quiere y tiene que hacer. Las lesiones no se pueden prevenir por completo; sin embargo, si usted está alerta al ambiente donde se encuentra y practica estos consejos, podrá reducir la frecuencia y la gravedad de los accidentes.

Entender el ciclo de lesiones

Si usted tiene una condición de salud crónica puede reducir el riesgo de lesionarse estudiando los factores de la figura 9.1. Los factores clave que contribuyen al riesgo de tener una lesión son distracción, mala mecánica corporal, ambiente inseguro, debilitamiento y otros cambios físicos. Cada factor del ciclo de lesiones aumenta el riesgo y tiene influencia en los otros factores.

Por ejemplo, si usted se distrae es posible que no preste suficiente atención a lo que está haciendo o a la dirección adónde va. El resultado puede ser un tropezón o un moretón. Tener una buena mecánica corporal significa mover el cuerpo manteniendo una buena postura y con coordinación. Una mala mecánica corporal significa no usar el cuerpo de la mejor y más segura manera. Por ejemplo, una mala mecánica corporal puede ser una mala postura, lo cual puede aumentar el dolor. Otro ejemplo es usar mal la mecánica corporal al tratar de alcanzar un objeto sin apoyarse en una superficie firme, lo cual puede resultar en una caída.

El debilitamiento (no estar en buena forma) puede resultar en falta de equilibrio, de resistencia y de fuerza. Si los músculos están débiles, tendrá que hacer más esfuerzo para mantener

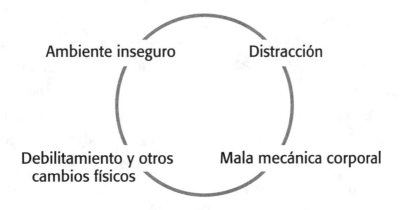

Figura 9.1 **Ciclo de lesiones**

una buena postura. Otros cambios físicos, como el adormecimiento de pies, problemas de vista y problemas de audición pueden hacer que usted no esté alerta a lo que ocurre en el ambiente. Todos estos factores pueden afectar su equilibrio y desanimarlo a la hora de hacer ejercicio. Si el ambiente donde vive está lleno de cosas, desordenado y usted tiene problemas de equilibrio, el riesgo de caerse será aun mayor. Y si se cae y se lastima, será más difícil que se mantenga activo. Al estar inactivo se seguirá debilitando.

Estos ejemplos muestran que todas las partes del ciclo de lesiones se afectan entre sí.

Herramientas para reducir el riesgo de lesionarse

Usted cuenta con herramientas adicionales para interrumpir el ciclo de lesiones y poder participar en las actividades que desee sintiendo menos dolor. Las siguientes secciones describen cada herramienta y cómo se tienen que usar para reducir el riesgo de lesionarse.

■ hacer ejercicio

■ usar una buena mecánica corporal

■ distraerse menos

■ aumentar la seguridad usando equipo y dispositivos de asistencia

■ modificar su casa y el ambiente

■ pedirle consejos a un profesional de la salud

Hacer ejercicio para reducir el riesgo de lesionarse

Las condiciones crónicas pueden causar dolor y hacerle correr el riesgo de lesionarse. El ejercicio es una herramienta poderosa para mantener sus capacidades físicas. En el capítulo 7, *Mantenerse físicamente activo,* y el capítulo 8, *Hacer ejercicio para que la vida sea más fácil,* se explican muchos ejercicios para lograr fuerza, flexibilidad, resistencia y equilibrio. Las investigaciones demostraron que los ejercicios que mejoran la fuerza y el equilibrio son la mejor forma de reducir el riesgo de caerse. Fortalecer los músculos de las piernas, que rodean las caderas, rodillas y tobillos, aumenta la estabilidad. Si usted se siente tieso, haga ejercicios para la flexibilidad. Si se siente inestable, haga ejercicios para el equilibrio, como caminar de talones o de puntitas (véase las páginas 231–233). Si tiene dolor en todo el cuerpo o se ha caído varias veces, consulte a un fisioterapeuta. Él podrá preparar un programa de ejercicio apropiado para usted y lo ayudará a completarlo.

Usted también puede pedirle que lo derive a un programa de terapia ocupacional sobre prevención de caídas. Si en su casa no se siente seguro o nota que le cuesta hacer las actividades diarias, consulte a un terapeuta ocupacional. Para encontrar este tipo de programas cerca de donde vive, visite el sitio de *Evidence-Based Leadership Council* [Consejo de Liderazo Basado en Evidencias] (www.eblcprograms.org) o de *National Council on Aging* [Consejo Nacional sobre el Envejecimiento] (www.ncoa.org/healthy-aging/).

Tratar la pérdida auditiva para mantenerse activo y seguro

La pérdida auditiva ocurre gradualmente. Es común que no nos demos cuenta de que tenemos problemas de oído. Al tener problemas para oír, uno se siente aislado, deprimido y excluido. Si la pérdida auditiva no se trata, el riesgo de demencia, lesiones y caídas aumenta. Hay personas que piensan que los dispositivos auditivos los harán verse o sentirse viejos. También saben que estos aparatos no son perfectos. En la actualidad existen muchos tipos de dispositivos auditivos que son casi imperceptibles. Es cierto que no son perfectos, pero es mucho mejor que no poder oír. Los dispositivos auditivos mejoran año tras año.

Si usted cree que está teniendo pérdida auditiva o si alguien se lo dijo, consulte a un médico especialista en oídos. Generalmente, estos médicos son especialistas en garganta, nariz y oídos. El médico estudiará qué condición es la que podría estar causándole la pérdida auditiva. Si no encuentra ninguna condición médica, lo derivará a un audiólogo o especialista en audición. El audiólogo medirá y evaluará su audición y le ofrecerá recursos de ayuda. Existen muchos tipos de dispositivos auditivos a una gran variedad de precios. Para reducir costos, usted puede comprar baterías por

internet si usa los modelos más viejos o comprar baterías recargables si se decide por los más modernos. Pregunte sobre el período de prueba. En Estados Unidos hay leyes estatales que garantizan un período de prueba de 30 días, pero eso varía en cada estado. Incluso, hay compañías que pueden ofrecer un período más largo. También debe pedir las opciones de garantía para elegir la que más le convenga.

Una vez que tenga los dispositivos auditivos, sea paciente. Necesitará tiempo para acostumbrarse y es posible que los aparatos necesiten algún tipo de ajuste. Su audición nunca volverá a ser "normal" pero con los dispositivos podrá escuchar a las personas que están cerca de usted y tener una vida social. En su teléfono celular puede tener aplicaciones para ajustar la configuración del dispositivo auditivo a su conveniencia. Puede ajustarlo según se encuentre en restaurantes llenos de gente, en salas de conferencia o en su sala para ver televisión. Los dispositivos auditivos mejoran cada año. Desde este año se podrá comprar dispositivos auditivos sin receta. Son más baratos que los recetados por audiólogos y están diseñados para personas con pérdida auditiva leve o moderada.

Usar una buena mecánica corporal

Mecánica corporal significa la forma en que nos movemos al realizar actividades. Una mecánica corporal apropiada reduce el riesgo de tener dolor y lesiones. Los ejercicios de mecánica corporal están preparados para mejorar la postura, coordinación y resistencia.

Practicar una buena postura

La buena postura fortalece el cuerpo. En la columna vertebral hay tres curvas naturales: en el cuello, en la parte superior de la espalda y en la zona lumbar. Al mantener estas curvas, la columna tiene más fuerza. Estas curvas sirven para que el cuerpo absorba el "impacto de los movimientos" y mantenga la posición con menos esfuerzo. Postura apropiada significa mantener esas curvas. Al tener una buena postura, todas las partes del cuerpo están alineadas. Esto evita el esfuerzo excesivo de músculos, ligamentos, tendones y articulaciones. Las figuras 9.2 y 9.3 ilustran una buena postura para estar sentado y parado.

Una buena postura para estar parado se caracteriza por lo siguiente:

- orejas alineadas con los hombros
- hombros alineados con las caderas (ambos hombros a la misma altura y relajados)
- caderas alineadas con las rodillas
- rodillas alineadas con los pies (rodillas derechas pero no tensas)
- pies separados al ancho de los hombros con el peso distribuido de manera pareja en cada pie

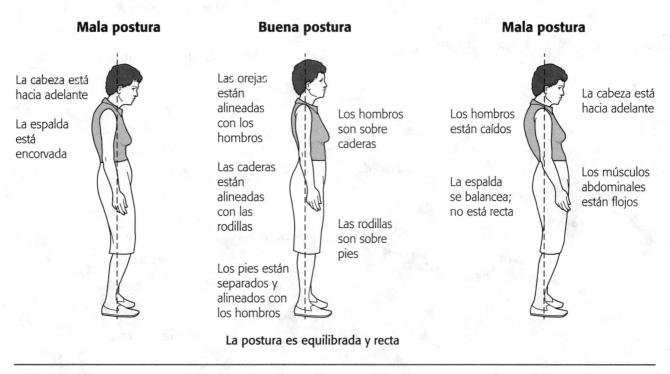

Mala postura

La cabeza está hacia adelante

La espalda está encorvada

Buena postura

Las orejas están alineadas con los hombros

Las caderas están alineadas con las rodillas

Los pies están separados y alineados con los hombros

Los hombros son sobre caderas

Las rodillas son sobre pies

La postura es equilibrada y recta

Mala postura

Los hombros están caídos

La espalda se balancea; no está recta

La cabeza está hacia adelante

Los músculos abdominales están flojos

Figura 9.2 **Postura para estar parado**

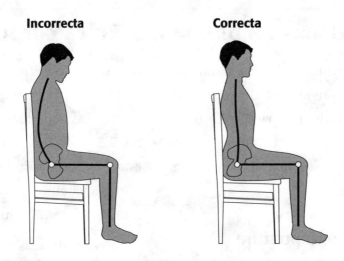

Incorrecta   **Correcta**

Figura 9.3 **Postura para estar sentado**

Una buena postura para estar sentado se caracteriza por lo siguiente:

- orejas alineadas con los hombros

- hombros relajados pero no elevados

- espalda superior relajada y alineada con las caderas

- caderas formando un ángulo de 90 grados entre las piernas y la espalda

- rodillas formando un ángulo de 90 grados

- glúteos bien apoyados en el asiento, con el peso distribuido de manera pareja en cada cadera

- plantas del pie apoyadas en el suelo o en un reposapiés

Mantener una buena postura es muy importante cunado se trabaja con computadoras o aparatos electrónicos (teléfonos, computadoras portátiles, tabletas). La figura 9.4 ilustra la postura apropiada para estar frente a una computadora.

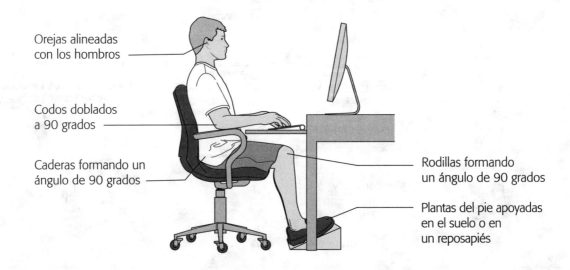

Orejas alineadas con los hombros

Codos doblados a 90 grados

Caderas formando un ángulo de 90 grados

Rodillas formando un ángulo de 90 grados

Plantas del pie apoyadas en el suelo o en un reposapiés

Figura 9.4 **Buena postura para estar sentado frente a la computadora**

Mecánica corporal para las actividades diarias

Mantener una buena postura cuando se hacen actividades diarias, como vestirse, ducharse o cambiar de posición, protege la espalda y las extremidades.

- Si tiene que inclinarse hacia adelante, doble las rodillas y use las caderas como eje. No doble la cintura porque esforzará la columna vertebral.

- Use equipo de asistencia (véase las páginas 253–256) o cambie de posición para evitar posturas difíciles. Por ejemplo, para ponerse las medias puede apoyar los pies en un taburete o usar un calzador de medias. Cuando esté en la ducha y tenga que lavarse la espalda o los pies, use una esponja de mango largo para doblarse menos y no torcerse.

- Evite torcerse, especialmente cuando se incline hacia adelante. Un truco fácil es imaginar que tiene puesto un cinturón con hebilla. La hebilla imaginaria y sus pies deben apuntar en la misma dirección.

- Tómese el tiempo necesario para sentirse estable antes de moverse. Para no marearse cuando se para de la silla o después de estar acostado, hágalo despacio y quédese en el lugar por unos segundos antes de empezar a moverse.

- Antes de cambiar de posiciones, contraiga y eleve suavemente los músculos del estómago para darle apoyo a la columna vertebral.

- Si se siente inestable, use un cinturón de ayuda para que la persona que lo cuida o algún familiar le sirva de guía y apoyo (véase la tabla 9.2, página 253)

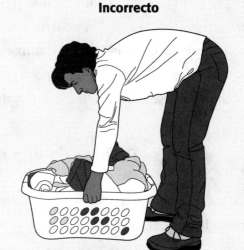

Incorrecto

No doble la cintura.

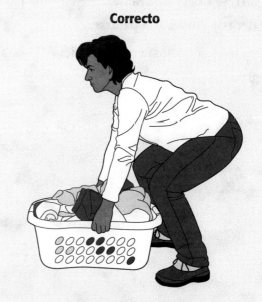

Correcto

Proteja la espalda doblando las rodillas y usando las caderas como eje.

Cambiar de posición y moverse de un lado a otro

La postura y la mecánica corporal son muy importantes al cambiar de posición. Cuando se cambia de posición es común adoptar una postura extraña o perder el equilibrio. A muchas personas les cuesta cambiar de posición de manera segura. Generalmente, los cambios de posición, como pararse de una silla, se hacen de manera rápida o en la posición incorrecta. Eso aumenta el riesgo de lesionarse o caerse.

Esta sección ilustra paso a paso cómo moverse a diferentes lugares. Lea las instrucciones con atención y pídale a un pariente o amigo que lo ayude o controle la primera vez que lo practique. Si estas instrucciones no le resultan, consulte a un fisioterapeuta o terapeuta ocupacional.

Pararse de una silla con apoyabrazos

1. Deslice las caderas hacia adelante para quedar sentado en la parte delantera de la silla.

2. Apoye las plantas de los pies en el suelo (las rodillas deben formar un ángulo de 90 grados).

3. Inclínese hacia adelante (nariz alineada con los dedos de los pies).

4. Agárrese de los apoyabrazos y empuje para levantar las caderas y empezar a pararse.

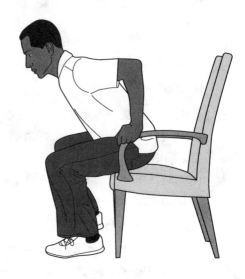

Para más consejos, vea el ejercicio "Pararse sin ayuda" en la página 223.

Meterse en la cama

1. Siéntese en el borde la cama, más o menos a un pie de distancia de la almohada.

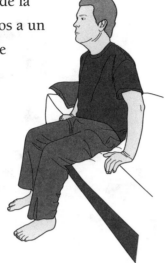

2. Córrase hacia atrás para no quedar en el borde. La parte trasera de las piernas deben tocar el colchón.

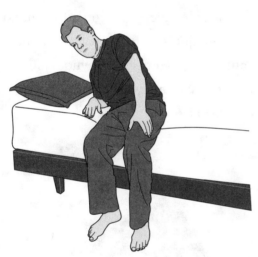

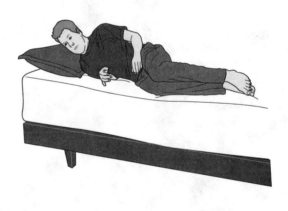

3. Lentamente, incline el cuerpo sobre el brazo que está más cerca de la almohada.

4. Intente doblar las rodillas y meterse en la cama. Quizás necesite ayuda de un amigo, cuidador o pariente.

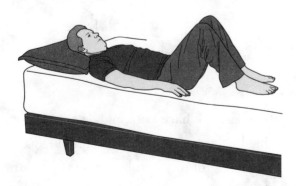

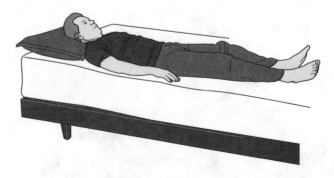

5. Póngase boca arriba.

6. Relaje las piernas y póngase cómodo.

Salir de la cama

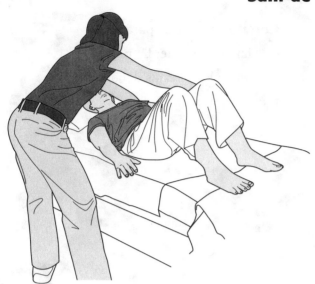

1. Boca arriba, doble las rodillas.

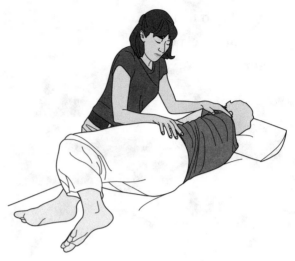

2. Gire para ponerse de costado. Muchas personas le piden a su cuidador, amigo o pariente que se queden parados al borde la cama. (Si usted necesita ayuda, pídale que le ponga una mano debajo del hombro y la otra debajo de la cadera.)

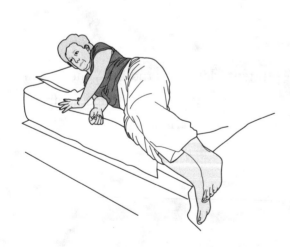

3. Mueva suavemente el pie sobre el borde de la cama mientras se apoya en el codo para levantarse. (Si es necesario, pida que lo ayuden a poner el pie en el borde de la cama.)

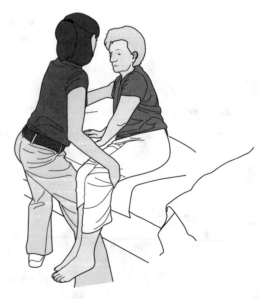

4. Siéntese. (Si hace falta, pídale a la persona que lo ayuda que con una mano lo agarre del hombro y con la otra le sujete atrás de la rodilla, para guiarlo hasta quedar sentado).

Estar seguro al moverse de un lado a otro y hacer actividades diarias

Es posible que necesite ayuda cuando tenga que moverse. Estos son algunos consejos útiles dados por personas que necesitan ayuda:

■ *"Si estoy sentado en un sofá bajo, no me puedo levantar. Por eso, cuando estoy en casa de amigos, les pido una silla para sentarme".*

■ *"Siempre pedía ayuda para pararme de una silla sin apoyabrazos. Empecé a hacer el ejercicio de pararse sin ayuda (véase el capítulo 8, Hacer ejercicio para que la vida sea más fácil, página 223) y ahora no necesito tanta ayuda".*

■ *"Cada vez que tenía que moverme me estresaba mucho porque soy una persona grandota. Lo que me ayudó fue respirar profundo dos veces antes de hacer cualquier movimiento".*

■ *"Vivo en un hogar de ancianos con personal especializado. Pero si la persona que me ayuda a mover es nueva y sin experiencia y me hace sentir inseguro, le digo que pida más ayuda así los dos nos sentimos más seguros. Se lo digo con tono amable para no discutir".*

■ *"Cuando mi esposa me ayuda a moverme, uso un cinturón de ayuda (véase la página 253). Así, los dos nos sentimos seguros".*

■ *"Yo uso silla de ruedas y me tropecé varias veces con los apoyapiés. Ahora le pido a la persona que me ayuda que lo pliegue o lo quite cuando me tengo que mover".* (Véase el recuadro de la página 246.)

■ *"Mi condición varía. Hay días que solo necesito que otra persona esté cerca y hay días que necesito mucha ayuda. Lo que hago es chequearme el cuerpo, pensar cuánta ayuda voy a necesitar y decírselo a la persona que me cuida. Así me resulta mucho más fácil trasladarme de un lugar a otro".*

■ *"Mi pareja y yo tenemos un método. Vemos de antemano lo que vamos a hacer y preparamos mandatos simples: 'córrete, apóyate, gira, estírate, bájate'. Este sistema facilita el ritmo del traslado, además de que los dos sabemos lo que estamos haciendo".*

■ *"A mi esposa le duele mucho la espalda cada vez que me ayuda a mover. La ultima vez que*

Consejos para trasladarse

■ A veces resulta más fácil salir de un lado de la cama que del otro

■ Piense en instalar una barandilla de movilidad a la cama (tabla 9.2), sujeta debajo del colchón, para que le sirva de apoyo para sentarse y pararse.

■ Si usa un dispositivo de ayuda (por ejemplo, un caminador o un bastón), no es seguro usarlo como punto de apoyo para levantarse. En cambio, use una superficie permanente, como una barandilla, el borde de la cama o los apoyabrazos de una silla estable.

■ Si no se siente seguro al trasladarse, consulte con un profesional de la salud o con un familiar.

■ Si usa silla de ruedas, recuerde quitar los apoyapiés antes de levantarse. (Véase el recuadro de la página 246.)

Quitar los apoyapiés de la silla de ruedas de forma segura

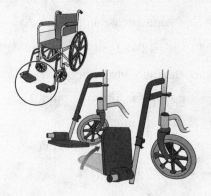 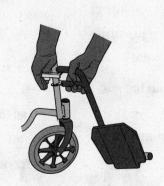 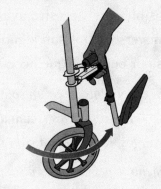

1. Pliegue los apoyapiés hacia la barra vertical.

2. Levante y afloje por la parte superior.

3. Gire o quite los apoyapiés.

fui a sesiones de terapia física, el fisioterapeuta nos dio consejos para que mi esposa me ayudara de manera segura y sin sentir dolor".

■ *"Yo dejaba que las personas que me ayudaban a mover hicieran todo solas. Hacía falta muchas personas y todas se quejaban. Era muy estresante. Entonces tomé fuerzas y ahora yo las ayudo a ellas. Así todo es más fácil".*

Traslado especial: Levantarse del suelo

Hay ocasiones en que estará en el suelo. Quizás por una caída, porque tuvo que agacharse a recoger algo o para limpiar. Estos son algunos consejos para poder levantarse.

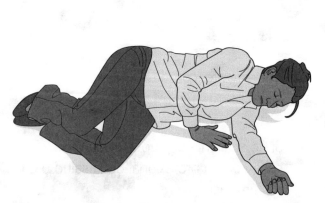 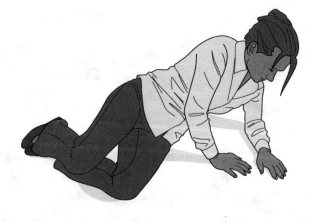

1. Gire y póngase de costado.

2. Apóyese con la mano que quedó más arriba para que el hombro del otro brazo quede debajo del cuerpo.

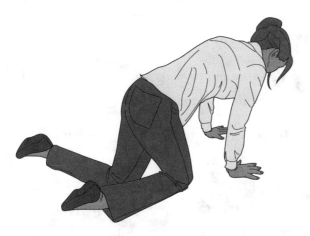

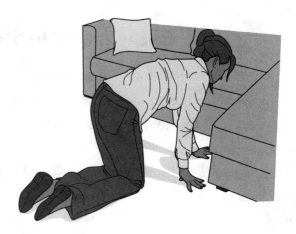

3. Lleve las rodillas debajo del cuerpo y ruede sobre los cuatro puntos de apoyo (rodillas y manos).

4. Gatee hasta una cama, sofá o silla estable.

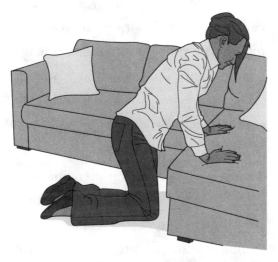

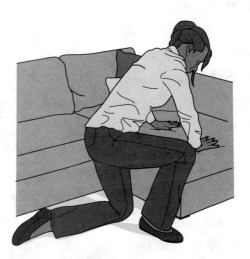

5. Ponga las manos en una superficie estable (sofá, silla o cama).

6. Flexione la pierna más fuerte y apoye la planta de ese pie en el suelo.

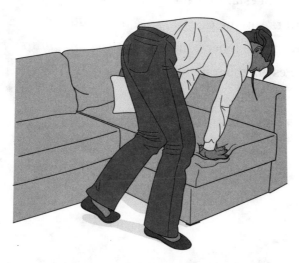

7. Apóyese en las manos para levantarse.

Estar más alerta y menos distraído

Es común distraerse. Todos hemos entrado a una habitación a buscar algo y nos hemos olvidado qué buscábamos. Cuando describimos por qué tuvimos un accidente, solemos decir *"Estaba apurado"*, *"Estaba cansado"* o *"Tenía la cabeza en otro lado"*. Las emociones difíciles, como la ira o la frustración, pueden distraerlo y no mantenerlo alerta de lo que pasa a su alrededor. Recuerde el caso de Eli que vimos al principio del capítulo. Él se sorprendió de que los ejercicios de relajación lo ayudaran a enfocarse en el presente y a sentirse menos ansioso con respecto a su dificultad para respirar. Cuando usted está apurado, su atención se enfoca en el futuro y no en lo que está haciendo en ese momento.

La gente se apura por muchas razones. Es posible que tenga muchas cosas que hacer en un día. Es posible que el tiempo para hacer cada cosa no sea suficiente debido a su condición de salud crónica. Quizás no tenga tiempo libre para cosas inesperadas. A veces tenemos accidentes o nos lastimamos porque estamos muy cansados y no podemos prestar atención. Si estamos cansados, no nos podemos enfocar. Aunque es casi imposible no distraerse, usted puede tener control sobre eso. El primer paso es entender cómo lo afecta la distracción.

A continuación se dan sugerencias para distraerse menos y estar más atento:

- **Tome control de las tareas previstas y de las inesperadas.** Disponga de tiempo para su cuidado personal, para viajar y para cosas inesperadas. Si lo tiene preparado, no tendrá que apurarse ni culparse por llegar tarde o por no terminar una tarea.

- **Use la mente para desviar la atención de emociones negativas.** Vuelva a leer el capítulo 6, *Usar la mente para manejar síntomas*, para probar herramientas de relajación, como el pensamiento positivo, la reflexión, las imágenes guiadas, la oración, el reflejo de aquietarse, la atención plena y la gratitud.

- **Aconséjese para prestar atención al momento presente.** Cuando esté apurado o pensando lo que va a hacer al día siguiente, respire profundamente varias veces para calmarse. Note las emociones que siente y cómo se siente el cuerpo. Dese consejos amables en voz baja o en silencio, como *"cálmate"*, *descansa un rato"* o *"no hay necesidad de apurarse"*.

Usar tecnología de asistencia para que las actividades sean más fáciles y más seguras

La tecnología de asistencia incluye dispositivos de asistencia, equipos de adaptación o de rehabilitación, y otros aparatos que facilitan ciertas actividades. El término *de adaptación* se refiere a aparatos de asistencia *diseñados específicamente* para personas con discapacidades. Como estos términos se usan indistintamente, en este libro nos referiremos a todos ellos como equipos y dispositivos de asistencia. Los programas de reconocimiento de voz, aparatos para escuchar, rampas, barandas, aparatos de movilidad y otros accesorios para facilitar las tareas diarias, como vestirse, cocinar, manejar y arreglarse son ejemplos de tecnología de asistencia.

Los equipos y dispositivos de asistencia lo ayudarán a hacer cosas que ya no puede hacer tan fácilmente. Usarlos no significa darse por vencido; significa actuar con inteligencia. Todos hemos usado algún equipo especial alguna vez, como un taburete para llegar a estantes altos o un tenedor para no mancharnos los dedos. Prácticamente existe un dispositivo para cada cosa. Su tarea es encontrar el adecuado para usted. Las preguntas importantes para hacerse son: ¿Cuáles son los dispositivos disponibles? ¿Cómo elijo el dispositivo adecuado? y ¿Cómo uso el dispositivo correctamente?

Usar aparatos de movilidad para ir de un lugar a otro de forma segura

Los caminadores, bastones y sillas de rueda son aparatos comunes. ¿Alguna de las siguientes preguntas se aplica a usted? Si es así, considere usar un aparato de movilidad:

■ ¿Se apoya en muebles o superficies fijas para caminar por la casa?

■ ¿Siente una pierna más débil que la otra?

■ ¿Se siente inestable cuando camina fuera de casa o sobre superficies desniveladas?

■ ¿Se ha caído recientemente por falta de equilibrio, debilidad o falta de reacción?

Casi todas las caídas pueden indicar la necesidad de usar un aparato de movilidad. Si tiene dudas sobre cuál debe usar o cómo usarlo, consulte a un profesional de la salud, como un fisioterapeuta o un terapeuta ocupacional. Aprenda a usarlo correctamente. Para hacerlo no basta con decir "*ya sé, es fácil*". Tome una clase de entrenamiento. Es posible que después tenga que ver un video corto en el celular para refrescar lo que aprendió en el entrenamiento. El uso incorrecto de un aparato de movilidad o usar el aparato inapropiado puede ocasionar caídas y lesiones. Si usted nota que su capacidad para caminar cambia, es posible que tenga que cambiar el aparato.

La tabla 9.1 incluye los aparatos de movilidad más comunes y consejos para prevenir lesiones. La tabla no reemplaza la ayuda profesional. Simplemente le da información para que pueda empezar y para ayudarlo a pensar qué preguntas tiene que hacer.

Tabla 9.1 **Aparatos de movilidad y consejos para prevenir lesiones**

Aparato de movilidad	Cualidades	Consejos para prevenir lesiones
Bastón ortopédico	• Generalmente más largo que el bastón común. • Puede usar uno o dos al mismo tiempo. • Se recomienda usar dos en terrenos desnivelados o irregulares. • Con dos bastones se puede parar a descansar de manera estable. • Diseñado para personas que no tienen problemas de equilibrio en terrenos llanos. • Tiene mejor aceptación que el bastón común.	• Se recomienda el uso de dos bastones ortopédicos para dar caminatas, viajar o caminar en terrenos desnivelados. • Elija modelos que tengan mango de corcho o goma moldeada. Los mangos de plástico tienden a llenarse de transpiración.
Bastón recto de un punto de apoyo	• Ideal para personas que necesitan algo de estabilidad al caminar. • Provee seguridad y equilibrio. • Ayuda a caminar con dolor o debilidad en un lado del cuerpo.	• Sosténgalo con la mano opuesta a la pierna débil o lesionada. Camine con la pierna débil o lesionada y el bastón al mismo tiempo. Manténgase derecho. • Mantenga el bastón cerca del cuerpo. • No arrastre el bastón. • No lo mantenga en el aire. El bastón siempre debe estar tocando el suelo.
Bastón de cuatro patas	• Ideal para personas que necesitan más estabilidad que con un bastón de un punto de apoyo. • Se mantiene parado solo. • Tiene base más grande que el bastón común.	• Sosténgalo con la mano opuesta a la pierna débil o lesionada. Camine con la pierna débil o lesionada y el bastón al mismo tiempo. • Por seguridad, las cuatro patas deben tocar el suelo. • Levante el bastón. No lo arrastre.
Andador de cuatro ruedas	• Ideal para personas que necesitan algo de ayuda con el equilibrio y que pueden caminar de forma estable pero se cansan enseguida. • No se recomienda para personas con falta de equilibrio severa. • Se camina más rápido. • Tiene asiento para descansar y canasta para llevar cosas.	• PONGA LOS FRENOS ANTES DE SENTARSE O PARARSE. • Quédese cerca del andador, erguido. • Los mangos deben quedar a la altura de las muñecas del usuario (cuando los brazos están extendidos al costado del cuerpo). • El andador puede darse vuelta si se aplica mucho peso en los mangos.

Tabla 9.1 **Aparatos de movilidad y consejos para prevenir lesiones (*continuada*)**

Aparato de movilidad	Cualidades	Consejos para prevenir lesiones
Andador de dos ruedas	◆ Ideal para personas con algunos problemas de equilibrio, que necesitan apoyo para caminar. ◆ Más rápido que el caminador común. ◆ Menos estable que el caminador común.	◆ Quédese cerca del andador, erguido. ◆ Los mangos deben quedar a la altura de las muñecas del usuario (cuando los brazos están extendidos al costado del cuerpo). ◆ Se recomienda ponerles pelotas de tenis o patines adhesivos a las patas traseras, para que estas se deslicen sin levantar el andador.
Andador común	◆ Ideal para personas con equilibrio limitado que necesitan mucho apoyo para caminar. ◆ La mejor opción en caso de no poder poner todo el peso en ambas piernas (por ejemplo, después de una cirugía). ◆ Es lento. ◆ No tiene ruedas. Es el andador más estable. ◆ Se deben usar los brazos para levantar el andador y avanzar.	◆ Quédese cerca del andador, erguido. ◆ Los mangos deben quedar a la altura de las muñecas del usuario (cuando los brazos están extendidos al costado del cuerpo). ◆ Las cuatro patas deben tocar el suelo mientras camina.
Silla de ruedas manual	◆ Ideal para personas que tienen fuerza en el torso para manejar la silla de ruedas. ◆ Ideal para personas sin resistencia suficiente para usar un andador o bastón cuando salen de paseo (los museos y parques suelen tener sillas de ruedas disponibles que se deben pedir con anticipación). ◆ Ideal para personas que cuentan con alguien para empujar la silla de ruedas.	◆ PONGA LOS FRENOS ANTES DE SENTARSE, PARARSE O CAMBIARSE A OTRO SITIO. ◆ Quite los apoyapiés para cambiarse con mayor seguridad (véase el recuadro de la página 246). ◆ No lleve carga pesada en el respaldo de la silla de ruedas. ◆ Evite subir y bajar por caminos empinados. ◆ Si las veredas no tienen subida para sillas de ruedas, suba o baje el cordón marcha atrás.

Continuación ▶

Tabla 9.1 **Aparatos de movilidad y consejos para prevenir lesiones (*continuación*)**

Aparato de movilidad	Cualidades	Consejos para prevenir lesiones
Escúter	◆ Ideal para personas que no necesitan una silla de ruedas eléctrica todo el tiempo.	◆ Apague el escúter antes de cambiarse a otro sitio. ◆ Controle el indicador de carga de batería. Siempre debe estar completamente cargada. ◆ Cubra el manillar con plástico para proteger las partes eléctricas de la lluvia. ◆ Si usa un escúter fabricado antes de 2016, solo debe usarlo en terrenos llanos y evitar la lluvia. Para más detalles, contacte al fabricante.
Silla de ruedas eléctrica	◆ Ideal para personas que no pueden impulsar una silla de ruedas con los brazos. ◆ Las sillas de ruedas eléctricas con opciones para pararse permiten que las personas con paraplejia se paren sin ayuda de otras personas.	◆ Apague el motor antes de cambiarse a otro sitio. ◆ Controle el indicador de carga de batería. Siempre debe estar completamente cargada. ◆ Cubra el control de mando con plástico para protegerlo de la lluvia. ◆ Lea el manual de instrucciones, siga las reglas de seguridad y contacte al fabricante si tiene preguntas.

Aumentar la seguridad y reducir el esfuerzo por medio de dispositivos de asistencia

Los dispositivos de asistencia pueden aumentar la seguridad y reducir el esfuerzo. Por ejemplo, si usted se levanta del inodoro agarrándose de barras de apoyo, lo hace de manera más segura y sin ayuda de otra persona. La tabla 9.2, Dispositivos de asistencia, describe aparatos que facilitan la vida diaria. Sea selectivo y elija los dispositivos que resuelvan su problema. Además de los dispositivos que se muestran en la tabla, existen otros tipos de equipo que pueden ayudarlo a ser más independiente durante sus tareas diarias.

Tabla 9.2 **Dispositivos de asistencia**

Dispositivo	Propósito	Consejos
Cinturón de ayuda	◆ Asiste con el traslado y con el paso inestable. ◆ Permite que otra persona se agarre de él para asistirlo a usted a moverse de manera segura.	◆ Colóquese el cinturón de ayuda en la parte baja de la cintura. ◆ Ajústeselo lo suficiente para que no se le deslice pero de manera que pueda pasar un dedo entre el cinturón y la cintura. ◆ Si se coloca el cinturón cuando está sentado, ajústeselo bastante pues se aflojará cuando se levante.
Barandilla de movilidad para la cama	◆ Sirve de ayuda para sentarse o salir de la cama. ◆ Reduce el riesgo de caerse de la cama. ◆ Aumenta la independencia al permitirle sentarse y pararse si tiene la fuerza suficiente para hacerlo.	◆ Colóquela del lado que tenga más fuerza. ◆ Antes de usarla, pruebe que esté bien sujeta. ◆ Es posible que necesite más de una barandilla si usted pone demasiado peso en ella. ◆ La barandilla no está diseñada para que usted no se caiga de la cama.
Elevador para inodoro	◆ Asiste para sentarse en el inodoro y pararse de manera segura. ◆ Le permite tomar las precauciones necesarias después de una operación de cadera.	◆ Asegúrese de que el asiento esté bien sujeto. ◆ Antes de usarlo, pruebe la estabilidad. ◆ Existen muchos modelos; algunos son más fácil de quitar. Ese es un detalle importante si comparte el inodoro con otras personas.
Barandillas de seguridad para inodoro	◆ Asisten para sentarse en el inodoro y pararse de manera segura. ◆ Las barandillas son una buena alternativa al elevador para inodoro si usted necesita apoyabrazos pero no necesita el asiento elevado.	◆ Pruebe que las barandillas estén suficientemente firmes para soportar su peso cuando se apoya en ellas. (Si lo necesita, otra persona las puede probar por usted.) ◆ Antes de comprar las barandillas, mida el inodoro (ancho y alto) para estar seguro de que calzarán bien.

Continúa en la siguiente página ▶

Tabla 9.2 **Dispositivos de asistencia (*continuación*)**

Dispositivo	Propósito	Consejos
Barras de apoyo	◆ Asisten para entrar y salir de la bañera o duchas. ◆ Asisten para sentarse de manera lenta y segura. ◆ Dan estabilidad y permiten estar parado por más tiempo (por ejemplo, mientras la persona que lo cuida lo baña).	◆ Las puede usar para entrar a la ducha, levantarse del inodoro, pasar un escalón o subir escaleras cortas en un pasillo. No son exclusivamente para el baño. ◆ Véase el recuadro "Consejos para instalar barras de apoyo en el baño", en la página 257. ◆ Las barras deben ser instaladas por un profesional para que queden bien aseguradas a la pared. ◆ Solicite asistencia y la visita de un terapeuta ocupacional para saber dónde debe colocar las barras de apoyo. ◆ No use barras de apoyo con ventosas. Estas se deben chequear continuamente para comprobar que no se despeguen de la pared. ◆ NOTA: Los toalleros se pueden salir de la pared en cualquier momento si se los usa continuamente como barra de apoyo.
Silla para ducha / Banco de transferencia	◆ Da estabilidad y evita caerse en la ducha o bañera. ◆ Un asiento plegable para ducha es apropiado si usted se cansa pero tiene buen equilibrio. ◆ Elija una silla para ducha con apoyabrazos y/o para tener más apoyo. ◆ Elija una silla para ducha sin apoyabrazos si usted usa una tabla de transferencia (véase la descripción más abajo). ◆ Elija un banco de transferencia si no se siente seguro para pasar por el borde de la bañera. ◆ Hay sillas portátiles para viaje.	◆ Antes de comprar, mida la bañera o ducha para estar seguro de que la silla entrará bien. ◆ Instale una ducha de mano para tener más independencia y controlar mejor el flujo de agua. ◆ Si va a usar una silla portátil, pruébela para estar seguro de que sea suficientemente resistente.

Tabla 9.2 **Dispositivos de asistencia (*continuación*)**

Dispositivo	Propósito	Consejos
Manija para automóvil	◆ Asiste para entrar y salir del auto.	◆ Antes de usar la manija para automóvil, pídale a un amigo o pariente que pruebe la resistencia y que luego se quede cerca mientras usted la prueba por primera vez, en caso de que necesite ayuda.
Almohadón giratorio	◆ Asiste para entrar y salir del auto. ◆ Lo ayuda a girar cuando está sentado en una silla o en el auto.	◆ Pídale a alguien que pruebe el almohadón antes de que usted lo use.
Tabla de transferencia	◆ Asiste para cambiarse de una silla a otro lugar para sentarse (por ejemplo, de una silla de ruedas al auto, a la silla para ducha, a la cama o a una silla común). ◆ En vez de levantar a la persona que tiene que moverse a otro lugar, el cuidador debe deslizarla por la tabla.	◆ Asegúrese de tener fuerza en los brazos y el tronco antes de usar la tabla de transferencia. ◆ Consulte a un profesional de la salud para usar la tabla de manera segura.

Los dispositivos de asistencia que se describieron harán que usted pueda hacer las tareas con más facilidad.

■ En el mercado hay una gran variedad de dispositivos de asistencia para cocinas, como utensilios con mango antideslizante, procesadoras de alimentos y cortadores de rodajas.

■ Si le cuesta vestirse, considere comprar ropa un talle más grande y buscar modelos flojos y de cuello ancho. También puede agregar cierres de Velcro o cordones elásticos para cerrarse la ropa con más facilidad. Si tiene problemas de equilibrio o de movilidad, use un calzador de mango largo para ponerse los zapatos mientras está sentado.

■ Para bañarse, una esponja de mango largo evitará que se incline o se tuerza.

- Hay dispositivos para limpiarse después de ir al baño, en caso de que usted tenga movimiento limitado.

- Instale una ducha de mano o use un envase de champú con bombeador para que le resulte más fácil bañarse.

- Para comer, use individuales antideslizantes o productos como Dycem, que es una sustancia antideslizante para poner debajo de los platos. Los utensilios con mangos antideslizantes y otros utensilios especiales, como los cuchillos basculantes, pueden aumentar su independencia a la hora de comer. Y los platos hondos pueden evitar que derrame la comida. Algunos de estos artículos se ilustran en la figura 9.5.

Puede encontrarlos en una tienda de artefactos médicos, en la farmacia o por internet (para una lista completa de lecturas sugeridas, sitios web de interés y otros recursos útiles, visite https://www.bullpub.com/blog/resources -special-equipment/ (Aparatos de movilidad /equipos especiales). Las compras por internet suelen ser más fáciles. Haga una búsqueda en internet de los dispositivos que aparecen en la tabla 9.2 y en la figura 9.5. También puede ir a un sitio donde presten artículos médicos, a un centro de jubilados o a organizaciones comunitarias que alquilen o vendan a plazos aparatos de movilidad y equipo de seguridad para baños. Hay organizaciones que regalan equipos usados. Si usted tiene equipo que ya no usa, puede donarlo.

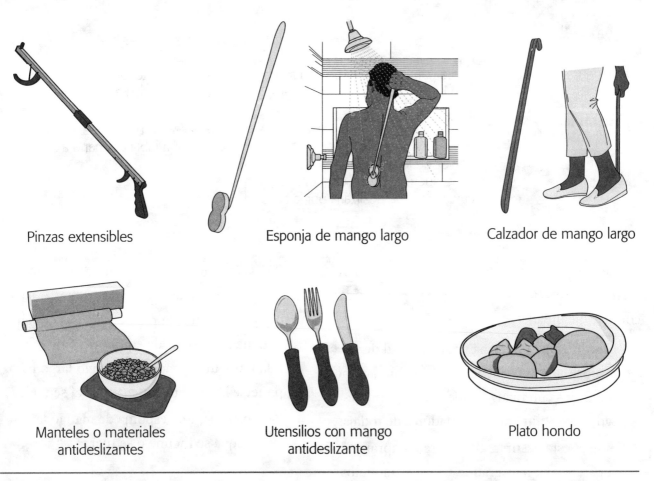

Pinzas extensibles

Esponja de mango largo

Calzador de mango largo

Manteles o materiales antideslizantes

Utensilios con mango antideslizante

Plato hondo

Figura 9.5 **Equipo de asistencia para facilitar las tareas**

Consejos para instalar barras de apoyo en el baño

1. La Ley sobre Estadounidenses con Discapacidades (ADA, por sus siglas en inglés) contiene normas para baños accesibles. Se puede encontrar información detallada en www.adabathroom.com.

   a. Para lograr un mejor punto de apoyo, instale las barras a una altura entre 33 y 36" (838–915 mm).

   b. Las barras horizontales laterales deben estar a una altura mínima de 42" (1067 mm).

   c. Actualmente ADA no implementa normas para barras de apoyo verticales.

   d. En el sitio web de ADA se muestran ilustraciones de una instalación común de barras de apoyo.

2. Asegúrese de instalar las barras de apoyo en el lugar más útil. Haga un ensayo en el baño para ver en qué lugar le conviene ponerlas. Fíjese dónde necesita un punto de apoyo. Ese suele el lugar indicado para poner las barras de apoyo. Si nota que usa los toalleros como punto de apoyo, reemplácelos por barras de apoyo. Consulte con un terapeuta ocupacional o un fisioterapeuta para que lo ayude a tomar una decisión. Busque un terapeuta certificado especializado en ambientes para ancianos (CAPS, por sus siglas en inglés).

3. Considere instalar una barra vertical para entrar a la bañera o ducha de manera segura. Si vive con alguien que también va a usar la barra de apoyo, instale una barra larga para que la puedan usar personas de distintas estaturas.

4. Contrate a un profesional para instalar las barras. Fíjese que use tarugos o que instale las barras sobre las vigas de madera de la pared para que queden seguras. Pídale a alguien que tire lo más fuerte que pueda para probar la resistencia de la barra después de instalarla. Algunas comunidades ofrecen servicio gratuito o de bajo costo para adaptar las casas.

Modificar el hogar y sus alrededores

Usted puede hacer muchos cambios sencillos para que su hogar sea más seguro. Después de leer esta sección, camine por su casa y fíjese cómo podría aplicar los consejos que le damos. Al estar más alerta podrá controlar mejor los riesgos que hay fuera de su casa, como superficies desniveladas, veredas rotas o calles sin subida de cordón.

Reorganizar su casa

El objetivo es tener suficiente espacio en las zonas por donde camina frecuentemente, como el camino entre la cama y el baño. Preste atención especial a los pasillos, la cocina y la zona donde lee o mira televisión. Para despejar las zonas por donde más camina, siga estos pasos:

■ **Reorganice los muebles y las cosas que usa a diario.** Acomode mejor los muebles y evite el desorden. Un pasillo recto y ancho evita que usted se tuerza para ir siguiendo espacios angostos. Si se tuerce, aumenta el esfuerzo y el riesgo de caerse.

- **Quite u ordene los cables sueltos.** Los cables en el suelo son el mayor riesgo de caídas. Use cobertores para taparlos. Acomode los cables de la computadora en la parte de atrás del escritorio, no en el suelo. Use aparatos inalámbricos.

- **Quite o fije las alfombras movibles.** Las alfombras movibles se deslizan y se fruncen, por eso es muy fácil tropezarse en ellas. Lo mejor es no usarlas, pero si usted quiere tener una, fíjela con material antideslizante o clavos para alfombra.

- **Reorganice los muebles.** A medida que ordena las cosas puede reacomodar los muebles para que pueda usarlos como punto de apoyo. Asegúrese de no dejar mesas bajas en los pasillos. Es fácil tropezar con ellas. En la habitación ponga una silla fuerte con apoyabrazos para poder vestirse, y en la cocina ponga otra para descansar mientras espera a que se cocine la comida o a que hierva el agua.

- **Reorganice las cosas de los armarios.** Esto puede evitar el movimiento repetitivo en posiciones incómodas. Ponga las cosas que más usa en la parte del frente del armario a una altura entre los hombros y las caderas. Así evitará inclinarse o estirarse demasiado cada vez que busque las cosas.

- **Deje las cosas que usa a menudo en el lugar de la casa donde las usa. Si vive en una casa de varios pisos, déjelas en el** piso donde más las usa. Deje los bastones, teléfonos, anteojos y otras cosas importantes en el lugar donde más los use. Se recomienda tener más de uno de estos artículos en diferentes lugares de su hogar. Si usted tiene que correr para encontrar y atender el teléfono es posible que se caiga. Si pone un teléfono en cada habitación o guarda el celular en el bolsillo podrá evitar apurarse para atender las llamadas. Siempre debe tener un teléfono cerca en caso de emergencia. Verifique que todos los celulares y teléfonos de línea se mantengan cargándose.

Cambiar la iluminación de la casa

Usted tiene que ver por dónde camina. Si en su casa hay poca luz es probable que se tropiece.

- **Mejore la iluminación.** Compruebe la iluminación en toda la casa y coloque bombillas más luminosas o agregue lámparas si es necesario. Haga lo mismo en las entradas de la casa. No se olvide del lugar donde saca la basura.

- **Instale luces de noche.** La luz es muy importante por la noche. Generalmente, la gente se cae cuando va al baño. Instale luces de noche o con sensor de movimiento en toda la casa, especialmente en los pasillos que dan al baño. Considere comprar luces que se prendan solas al oscurecer o que tengan de movimiento, para que se enciendan cuando alguien camina cerca de ellas. Tienen la ventaja de que no hay prenderlas y apagarlas manualmente. Usted ni siquiera tiene que pensar en ellas.

Elegir muebles para reducir el esfuerzo

El tipo de muebles que usted tenga puede hacer que usted necesite más o menos asistencia.

- **Elija sillas fuertes y firmes, con apoyabrazos.** Si las sillas son inestables es fácil caerse. Es mucho más fácil levantarse de una silla de cocina con apoyabrazos que de un sillón reclinable o de un sofá.

- **Use camas y sillas de la altura apropiada.** Si las sillas o las camas son muy bajas, le costará levantarse sin ayuda. Si las sillas son muy altas y no tienen respaldo, como las banquetas, no serán seguras. Si usa una cama alta le resultará fácil salir de ella, pero le costará mucho trabajo subirse sin ayuda para acostarse. Considere comprar una cama que se le pueda regular la altura, si lo considera necesario. Si tiene problemas para entrar y salir de la cama o para pararse de una silla, consulte con una persona especializada en rehabilitación, como un terapeuta ocupacional o un fisioterapeuta.

Agregar señales en el ambiente

Las señales pueden recordarle que se mantenga seguro. Son muy útiles en hogares donde hay muchas cosas y donde es fácil olvidarse o no darse cuenta de lo que hay en el camino.

- **Ponga tiras autoadhesivas fluorescentes en las escaleras.** Las escaleras son un riesgo permanente de caerse. Es fácil que usted se tropiece con los escalones o se resbale por problemas de debilitamiento, equilibrio, visión o distracción. Si usa pantuflas tie-

ne mayor riesgo de caerse en superficies y escaleras resbaladizas (pisos y escalones de madera). Para no tropezarse o saltarse un escalón, marque el borde de cada escalón (o solo el último si le resulta suficiente) con tiras autoadhesivas fosforescentes, especiales para escaleras. También hay modelos del tipo ojo de gato, que brillan por la noche, ideales para escaleras y sótanos. Estas tiras tienen dos propósitos: le permiten ver mejor los escalones gracias a su brillo y le ayudan a evitar que se tropiece o resbale porque tienen superficie rugosa.

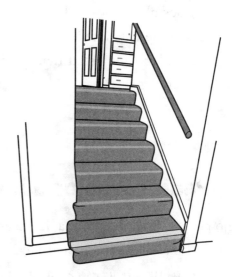

- **Use colores que contrasten para ubicar los objetos y lugares más fácilmente.**

Por lo general, los accidentes ocurren por la noche cuando vamos al baño. Pinte las puertas del baño o de la habitación con un color brillante. También puede poner una tira del tipo ojo de gato (que brilla en la oscuridad) para marcar el camino de la cama al baño. El contraste de color también sirve para encontrar objetos. Si su baño es blanco, use objetos y equipamiento de colores que no se pierdan en el fondo blanco.

Por ejemplo, en la siguiente ilustración, la silla para la bañera es oscura y resalta contra el fondo blanco del baño.

Proponer accesibilidad en el vecindario o comunidad

Como ya dijimos, el riesgo de caerse y lesionarse no está únicamente en el hogar. Los cordones de la vereda, los arbustos crecidos y el pavimento desnivelado son riesgos comunes y peligrosos de caerse. Si usted está alerta de lo que ocurre a su alrededor podrá evitar situaciones peligrosas. Aunque quizás también quiera hacer cambios para no tener esos obstáculos cada vez que sale de casa. La Ley sobre Estadounidenses con Discapacidades establece que usted tiene el derecho de exigir veredas pavimentados y bajadas de cordón. Puede comunicarse con la alcaldía de su ciudad o con el concejal de su zona para pedir cambios en su vecindario. Si vive en una ciudad grande es probable que haya un número de teléfono para dejar quejas sobre zonas inaccesibles. Es posible que pase cierto tiempo hasta que cumplan con su pedido. Usted debe mantenerse firme y chequear continuamente que su pedido se lleve a cabo.

Además de comunicarse con el gobierno local, también puede trabajar con sus vecinos para lograr que el vecindario sea accesible para todos. Por ejemplo, si tiene un vecino que no corta su ligustrina y las ramas llegan a la mitad de la vereda, pídale amablemente que las corte. Es probable que la persona no se haya dado cuenta del problema y estará dispuesto a colaborar.

Pedir consejos a los profesionales de la salud

El manejo personal siempre es una buena estrategia, pero no hace falta que usted haga todo solo. Los médicos tienen acceso a una gran cantidad de profesionales de la salud que trabajan para la seguridad y el bienestar general de sus pacientes. Si necesita ayuda sobre un problema específico, hable con su médico. Es posible que durante la charla usted mismo pueda sugerir soluciones. Por ejemplo, si se cayó varias veces, podría comentarle: *"En los últimos seis meses me caí dos veces. ¿Usted cree que debo usar bastón u otro aparato? ¿Me puede mandar con un especialista para que me aconseje?"*

Pídale a su médico o farmacéutico que revise la lista de los medicamentos que está tomando para verificar que ninguno puede causarle caídas. Si necesita equipo, averigüe si su seguro médico lo cubre y si su médico lo puede pedir directamente. Generalmente, las enfermeras o coordinadores del consultorio pueden encargarse de eso. De lo contrario, usted puede llamar al número de teléfono que figura en su tarjeta de seguro médico. Si eso no resulta llame al centro de jubilados o al centro de vivienda independiente más cercano y pida consejos.

Si necesita servicios de rehabilitación, como terapia ocupacional, terapia física o terapia del habla, pregunte en la oficina del médico o en su seguro si hace falta que su médico de cabecera lo derive. Todos los servicios de terapia empiezan con una evaluación. Estos son algunos servicios ofrecidos por profesionales de la salud:

■ **Terapia del habla.** Ayuda con el habla, con el entendimiento y con maneras seguras de comer. Los servicios ofrecidos por los especialistas del habla y del lenguaje le servirán para mantener la atención, mejorar el entendimiento y la resolución de problemas, mejorar el habla, y aprender maneras de tragar y comer de manera segura (para evitar atragantarse).

■ **Terapia física.** Reestablece el movimiento normal y seguro. Los servicios comunes ofrecidos por los fisioterapeutas incluyen entrenamiento para hacer ejercicio y para caminar correctamente; programas de ejercicio para hacer en casa y aumentar la flexibilidad, fuerza, equilibrio y resistencia después de haberse caído o lesionado; entrenamiento en traslado (por ej., para pararse); selección y entrenamiento en aparatos de movilidad; y procedimientos de terapia manual para manejar el dolor.

■ **Terapia ocupacional.** Ayuda a recuperar la independencia y la participación activa en la vida diaria. Los servicios comunes ofrecidos por los terapeutas ocupacionales incluyen evaluación de la seguridad en el hogar, entrenamiento en traslado, entrenamiento y resolución de problemas para mejorar la capacidad de hacer actividades diarias, modificar el hogar y los ambientes para conveniencia y seguridad, modificar las tareas para que sean más seguras y más fáciles, ayuda para elegir y usar aparatos de asistencia, y consejos a familiares y cuidadores.

■ **Audiología.** Sirve para la prevención, diagnóstico y tratamiento de trastornos auditivos y de equilibrio en personas de todas las edades. Si usted piensa que está perdiendo la audición o el equilibrio, es probable que lo deriven a un audiólogo.

Puede ver a estos profesionales de la salud en un hospital, clínica o centro de enfermería. También se ofrecen servicios a domicilio.

Juntando todo: Utilizar las herramientas para reducir riesgos

Este capítulo identifica qué cosas causan riesgo de tener accidentes y lesiones, y describe herramientas para reducir esos riesgos. Esas herramientas pueden hacer que usted participe en las actividades que le gustan y a la vez estar seguro. Aunque ya hablamos de cada herramienta en forma individual, también se pueden usar juntas para reducir el riesgo de caídas y lesiones.

¿Qué puede hacer usted para reducir el riesgo de lesiones y el dolor corporal?

■ Haga ejercicio regularmente.

■ Mantenga una buena postura y una buena mecánica corporal todo el tiempo.

■ Consulte con profesionales de la salud acerca de entrenamientos y opiniones sobre cambios de postura seguros, y maneras de modificar su entorno y actividades para evitar el dolor y el riesgo de lesionarse.

■ Evite apurarse y preocuparse. ¡Preste atención!

¿Qué puede hacer para evitar caídas?

Estas son formas específicas de prevenir caídas. Las investigaciones demostraron que funcionan.

■ Haga ejercicio para mejorar la fuerza de piernas y el equilibrio.

■ Pídale a su médico o farmacéutico que revise la lista de los medicamentos que está tomando.

■ Hágase chequear el equilibrio y la audición.

■ Chequéese la vista y use anteojos con la graduación correcta.

■ Use calzado fuerte. No use chanclas ni pantuflas.

■ Instale luces y mantenga una buena iluminación.

■ Ordene y quite cosas que lo pueden hacer tropezar.

■ Instale pasamanos fuertes en las escaleras.

■ Instale y mantenga equipo de seguridad y barras de apoyo en el baño.

Para una lista de lecturas sugeridas, sitios web de interés y otros recursos útiles, visite www.bullpub.com/resources.

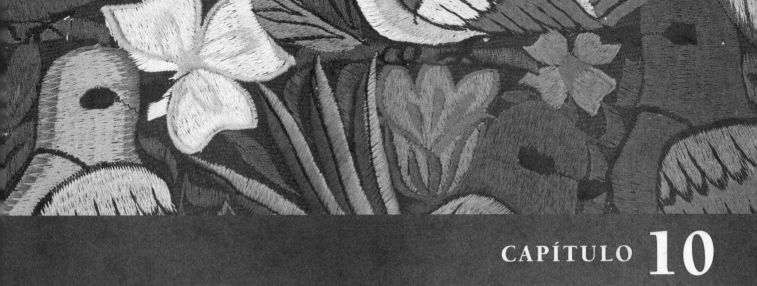

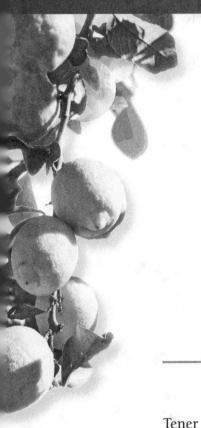

CAPÍTULO 10

Una alimentación saludable

¿Qué significa comer de forma saludable?

Tener una alimentación saludable significa elegir comidas y bebidas buenas para la salud la mayor parte del tiempo. No quiere decir que tengamos que ser estrictos o perfectos. La respuesta podría ser preparar comidas y bocadillos de manera diferente a la que solemos prepararlos. Si usted tiene ciertas condiciones crónicas de salud, posiblemente tenga que elegir bien lo que come y cuánto come. Es muy raro que comer de manera saludable signifique que no deba comer nada de lo que le guste.

En este libro explicamos lo que es comer de manera saludable, pero no decimos que hay una única manera de hacerlo. Usted decidirá qué forma le conviene. Hay muchas

Un agradecimiento especial para Ann Constance, MA, RDN, CDE, FAADE; Robin Edelman, MS, RDN, CDE; e Yvonne Mullan, MSc, RD, CDE por su contribución a este capítulo.

maneras de lograrlo y usted es el único que puede decir cuál es la apropiada para su situación. Las sugerencias que ofrecemos resultaron útiles para muchas personas y están basadas en investigaciones de expertos en nutrición. En las páginas 292 a 296, encontrará información sobre nutrición para individuos con las condiciones de salud a largo plazo más comunes. (Las personas con diabetes pueden encontrar esta información en el capítulo 14, *Manejar la diabetes*.)

El cuerpo humano es una máquina compleja y maravillosa. Igual que un automóvil, necesita el combustible con la fórmula apropiada. Si la fórmula no es correcta, el automóvil no andará bien o dejará de funcionar. La alimentación saludable es importante en cada aspecto de la vida. Tiene que ver con el movimiento, el pensamiento, el dormir, la energía para hacer las cosas y también con la forma de disfrutar de la vida. Además, lo que usted come puede prevenir algunas enfermedades y controlar las que ya tenga.

Si el cuerpo recibe el combustible apropiado, usted...

- tendrá más energía y se cansará menos
- tendrá más posibilidades de evitar enfermedades cardíacas, diabetes, problemas de riñón y cáncer, y tendrá menos problemas relacionados con las condiciones de salud que ya tenga
- activará su cerebro y eso lo ayudará a manejar mejor las situaciones que se le presenten
- dormirá mejor

Acerca de este capítulo

Para escribir este capítulo usamos como referencia la Guía de Nutrición del Departamento de Agricultura de los Estados Unidos (USDA, por sus siglas en inglés) e información del Centro para el Control y Prevención de Enfermedades (CDC, por sus siglas en inglés), la Academia de Nutrición y Dietética, la Asociación Americana del Corazón y la Asociación Americana de la Diabetes de EE.UU.

Hay muchas maneras de comer de manera saludable. Algunas personas prefieren una explicación más general, mientras que otras quieren saber muchos detalles. Hemos tratado de ofrecer un poco de cada cosa. En muchos casos damos una explicación general seguida de detalles. Usted puede leer este capítulo de principio a fin o puede ir directamente a los subtítulos que le interesen más. Si lo único que quiere son consejos rápidos sobre la alimentación saludable, lea las páginas 264 a 268. La información que damos es para que usted la use como mejor le parezca.

Guía para una alimentación saludable

Su alimentación será saludable según las decisiones que tome. Usted puede ser flexible y comer de vez en cuando pequeñas cantidades de comida no tan saludable. No existe una manera perfecta de comer. Esta es una guía general para comer de manera saludable:

- Siga un patrón de alimentación saludable sin importar su edad, condición de salud o peso. Todo el mundo debe seguir una alimentación saludable.

- Coma una variedad de alimentos, especialmente frutas, verduras y granos. Todos ellos son ricos en vitaminas, minerales y otros nutrientes.

■ Coma la cantidad apropiada para su peso y condición de salud. Refiérase al apéndice A: *Planes de alimentación saludable de 1600 y 2000 calorías* (página 301) y al apéndice B: *Grupos de alimentos y plan de comidas* (páginas 302 a 309). Allí se indican el tamaño recomendado de las porciones (la cantidad que debe poner en su plato) y la cantidad recomendada de porciones que debe comer por día.

■ Limite las comidas con azúcar añadida, grasas saturadas, grasas trans y sodio (sal). Elija grasas más saludables (véase la página 272) y condimentos sin sal (hierbas y especias).

■ Coma una variedad de comidas con proteínas sin grasa, como pescado, carne magra de res y de ave, y legumbres (frijoles, lentejas y arvejas secas).

■ Calme la sed con agua.

■ Si bebe alcohol, limite la cantidad a un trago por día (para las mujeres) o a dos tragos por día (para los hombres). Un trago equivale a 5 onzas (148 mL) de vino, 12 onzas (355 mL) de cerveza o 1.5 onzas (44 mL) de ron, vodka, tequila, whisky u otro licor.

■ De vez en cuando dese el gusto con pequeñas cantidades de comida no tan saludable.

■ Si su objetivo es mejorar su alimentación, vaya cambiando gradualmente a comidas y bebidas más saludables.

■ Apoye a otras personas sirviéndoles como modelo de alimentación saludable y considere participar en un grupo de apoyo (en persona o por internet) para que le den ánimo de continuar con su alimentación saludable.

El verdadero problema no se trata de que hay que comer únicamente alimentos saludables sino de que generalmente los reemplazamos por comida menos nutritiva. Quizás usted come comida menos nutritiva porque es más barata, es más fácil de preparar y sabe muy bien. Aproximadamente el 75% de los estadounidenses comen una dieta pobre en verduras, frutas y lácteos. En general se consume mucho azúcar añadido, mucho sodio (sal), grasas trans, como margarina y aceites hidrogenados, grasas saturadas de la carne, productos lácteos altos en grasa, como mantequilla, helado y queso, y aceites de coco y de palma. En los Estados Unidos también se come mucha harina blanca y otros granos refinados. Estos azúcares, grasas y sales añadidas están directamente relacionados con problemas de salud, como la obesidad, hipertensión, diabetes y enfermedades cardíacas.

Los estudios indican que lo más saludable es seguir dietas ricas en vegetales. Las dietas mediterránea y DASH (un plan alimenticio enfocado en detener la hipertensión) son dos buenos ejemplos. No estamos diciendo que usted debe cambiar su alimentación de un día para el otro. Simplemente, sugerimos que use esta información para tomar decisiones más saludables de a poco. A continuación hablamos de estas dietas.

Comer al estilo mediterráneo

La dieta mediterránea es tradicional en Italia, España y Grecia. La figura 10.1 muestra una pirámide de cuatro pisos. La base de la pirámide

Pirámide de la dieta mediterránea

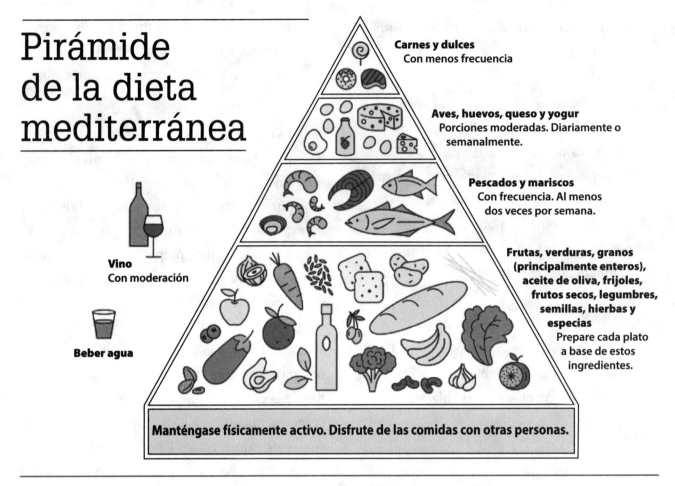

Carnes y dulces
Con menos frecuencia

Aves, huevos, queso y yogur
Porciones moderadas. Diariamente o semanalmente.

Pescados y mariscos
Con frecuencia. Al menos dos veces por semana.

Frutas, verduras, granos (principalmente enteros), aceite de oliva, frijoles, frutos secos, legumbres, semillas, hierbas y especias
Prepare cada plato a base de estos ingredientes.

Vino
Con moderación

Beber agua

Manténgase físicamente activo. Disfrute de las comidas con otras personas.

Figura 10.1 **Pirámide de la dieta mediterránea**

©2017 America's Test Kitchen, www.americastestkitchen.com

incluye los alimentos que se recomienda comer en más cantidad.

1. La base de la pirámide incluye:

   ■ frutas

   ■ verduras

   ■ frijoles secos y otras legumbres (lentejas, frijoles blancos, frijoles rojos, frijoles pintos y arvejas partidas)

   ■ frutos secos y semillas

   ■ pan de grano entero, cereal, arroz y pasta

   ■ aceites vegetales, como el aceite de oliva

   ■ especias (sin sal añadida)

2. El siguiente piso de la pirámide contiene pescados y mariscos. Estos se pueden comer con frecuencia, por lo menos dos veces por semana.

3. El tercer piso contiene aves, huevos, queso y yogur. Estos se pueden comer diariamente o semanalmente. Se deben comer en porciones moderadas.

4. La punta de la pirámide contiene carnes y dulces. Se deben comer porciones moderadas y solo unas pocas veces por mes.

Por último, la pirámide sugiere beber mucha agua y, en caso de tomar vino, hacerlo con moderación.

La dieta mediterránea le aconseja:

■ Ponerse la meta de llegar a comer diez porciones de platos a base de vegetales por día.

■ Comer pescados y otros productos de mar por lo menos dos veces por semana.

■ Evitar la mantequilla y usar aceite de oliva u otro aceite vegetal para mojar el pan y cocinar.

■ Tener la constancia de comer frutos secos. Además de ser muy buenos, lo harán sentirse lleno. No coma en exceso. Coma pequeñas cantidades, como 1/3 de taza (75 mL) varias veces por semana.

■ Coma carnes con menos frecuencia (solo algunas veces por mes) y cuando lo haga, coma porciones pequeñas. Evite las carnes grasas, como el tocino y las salchichas. Puede comer aves, huevos y queso con mayor frecuencia.

■ Cuando consuma leche y otros productos lácteos, elija los que sean bajos en calorías o desnatados.

Es posible que la dieta mediterránea le parezca muy diferente de lo que come ahora. Recuerde este lema: *"Hay que hacer lo real, no lo ideal"*. Se sorprenderá de que con cambios pequeños logrará grandes beneficios para su salud.

Comer al estilo DASH

La dieta DASH se elaboró para prevenir y reducir la presión arterial alta (hipertensión). Las investigaciones relacionadas estuvieron respaldadas por los Institutos Nacionales de la Salud.

La dieta DASH tiene mucho en común con la dieta mediterránea. Incluye gran cantidad de frutas y verduras, y pocas carnes y dulces. La dieta DASH también recomienda comidas bajas en sodio y grasas saturadas, y comidas con alto contenido de calcio, magnesio y potasio (productos lácteos bajos en grasas o desnatados, verduras, frutas, frijoles).

■ A continuación se presenta la guía general de la dieta DASH. [Recuerde: refiérase al apéndice A: *Planes de alimentación saludable de 1600 y 2000 calorías* (página 301) y al apéndice B: *Grupos de alimentos y plan de comidas* (páginas 302 a 309). Allí se indican el tamaño recomendado de las porciones y la cantidad recomendada de porciones que debe comer por día.]

■ Coma 4 o 5 porciones de verdura por día. Mezcle colores para consumir varios tipos de nutrientes.

■ Coma 4 porciones de fruta por día. Recuerde: las frutas son el bocadillo ideal.

■ Coma frutas y verduras con piel o cáscara que se pueda comer, así incorpora más fibra en su dieta. (Véase la página 275.)

■ Si es posible, coma frutas frescas. Si consume frutas o jugos enlatados, fíjese que no contengan azúcar añadido. Tome poco jugo.

■ Coma 6 o 7 porciones de granos por día. Elija principalmente granos enteros.

■ Consuma 2 o 3 porciones de leche por día (o productos lácteos bajos en grasa o desnatados).

■ Si come queso, recuerde que 1½ onza (42 g) equivale a 1 porción. Elija quesos bajos en grasa.

- Si tiene problemas para digerir lácteos, pruebe productos sin lactosa o tome pastillas de lactasa. La lactasa es una enzima que descompone la lactosa (azúcar en los productos lácteos) en azúcar más digerible.

- No coma más de 6 onzas (168 gramos) por día de aves, pescados, mariscos o carne magra.

- Quíteles la piel y la grasa a las aves.

- No haga comida frita. Hágala al horno, hervida o a la parrilla.

- Elija pescados buenos para el corazón, como salmón, arenque y atún.

- Coma frutos secos, semillas y legumbres (frijoles rojos, lentejas, arvejas partidas, etc.) 4 o 5 veces por semana. Una porción equivale a 1/3 de taza (75 mL) de frutos secos, 1/2 taza (125 mL) de frijoles cocidos, 1 a 4 cucharadas (15 a 60 mL) de semillas o 2 cucharadas (30 mL) de mantequilla de frutos secos. Los frutos secos y semillas son ricos en calorías pero contienen nutrientes muy buenos para el cuerpo si se comen con moderación. También ayudan a calmar el apetito.

- Si desea, puede reemplazar la carne con productos de soja, como el tofu.

- Consuma 2 o 3 porciones de grasas vegetales saludables (aceite de oliva, aguacate, aceite de colza) por día.

- Coma no más de 4 porciones pequeñas de dulces bajos en grasa (mermeladas, jaleas y gelatinas saborizadas) por semana.

La dieta DASH limita las grasas a no más del 30% de las calorías que usted consume por día. Eso significa que para una persona que consume 2000 calorías por día, no más de 600 deben venir de las grasas. Esto puede parecer mucho, pero la grasa se acumula rápidamente. Lea las etiquetas de información nutricional para ver el contenido de grasa que consume generalmente por día. Por ejemplo:

- Una taza (250 mL) de helado de vainilla tiene aproximadamente 126 calorías provenientes de las grasas.

- 3 onzas (85 g) de carne de res tiene aproximadamente 130 calorías provenientes de las grasas.

- Un cuadradito de mantequilla tiene 36 calorías provenientes de las grasas (generalmente comemos más de 1 o 2 cuadraditos).

- Un huevo frito tiene aproximadamente 63 calorías provenientes de las grasas.

- Una cucharada (15 mL) de aceite tiene aproximadamente 120 calorías provenientes de las grasas.

La dieta vegetariana es muy parecida a la dieta DASH. En lugar de incluir carnes y pescados, incluye huevos, legumbres (arvejas y frijoles secos), productos de soja, frutos secos y semillas. Para mayor información sobre la dieta vegetariana vaya a las siguientes direcciones de internet: https://health.gov/dietaryguidelines/2015/guidelines/appendix-5/ (para información en inglés) y https://www.dietaryguidelines.gov/sites/default/files/2019-05/DGA_Recommendations-At-A-Glance-SP.pdf (para informacion en español).

Saber qué comer y cuánto comer

Comer bien significa saber lo que comemos. También significa ser conscientes de la cantidad que comemos.

Tamaño por porción y porción servida

Muchas personas toman buenas decisiones alimenticias en cuanto a los nutrientes, pero comen más cantidad de lo que deberían para mantener un peso saludable. Para entender lo que significa alimentación saludable y para usar las etiquetas de información nutricional de los envases y las tablas de este libro, primero debe aprender sobre el tamaño por porción y la porción servida.

La porción servida es la cantidad que usted realmente consume. Si usted toma un vaso de helado, esa es la porción servida. Pero si usted se toma media caja de helado, ese también será la porción servida que consumió (y que probablemente le hará subir de peso).

El tamaño por porción es la cantidad estándar que se usa en las etiquetas de informacíon nutricional y en las tablas de este libro. El tamaño por porción de una comida puede ser diferente de la porción que usted suele consumir. Veamos un ejemplo en que el tamaño por porción es media taza o 4 onzas (118 mL). Si usted come una taza llena, es decir 8 onzas (236 mL), deberá calcular cuánto está consumiendo con ese tamaño. En el ejemplo, usted está consumiendo dos porciones (y el doble de calorías). En el caso de algunos cereales que se comen en el desayuno, el tamaño por porción es una taza (250 mL), pero para otros el tamaño por porción es media taza (125 mL). Usted puede darse cuenta de la diferencia leyendo las etiquetas de información nutricional de los envases. En la próxima sección hablaremos más de este tema.

Etiquetas de información nutricional

Saber lo que se está comiendo significa saber qué nutrientes hay en la comida. En las páginas 270 a 279 hablaremos de nutrientes específicos. Hay varias formas de que usted sepa qué nutrientes come. Una forma es leer las etiquetas de información nutricional de los envases. Hablaremos de eso en este capítulo. También puede usar el método del plato de alimentación saludable que se explica en la página 280. Y también puede usar las tablas que aparecen al final de este capítulo y los consejos que aparecen en el apéndice. Además puede seguir la guía general de las agencias gubernamentales. Más adelante hablaremos de todo esto. Usted puede usar una o más formas y combinarlas. Hay muchas maneras de elegir una alimentación saludable.

Etiquetas como la que se muestra en la figura 10.2, junto con la lista de ingredientes, le servirán para saber qué hay en el envase de lo que va a comer. Le darán más información de lo que come y así podrá elegir sin tener sorpresas.

En los Estados Unidos, algunas etiquetas están en inglés y en español, como la que se muestra en la figura 10.2.

Porciones por envase y tamaño por porción

La información sobre la porción aparece en la parte de arriba de la etiqueta. El resto de la información se basa en el tamaño de la porción.

Nutrition Facts/Datos de Nutrición

8 servings per container/8 porciones por envase
Serving size/Tamaño por porción   **2/3 cup/2/3 taza (55 g)**

Amount per serving/Cantidad por porción
Calories/Calorías   # 230

	% Daily value*/Valor Diario*
Total Fat/Grasa Total 8g	**10%**
Saturated Fat/Grasa saturada 1g	**5%**
Trans Fat/Grasa *Trans* 0g	
Cholesterol/Colesterol 0mg	**0%**
Sodium/Sodio 160mg	**7%**
Total Carbohydrate/Carbohidrato Total 37g	**13%**
Dietary Fiber/Fibra dietetica 4g	**14%**
Total Sugars/Total de azúcares 12g	
Includes10g Added Sugars/Incluye 10g azúcares añadidos	**20%**
Protein/Proteínas 3g	
Vitamin D/Vitamina D 2mcg	18%
Calcium/Calcio 260mg	20%
Iron/Hierro 8mg	45%
Potassium/Potasio 235mg	6%

*The % Daily Value (DV) tells you how much a nutrient in a serving of foods contributes to a daily diet. 2,000 calories a day is used for general nutrition advice

*El % Valor Diario (VD) le indica cuánto un nutriente en una porción de alimentos contribuye a una dieta diaria. 2000 calorías al dia se utiliza para asesoramiento de nutrición general.

Figura 10.2 **Etiqueta de información nutricional de EE.UU.**

Recuerde: el tamaño por porción puede ser más grande o más pequeña de lo que usted come normalmente, por eso debe comparar esta porción con lo que usted realmente come. Si come una taza (250 mL) de arroz cocido y el tamaño por porción recomendada es de media taza (125 mL), usted está comiendo dos porciones. Eso no es malo ni bueno, pero cuando usted se fije cuántas calorías, grasas, sodio y carbohidratos está comiendo, recuerde que está consumiendo el doble de lo que dice la etiqueta. Si la etiqueta dice 25 gramos de carbohidratos por porción, usted estará comiendo 50 gramos de carbohidratos.

Calorías

En las etiquetas se indica el total de calorías de la porción indicada. Las calorías miden la energía. El peso del cuerpo está determinado principalmente por la cantidad de calorías que usted come y la cantidad de calorías que quema. Las personas que consumen demasiadas calorías almacenan energía adicional en forma de grasa, lo que resulta en sobrepeso. El número de calorías necesarias por día depende de la masa corporal y de las actividades que se realizan. En la mayoría de las personas, un promedio de 1400 a 2000 calorías por día resulta en un peso estable. Sin embargo, todo depende de qué tan activa sea la persona. La cantidad de calorías que usted necesita para mantener el peso deseado puede ser distinta de la cantidad que otra persona necesita. Una persona muy activa necesita más calorías, mientras que una persona inactiva necesita menos. Por otra parte, las mujeres de poco tamaño y de mayor edad necesitan menos calorías, mientras que los hombres de mayor tamaño y más jóvenes necesitan más. En el apéndice A: *Planes de alimentación saludable de 1600 y 2000 calorías* (página 301) encontrará una guía de los niveles bajos y altos de calorías.

Porcentaje (%) de valor diario

La etiqueta muestra recomendaciones de la cantidad diaria necesaria de algunos nutrientes. El valor diario (%) indica el porcentaje de cada nutriente que hay en cada porción. Ese porcentaje está basado en una dieta de 2000 calorías diarias. Aunque usted no consuma 2000 calorías por día, esa información igual le será útil para tomar decisiones. El porcentaje indica si esa comida tiene una cantidad alta o baja de cada nutriente. En general, un valor diario de hasta 5% indica que la cantidad de nutriente es baja. Un valor diario de más de 20% indica que la cantidad de nutriente es alta. Observe que las grasas trans y las proteínas no tienen valores diarios. Lo mejor es no consumir grasas trans o consumir muy pocas.

Grasa total

Por peso, las grasas tienen el doble de calorías que las proteínas y los carbohidratos. Una onza equivale a 30 gramos. Una onza de harina (que consiste principalmente en carbohidratos) tiene aproximadamente 100 calorías, mientras que una onza de mantequilla (que consiste totalmente en grasa) tiene aproximadamente 200 calorías. Una galleta con pedacitos de chocolate de una onza (galleta de 3 pulgadas) tiene aproximadamente 140 calorías. Una parte de esa onza es grasa y la otra son carbohidratos con un poco de proteínas. Las comidas con grasa tienen más calorías que las comidas con poca grasa.

El número de grasa total de la etiqueta incluye las grasas saludables (poliinsaturadas y monosaturadas) y las grasas no saludables (saturadas y trans). Note que en la etiqueta luego se indican las grasas saturadas y las grasas trans por separado. Generalmente se piensa que todas las grasas son malas para la salud. Eso no es cierto. El cuerpo necesita algo de grasa para funcionar; aproximadamente una cucharada (15 mL) por día. Aunque todas las grasas tienen el mismo número de calorías, algunas son más saludables que otras. En este libro llamamos grasas "buenas" a las saludables y "malas" a las no saludables (que pueden ser dañinas). Lo hacemos para que usted consuma grasas saludables.

Las grasas buenas son aceites que generalmente están en estado líquido a temperatura ambiente. Esas grasas mantienen sanas las células del cuerpo y algunas reducen el colesterol en la sangre. Entre las grasas buenas están los aceites de oliva, colza, soja, cártamo, maíz, maní y girasol. Las comidas ricas en grasas buenas son los frutos secos, semillas y aceitunas (igual que su aceite) y los aguacates.

Hay otro grupo de grasas buenas llamado omega 3. Pueden reducir el riesgo de enfermedades cardíacas y los síntomas de artritis reumatoide. El omega 3 se encuentra en los peces grasos de aguas profundas, como el salmón, la caballa, la trucha, las sardinas y el atún. Otras fuentes de omega 3 son ciertos aceites (colza y soja), semillas de chía, semillas de linaza y nueces; sin embargo, nuestro cuerpo tiene más beneficios con el omega 3 del pescado.

Las grasas malas (también llamadas grasas saturadas y grasas trans) generalmente están en estado sólido a temperatura ambiente. Algunos ejemplos son la manteca para galletas, mantequilla, grasa para cocinar (manteca de cerdo) y grasa de tocino. Las grasas malas aumentan el colesterol en la sangre y el riesgo de enfermedades cardíacas. La mayoría de ellas se encuentran en derivados de animales, como la mantequilla y la grasa de vaca, de pollo y de cerdo.

Otras comidas altas en grasas malas son la margarina, carnes rojas, carne molida, carnes procesadas (salchichas, tocino, carne en lata y fiambres), piel del pollo, leche (entera y desnatada) y quesos (incluido el queso para untar y la crema agria). El aceite de palma, el aceite de coco y la manteca de cacao también se consideran grasas malas por ser ricas en grasas saturadas.

Las peores grasas son las trans. Al consumir este tipo de grasas se tiene mayor riesgo de elevar el colesterol y de tener enfermedades cardíacas. ¡Tenga cuidado! Las compañías de alimentos legalmente pueden poner en la etiqueta que el producto no contiene (0) grasas trans, aunque en realidad contenga hasta medio gramo (0.5 g) por porción. Una pista para saber

Consejos para elegir grasas buenas y más saludables

Al elegir la comida

- Coma porciones cocidas de carne, pescado y ave de 3 onzas (85 g). Eso equivale al tamaño de una baraja de cartas o de la palma de la mano.
- No coma la piel de las aves porque contiene mucha grasa saturada.
- Coma más pescado de aguas profundas, como salmón, atún y caballa.
- Elija cortes de carnes magras (carne molida desgrasada, cortes redondos, solomillo o falda).
- Antes de cocinar la carne, quítele la grasa que esté a la vista.
- Elija leche y productos lácteos (queso, crema agria, requesón, yogur y helado) bajos en grasa o desnatados.

Al preparar la comida

- Use sartenes antiadherentes o use una pequeña cantidad de aceite en aerosol o de caldo.
- Cocine las carnes asadas o a la parrilla.
- Evite comidas fritas.
- Cuele la grasa de los guisos y sopas mientras los cocina. (Si los deja en el refrigerador desde la noche anterior, se formará una capa de grasa sólida fácil de quitar.)
- Use menos mantequilla, jugos y salsas a base de carne y crema, pastas para untar, salsas cremosas para las pastas y aderezos para ensalada.
- Cuando cocine y hornee, use aceite (de oliva o de colza) y margarinas suaves (en pote) en vez de manteca para galletas, grasa para cocinar, mantequilla o margarina en barra.

si el producto tiene grasas trans es fijarse si en la lista de ingredientes aparece "aceite parcialmente hidrogenado". El mejor consejo es comer la menor cantidad de grasas trans posible.

Recuerde, en la etiqueta se indican las grasas saturadas y las grasas trans por separado. Evite productos que tengan números altos en esa sección. No existen recomendaciones específicas para la cantidad de grasa que se debe consumir diariamente. La mayoría de nosotros comemos más de lo que debemos. La mejor recomendación es comer muy pocas grasas malas y reemplazarlas por grasas buenas. Al hacer ese cambio saludable, no aumente la cantidad de grasa que coma.

Colesterol

El colesterol es un parte importante de las células. El cuerpo produce colesterol y usted también toma colesterol de la comida. Tener demasiado colesterol es un problema porque puede tapar las arterias y causar ataques cardíacos y apoplejías. Casi todo el colesterol que hay en la sangre proviene del que produce el cuerpo, pero una parte viene de la comida. El colesterol está presente únicamente en productos animales (pescado, mariscos, carnes, huevos, leche, queso). Para saber si una comida tiene mucho o poco colesterol, lea el valor diario (%) en la etiqueta de información nutricional. Si el valor es superior al 20%, esa comida es alta en colesterol. Si usted desea consumir menos colesterol o si tiene la tendencia de comer más de una porción, elija comidas con porcentajes de colesterol del 5% de valor diario o menos. La mayor parte del colesterol producida por su cuerpo proviene de las grasas saturadas que consume.

Sodio

El cuerpo necesita solamente unos 500 miligramos (mg) de sodio por día. Eso equivale a menos de un quinto de cucharadita de sal. La mayoría de la gente come seis veces más que eso. Y casi toda la sal que consumimos viene de comidas procesadas y no del salero. Esto es realmente preocupante porque demasiado sodio puede subir la presión arterial y eso puede causar enfermedades cardíacas, apoplejías y problemas de riñón. La reducción de sodio puede bajar la presión arterial. Los adultos deben limitarse a 2300 mg (aproximadamente una cucharadita de sal) por día. Muchas personas notan beneficios bajando aun más los niveles de sodio (a 1500 mg por día).

El sodio está en la mayoría de lo que comemos, desde pequeñas cantidades en comidas vegetales hasta altas cantidades en comidas animales. Usted no debe preocuparse por el sodio que ya hay naturalmente en las comidas sin procesar. Pero las comidas procesadas sí contienen un alto nivel de sodio, que suele estar agregado de diferentes formas y en grandes cantidades.

Al comer comidas saladas cada vez nos gustan más. Pero si usted empieza a comer comidas con menos sal, su gusto se irá acomodando y se acostumbrará a este tipo de comidas. Reducir la sal en las comidas lleva tiempo, pero al final podrá disfrutar de los sabores naturales. Estos son algunos consejos para ayudarlo a reducir el consumo de sodio:

- **Siempre pruebe la comida antes de salarla.** Es posible que ya tenga buen sabor y no haga falta agregarle sal.

- **Al cocinar, reduzca la cantidad de sal indicada en las recetas.** Pruebe agregando la mitad de sal de lo que dice la receta. Sazone con especias, hierbas, pimienta, ajo, cebolla o limón.

- **Coma aves, pescado y carnes magras mínimamente procesadas o congeladas en vez de comida enlatada, empanada o empaquetada.**

- **Busque etiquetas que digan "bajo en sodio" (en inglés, "low" o "reduced") o que tengan hasta 140 mg por porción.** Fíjese en la etiqueta de información nutricional (véase la figura 10.2).

- **Deje las comidas altas en sodio para ocasiones especiales.** Use las sopas enlatadas, mezclas envasadas, tocino, carnes enlatadas, fiambres, aperitivos salados (como papas fritas, maníes y pretzels) y pizza de pepperoni o de salchicha para celebraciones que se hagan de vez en cuando. No coma eso todos los días.

- **En los restaurantes pida que no le pongan sal a la comida.** Las salsas, platos empanados, arroz, pastas, platos con papa, rellenos, y platos con jamón, salchicha o tocino suelen ser altos en sodio. También los aderezos para ensalada, por eso es mejor que pida que se los sirvan aparte. De igual manera, casi todas las sopas de los restaurantes son altas en sodio.

Carbohidrato total

Los carbohidratos son el combustible principal del cuerpo. El cuerpo descompone los carbohidratos (excepto las fibras) y los transforma en glucosa (azúcar). La glucosa le da energía al cerebro y al resto del cuerpo. Los carbohidratos determinan la mayor parte del nivel de glucosa en la sangre, mucho más que las proteínas y las grasas. No solo eso, además sirven para fortalecer casi todas las partes del cuerpo.

Hay dos tipos de carbohidratos: azúcares y almidón. Los carbohidratos están en las comidas vegetales (granos, frutas, verduras). La leche y el yogur también tienen carbohidratos.

En muchas comidas, los azúcares ya están naturalmente, como en las frutas (fructosa) y en la leche o yogur (lactosa). Otras comidas, como las que compramos envasadas (por ejemplo, refrescos, caramelos y galletas) suelen tener azúcar añadido. El azúcar añadido agrega calorías, y por lo general estos productos no tienen nutrientes necesarios.

Los vegetales como el maíz, arvejas, papas, calabazas, frijoles secos y garbanzos contienen almidón. También las lentejas y otras legumbres, y los granos, como el arroz y el trigo. Por eso, las pastas, el pan, las tortillas y los productos horneados son altos en carbohidratos.

Algunos productos a base de granos están más procesados (refinados) que otros. El hecho de que estén procesados no significa que cambie la cantidad de carbohidratos. Lo que ocurre es que se eliminan nutrientes (fitoquímicos) y fibras saludables. Es mejor comer arroz integral y granos enteros que arroz blanco y otros granos procesados, ya que los primeros son más nutritivos. Algunos carbohidratos se transforman en glucosa más rápido que otros. Los carbohidratos de comidas altas en fibra se convierten más lentamente que los que están en comidas bajas en fibra.

Si usted tiene diabetes, su cuerpo tiene problemas en usar todos los carbohidratos que come y se elevan los niveles de glucosa en la sangre. Si eso no se trata ocurren muchos problemas. En el capítulo 14, *Manejar la diabetes*, podrá encontrar más información sobre este tema.

Fibra dietética

La fibra es un carbohidrato que el cuerpo no absorbe. La fibra se encuentra naturalmente en comidas vegetales, enteras o poco procesadas, con piel, semillas e hilo fibroso (como en el apio y en las vainas de arveja). Los granos enteros, frijoles secos, arvejas, lentejas, frutas, verduras, frutos secos y semillas tienen fibra. Algunas comidas tienen fibra añadida (por ejemplo, la pulpa que se le agrega al jugo). Las comidas derivadas de animales y las refinadas (harina blanca, pan, productos de panadería y meriendas envasadas) no tienen fibra o tienen muy poca, a menos que el fabricante se la añada.

Aunque dijimos que el cuerpo no absorbe la fibra, esta le resulta muy útil. El salvado, algunas frutas y verduras y los granos enteros actúan como una "escoba natural". Hacen que el sistema digestivo esté en movimiento y evitan la constipación (el estreñimiento). La fibra del salvado de avena, cebada, frutos secos, frijoles, manzanas, frutas cítricas y psyllium pueden regular el azúcar en la sangre. Este tipo de fibra, llamado "fibra soluble", hace que el azúcar tarde más en llegar a la sangre. También sirve para bajar el colesterol. Las dietas ricas en fibra también pueden reducir el riesgo de

Consejos para elegir carbohidratos más saludables y aumentar las fibras

■ Llene por lo menos la mitad del plato con diferentes tipos de vegetales y frutas.

■ Por lo menos la mitad de los granos que coma deben ser enteros (arroz integral, pan integral, pasta integral y tortillas de maíz).

■ Elija comidas que tengan trigo u otro grano entero (como avena) al principio de lista de ingredientes.

■ Elija frijoles secos, arvejas partidas y lentejas en vez de carne, o cómalas como guarnición (plato adicional) varias veces por semana. Agregue frijoles secos cocidos a las ensaladas y platos de pasta.

■ Elija frutas enteras en vez de jugo de frutas. La fruta entera contiene fibras, se tarda más en comerla, satisface más que el jugo y evita comer en exceso.

■ Para el desayuno, elija cereales ricos en fibra (como cereales de salvado, conocidos en inglés como *All-Bran*) o avena.

■ Coma galletas ricas en fibra, como galletas de centeno o integrales, o pan integral sin levadura.

■ Tome bocadillos o meriendas de frutas enteras, verduras crudas y galletas o pan integral en vez de papas fritas, dulces o helado.

■ Para agregar comidas ricas en fibra en su dieta, hágalo gradualmente a lo largo de varias semanas.

■ Beba mucha agua para no constiparse.

cáncer colorrectal. La ingesta diaria de fibra recomendada en EE.UU. es de 22 a 34 gramos para los adultos, tendiendo a que los hombres tomen más que las mujeres y que los adultos mayores menos que los jóvenes.

Total de azúcares: Naturales y añadidos

Las etiquetas de información nutricional muestran la cantidad de azúcar que hay en una porción. Muchas comidas, como las frutas, ya tienen azúcar de forma natural. En otros casos, como el de las bebidas con gas, tienen azúcar añadida.

¿Hay diferencia entre los azúcares naturales y los añadidos? No hay diferencia; el cuerpo usa ambos tipos de azúcar de la misma manera. Los dos tienen la misma cantidad de calorías para el mismo peso (en gramos, onzas, etc.). Sin embargo, las comidas procesadas tienden a tener más azúcar añadido, lo que también añade calorías. Si usted quiere perder peso o bajar el nivel de glucosa en la sangre, coma o beba la menor cantidad de azúcar añadido posible. Una lata de cola de 12 onzas (355 mL) tiene casi 40 gramos (aproximadamente 10 cucharaditas) de azúcar añadido y no tiene nutrientes. Compare eso con 12 onzas (355 mL) de jugo de naranja sin azúcar añadido. El jugo tiene 33 gramos de azúcar natural y también muchas vitaminas y fitoquímicos. Sin duda, el jugo es mucho mejor que un refresco a base de cola. Y mucho mejor sería media naranja. Una naranja tiene aproximadamente 12 gramos de carbohidratos, provee nutrientes y fibra. Para apagar la sed, tome agua, café o té. Estas bebidas no tienen azúcar añadido ni carbohidratos. El azúcar siempre es azúcar, ya sea natural o añadido, pero las comidas y bebidas con azúcar natural suelen tener otros ingredientes saludables.

Proteínas

Cada célula del cuerpo tiene proteínas. Estas hacen que el cuerpo funcione. Las proteínas ayudan a que el sistema inmunológico combata las infecciones y reparan los tejidos dañados de músculos y huesos. Las proteínas también dan una agradable sensación de satisfacción después de comer. Satisfacen el apetito y evitan tener hambre poco después de haber comido. La mayoría de las personas comen más proteínas de lo que deberían. En la actualidad, las proteínas se toman principalmente de la carne, pero esta suele ser alta en grasas malas (saturadas). Es mejor para la salud tomar proteínas de los vegetales combinando con pequeñas cantidades de carne magra, aves o pescado, o comer una variedad de platos vegetales.

Hay dos tipos de proteínas: completas e incompletas.

El cuerpo usa las proteínas completas en su estado original. Las proteínas completas están en las comidas animales (pescados, carnes, aves, huevos, leche y productos lácteos) y en comidas hechas con soja, como tofu y tempeh.

Las proteínas incompletas tienen partes más deficientes que las proteínas completas. Están en las comidas vegetales, como granos, frijoles y arvejas secas, lentejas, frutos secos y semillas. Casi todas las proteínas vegetales son incompletas. (La mayoría de las frutas y de los vegetales sin almidón no tienen proteínas o tienen muy pocas.)

Aunque las proteínas vegetales son incompletas, son esenciales para tener una alimentación saludable. Algunas combinaciones comunes de proteínas incompletas son el arroz con frijoles o el pan con mantequilla de maní. Antes, los científicos pensaban que había que comer dos o más proteínas vegetales incompletas por comida para recibir las proteínas completas que necesitamos por día. Hoy día se sabe que el cuerpo almacena partes de las proteínas que no usa, y esas partes sirven para transformar las proteínas vegetales incompletas. Además, se sabe que al comer una pequeña cantidad de proteínas animales (por ejemplo, pollo) con proteínas vegetales (por ejemplo, lentejas o frijoles negros) se obtienen todos los beneficios de las proteínas completas. Los guisos y los revueltos salteados son una forma sabrosa de seguir esa combinación.

Además de tener proteínas, algunas comidas vegetales, como los frutos secos y las semillas, son una fuente de grasas buenas. Y muchas de ellas también son una fuente de fibras y fitoquímicos. Las comidas vegetales no tienen colesterol y prácticamente no tienen grasa. Por esas razones, las comidas vegetales suelen ser la mejor elección para seguir una alimentación saludable.

Vitaminas y minerales: Vitamina D, calcio, hierro y potasio

Las vitaminas y los minerales sirven para que el cuerpo funcione correctamente y son necesarias para la supervivencia y la buena salud. Casi todas las personas pueden obtener las vitaminas y minerales que necesitan comiendo sanamente.

En las etiquetas de información nutricional solo se incluyen la vitamina D y cuatro minerales: sodio (véase la página 273 para más información sobre el sodio), calcio, hierro y potasio. Únicamente se incluye información sobre otras vitaminas y minerales si son añadidos o si el envase muestra un comentario sobre la salud. Los cuatro minerales que se incluyen siempre están relacionados con problemas de salud actuales. Muchos de nosotros comemos demasiado de esos nutrientes (por ejemplo, sodio) o no comemos lo suficiente (por ejemplo, calcio, hierro y potasio).

Potasio

El potasio es un mineral que ayuda a regular el ritmo cardíaco y a bajar la presión arterial. Muchas verduras y frutas son buenas fuentes de potasio. Algunos ejemplos son brócoli, arvejas, frijoles secos (blancos, azuki y pintos), tomates, papas, batatas (camotes), aguacates, calabazas (como la calabaza bellota, la calabaza moscado o el zapallo de cuello largo), frutas cítricas, plátanos, ciruelas, damascos y frutos secos. Algunos pescados (como el salmón, el atún, la caballa y el hipogloso), la leche y el yogur también son buenas fuentes de potasio.

Más no significa mejor

Cuando se habla de vitaminas y minerales, generalmente se piensa que cuanto más se tomen, mejor. Eso no es cierto. Tomar demasiado de algo, por más bueno que eso sea, puede hacer daño. Eso se debe a que todo lo que hay en el cuerpo debe estar equilibrado, y si hay algo en exceso se rompe el equilibrio. (Tome el ejemplo de cocinar. Si pone demasiado de algún ingrediente cuando hace galletas, pasteles o tortas, no salen bien.)

Calcio

El calcio fortalece los huesos, pero ¿sabía que también ayuda con la coagulación de la sangre y con la presión arterial? También puede ayudar a prevenir el cáncer de colon, las piedras en los riñones y el cáncer de mama.

Unas palabras sobre la vitamina D

Todos necesitamos vitamina D para tener huesos sanos. A partir de ese concepto se creó mucha controversia sobre la utilidad de la vitamina D y su función para prevenir enfermedades cardíacas y cáncer. La Academia Nacional de Medicina recomienda que las personas menores de 70 años consuman 600 UI (unidades internacionales) por día y que las mayores de 70 años consuman 800 UI. Si usted no se expone a la luz del sol con frecuencia, si tiene piel oscura o tiene sobrepeso, es posible que necesite suplementos de vitamina D. Esto es particularmente importante si en su familia hay casos de osteoporosis. (En las páginas 294 y 295 hay más información sobre osteoporosis y alimentación saludable.) Si aún no le recetaron suplementos de vitamina D, consulte con su médico o con un dietista registrado.

Desafortunadamente hay personas, especialmente las mujeres mayores y los niños, no consumen suficiente calcio. Las mujeres menores de 60 años deberían tomar 3 tazas (750 mL) de leche por día para consumir el calcio necesario. Algunas fuentes buenas de calcio son yogur, queso y kéfir (bebida fermentada parecida al yogur); leches de soja, arroz y almendra fortificadas con calcio, jugo de naranja fortificado con calcio; cereales y panes fortificados con calcio; y salmón y sardinas (enlatados) con espinas. Los repollitos de Bruselas, el colinabo y las verduras de hoja (como bok choy, kale, coles, hojas de remolacha, hojas de nabo y espinaca) tienen calcio, pero nuestro cuerpo no puede usarlo completamente. La mayoría de las frutas tienen poco calcio. Algunas excepciones son los higos secos (pero tenga en cuenta que las galletas de higo no tienen mucho calcio) y la chirimoya tropical.

Otra de las razones para comer menos sal es que esta hace que el cuerpo pierda calcio. Si usted no come ni bebe suficientes cantidades de calcio, consulte con su proveedor de salud sobre suplementos de calcio (en pastillas).

Hierro

El hierro es un mineral que ayuda al cuerpo a usar el oxígeno. Si no consumimos suficiente hierro nos podemos sentir cansados, débiles, mareados y en mal estado. El hierro está en las comidas vegetales y animales. En los Estados Unidos, los productos con granos (como panes, pastas y cereales) tienen hierro añadido. Aunque el cuerpo humano absorbe mejor el hierro de las comidas animales, el hierro de las comidas vegetales combinado con la vitamina C de las frutas y verduras se asimila muy bien.

Agua

Más de la mitad de nuestro cuerpo está formado por agua, que es el nutriente más importante. El agua llena las células y el espacio que queda entre ellas. Todas las reacciones químicas que se producen en el cuerpo necesitan agua. El agua hace funcionar los riñones, evita la constipación y nos hace comer menos, dándonos sensación de satisfacción. También ayuda a reducir los efectos secundarios de los medicamentos.

La mayoría de los adultos elimina aproximadamente 10 tazas de agua a través de la orina, la transpiración y la respiración. Pero generalmente la recuperamos fácilmente bebiendo cantidades suficientes. La cantidad necesaria varía según el clima, la actividad y el peso. Para saber si usted bebe suficiente agua, fíjese en el color de la orina. Si es clara, está bien. Si es oscura, es probable que tenga que beber más agua. Si tiene sed, necesita agua. La leche, el jugo, las frutas y los vegetales son buenas fuentes de agua. El café, el té y otras bebidas con cafeína también son buenas fuentes de agua. Las bebidas con alcohol no son una buena fuente de alcohol. No confíe en el alcohol para obtener el agua que necesita.

Si usted tiene enfermedad de riñón, insuficiencia cardíaca congestiva o está tomando medicamentos especiales, es probable que tenga que tomar menos agua. Consulte con un dietista registrado o con un proveedor de salud.

Lista de ingredientes

Generalmente, las etiquetas de información nutricional tienen la lista de ingredientes. Si no está allí, puede estar en otra parte del envase. La lista empieza con el ingrediente más abundante o importante. Los últimos ingredientes son los que forman las partes más pequeñas de esa comida. Los ingredientes aparecen con sus nombres comunes y sirven para que usted tenga una información más detallada de lo que está comiendo. Eso es importante en caso de que quiera evitar ciertos ingredientes, como soja o gluten.

Otra forma de elegir alimentos: El método del plato

Las etiquetas de información nutricional nos informan qué comemos, cuánto comemos y qué tan saludable es. (Para más información sobre valores diarios recomendados, véase las páginas 271 a 273.) Sin embargo, no todas las comidas vienen con etiquetas. A veces necesitamos una manera fácil de saber si comemos de manera saludable. El método del plato es otra forma de decidir qué y cuánto comer. El Departamento de Agricultura de EE.UU. (USDA, por sus siglas en inglés) creó una guía visual llamada MyPlate/MiPlato para ayudarnos a tomar buenas decisiones de alimentación (véase la figura 10.4). Prepare sus platos de comida de manera que la mitad del plato quede con verduras y frutas, un cuarto del plato con proteínas (carne magra, pescado o ave, o aun mejor comidas vegetales, como tofu, frijoles secos cocidos o lentejas) y el otro cuarto del plato con granos (dentro de esto, es preferible que la mitad sea de granos enteros) o almidón (papas, arroz, batata o calabaza). Complete su plato con comidas ricas en calcio, como leche o derivados de la leche (preferiblemente bajos en grasa o desnatados), como queso, yogur, yogur helado, pudin, o comidas fortificadas con calcio, como leche de soja. Obviamente,

En internet usted se va a encontrar con muchas personas que dicen ser expertas en nutrición cuando en realidad no lo son. Si usted necesita encontrar un experto de verdad, busque dietistas registrados (RD, por sus siglas en inglés) o nutricionistas dietistas registrados (RDN, por sus siglas en inglés). Note que el título "dietista registrado" es parte de la credencial profesional. Estos profesionales de la salud están especialmente entrenados y son la mejor fuente de consulta sobre dietas y nutrición. En este libro nos referimos a estos expertos como dietistas registrados (RD).

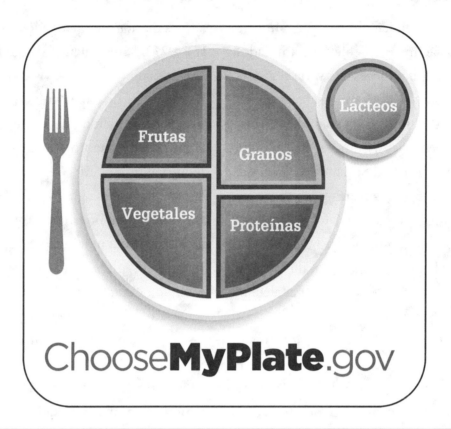

Figura 10.4 **MyPlate/MiPlato: Un modelo de un plato saludable** creado por USDA.
Para las personas con diabetes, la Asociación Americana de la Diabetes de EE.UU. de la Diabetes
recomienda un plato similar (véase la página 380).

lo que usted elija y las cantidades dependerá de lo que le gusta y lo que necesita. Si el plato contiene una pequeña cantidad de grasas "buenas", seguirá siendo saludable (véase las páginas 271 y 273). Estas pueden estar en el aceite que usa para cocinar, aliñar la ensalada o condimentar la comida. También puede estar en los frutos secos mezclados con granos, como por ejemplo arroz integral. Para más sugerencias sobre grasas saludables y condimentos, véase la página 272.

Aunque usted siga el método del plato, las cantidades (tamaño de la porción) que coma son importantes. El tamaño de los platos que se sirven es cada vez más grande, lo que ha causado que comamos más calorías de las necesarias. Un plato que mide 9 pulgadas (22.5 centímetros) de diámetro es un buen tamaño. El apéndice A: *Planes de alimentación saludable de 1600 y 2000 calorías* (página 301) y el apéndice B: *Grupos de alimentos y plan de comidas* (páginas 302 a 309) muestran ejemplos de los tamaños diarios recomendados para diferentes grupos de comidas. Puede referirse a estos apéndices para decidir cuánta comida poner en el plato. Note que esas cantidades pueden variar si usted tiene necesidades especiales de alimentación. Si tiene preguntas, consulte con su proveedor de salud o con un dietista registrado.

Nutrientes: ¿Qué necesita el cuerpo?

A este punto, usted ya aprendió mucho sobre alimentación saludable pero quizás no sepa cómo combinar toda esa información. El apéndice A: *Planes de alimentación saludable de 1600 y 2000 calorías* (página 301) incluye el número diario de porciones recomendado, un modelo de menú y unos ejemplos de alimentos para un plan de comidas. Presenta el número de porciones para un nivel bajo de calorías (1600) y para un nivel alto de calorías (2000). Elija el que mejor se ajuste a sus necesidades. Todas las recomendaciones que se dan son para adultos que hacen ejercicio moderado. Un ejemplo de ejercicio moderado es una caminata de 30 minutos, 5 veces por semana. Si usted hace más ejercicio, si es de mayor o menor tamaño que la mayoría de las personas, o si tiene una condición de salud especial, como por ejemplo diabetes, es posible que tenga que cambiar la cantidad de ciertas comidas. Aun así, puede seguir usando como guía general el apéndice A: *Planes de alimentación saludable de 1600 y 2000 calorías* (página 301) y el apéndice B: *Grupos de alimentos y plan de comidas* (páginas 302 a 309) para elegir tamaños de porciones saludables de las comidas que le gusten.

La alimentación en condiciones de salud específicas

En las siguientes secciones hablaremos de varias condiciones de salud crónicas y del tipo de alimentación que hay que considerar en esos casos. Son explicaciones generales. Si usted tiene alguna de esas condiciones, es importante que consulte con su proveedor de salud o dietista registrado sobre cómo comer saludablemente.

Sobrepeso y alimentación saludable

Muchas personas tienen sobrepeso como condición crónica a largo plazo. Y tener sobrepeso empeora otras condiciones crónicas. La buena noticia es que se puede mejorar la salud con solo perder un poco de peso. El peso es importante por muchas razones. Demasiado peso ejerce presión sobre las articulaciones lo que está relacionado con la artritis. Al tener sobrepeso, el corazón trabaja más y eso puede causar presión arterial alta, enfermedades cardíacas y apoplejías. A las personas con diabetes les puede afectar la estabilidad del nivel de azúcar en la sangre. Si el azúcar sube, los problemas cardíacos y de nervios ocasionados por la diabetes pueden empeorar. Si usted tiene prediabetes, perder entre el 5% y el 7% de su peso puede retrasar o evitar que llegue a tener diabetes.

Si pierde entre el 5% y el 10% de su peso, puede evitar o retrasar muchos problemas de salud. Para una persona que pesa 150 libras (68 kg), ese porcentaje significa perder entre 7.5 y 15 libras (entre 3.4 y 6.8 kg). Pero perder peso y mantenerse en ese nivel es difícil. Los estudios indican que las personas que logran perder peso y mantenerse, lo hacen con apoyo continuo. Además de recibir ayuda de la familia, amigos, profesionales de la salud o grupos de apoyo, también siguen una alimentación saludable y hacen actividad física con regularidad.

¿Cuál sería un peso saludable?

El peso "ideal" no existe. El peso saludable está indicado en un rango de libras. Determine su rango de peso saludable y decida si quiere o necesita modificar su peso dependiendo de su edad, su actividad, la cantidad de grasa acumulada y la parte del cuerpo donde se acumula, y el historial de problemas médicos por sobrepeso en su familia, como hipertensión y diabetes.

Una forma de entender si usted tiene un peso saludable es averiguar su IMC (índice de masa corporal). Este índice combina la altura y el peso en un solo número. Aunque no es una medida perfecta, sirve muy bien como guía general. La tabla 10.1 (páginas 284-285) fue preparada por los Institutos Nacionales de la Salud de EE.UU. En la tabla, busque su altura, luego siga esta hilera hasta el número más cercano a su peso actual. El encabezamiento de esa columna le indicará su IMC y le dirá en qué rango o grupo está: Normal, Sobrepeso, Obeso u Obesidad extrema. Luego refiérase a la tabla 10.2. (página 286) Esta le da detalles sobre su IMC y cómo afecta su salud. Si tiene más de 65 años, su proveedor de salud le puede recomendar un rango de peso saludable un poco más alto que el que figura como "normal" o "sobrepeso" en la tabla 10.2. Su IMC y sus metas para perder peso dependerán de su condición de salud y de otros factores que usted puede comentar con su equipo médico.

Otra forma de clasificar su peso es medirse la cintura. Para hacer esto, párese derecho y ponga una cinta métrica (que no sea vieja ni esté estirada) en la cintura, justo donde termina el hueso de la cadera. Rodéese la cintura con la cinta, pasando por el ombligo hasta llegar al punto inicial. No apriete demasiado pero fíjese que la cinta no quede floja ni doblada. No contenga la respiración. Lea el número en la cinta después de exhalar. El objetivo ideal es una cintura menor de 40 pulgadas (101 cm) en los hombres y menor de 35 pulgadas (89 cm) en las mujeres que no estén embarazadas. Si a usted le da un número más alto, significa que tiene más riesgos para su salud. Si cae en la categoría de sobrepeso y la mayoría de la grasa está acumulada alrededor de la cintura (en vez de en las caderas o muslos) tiene mayor riesgo de tener enfermedades cardíacas, hipertensión y diabetes tipo 2).

Tomar la decisión para cambiar de peso

Para llegar a un peso saludable y mantenerlo hay que hacer cambios. Hacerlos o no será únicamente su propia decisión y no la de sus amigos, parientes o proveedores de salud. Si realmente quiere hacer cambios, haga los que le resulten realistas y hágalos lentamente. Siga el lema "Hacer lo real, no lo ideal".

Para comenzar, repase la información sobre planes de acción que presentamos en el capítulo 2, *Convertirse en una persona proactiva en el manejo personal de su salud*. Si quiere cambiar de peso, le recomendamos que le pida a su médico que lo refiera a un dietista registrado. También puede participar en grupos de apoyo para perder peso, como Weight Watchers. Perder peso no es algo que deba hacer solo. De hecho, las personas que tienen apoyo continuo suelen tener mejores resultados y mantenerlos.

Cuando esté listo para empezar a perder peso, hágase estas dos preguntas:

¿Por qué quiero perder peso? Cada persona tiene sus propias razones para perder peso. Estos son algunos ejemplos:

■ para mejorar ciertos síntomas (dolor, fatiga, dificultad para respirar, etcétera)

■ para controlar la diabetes y otras enfermedades crónicas

■ para tener más energía para hacer lo que quiero

■ para sentirme mejor

■ para cambiar la forma en que los demás piensan de mí

■ para tener mayor control de mi salud y mi vida

Ahora haga una lista con sus propias razones (sí, escríbalas en este libro):

_____

_____

_____

_____

¿Estoy listo para hacer cambios permanentes? El siguiente paso es determinar si este es un buen momento para hacer cambios. Si no se siente preparado, es posible que no le resulte. Lo cierto es que nunca hay un momento "perfecto".

Las siguientes preguntas pueden ayudarlo a saber si está listo:

■ ¿Qué cosas de la vida diaria podrían facilitar hacer cambios? Por ejemplo, si quiero hacer más ejercicio ¿puedo pasear el perro de un conocido?, ¿puedo bajar del autobús una parada antes?

■ ¿Qué obstáculo puedo encontrar para no comer saludablemente o para cambiar de actividades?

■ ¿Me preocupa algo relacionado con mi familia, mis amigos o mis compañeros de trabajo que no me permita hacer cambios?

■ ¿Tengo apoyo? ¿Hay alguien que pueda ser de gran ayuda para que yo empiece y continúe haciendo cambios?

Use la tabla 10.3 (página 287) como guía para pensar qué puede ayudar y qué puede interrumpir los cambios que quiere hacer. También recomendamos volver a leer la sección sobre resolución de problemas en el capítulo 2, *Convertirse en una persona proactiva en el manejo personal de su salud*, páginas 27 a 29. Allí podrá encontrar herramientas de ayuda para hacer cambios y también podrá averiguar si es el momento apropiado para comenzar. Si no lo es, podrá intentarlo en el futuro. Al margen de lo que decida, sepa que está tomando la decisión correcta para ese momento.

Si decide empezar a hacer cambios, empiece por los más fáciles y con los que se sienta más cómodo. Haga las cosas paso a paso. Es decir, trabaje solamente en una o dos cosas al mismo tiempo. No trate de hacer demasiado. La herramienta de plan de acción es ideal para lograr esto. (Véase el capítulo 2, *Convertirse en una*

Tabla 10.1 **Índice de masa corporal (IMC)**

IMC		Normal					Sobrepeso				
	19	**20**	**21**	**22**	**23**	**24**	**25**	**26**	**27**	**28**	**29**
Alturas (pies-pulgadas)	**Weight (libras)**										
4'10"	91	96	100	105	110	115	119	124	129	134	138
4'11"	94	99	104	109	114	119	124	128	133	138	143
5'0"	97	102	107	112	118	123	128	133	138	143	148
5'1"	100	106	111	116	122	127	132	137	143	148	153
5'2"	104	109	115	120	126	131	136	142	147	153	158
5'3"	107	112	118	124	130	135	141	146	152	158	163
5'4"	110	116	122	128	134	140	145	151	157	163	169
5'5"	114	120	126	132	138	144	150	156	162	168	174
5'6"	118	124	130	136	142	148	155	161	167	173	179
5'7"	121	127	134	140	146	153	159	166	172	178	185
5'8"	125	131	138	144	151	158	164	171	177	184	190
5'9"	128	135	142	149	155	162	169	176	182	189	196
5'10"	132	139	146	153	160	167	174	181	188	195	202
5'11"	136	143	150	157	165	172	179	186	193	200	208
6'0"	140	147	154	162	169	177	184	191	199	206	213
6'1"	144	151	159	167	174	182	189	196	204	212	219
6'2"	148	155	163	171	179	186	194	202	210	218	225
6'3"	152	160	168	176	184	192	200	208	216	224	232
6'4"	156	164	172	180	189	197	205	213	221	230	238

persona proactiva en el manejo personal de su salud, páginas 33 a 36.) Sin prisa y sin pausa se gana la carrera.

Cómo empezar a perder peso

Empiece llevando un diario de lo que come y del ejercicio que hace ahora. Hágalo por lo menos un día laborable de la semana y un día del fin de semana (u otro día que usted no trabaje). Si lo hace más días, mejor todavía. En la tabla 10.4 (página 288) puede anotar lo que

come. También puede usar una aplicación o un seguidor de actividad para registrar lo siguiente:

- lo que come y dónde lo come
- por qué come (¿tiene hambre o simplemente está aburrido?)
- cómo se siente cuando come (estado de ánimo o emociones)
- el ejercicio que hace (las actividades que realiza)

Tabla 10.1 **Índice de masa corporal (IMC)** (*continuación*)

IMC	30	31	32	33	34	35	36	37	38	39	40	41	42
				Obesidad							Obesidad Extrema		
Alturas (pies-pulgadas)	Weight (libras)												
4'10"	143	148	153	158	162	167	172	177	181	186	191	196	201
4'11"	148	153	158	163	168	173	178	183	188	193	198	203	208
5'0"	153	158	163	168	174	179	184	189	194	199	204	209	215
5'1"	158	164	169	174	180	185	190	195	201	206	211	217	222
5'2"	164	169	175	180	186	191	196	202	207	213	218	224	229
5'3"	169	174	180	186	191	197	203	208	214	220	225	231	237
5'4"	175	180	186	191	197	204	209	215	221	227	232	238	244
5'5"	180	186	192	198	204	210	216	222	228	234	240	246	252
5'6"	186	192	198	204	210	216	223	229	235	241	247	253	260
5'7"	191	198	204	211	217	223	230	236	242	249	255	261	268
5'8"	197	204	210	216	223	230	236	243	249	256	262	269	276
5'9"	203	210	216	223	230	236	243	250	257	263	270	277	284
5'10"	209	216	222	229	236	243	250	257	264	271	278	285	292
5'11"	215	222	229	236	243	250	257	265	272	279	286	293	301
6'0"	221	228	235	242	250	258	265	272	279	287	294	302	309
6'1"	227	235	242	250	257	265	275	280	288	295	302	310	318
6'2"	233	241	249	256	264	272	280	287	295	303	311	319	326
6'3"	240	248	256	264	272	279	287	295	303	311	319	327	335
6'4"	246	254	263	271	279	287	295	304	312	320	328	336	344

En su diario también puede incluir una sección con ideas de lo que le gustaría hacer de otra manera. Véase un ejemplo en la página 288.

Después de una o dos semanas de llevar el diario, lea lo que escribió. Se va a sorprender de la cantidad de ejercicio que hizo (sea mucho o poco), de que bebió un montón de refrescos de soda o de que tomó helado todas las noches. Podrá usar lo que averiguó sobre sus hábitos para decidir qué debe cambiar.

Cómo hacer cambios en la alimentación y en las actividades

Los dos principios básicos son: 1) ir paso a paso y 2) empezar haciendo cambios que sepa que puede cumplir. No se lo vamos a negar; probablemente tendrá que cambiar la cantidad de lo que come, así como algunas comidas y bebidas. A lo mejor le parece terrible o imposible, pero siguiendo los principios básicos podrá lograrlo. Por ejemplo, en vez de comer una taza de arroz o de helado completa, coma algunas cucharadas

Tabla 10.2 **Clasificación del peso de acuerdo al Índice de Masa Corporal (IMC)**

Body Mass Index	Weight Classification	What It Means
Menos de 18.5	Bajo peso	A menos que tenga otros problemas de salud, el estar en esta categoría probablemente no sea problemático si usted tiene un cuerpo pequeño.
18.5 a 24.9	Peso normal	Este es el rango saludable y deseable.
25 a 29.9	Sobrepeso	Este rango sugiere que usted tiene unas libras de más. No es necesariamente algo preocupante si no tiene ningún otro problema de salud o muy pocos, si no tiene factores de riesgo significativos, si se mantiene físicamente activo y tiene suficiente músculo.
30 a 39.9	Obesidad	Este rango sugiere la posibilidad de que usted tenga una cantidad considerable de grasa en su cuerpo. Esto lo pone en riesgo elevado de tener problemas de salud relacionados con el peso excesivo.
40 o más	Obesidad extrema (morbosa)	Este rango sugiere que una porción significativa de su cuerpo es grasa. Esto lo pone en un alto riesgo de desarrollar o empeorar serias complicaciones de salud.

menos. Trate de comer más lentamente. Encontrará más consejos para perder peso en las páginas 290 y 291.

Cuando sepa qué cosas quiere cambiar, empiece por una o dos a la vez. Sí, ya lo hemos dicho, pero insistimos en ello porque es muy importante. Dese tiempo para acostumbrarse a los cambios y luego haga otros cambios gradualmente. Si se propone caminar 5 millas (8 km) por día todos los días y no comer papas ni pan nunca más, probablemente no podrá hacerlo por mucho tiempo. Tampoco perderá peso y se sentirá frustrado y desanimado. En vez de hacer eso, decídase a comer solamente una tostada en vez de dos en el desayuno y salga a caminar por 10 minutos 4 veces por semana. De esa manera tendrá más probabilidades de seguir con cambios a largo plazo y de perder peso.

Al ir bajando de peso lentamente tendrá más chances de no volver a subirlo. Esto se debe en parte porque el cerebro empieza a reconocer los cambios como parte de la rutina y no como algo ocasional. Recuerde: el mejor plan es el que combina una alimentación saludable con ejercicio, de manera gradual y constante para que usted se sienta cómodo haciéndolo.

El Plan 200

Una buena forma de empezar es seguir el Plan 200. Consiste en hacer pequeños cambios por día en lo que come y en su actividad física. El cambio que realice debe representar 200 calorías por día. Para perder peso, coma 100 calorías menos de las que come ahora y queme 100 calorías más con un poco de actividad física adicional por día. Esto puede representar una pérdida

Tabla 10.3 **Factores que afectan la decisión de ganar o perder peso *ahora***

Cosas que me facilitan hacer los cambios deseados	Cosas que me impiden hacer los cambios deseados
Ejemplo: Cuento con el apoyo de mi familia y amigos.	*Ejemplo:* Las fiestas se acercan y con ellas las reuniones.

de 20 libras (9 kg) en un año. El Plan 200 es una buena forma de equilibrar la alimentación y el ejercicio, y de ponerse metas de pérdida de peso a largo plazo.

Coma 100 calorías menos por día

Fíjese en su diario de alimentación si hay algo que pudiera eliminar o reducir fácilmente. Luego fíjese en el apéndice A: *Planes de alimentación saludable de 1600 y 2000 calorías* (página 301) y el apéndice B: *Grupos de alimentos y plan de comidas* (páginas 302 a 309) las porciones y el número de calorías por porción. Por ejemplo, una rodaja de pan de 1 onza tiene aproximadamente 100 calorías. Si usted no come una de esas rodajas en su sándwich, ya reduce 100 calorías.

Tabla 10.4 **Diario de estilo de vida**

Día o fecha	Hora	Qué comí	Dónde comí	Por qué comí	Mi estado de ánimo o emociones	Mi ejercicio

Queme 100 calorías adicionales por día

Agregue de 20 a 30 minutos de actividad física por día. Puede ser una caminata, andar en bicicleta, bailar o trabajar en el jardín. Use las escaleras y estacione su auto no muy cerca de la tienda donde va a ir o de su trabajo. Si no lo puede hacer por cuestiones de tiempo, queme las 100 calorías adicionales en varios períodos de 5 a 10 minutos por día. Eso da los mismos resultados que hacerlo todo junto. Puede usar un seguidor de actividad como guía.

Actividad física y pérdida de peso

La actividad física sirve para perder peso y mantenerse en ese nivel. Sin embargo, es difícil que el ejercicio sea suficiente si no se lo combina con cambios alimenticios. Para perder peso, lo mejor son los ejercicios de resistencia, también conocidos como ejercicios cardiovasculares o aeróbicos. En el capítulo 7, *Mantenerse físicamente activo,* páginas 194 a 204, hay más información sobre ejercicios de resistencia. Con estos ejercicios se puede perder peso porque usan músculos grandes que queman la mayor parte de las calorías. Las guías de ejercicio recomiendan hacer ejercicios de resistencia (aeróbicos) moderados durante 150 minutos (2 horas y media) por semana o ejercicios intensos durante 75 minutos por semana. Estas guías se aplican tanto para la salud general como para la pérdida y mantenimiento de peso. Hacer ejercicio en tandas cortas de 10 minutos o un poco más da los mismos resultados que hacerlo por períodos largos. Si puede agregar más minutos, mejor todavía. No descarte agregar ejercicios de fuerza. Los ejercicios que fortalecen los músculos durante la pérdida de peso mantienen los músculos en buen estado y hacen que estos sigan quemando calorías las 24 horas, ¡incluso mientras usted duerme!

Es cierto que cuantas más calorías queme haciendo ejercicio, más peso perderá. Sin embargo, eso es solo una parte del proceso. Es importante entender que el mayor beneficio se obtiene de hacer ejercicio y de hacer cambios en la alimentación para que pasen a formar parte de su vida diaria. Cuando considere agregar ejercicio, siga las mismas instrucciones que para cambiar su alimentación. Es decir, hágalo paso a paso para incorporar pequeños cambios y empiece con los cambios que pueda cumplir.

Si hace ejercicio muy intensamente o por períodos muy largos, es probable que tenga que parar porque se lesiona, se fatiga, se frustra o pierde interés. No hace falta que haga todo al mismo tiempo. Simplemente con aumentar un poco su actividad física ya le será útil. Elija actividades y hágalas cuatro o cinco veces por semana. No deje pasar más de dos días sin hacer ejercicio. Agregue más actividades cada semana.

Es posible que en algún momento se sienta desaminado. Es posible que en algún momento deje de bajar de peso. Eso puede ocurrir por varias razones. El ejercicio reduce las grasas pero también fortalece los músculos. Los músculos pesan más que las grasas y por eso, aunque usted queme grasas, es posible que la balanza siga marcando el mismo peso que antes. Una señal de que el ejercicio está funcionando es medirse la cintura y las caderas o ver si la ropa le calza mejor o le queda más floja. Recuerde: si hace ejercicio regularmente, está haciendo algo bueno por su cuerpo aunque no pierda peso. Los ejercicios aeróbicos regulares sirven para tener más energía. Además, el ejercicio ayuda a que las personas con prediabetes no desarrollen diabetes. El ejercicio puede reducir la glucosa en la sangre, la presión arterial y la grasa en la sangre, así como aumentar el colesterol bueno, reducir el riesgo de enfermedades cardíacas y mejorar la depresión y la ansiedad.

Consejos para perder peso

A continuación le damos consejos para perder de peso:

- **Establezca metas pequeñas y graduales para bajar de peso.** Divida el peso total que desea perder en varias metas pequeñas y realizables. En la mayoría de los casos, metas de 1 o 2 libras (0.5 o 1 kg) por semana es realizable. Después de un tiempo, una meta aun más pequeña (por ejemplo, 1/2 libra o 1/4 kilogramo por semana) será mucho más fácil de alcanzar. Debe tener en cuenta que usted ya tendrá éxito con el solo hecho de bajar un poco de peso y no recuperarlo.

- **Identifique acciones específicas para bajar de peso.** Por ejemplo, caminar 20 minutos por día, 5 días por semana; no comer entre comidas, y comer más despacio. Repase la información sobre planes de acción que aparecen en el capítulo o 2, *Convertirse en una persona proactiva en el manejo personal de su salud.*

- **Fíjese lo que come.** Cuando se está con amigos o frente a la computadora o al televisor, es común comer en exceso. Establezca la porción de lo que va a comer y mantenga otras comidas fuera de su vista. Al enfocarse en lo que come y no en lo que hace (como ver televisión), se sentirá más satisfecho y comerá menos.

- **Sepa cuál es la porción recomendada de lo que va a comer y elija el tamaño apropiado.** Una porción de 3/4 de taza (175 mL) equivale al tamaño de una pelota de tenis o del puño de una mano pequeña. Una porción de 3 onzas (85 g) de carne, pescado o pollo cocido equivale al tamaño de una baraja de cartas o de una chequera. La yema del dedo gordo equivale aproximadamente a 1 cucharada (15 mL). La forma ideal de saber el tamaño por porción apropiado es usar una jarra de medidas o una balanza de alimentos. Cuando empiece a hacer cambios en su alimentación es importante que mida las porciones. Le recomendamos que lo siga haciendo más adelante. Se va a sorprender de que 1/2 taza (125 mL) de arroz "crece" fácilmente hasta ser una porción de una 1 taza (250 mL). Las comidas que ya vienen empaquetadas en porciones individuales le pueden servir para comer la cantidad recomendada. Si come afuera, pida entradas o platos chicos en vez de platos principales. Otra alternativa es pedir un menú para niños. Eso lo ayudará a consumir menos calorías. Otro truco es pedir una caja para llevar comida a casa y poner allí la mitad del plato que le sirvan antes de empezar a comer. En su casa, no coma al estilo familiar, poniendo muchos platos en la mesa. Ponga solamente el plato que va a comer y deje lo demás en la cocina. Almacene las sobras apenas se sirva o después que termine de comer.

- **Evite los tamaños excesivos de las porciones.** El tamaño de las porciones ha crecido con el tiempo. Antes, una hamburguesa tenía 330 calorías y ahora tiene 590 calorías. Hace veinte años, una galleta promedio medía 1½ pulgadas (3.8 cm) de ancho y tenía 55 calorías; ahora mide 3½ pulgadas (8.9 cm) de ancho y tiene 275 calorías – *¡cinco veces más!* En el pasado, los refrescos venían en botellas de 6½ onzas (192 mL) y contenían 85 calorías; hoy, una botella típica de refresco tiene 20 onzas (591 mL) y contienen 250 calorías. Fíjese en los valores nutricionales de los envases para ver si está consumiendo más de la porción recomendada cuando se sirve las porciones en casa. Cuando coma afuera, pida información sobre las calorías de las comidas del menú.

▪ **No saltee comidas.** Coma tres comidas por día, contando el desayuno. Si saltea una de esas tres comidas, posiblemente le dé hambre luego y terminará comiendo más de lo necesario al tratar de satisfacer el apetito desmedido.

▪ **Coma lentamente.** Si tarda menos de 15 o 20 minutos en comer, posiblemente lo esté haciendo demasiado rápido. Hay que darle tiempo al cerebro para que trabaje junto con el estómago. Si le cuesta comer más lento, pruebe dejando el tenedor en la mesa entre bocado y bocado, y tómelo de nuevo una vez que haya tragado. Si comparte la mesa con otras personas, trate de no ser el primero en terminar de comer.

▪ **Tome el tiempo.** Acostúmbrese a esperar unos 15 minutos antes de servirse otra porción, de pasar al postre o de comer un bocadillo. Llegará el momento en que la urgencia por comer desaparecerá.

▪ **Lleve el control de lo que pasa.** Pésese siguiendo un horario que le convenga. No hace falta que se pese todos los días. Es más fácil notar cambios si se pesa siempre a la misma hora (por ejemplo, a primera hora de la mañana).

▪ **Beba mucha agua.** En muchas ocasiones creemos tener hambre cuando en realidad tenemos sed.

▪ **Participe en un grupo de apoyo (en persona o en línea) por lo menos durante 4 o 6 meses.** Elija grupos que:

  ▸ se enfoquen en la alimentación saludable.

  ▸ quieran establecer nuevos hábitos alimenticios y formas de vida permanentes.

  ▸ se reúnan regularmente o que estén disponibles para consultas a largo plazo.

  ▸ no establezcan ni garanticen soluciones milagrosas. (Recuerde: si algo suena demasiado bien para ser verdad, seguramente no lo sea.)

  ▸ no dependa de comidas o suplementos especiales.

Consejos para no volver a subir de peso

Cuando empiece a bajar de peso, siga una guía saludable para no volver a subir. Si se siente bien, si su nivel de azúcar y colesterol es normal y si controla otros problemas de salud, es probable que no tenga que seguir bajando de peso. Para mantener el peso deseado hay que esforzarse. Estos son algunos consejos para no volver a subir de peso:

▪ **En vez de enfocarse en perder peso,** enfóquese en mantenerse en el peso que tiene por varias semanas; luego intente retomar su plan para seguir bajando.

- **Aumente la actividad física.** El cuerpo tiene que ajustarse al peso más bajo y no necesitará tantas calorías. Por eso, usted debe hacer más ejercicio para quemar calorías extras.

- **Piense de antemano lo que va a comer.** Generalmente, la cena es la comida más fuerte. Planearla con anticipación le ayudará a elegir los ingredientes correctos y tenerlos a mano a la hora de cocinar. Una vez por semana, dedique tiempo para pensar lo que va a comer y hacer la lista de compras. Eso también le servirá para no derrochar comida y para ahorrar dinero.

- **Lleve un diario de comidas para controlar lo que come.**

- **De postre, coma diferentes frutas para terminar la comida con algo dulce, liviano y refrescante.** Vea la lista de comidas de las páginas 302 a 309 para saber el tamaño de porción correcto para controlar las calorías.

- **Ocasionalmente, dese ciertos gustos para no sentirse limitado.** Esto se refiere a alguna comida alta en calorías que no coma normalmente. Coma una porción pequeña.

- **Piense de manera positiva.** Escriba los logros que ha obtenido en notas autoadhesivas y péguelas donde pueda verlas.

- **Fije un aumento de peso "límite".** Por ejemplo, 3 libras (1.4 kg) más de lo que pesa actualmente. Sabiendo lo que pesa ahora podrá tomar acción si llega a ese límite. En otras palabras, si usted vuelve a subir 3 libras (1.4 kg) es un aviso de que debe comer menos o hacer más ejercicio. En caso de que llegue a ese límite, comience de nuevo el programa para bajar de peso. Cuanto antes comience, más rápido eliminará las libras que subió.

- **Haga un plan para estar activo casi todos los días.** Si al perder algo de peso empieza a hacer ejercicio varias veces por semana, tendrá más posibilidades de no volver a subir.

- **Si usted pasa por una situación personal delicada** es conveniente que detenga temporalmente su plan para bajar de peso. En ese caso, establezca una fecha para retomarlo.

- **Si aún no lo ha hecho, participe en un grupo de apoyo.**

Enfermedades cardíacas, apoplejías y alimentación saludable

Si usted tiene enfermedades cardíacas o ha tenido una apoplejía, alimentación saludable significa bajar de peso (en caso de que tenga sobrepeso), bajar la presión arterial y bajar el colesterol para que las arterias no se endurezcan ni bloqueen. Con solo perder un poco de peso, el corazón funcionará mejor y la presión arterial bajará. Las dietas mediterránea y DASH que explicamos en las páginas 265 a 267 son dos de las dietas apropiadas para las personas con condiciones cardíacas. Controle la cantidad de lo que come, el tipo de grasas, la cantidad de sodio y la cantidad de alcohol. Beber más de dos tragos por vez aumenta la presión arterial. Si usted es un bebedor fuerte y quiere reducir la cantidad, hágalo lentamente por un período de 1 o 2 semanas. Dejar de beber alcohol de golpe también puede subir la presión arterial. Un bebedor fuerte es el que bebe cinco o más tragos (cuatro o más si es mujer) en un período corto (2 horas) durante 5 días o más en un mes. Un bebedor moderado no bebe más de dos tragos por día (un trago si es mujer).

Si usted tiene una enfermedad cardíaca, tuvo una apoplejía o tiene riesgos de tenerla, estas guías de alimentación le pueden servir de ayuda:

- **Controle el tamaño de las porciones.**

- **Reduzca la cantidad de azúcar agregada.** En las páginas 274 a 276 hay más información sobre los azúcares.

- **Reduzca las grasas.** El tipo de grasas que coma también es importante. La mayoría deben ser grasas buenas (no saturadas). Evite las grasas malas (saturadas). No coma (o coma muy pocas) grasas trans. En las páginas 271 a 273 hay sugerencias para elegir grasas saludables.

- **Aumente la cantidad de fibras en su dieta.** La fibra, especialmente la que está en la avena, cebada, frijoles y arvejas secos, lentejas, manzanas, frutas cítricas, zanahorias y semillas de psyllium, sirven para controlar el colesterol, que es uno de los factores principales de las enfermedades cardíacas. En la página 275 hay sugerencias para aumentar las fibras en su dieta.

- **Coma menos sodio para evitar y controlar la hipertensión.** Trate de limitar la cantidad diaria de sodio a no más de 1 cucharadita de sal de mesa (aproximadamente 2300 mg). Es posible que algunas personas deban comer menos que eso. Lea las etiquetas de información nutricional para saber cuánto sodio hay en la comida procesada. En vez de condimentar las comidas con sal, use hierbas, especias, limón y vinagre.

- **Mantenga un estilo de vida saludable para controlar la presión arterial.** Perder peso, limitar el alcohol, estar físicamente activo y seguir la dieta DASH son acciones importantes para controlar la presión arterial. Si el médico le receta un medicamento, es importante que lo tome como se indique para controlar el colesterol, la presión arterial y el nivel de azúcar en la sangre.

Enfermedades pulmonares y alimentación saludable

Es importante que las personas que tienen enfermedades pulmonares (como enfisema o EPOC) sigan una dieta balanceada con frutas y verduras. Estos son algunos consejos para lograrlo:

- **Limite la sal en las comidas y beba mucho líquido.**

- **Evite bebidas con gas.**

- **No beba café o té en exceso.** Si necesita más calorías en su dieta, tome sorbos de licuados o de un suplemento líquido alto en calorías.

- **En algunos casos, resulta útil comer en pequeñas cantidades varias veces por día, bebiendo solamente al final de cada comida.** Eso puede ayudar con la respiración.

- **Aunque sea obvio que esto no es parte de una alimentación saludable, no fume ni deje que fumen cerca de usted.**

- **Es recomendable participar en un programa de rehabilitación pulmonar para aprender sobre alimentación saludable, ejercicio y respiración.**

- **Trate de comer alimentos altos en calorías durante todo el día, como frutos secos,** en

caso de que no pueda comer lo suficiente (por falta de apetito).

- **Tenga a mano o en la cocina comida saludable lista para comer.**

- **Si nota falta de apetito frecuentemente, consulte a su médico** para ver si tiene problemas de depresión.

- **Un dietista registrado puede ayudarlo con el aumento o pérdida de peso.** Si usted está por debajo del peso apropiado, puede encontrar consejos para subir de peso en las páginas 297 y 298. Los medicamentos con esteroides recetados en casos de enfermedades pulmonares también pueden causar aumento de peso.

Osteoporosis y alimentación saludable

La osteoporosis hace que los huesos se quiebren. Se dice que es una enfermedad silenciosa porque el primer síntoma suele ser una fractura, generalmente en la columna vertebral, la cadera o la muñeca. Sin embargo, nunca es tarde para detener los síntomas de la osteoporosis. Usted puede tomar acción. Incluya suficiente calcio y vitamina D en su dieta. Haga ejercicios para fortalecer los músculos y ejercicios en los que ponga todo el cuerpo en movimiento (como caminar; véase el capítulo 7, *Mantenerse físicamente activo*). Por supuesto, también siga las recomendaciones de su proveedor de salud, como tomar medicamentos para la pérdida de hueso.

Técnicamente, la osteoporosis no es una enfermedad de deficiencia de calcio. Por eso, una vez que se pierde hueso, el hecho de tomar más calcio no lo recuperará. Sin embargo, tomar vitamina D y calcio ayuda al cuerpo a absorber

el calcio y por lo tanto a detener la pérdida de hueso. Debemos tomar calcio todos los días. La mejor fuente de calcio es la leche y sus derivados. Sabemos que algunas personas no consumen productos lácteos porque no les gusta, porque no comen productos animales o porque tienen problemas en digerirlos (intolerancia a la lactosa). Pero aunque usted tenga problemas con la leche, igual puede incluir calcio en su dieta. Hay personas que pueden comer productos lácteos en pequeñas cantidades o si los combinan con otras comidas. Por ejemplo, usted podría comer cereal con leche desnatada o yogur griego desnatado con bayas. Si es intolerante a la lactosa, puede comprar sin receta tabletas o gotas de lactasa, una enzima que ayuda a digerir la lactosa. También puede comer comidas bajas en lactosa, como kefir o yogur. Para beber, puede elegir bebidas a base de soja o almendra. Lo único que debe tener en cuenta es que estén fortalecidas con calcio.

El cuerpo absorbe mejor el calcio de los productos animales (lácteos) que el calcio de los vegetales. Hay comidas y bebidas que tienen calcio añadido, como el tofu o el jugo de naranja. En cuanto a los suplementos de calcio y vitamina D, son de venta libre. Si usted cree que no está tomando suficiente calcio, consulte con su proveedor de salud o con un dietista registrado para saber si su dieta es apropiada o si necesita tomar píldoras con suplementos de calcio y vitamina D. Lo mejor es tomar el calcio de la dieta.

Enfermedad de riñón y alimentación saludable

Los riñones son órganos que eliminan las impurezas del cuerpo. Si no funcionan bien el cuerpo se llena de impurezas. La enfermedad de riñón tiene diferentes etapas. Para cada etapa hay diferentes recomendaciones de comidas y bebidas. Si usted tiene problemas de riñón es probable que tenga que limitar las comidas y bebidas altas en potasio, fósforo y sodio. También es posible que deba cambiar la cantidad y los tipos de líquido que beba. Consulte con su proveedor de salud o dietista registrado para que le dé la guía necesaria.

A veces es difícil saber si una comida o bebida tiene potasio, fósforo o sodio. Por ejemplo, algunos sustitutos de la sal son muy altos en potasio y es muy común pasar por alto que estamos consumiendo ese potasio. Es importante leer las etiquetas y los ingredientes para saber cuánto potasio y sodio contienen. Recuerde que las etiquetas de información nutricional incluyen el sodio y el potasio (véase las páginas 273 y 277).

Identificar el fósforo es aun más difícil porque no aparece en las etiquetas y porque aparece naturalmente en muchos alimentos. Algunos ejemplos de comidas ricas en fósforo son el pan integral, cereales de salvado, harina de avena, frutos secos y semillas de girasol. Los refrescos de color oscuro, como las colas, también contienen mucho fósforo. Para identificar otros ingredientes que contengan fósforo, fíjese si sus nombres empiezan con *fos* (o *phos*, en inglés), como por ejemplo *fosfato de calcio* o *ácido fosfórico*). Es difícil reducir el fósforo que hay en muchas comidas comunes, por eso es probable que su proveedor de salud le recete algún medicamento que evite la acumulación de fósforo en el cuerpo. Consulte con su médico o farmacéutico sobre estos medicamentos para que no tenga que cambiar demasiado su dieta.

La mayoría de las personas que tienen enfermedad de riñón pueden beber agua y otros líquidos sin ningún problema. Sin embargo, según la etapa de la enfermedad, es posible que tengan que limitar los líquidos, así como ciertas comidas que contienen mucha agua, como la sopa, el helado, la gelatina y la sandía. Pero al limitar este tipo de comidas, es posible que le dé sed. Si eso ocurre, masque un chicle o chupe un caramelo duro.

Además, muchas personas que tienen enfermedad de riñón necesitan suplementos de calcio y vitamina D. La manera de manejar esta enfermedad varía de persona en persona. Es importante consultar a su proveedor de salud para que lo derive a un dietista registrado que lo ayude a planificar una dieta apropiada.

Diabetes y alimentación saludable

Si usted tiene diabetes es muy importante que coma comida saludable y evite la comida no saludable. Para mayor información sobre lo que debe comer, cuánto debe comer y cuándo debe comer, refiérase al capítulo 14, *Manejar la diabetes*, páginas 338 y 343.

Más consejos para comer saludablemente

Las siguientes secciones ofrecen más información para ayudarlo a tener hábitos alimenticios saludables.

Consejos para elegir alimentos

- **Elija alimentos que no se hayan alejado de su desarrollo natural.** Cuando vaya al supermercado, elija productos de los pasillos del borde del supermercado. En los pasillos de adentro hay comidas envasadas, que están procesadas. En los pasillos de los bordes encontrará productos frescos, como frutas, verduras, carnes, pescados y mariscos, y lácteos. No compre muchos productos en los pasillos de adentro pues allí hay comida chatarra, meriendas y otros productos muy procesados. Para elaborar esos productos, los fabricantes les añaden cosas (generalmente azúcar, sal o grasa) o les quitan otras (generalmente fibras y nutrientes necesarios).

- **Coma alimentos ricos en fitoquímicos.** El prefijo *fito* (*phyto*, en inglés) significa *planta* (véase las páginas 274 y 276 a 277). Las comidas vegetales, como frutas, verduras, granos enteros, frutos secos y semillas contienen este tipo de químicos saludables de manera natural, los cuales ayudan a combatir enfermedades. Cuando las compañías refinan o procesan alimentos, los fitoquímicos se pierden.

- **Coma comidas no procesadas de diferentes colores.** Cuanta más variedad de alimentos coma, mejor. Y cuanta más variedad de colores haya, mejor aún.

- **Coma alimentos que tengan muy poco procesamiento.** Elija pechuga de pollo a la parrilla en vez de presas de pollo rebozadas y fritas. Elija papas al horno (con cáscara) en vez de papas fritas. Finalmente, elija granos enteros, como pan, pasta y arroz integrales.

- **Obtenga los nutrientes que necesita de las comidas y no de suplementos.** Los suplementos dietéticos no reemplazan las comidas no saludables. Las comidas que se mantienen en su forma natural contienen la cantidad y combinación apropiadas de nutrientes que el cuerpo necesita. Aquellos nutrientes que no están naturalmente en las comidas suelen aparecer en cantidades que no son saludables, pueden no actuar como se espera o pueden causar efectos secundarios dañinos.

■ **Algunas dietas permiten el consumo de suplementos.** En ciertos casos no podemos obtener de las comidas todos los nutrientes que necesitamos. Por ejemplo, las personas de edad avanzada suelen necesitar mucho calcio para prevenir o detener la osteoporosis. Si usted considera que debe tomar suplementos, consulte con su proveedor de salud o con un dietista registrado. Es importante saber de qué manera los suplementos van a interactuar con los medicamentos que esté tomando.

■ **Coma de manera regular todos los días, en lo posible dejando el mismo tiempo entre comida y comida.** Esto evita que le den ataques de hambre y también mantiene y equilibra el nivel de azúcar en la sangre. Comer regularmente se puede interpretar de diferentes maneras. Para algunos puede significar comer tres comidas de tamaño regular, para otros puede ser comer cinco comidas más pequeñas y para otros lo que les resulte más conveniente según su condición de salud.

■ **Coma lo que su cuerpo necesite (ni más ni menos).** Esto suena fácil pero cuesta ponerlo en práctica. La cantidad de lo que coma dependerá de lo siguiente:

  ► su edad (a medida que envejecemos necesitamos menos calorías)

  ► si es hombre o mujer (generalmente, los hombres necesitan más calorías)

  ► el tamaño y forma de su cuerpo (en general, si se es alto o se tiene mucho músculo, se come más)

  ► su salud (ciertas condiciones afectan la forma en que el cuerpo usa las calorías)

  ► su nivel de actividad (cuánto más se mueva o más ejercicio haga, más calorías comerá)

Consejos para subir de peso

■ **Coma fruta seca en vez de fruta fresca** o beba néctares en vez de jugos de fruta naturales.

■ **Beba leche entera** en vez de productos lácteos desnatados.

■ **Añada leche entera** o leche en polvo a las salsas, cereales, sopas y guisos.

■ **Beba suplementos líquidos o licuados** con las comidas o entre comidas.

■ **Tome bebidas con muchas calorías,** como batidos, malteadas, frutas heladas, licuados y ponche de huevo.

■ **A las ensaladas, sopas y guisos** añádales queso en hebras, frutos secos o semillas.

■ **Coma platos pequeños** varias veces por día.

■ **Trate de esperar 30 minutos para beber** después de cada comida. Así tendrá más espacio para comidas con muchas calorías. Si tiene sed durante la comida, **tome sorbos de bebidas con calorías.** Pruebe de las dos maneras para saber cuál le resulta mejor.

■ **Deje un bol con nueces u otros frutos secos en un lugar de la casa** y coma algunos cada vez que pase por ahí.

- **Coma primero lo que tenga más calorías** y deje la comida con menos calorías para después (por ejemplo, coma pan con mantequilla antes de comer espinaca cocida).

- **Añada queso derretido** a las verduras y otros platos.

- **Cubra las comidas con mantequilla, margarina o crema agria.** A esos ingredientes, agrégueles luego aceite vegetal saborizado.

- **Tenga un bocadillo al lado de la cama** para comer algo si se despierta por la noche. Los frutos secos, como las nueces, son un bocadillo saludable.

Consejos para comer a conciencia

Sea realista, no idealista. Comer saludablemente no significa todo o nada. Se trata de hacer cambios pequeños.

- **Sepa lo que come.** Tenga en cuenta lo que come, la cantidad y si lo disfruta. Observe esto sin distraerse con amigos, videojuegos o televisión. Cuando coma concéntrese en la comida. Si algo tiene buen gusto, disfrute de ese sabor.

- **Quite pensamientos relacionados con las palabras *nunca, siempre y evitar.*** En cambio, piense que se puede dar el gusto de disfrutar ciertas cosas de vez en cuando, "aunque es mejor elegir comidas saludables la mayor parte del tiempo".

- **Acostúmbrese a nuevos gustos** y sepa que las comidas más saludables lo ayudarán a mantener una alimentación más sana. Notará esto especialmente cuando reduzca la sal. Su gusto se acostumbrará a sabores menos salados y aprenderá a disfrutarlos.

- **Practique un ejercicio de relajación** antes de comer o respire profundo varias veces durante la comida.

- **En su diario, observe la relación que hay entre lo que come y su estado de ánimo (tabla 10.4, página 288).** Lea su diario de alimentación, en particular las notas sobre cómo se siente cuando come (estado de ánimo y emociones). Observe si hay patrones. Según lo que note, haga pequeños cambios.

- **Cuando esté aburrido** y piense en comer, pregúntese *"¿Tengo hambre realmente?"* Si la respuesta es no, haga alguna actividad por unos minutos. Mantenga la mente y las manos ocupadas.

Consejos para disfrutar de la cocina y de las comidas

- **Cocine algo nuevo.** Tome clases de cocina o mire videos por televisión o en YouTube. Cuando tenga ingredientes sin usar o comida de sobra, busque recetas en internet para hacer una comida con ellos.

- **Si cocina solamente para usted y quisiera disfrutar cocinando para otros,** invite a un amigo a comer, planee una comida a la canasta o prepare platos para centros de caridad, para una venta comunitaria de comida o para un evento benéfico.

- **Las enfermedades, medicamentos y cirugías pueden cambiarle el gusto de la comida.** Si usted ha dejado de comer porque no les siente el mismo sabor a las comidas, pruebe lo siguiente:

  - Pregúntele a su médico si puede cambiar de medicamento.

- Evite fumar y tome menos alcohol.

- Mantenga una buena higiene dental. Si tiene sequedad de boca, consulte con su dentista o su médico de cabecera.

- Use hierbas (albahaca, orégano, estragón) y especias (canela, comino, curri, jengibre, nuez moscada).

- Agregue limón exprimido fresco en las comidas.

- Agregue un poco de vinagre en las comidas. Hay muchos tipos de vinagres saborizados. Pruebe varios.

- Agregue ingredientes saludables (zanahorias o cebada en la sopa, o frutos secos, como nueces, en las ensaladas) para darles sabor.

- Mastique la comida lentamente y bien para obtener más sabor.

■ **Si siente fatiga cuando cocina o cuando come, siga estos consejos:**

- Cocine porciones para dos o tres personas y congélelas para usarlas en el futuro.

- Intercambie comidas con sus amigos y parientes.

- Divida la preparación de la comida en varios pasos, descansando entre paso y paso.

- Pida ayuda, especialmente en épocas de fiesta o de reuniones familiares.

- Use un sistema de entrega de comidas a domicilio, como Meals on Wheels, o cualquiera de los servicios que hoy se ofrecen en línea.

■ **Si cuando come siente molestias o le falta la respiración, siga estos consejos:**

- Coma de cuatro a seis platos pequeños por día.

- Evite comidas que le den gases o que lo hinchen, como repollo, brócoli, repollitos de Bruselas, cebollas y frijoles.

- Coma lentamente, dé bocados pequeños y mastíquelos bien. Haga pausas de vez en cuando. Es un error pensar que comiendo rápido evitará la falta de respiración. Al contrario, comer rápido puede causar ese problema.

- Elija comidas fáciles de comer, como yogur, pudin, batidos o licuados de fruta.

Consejos para comer afuera

■ Vaya a restaurantes que ofrezcan un menú variado.

■ Pida platos a la parrilla, al horno o al vapor en vez de comidas fritas.

■ Antes de salir de su casa, decida lo que va a comer.

■ Lea el menú de los restaurantes en línea.

■ Pida platos pequeños o una entrada, en vez de platos principales.

■ Cuando vaya a comer en grupo, sea el primero en pedir así no se tienta con lo que pidan los demás.

■ Si pide un plato principal, compártalo o llévese la mitad a su casa.

■ Pida platos bajos en grasa, sodio y azúcar, o pregunte si le pueden preparar el plato con menos sal y salsas.

- Coma pan sin mantequilla o pida que no le traigan pan.

- Pida que le traigan el aderezo para ensalada aparte.

- Moje el tenedor en el aderezo antes de llevarse la ensalada a la boca.

- De postre, pida fruta, yogur desnatado o sorbete.

Consejos para los bocadillos y meriendas

- En vez de galletas saladas, papas fritas o galletitas, picotee frutas frescas, verduras crudas o palomitas de maíz sin agregados o sin grasa.

- El tamaño del bocadillo debe ser el de una porción individual. Mídalo para no comer de más.

- Designe lugares específicos de la casa como "zonas para comer". No coma en otros lugares.

- Si tiene antojo de comer algo dulce, coma caramelos duros o caramelos de goma (o uvas congeladas) en cantidades pequeñas en vez de helado o galletitas.

Apéndice A:
Planes de alimentación saludable de 1600 y 2000 calorías

Las siguientes recomendaciones están basadas en la Guía Dietética de EE.UU. 2015–2020. Véase el apéndice B: *Grupos de alimentos y plan de comidas* en la página 302 para mayor información sobre los grupos de comida que aparecen en la primera columna de esta tabla. Número de porciones por día, por grupo de alimento

Número de porciones por día, por grupo de alimento

Grupo de alimentos	1600 calorías	2000 calorías	Modelo de menú y notas
Comidas con proteínas	5 oz (140 g)	6 oz (170 g)	2 oz (56 g) de pavo para el sándwich del almuerzo, 3 oz (85 g) de salmón asado para la cena (4 oz o 113 g para el plan de 2000 calorías)
Grasas / Aceites	6 porciones	6 porciones	6 almendras para el bocadillo, 2 cucharadas (30 mL) de aderezo para ensalada para el almuerzo, 3 cucharaditas (15 mL) de aceite de oliva para condimentar las verduras y el pescado
Vegetales bajos en carbohidratos	Por lo menos 2 tazas (500 mL)	Por lo menos 3 tazas (750 mL)	1 taza (250 mL) de ensalada de hojas para el almuerzo (2 tazas o 500 mL para el plan de 2000 calorías), 1/2 taza (125 mL) arvejas cocidas para la cena
Vegetales altos en carbohidratos	2 porciones	3 porciones	1/3 taza (75 mL) de lentejas cocidas en sopa para el almuerzo (2/3 taza o 150 mL para el plan de 2000 calorías), 1/2 taza (125 mL) de maíz para la cena
Fruta	2 porciones	3 porciones	1/2 banana para el desayuno (una banana entera para el plan de 2000 calorías), 3/4 taza (175 mL) de arándanos azules para la cena o para el bocadillo de la tarde
Pan, cereales y granos (por lo menos la mitad deben ser granos enteros)	5 porciones	6 porciones	1 taza (250 mL) de avena cocida para el desayuno, 2 rodajas de pan integral para el sándwich del almuerzo, 1/3 taza (75 mL) de arroz integral (2/3 taza o 150 mL para el plan de 2000 calorías)
Leche	3 tazas (750 mL)	3 tazas (750 mL)	1 taza (250 mL) de yogur natural para el desayuno, 2 tazas (500 mL) de leche (1 en el almuerzo y 1 en la cena)
Comidas y bebidas sin porciones recomendadas	A gusto	A gusto	Café para el desayuno, té para el almuerzo, agua con gas para la cena, gelatina sin azúcar para el bocadillo
Comida adicional con calorías	Aproximadamente 100 calorías	Aproximadamente 200 calorías	Elija comidas del apéndice B: *Grupos de alimentos y plan de comidas* o, si prefiere otras comidas, fíjese en las etiquetas de información nutricional para saber cuánto más puede comer

Adaptado del Patrón de Alimentación Saludable de EE.UU. Muestra la cantidad de comida recomendada para cada grupo, según las calorías necesarias. Disponible en: https://health.gov/dietaryguidelines/2015/guidelines/appendix-3/ (actualizado el 8/13/19).

Equivalencia de medidas caseras	
Sistema imperial (Estados Unidos)	Sistema métrico
1 cucharadita (tsp)	5 mililitros (mL)
1 cucharada (tbsp)	15 mL
1/4 taza	60 mL
1/3 taza	75 mL
1/2 taza	125 mL
2/3 taza	150 mL
3/4 taza	175 mL
1 taza	250 mL
1 onza (oz)	28 gramos (g)
1 onza líquida (oz)	30 mL
1 pulgada	2.54 centímetros (cm)

Apéndice B:
Grupos de alimentos y plan de comidas

Proteínas

Las proteínas de fuentes animales no contienen carbohidratos. Las proteínas de fuentes vegetales contienen cantidades variadas de carbohidratos. Las fuentes de proteínas se clasifican según la grasa que contienen. Nótese también que la siguiente lista muestra fuentes de proteínas en porciones de 1 onza (28 g) para facilitar la comparación de comidas y el cálculo del tamaño de las porciones. **El tamaño de porción de proteínas típico es de aproximadamente 3 onzas (84 g), el tamaño de una baraja de cartas.**

Fuentes de proteínas sin grasa

1 onza = 7 gramos de proteínas, 0–3 gramos de grasa y 21–45 calorías

1 onza equivale a:

Animales de caza (búfalo, conejo, venado, avestruz, paloma), 1 oz (28 g)

Atún enlatado (quitándole el aceite o el agua), arenque enlatado (sin crema), 1/8 taza (30 mL) o 1 oz (28 g)

Bagre, platija, abadejo, tilapia, perca, salmón (fresco o congelado), 1 oz (28 g)

Camarones, langosta, almejas, cangrejo, 1 oz (28 g)

Carne de res (sin grasa, cortes redondos, solomillo o falda), 1 oz (28 g)

Carnes procesadas (3 g o menos de grasa por onza), 1 oz (28 g)

Frijoles, arvejas o lentejas, secos y cocidos (20 g de carbohidratos), 1/2 taza (125 mL)

Huevos blancos (grandes), 2 o 1/4 taza (60 mL)

Ostras, 6 medianas

Pollo, pavo, pato, ganso (sin piel y quitándole la grasa), 1 oz (28 g)

Queso (3 g o menos de grasa por onza), 1 oz (28 g)

Requesón bajo en grasa o desnatado (2 g de carbohidratos), 1/4 taza (60 mL)

Riñón, hígado, corazón (vaca o pollo), 1 oz (28 g)

Sardinas (quitándoles el aceite o el agua), 6 pequeñas

Surimi (imitación de carne de cangrejo) (4 g de carbohidratos), 1 oz (28 g)

Sustitutos del huevo (sin agregados), 1/4 taza (60 mL)

Fuentes de proteínas con grasa moderada

1 onza = 7 gramos de proteínas, 4–7 gramos de grasa y 46–70 calorías

1 onza equivale a:

Aves con piel 1 oz (28 g)

Carne enlatada, carne molida, pastel de carne, 1 oz (28 g)

Chuleta de cerdo sin grasa (hombro), 1 oz (28 g)

Edamame (sin vaina, 7 g de carbohidratos), 2¾ oz (78 g) o 1/2 taza (125 mL)

Faisán, 1 oz (28 g)

Huevo, 1

Pescado (frito, 1 oz (28 g)

Queso (queso bajo en grasas, mozzarella, feta, queso de cabra; 4 a 7 g de grasa por onza), 1 oz (28 g)

Ricota (hecho parcialmente con leche desnatada), 1/4 taza (60 mL) o 2 oz (56 g)

Salchicha baja en grasas (4–7 g de grasa por onza), 1 oz (28 g)

Tofu (3 g de carbohidratos), 3 oz (84 g)

Fuentes de proteínas ricas en grasa

1 onza = 7 gramos de proteínas 8 o más gramos de grasas y 80 o más calorías

1 onza equivale a:

Costillas de cerdo (pequeñas o medianas), 1

Fiambres (bologna, salame, pastrami), 1 oz (28 g)

Mantequilla de maní (o de otro fruto seco) (aproximadamente 7 g de carbohidratos), 2 cucharadas (28 g)

Queso (regular), 1 oz (28 g)

Queso mexicano (queso blanco en hebras o queso fresco rallado, 1/3 taza (75 mL)

Salchicha, salchicha alemana, chorizo, 1 oz (28 g)

Tahini (8 g de carbohidratos), 2½ cucharadas (32 g)

Tocino de pavo, 3 lonjas

Tocino, 2 lonjas

Grasas / Aceites

Cada cucharadita de grasa o aceite contienen muy pocos carbohidratos o nada de ellos, 5 gramos de grasa y 45 calorías. Algunas fuentes de grasa, como las nueces y la mantequilla de maní, también contienen proteínas.

Le recomendamos que elija grasas no saturadas en vez de grasas saturadas y grasas trans.

Fuentes de grasas que son principalmente no saturadas

Aceite vegetal (de oliva, cártamo, colza, maíz, girasol, maní), 1 cucharadita (5 mL)

Aceitunas, 10 pequeñas o 5 grandes

Aderezo para ensaladas, 1 cucharada (15 mL)

Aderezo para ensaladas (bajo en grasas; puede contener carbohidratos), 2 cucharada (30 mL)

Aguacate, 1/4 taza (con rodajas)

Frutos secos o semillas (6 almendras, 2 pacana, 5 cacahuates, 2 nueces), 1 cucharada (15 mL)

Mantequilla de maní (o de otro fruto seco), 1½ cucharadita (7 mL)

Margarina untable (sin grasas trans), 1 cucharadita (5 mL)

Mayonesa, 1 cucharadita (5 mL)

Mayonesa (baja en grasas), 1 cucharada (15 mL)

Fuentes de grasas que son principalmente saturadas o trans

Aceite de coco, 1 cucharadita (5 mL)

Aceite de palma, 1 cucharadita (5 mL)

Cerdo curado, 1/4 oz (7 g)

Coco (en hebras), 2 cucharada (30 mL)

Crema (espesa, para postres), 1 cucharada (15 mL)

Crema (mitad leche-mitad crema, batida), 2 cucharadas (30 mL)

Crema agria, 2 cucharadas (30 mL)

Grasa para cocinar (manteca), 1 cucharadita (5 mL)

Manteca para galletas (contiene grasas trans), grasa para cocinar, 1 cucharadita (5 mL)

Mantequilla, 1 cucharadita (5 mL)

Margarina (barra; contiene grasas trans), 1 cucharadita (5 mL)

Queso crema, 1 cucharada (15 mL)

Sustitutos de la leche para poner en el café o el té (líquidos o en polvo) (contienen carbohidratos, pueden contener grasas trans; ver la etiqueta de información nutricional), 2–5 cucharadas (30–75 mL)

Tocino, 1 lonja

Vegetales bajos en carbohidratos

La porción de vegetales con muy pocos carbohidratos (5 gramos o menos), sin grasa o con muy poca, y menos de 25 calorías, es de 1/2 taza si están cocidos o de 1 taza si están crudos. Para otros casos, se indica la porción correspondiente.

Achicoria	Arvejas (amarillas, verdes)	Berenjena
Alcaucil (alcachofa)	Arvejas dulces	Berro
Apio	Arvejas en vaina	Brócoli

Brotes de bambú

Brotes de soja

Calabaza (amarilla, zucchini)

Cebolla

Cebolletas

Coliflor

Colinabo

Colirrábano

Chayote

Chiles picantes

Chucrut (alto en sodio)

Espárrago

Espinaca

Hongos

Jícama

Jugo vegetal (generalmente alto en sodio)

Nopal

Okra

Pimientos dulces

Rabanitos

Remolacha

Repollitos de Bruselas

Repollo

Tomate (1 grande)

Verduras de hoja

Verduras de hoja dura (col, col rizada, mostaza, nabo)

Zanahoria

Comidas ricas en carbohidratos

Verduras y legumbres ricas en carbohidratos

Los vegetales altos en carbohidratos contienen aproximadamente 15 gramos of carbohidratos, nada de grasa o muy poca, y aproximadamente 80 calorías. La mayoría contiene unos 3 gramos de proteínas y muy poca grasa.

Calabazas (pequeña, calabacín, zapallo; cocidos), 1/2 taza (125 mL)

Frijoles al horno (altos en proteínas), 1/4 taza (60 mL)

Frijoles o arvejas (pintas o partidas); frijoles negros, rojos, mantecoso o blanco; lentejas; cocidos; altos en proteínas), 1/3 taza (75 mL)

Maíz, arvejas, nabo alargado, plátano, papa (puré), guiso de frijoles y maíz, 1/2 taza (125 mL)

Malanga (rodajas cocidas), 1/3 taza (75 mL) o 1½ oz (42 g)

Mazorca de maíz, 6 pulgadas

Papas (al horno o hervidas), 1 pequeña (3 oz o 85 g); batata (camote), 1/3 taza (75 mL)

Yautía (rodajas), 1/2 taza (125 mL) o 2 oz (56 g)

Yuca, 1/4 taza (60 mL)

Frutas

Una porción de frutas contiene unos 15 gramos de carbohidratos sin grasa o con muy poca, no contiene proteínas, y contiene 60 calorías. En general, 1/2 taza (125 mL) de frutas o de jugo, o 1/4 taza (63 mL) de frutos secos equivale a una porción.

Frutas frescas:

Banana (9 pulgadas o 23 cm), 1/2

Bayas (arándanos azules, frambuesas), 3/4 taza (175 mL)

Caqui (mediano), 1½

Cerezas (12), 1/2 taza (125 mL)

Ciruelas (pequeñas), 2; granada, 1/2

Damasco, 4

Durazno, nectarina (mediana), 1

Fresas (enteras), 1¼ tazas (310 mL)

Granada, 1/2

Guayaba, 1½ o 1/2 taza (125 mL)

Frutas *(continuación)*

Higos (pequeños), 2

Kiwi (grande), 1

Mango (en cuadraditos), 1/2 taza (125 mL)

Manzana (pequeña), 1

Melón (común, amarillo; en cuadraditos), 1 taza (250 mL)

Naranja (pequeña), 1

Papaya (pequeña en cuadraditos), 1 taza (250 mL)

Pera (mediana), 1/2

Piña (en cuadraditos), 3/4 taza (175 mL)

Pomelo (toronja), 1/2

Sandía (en cuadraditos, 1½ tazas (375 mL)

Uvas (pequeñas), 1/2 taza (125 mL)

Frutas secas:

Ciruelas (sin semillas, medianos), 3

Damascos, 7 mitades

Dátiles (secos, sin semillas), 3

Higos, 2

Manzanas, 3 rodajas

Uvas pasas, 2 cucharadas (30 mL)

Pan, cereales y granos

Por porción, estos panes, cereales y granos contienen 15 gramos de carbohidratos, 3 gramos de proteínas, nada de grasa o muy poca, y unas 80 calorías. Los productos con grasa añadida tienen más calorías. Siempre que pueda, elija granos enteros, que son una buena fuente de fibra.

Panes, bollos, panecillos, tortillas y granos

Amaranth (cocido)*, 1/3 taza (75 mL)

Arroz (blanco, integral* o zizania*, cocido), 1/3 taza (75 mL)

Bagel (mediano), 1/4 (1 oz o 28 g)

Bollo (regular), 1/2

Bulgur (cocido)*, 1/2 taza (125 mL)

Cebada, quinua (cocida)*, 1/3 taza (75 mL)

English muffin, 1/2

Galleta (pequeña)† 1/2; pan (blanco, integral*, centeno), 1 rodaja (1 oz)

Germen de trigo* (seco), 3 cucharadas (45 mL)

Horchata (bebida), 1/2 taza (125 mL)

Pan (blanco, grano entero*, centeno), 1 rodaja (1 oz)

Pan de perritos o de hamburguesas, 1/2

Panqueque † (4 pulgadas o 10 cm), 1

Pan árabe (6 pulgadas o 15 cm), 1/2

Pastas, blancas, integrales* (cocidas), 1/3 taza (75 mL)

Tabule* (cocido), 1 taza (250 mL)

Tortilla (de maíz* o de trigo; 6 pulgadas o 15 cm), 1

Waffle (bajo en grasas); 4½ pulgadas o 11 cm), 1

Cereales

Avena* (cocida), 1/2 taza (125 mL)

Cereal de trigo o de arroz inflado, no congelado, 1½ taza (375 mL)

Copos de salvado*, copos de maíz, trigo triturado (del tamaño de una cuchara)*, 1/2 taza (125 mL)

Granola*†, 1/4 taza (63 mL)

*Buena fuente de fibra

†Grasa añadida

Galletas y bocadillos

Galletas Graham (2½ pulgadas o 6 cm), 3

Galletas integrales* (bajas en grasas; 3 oz o 85 g), 2–5

Galletas saladas, 6

Matzá, 3 oz (85 g)

Palomitas de maíz (bajas en grasas)*, 3 tazas

(750 mL)

Papas fritas, 1 oz (28 g) o 15 papitas

Pasteles de arroz (4 pulgadas o 10 cm de largo), 2

Pretzels, 3 oz (85 g)

Tostada Melba (2 × 4 pulgadas o 5 × 10 cm), 4

Dulces

Dulces bajos en grasas o desgrasado

Los dulces bajos en grasa o desgrasados contienen aproximadamente 15 gramos de carbohidratos, 0–3 gramos de proteínas y 60–80 calorías. No coma dulces con mucha frecuencia.

Caramelos de goma (pequeños), 15

Galletas de jengibre, 3

Jarabe o almíbar (regular), 1 cucharada (15 mL)

Mermelada o jalea, 1 cucharada (15 mL)

Miel, 1 cucharada (15 mL)

Palitos de regaliz, 2

Pudin (con leche desnatada), 1/4 taza (60 mL)

Refresco con gas, 1/2 taza (125 mL)

Sorbete, 1/3 taza (75 mL)

Dulces con grasa moderada

Los dulces con grasa moderada contienen aproximadamente 15 gramos de carbohidratos, 0–3 gramos de proteínas, 5 gramos de grasas y 110–130 calorías.

Barra de granola (pequeña), 1

Galletitas dulces (pequeñas; 1¾ pulgada o 4 cm), 2

Pasteles glaseados, (1 pulgada o 2½ cm cuadrados)

Dulces altos en grasas

Los dulces altos en grasas contienen aproximadamente 15 gramos de carbohidratos, 0–3 gramos de proteínas, más de 5 gramos de grasas y más de 130 calorías.

Barra de chocolate (1½ oz o 42 g), 1/2

Helado, 1/2 taza (125 mL)

Pastel danesa (4½ pulgadas o 11 cm), 1/2

Pastel de frutas, 1/16 de un pastel de 9 pulgadas (23 cm)

Leche

Los productos lácteos contienen carbohidratos y proteínas. El contenido de grasa puede ser bajo o alto dependiendo del producto. La grasa y las calorías del kefir varían según el porcentaje y tipo de leche que contenga. La grasa, carbohidratos y calorías de las leches saborizadas y yogures azucarados varían según el porcentaje y tipo de leche, y del azúcar añadido. *Lea las etiquetas de información nutricional de estos productos.*

Productos con leche desnatada o baja en grasas

Una porción contiene 12 gramos de carbohidratos, 8 gramos de proteínas, 0–3 gramos de grasas y aproximadamente 80 calorías.

Leche desnatada y de 1%, 1 taza (250 mL)

Leche en polvo descremada en polvo, 1/3 taza (75 mL)

Leche evaporada desnatada, 1/2 taza (125 mL)

Suero de mantequilla bajo en grasas, 1 taza (250 mL)

Yogur natural desnatado, 8 oz (226 g)

Productos con leche baja en grasas

Una porción contiene aproximadamente 12 gramos de carbohidratos, 8 gramos de proteínas, 5 gramos de grasas y 120 calorías.

Leche de 2%, 1 taza (250 mL)

Yogur natural bajo en grasas, 8 oz (226 g)

Productos con leche alta en grasas

Una porción contiene aproximadamente 12 gramos de carbohidratos, 8 gramos de proteínas, 8 gramos de grasas y 150 calorías.

Leche de cabra entera, fresca o evaporada, 1 taza (250 mL)

Leche entera, suero de mantequilla, 1 taza (250 mL)

Leche evaporada entera, 1/2 taza (125 mL)

Yogur natural entero, 8 oz (226 g)

Sustitutos de la leche:

Una porción contiene aproximadamente 6–9 gramos de carbohidratos, 8 gramos de proteínas, 5 gramos de grasas no saturadas y 80–130.

Leche de soja fortificada con calcio, 1 taza o 250 mL (15 g de carbohidratos)

Leche de soja sin azúcar fortificada con calcio, 1 taza o 250 mL (4 g de carbohidratos)

Otros sustitutos de la leche suelen tener muchas menos proteínas, su contenido de calorías varía y pueden o no estar fortificados.

El queso y el requesón figuran en la sección de proteínas.

La crema agria y la mantequilla figuran en la sección de grasas.

Bebidas alcohólicas

Las bebidas alcohólicas no contienen ni proteínas ni grasas. Su contenido de calorías y carbohidratos varía.

Bebidas combinadas (margarita, mojito, gin tonic, etc.), 1 trago (generalmente 20–30 g de carbohidratos, 200–250 calorías)

Cerveza (liviana), 12 oz (355 mL) (5 g de carbohidratos y 100 calorías)

---

*Buena fuente de fibra

†Grasa añadida

Cerveza (regular), 12 oz (355 mL) (aproximadamente 13 g de carbohidratos, 160 calorías)

Cerveza (sin alcohol), 12 oz (355 mL) (aproximadamente 20 g de carbohidratos, 100 calorías)

Licores destilados (graduación 80%) 1½ oz (44 mL) (0 g carbohidratos, 80–100 calorías)

Licores, 1½ oz (44 mL) (10–24 g de carbohidratos, 140–240 calorías)

Vino (dulce, de postre), 3½ oz (103 mL) (14 g de carbohidratos, 165 calorías)

Vino (tinto, blanco, seco, espumante), 5 oz (148 mL), (4 g de carbohidratos, 125 calorías)

Comidas y bebidas sin porciones recomendadas

Estos alimentos no contienen más de 5 gramos de carbohidratos y 20 calorías por porción. Consuma porciones moderadas. Evite comer productos con alto contenido de sal.

Agua con gas, agua mineral

Ajo

Café o té, negro o con edulcorante

Caldos y consomés †

Caramelos duros (sin azúcar)

Gelatina (natural o sin azúcar)

Goma de mascar (sin azúcar)

Hierbas, especias

Paletas de helado (sin azúcar)

Refrescos (sin azúcar)

Salsa de soja*

Salsa Worcestershire

Salsas picantes

Sustitutos del azúcar (aprobados por la Agencia de Alimentos y Medicación de EE.UU.)†

Equal (aspartamo)

Fruta del monje cruda (luo han guo)

Newtame (neotamo)

NutraSweet (aspartamo)

Splenda (sucralosa)

Sugar Twin (aspartamo)

Sunette (acesulfamo de potasio)

Sweet Leaf (estevia)

Sweet One (acesulfamo de potasio)

Sweet Twin (sacarina)

Sweet'N Low (sacarina)

---

*Alto en sodio (sal)

†Nota: Los sustitutos del azúcar que se mencionan arriba, también llamados "edulcorantes no nutritivos" o "edulcorantes de bajas calorías", no incluyen todos los sustitutos genéricos aprobados por el gobierno. Tampoco incluye todas las marcas. Además, no incluye edulcorantes que contienen más carbohidratos (y calorías) que los sustitutos mencionados, aunque tengan menos que el azúcar común. Algunos ejemplos de esos edulcorantes son la fructosa y los alcoholes azucarados, como sorbitol, manitol y xilitol.

Para una lista de lecturas sugeridas, sitios web de interés y otros recursos útiles, visite www.bullpub.com/resources.

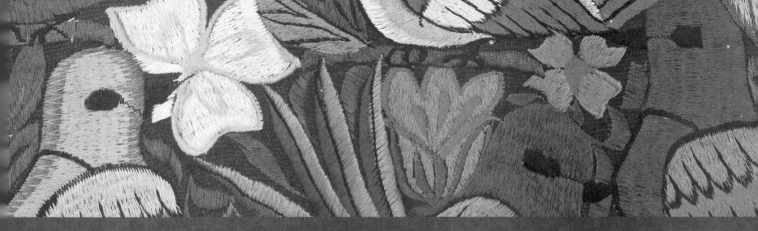

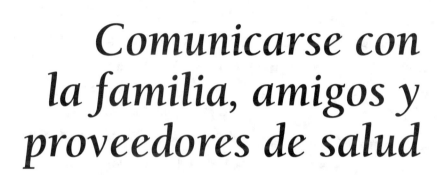

CAPÍTULO 11

Comunicarse con la familia, amigos y proveedores de salud

"¡Tú no me entiendes!"

LA EXPRESIÓN QUE APARECE ARRIBA es el resumen general de una discusión en la que alguien se siente frustrado. En una conversación, el objetivo es que otra persona entienda lo que uno dice. Pero si sentimos que no nos entienden, nos frustramos. La falta de comunicación suele terminar en enojo, aislamiento y depresión. Y puede ser aun peor si tenemos un problema de salud a largo plazo. Cuando la comunicación se rompe, los síntomas generalmente empeoran. El dolor aumenta, los niveles de azúcar en la sangre y la presión arterial suben, y el corazón funciona con más exigencia. Cuando no nos entienden, nos enojamos y no nos podemos concentrar. Esa falta de concentración puede causar un accidente. Queda claro que la falta de comunicación afecta la salud física, mental y emocional.

Una de las herramientas más importantes de la caja de herramientas para el manejo personal es la buena comunicación. Es fundamental para poder usar las otras herramientas de manera correcta. Y, por supuesto, es importante para relacionarse bien con otras personas. Las buenas relaciones sirven para sobrellevar el estrés. Por el contrario, la falta de comunicación es la razón principal de los problemas entre parejas, parientes, amigos, compañeros de trabajo o con proveedores de salud.

En este capítulo hablaremos de herramientas para mejorar la comunicación. Estas le servirán para expresar sus sentimientos de manera que reciba resultados positivos y evite conflictos. También hablaremos de saber escuchar, reconocer el lenguaje corporal y obtener la información necesaria. La comunicación es una calle de dos sentidos. Si usted no se siente cómodo para expresar sus sentimientos o para pedir ayuda, es muy probable que los demás sientan lo mismo. Usted es el que decide si quiere abrir las vías de comunicación. Estas son dos claves para una buena comunicación:

- No dé por hecho que los demás entienden. No piense "*ya saben lo que digo*". Las personas no pueden leer la mente; usted debe explicarles lo que siente.

- Usted no puede cambiar la forma que tienen los demás para comunicarse. Pero sí puede cambiar la forma en que usted se comunique con ellos para asegurarse de que lo entiendan.

Obstáculos en la comunicación

Si usted tiene una condición de salud a largo plazo, es probable que experimente problemas de comunicación. Posiblemente necesite apoyo de su familia y amigos, y para recibir ese apoyo deberá comunicarse. Habrá ocasiones en que ellos tratarán de ocultar sus sentimientos de enojo, dolor o culpa. No sabrán cómo actuar con usted. Y eso se notará más si su condición ocurre inesperadamente o si su vida corre peligro, como en casos de cáncer o de apoplejía. Si usted tiene una enfermedad crónica, es probable que tenga que enfrentarse a lo siguiente:

- decirle a la gente cuál es su diagnóstico
- decidir a quién le va a contar cuál es su condición
- hablar sobre el miedo al futuro
- hablar sobre el miedo a que la condición aparezca de nuevo
- depender de otras personas
- sentirse ignorado por sus amigos
- lidiar con problemas en el trabajo

- hablar con sus hijos sobre su condición
- contarles a sus padres, ya mayores, cuál es su condición
- admitir posibles problemas económicos
- hablar de problemas sexuales
- pedir ayuda
- tomar decisiones
- hablar sobre la muerte

Las herramientas que presentamos en este capítulo le pueden servir en situaciones como estas. Recuerde que al usarlas por primera vez es posible que le resulte extraño, pero con el tiempo le será más fácil.

Expresar los sentimientos

Cuando ocurren problemas de comunicación es importante analizar la situación. Usted debe identificar lo que siente. Saber lo que se siente y poder expresárselo a los demás facilitará la comunicación. Veamos este ejemplo:

Juan y Pedro estaban de acuerdo en ir juntos a un evento deportivo. Cuando Juan pasó por Pedro, este no estaba listo ni seguro de poder ir porque le dolían las rodillas por la artritis.

Pedro: *¡Tú no me entiendes! Si tuvieras dolor como yo, no me criticarías tan fácilmente. Tú no piensas en las otras personas, solo piensas en ti.*

Juan: *¡Bueno! Veo que debo ir solo.*

En esta conversación, ni Juan ni Pedro se pusieron a pensar en qué era realmente lo que les estaba molestando y cómo se sentían. Por lo contrario, ambos acusaron al otro por una situación lamentable.

La siguiente es la misma conversación en la cual ambas personas emplean un tipo de comunicación más profunda o más personal.

Juan: *Cuando nosotros hacemos planes para salir juntos y, al último minuto, tú no estás seguro de poder ir, yo me siento frustrado, me enojo y no sé qué hacer. No sé si irme solo o quedarme aquí y cambiar nuestros planes, o no hacer planes en el futuro.*

Pedro: *Cuando me dan dolores repentinos por la artritis, yo también me siento confundido. Quiero ir, pero no te llamo porque no quiero que te enojes. Y me quedo esperando que mis rodillas se mejoren durante el día.*

Juan: *Yo te entiendo.*

Pedro: *Vamos al partido. Me puedes dejar cerca de la entrada del centro deportivo antes de estacionar el auto, así yo no tendría que caminar mucho. Yo podría ir caminando despacio y estar en nuestros asientos antes que llegues. Yo deseo seguir haciendo planes contigo. En el futuro, te dejaré saber lo antes posible si pienso que la artritis me va a molestar.*

Juan: *Me parece bien. Me gusta mucho tu compañía y también saber cómo ayudarte. Es que cuando las cosas me llegan de sorpresa, me enojo.*

En este diálogo Juan y Pedro hablaron acerca de la situación específica y cómo se sintieron al respecto. Ninguno de los dos culpó al otro.

Desafortunadamente, este tipo de situaciones ocurre con mucha frecuencia. Veamos un ejemplo de lo que ocurre en un lugar de trabajo.

Elena: *¿Por qué siempre te atrasas cada vez que tenemos que entregar un trabajo? Al final siempre tengo que hacer todo yo sola.*

Sandra: *Ya lo sé. Es que tener un horario de entrega me pone ansiosa. Quisiera tener las cosas listas a tiempo pero a veces me comprometo a hacer más de lo que puedo. A último momento me da ansiedad y me confundo. Pero realmente quiero terminar de hacer las cosas y no te digo que estoy atrasada para que no te enojes. Me quedo esperando a que se me pase la ansiedad, creyendo que más tarde podré terminar de hacer lo que tengo que hacer.*

Elena: *Bueno, espero que la próxima vez me avises. No me gusta que me tomes de sorpresa.*

Sandra: *Te entiendo. Voy a empezar a hacer el reporte, y si veo que no llego a tiempo o que me pongo ansiosa, te aviso.*

En este ejemplo, Sandra es la única que piensa inteligentemente y que expresa sus sentimientos. Elena, por el contrario, no deja de culpar a Sandra. Sin embargo, el resultado fue positivo. Ambas consiguieron lo que deseaban.

A continuación damos algunas sugerencias para establecer una buena comunicación y crear relaciones de apoyo:

- **Sea respetuoso.** Siempre debe mostrar respeto por la otra persona. No le dé sermones. No la humille ni la culpe con comentarios como *¿Por qué siempre entregas las cosas tarde si te comprometiste con una fecha de entrega?* o *Siempre tengo que hacer todo yo.* Minimizar o descalificar a la persona la hará sentir culpable. Con cortesía se puede mejorar mucho una situación como esa. (Véase el capítulo 5, *Entender y manejar síntomas comunes y emociones*, sección *Enojo*, páginas 141 a 143.)

- **Sea claro.** Describa la situación con hechos. Evite generalizar y usar palabras como *todo, siempre* o *nunca.* Por ejemplo, Sandra dijo "*Te entiendo. Voy a empezar a hacer el reporte y si veo que no llego a tiempo o que me pongo ansiosa, te aviso*".

- **No haga suposiciones.** Pida explicaciones. Elena no pidió explicaciones y supuso que Sandra estaba siendo descuidada o desconsiderada al no entregar el reporte a tiempo. Lo mejor hubiera sido preguntarle a Sandra por qué no le había avisado antes que se iba a atrasar con la entrega. Las suposiciones son el peor enemigo de la comunicación. Si una persona espera que la otra le lea la mente, ocurren muchos problemas. Si usted piensa cosas como "*Esta persona ya debe saber que...*", está haciendo suposiciones. No crea que los demás le pueden leer la mente. Diga directa y claramente lo que necesita y lo que siente. Si no entiende por qué alguien está actuando de una manera determinada, pregúntele por qué lo hace.

- **Exprésese abiertamente.** Diga lo que siente de manera directa y honesta. No haga que los demás adivinen lo que usted siente; posiblemente se equivocarán. En el ejemplo que vimos, Sandra hizo lo correcto. Le dijo a Elena que empezaría el reporte y que le avisaría en caso de sentir ansiedad.

- **Antes que nada, escuche.** Las personas que saben escuchar, rara vez interrumpen al otro. Para saber si la otra persona terminó de hablar, espere unos segundos antes de responder. Es posible que la otra persona quiera agregar algo.

- **Acepte lo que sienten los demás.** No siempre es fácil entender o aceptar lo que sienten los demás. A veces hace falta tiempo y esfuerzo. Un buen punto de partida es que usted diga "*Entiendo*" o "*No entiendo bien. ¿Me puedes explicar más?*"

- **Tenga cuidado al usar el humor.** A veces es bueno poner un toque de humor en una conversación seria, pero no sea sarcástico ni hiriente. Sepa cuándo hablar en serio.

- **No se haga la víctima.** Usted se convierte en una víctima cuando no expresa sus necesidades y sentimientos. También pasa a ser víctima cuando cree que otros deberían actuar de una manera determinada. A menos que haya hecho algo para ofender a otra persona, usted no debe pedir perdón por sus sentimientos. Disculparse todo el tiempo es una señal de que usted se ve como una víctima. Usted merece respeto y tiene derecho a expresar sus deseos y necesidades.

Usar mensajes en primera persona

Muchas personas tienen problemas a la hora expresar sus sentimientos, especialmente cuando critican la actitud de alguien. Cuando las emociones se mezclan con la frustración, es común que el mensaje contenga la palabra *tú* o que se dirija directamente a la otra persona, acusándola o culpándola. Como resultado, esa persona se sentirá atacada y tomará una posición defensiva. Así, las barreras en la comunicación crecen rápidamente y dan como resultado más enojo, frustración y malestar. Es una situación en la que todos pierden y nadie se beneficia.

Una forma de evitar situaciones como esa es hablar en primera persona, usando expresiones con la palabra *yo*. Si usted usa expresiones en primera persona, será una manera fuerte y directa de expresar su punto de vista y sus sentimientos. Comience sus mensajes hablando en primera persona, como *"Yo pienso..."*, *"Creo que..."* o *"En mi opinión..."*

Estos son algunos ejemplos útiles de expresiones en primera persona:

- Diga *"Trato de hacer lo mejor que puedo"* en vez de *"Siempre me dices que hago todo mal"*.

- Diga *"Me gusta que apagues el televisor cuando hablemos"* en vez de *"Tú nunca me prestas atención"*.

Muchas veces pensamos que estamos hablando en primera persona cuando en realidad hablamos en segunda persona, con *tú*. Por ejemplo, *"Yo creo que tú no me tratas como merezco"*. Aunque la oración empieza con *yo*, continúa culpando a la otra persona al usar *tú*. Una expresión correcta en primera persona sería *"Me siento enojado y dolido"*.

Estos son otros ejemplos.

- Mensaje en segunda persona: *"¿Por qué llegas siempre tarde? Nunca llegamos a tiempo a ningún lado"*.

- Mensaje en primera persona: *"Me molesta mucho llegar tarde. Para mí es muy importante llegar a tiempo"*.

- Mensaje en segunda persona: *"¡No hay manera de que entiendas lo mal que me siento!"*

- Mensaje en primera persona: *"No me siento bien. Creo que hoy me hace falta un poco de ayuda"*.

Tenga cuidado con los mensajes "ocultos" en segunda persona. Recuerde que aunque empiecen en primera persona, están culpando al otro. Estos son algunos ejemplos:

- Mensaje directo en segunda persona: *"Tú siempre caminas muy rápido"*.

- Mensaje "oculto" en segunda persona: *"A mí me molesta cuando caminas tan rápido"*.

- Mensaje en primera persona: *"Me cuesta caminar tan rápido"*.

El truco para dar un mensaje en primera persona es expresar lo que uno siente, no lo que el otro hace. Cuando quiera expresar lo que usted siente, trate de no incluir a la otra persona. Por supuesto, necesitará practicar bastante, como con cualquier otra destreza. Empiece por escucharse a sí mismo y a los demás. (Un buen lugar para oír ejemplos de mensajes en segunda persona son las tiendas, cuando los padres hablan con sus hijos para que se porten bien.) Présteles atención y piense cómo podría convertir esos mensajes en primera persona. Se sorprenderá de lo rápido que usted podrá hablar en primera persona.

Si le cuesta hablar en primera persona, intente usar estas frases:

- "Yo noto que..." (luego indique solo los hechos, sin nombrar a nadie)

- "Creo que…" (luego indique solo su opinión, sin nombrar a nadie)

- "Siento que... "(indique lo que siente usted)

- "Quiero que…" (indique exactamente qué le gustaría que la otra persona hiciera)

Por ejemplo, imagine que usted hizo un pastel para llevar a la casa de un amigo. En eso, alguien de su familia entra a la cocina y se sirve una porción grande de pastel. Usted se enoja porque ya no puede llevarle el pastel a su amigo. Se le arruinó la sorpresa que iba a darle. Usted podría decirle a la persona que comió el pastel lo siguiente: *"Cortaste el pastel* (observación). *Deberías haberme preguntado* (opinión). *Ahora me siento mal y disgustado porque no puedo llevarle el pastel a mi amigo* (sentimiento). *Quiero que me pidas disculpas y que la próxima vez me pidas permiso antes de hacer algo* (deseo)". Es cierto que usted incluyó mensajes en segunda persona, pero contienen observaciones y

Ejercicio: Mensajes en primera persona

Cambie las siguientes expresiones a primera persona. (Tenga cuidado con los mensajes "ocultos" en segunda persona.)

1. "Tú siempre esperas que voy a hacer todo por ti".

2. "Doctor, usted nunca tiene tiempo para mí. Siempre está apurado".

3. "Ya ni siquiera me tocas. Desde que tuve el ataque al corazón me ignoras todo el tiempo".

4. "Doctor, usted no me dijo cuáles son los efectos secundarios de este medicamento o por qué me lo recetó".

Asegurar una comunicación clara

Palabras y expresiones que ayudan a entender	Palabras y expresiones que no permiten entender bien
<u>Yo, a mí, mi</u>	<u>Tú, a ti, tu</u>
Ahora, en este momento, a este punto	Nunca, siempre, cada vez que, constantemente
Quién, cuál, dónde, cuándo	Obviamente...
¿Qué quieres decir? Por favor, explícame. Dame más detalles. No comprendo.	¿Por qué?

opiniones específicas. Esta forma es mejor que los ejemplos directos en segunda persona que mostramos antes. Aquí estamos dando detalles específicos para que la otra persona entienda mejor lo que usted siente y poder conformarlo.

Los mensajes en primera persona no lo curan todo. Muchas veces, la persona que escucha necesitará tiempo para procesarlos, especialmente si esa persona está acostumbrada a recibir mensajes en segunda persona donde se la culpa de algo. Si los mensajes en primera persona no le dan resultado en un primer momento, siga usándolos. A medida que adquiera nuevas destrezas de comunicación, los antiguos patrones desaparecerán.

Algunas personas utilizan mensajes en primera persona para manipular a los demás.

Expresan que están tristes, enojados o frustrados y así poder ganar simpatía de los demás. Si usted usa mensajes en primera persona con ese propósito, sus problemas pueden empeorar. Los buenos mensajes en primera persona son los que expresan sentimientos honestamente.

Por último, tenga en cuenta que los mensajes en primera persona son una forma excelente de expresar sentimientos positivos y agradecimientos. Por ejemplo, *"La verdad es que agradezco todo el tiempo que me ha dedicado hoy, doctor"*.

Las buenas destrezas de comunicación nos hacen la vida más fácil a todos, y especialmente a los que tienen problemas de salud a largo plazo. El recuadro *Asegurar una comunicación clara* incluye algunas palabras que pueden mejorar o complicar la comunicación.

Evitar el conflicto

Además de los mensajes en primera persona existen otras maneras de evitar el conflicto.

- ■ **Cambie el enfoque de la conversación.** Cuando note que se desvía del tema y se deja llevar por las emociones,

cambie el enfoque. Vuelva a hablar del tema importante de la conversación. Por ejemplo, podría decir *"Nos estamos enojando y alejando del tema que tenemos que hablar"* o *"Me parece que estamos sacando a relucir cosas que no tienen que ver con lo que teníamos que hablar. Eso me molesta. ¿Podemos hablar de eso más tarde y enfocarnos ahora en lo que habíamos decidido hablar?"*

■ **Pida tiempo.** Por ejemplo, podría decir *"Entiendo tu preocupación pero necesito más tiempo para pensar en una respuesta"* o *"Entiendo lo que me dices pero ahora me siento tan frustrado que no puedo contestar. Dame un tempo para pensar y hablamos".*

■ **Asegúrese de que entiende el punto de vista de la otra persona.** Haga un resumen de lo que escucha y pida aclaraciones. También puede cambiar los papeles. Trate de discutir el punto de vista de la otra persona lo mejor que pueda. De esa manera tendrá una mayor perspectiva del problema. Además, eso dejará ver que usted respeta y valora la posición de la otra persona.

■ **Comprométase.** No siempre se encuentra la solución perfecta o se llega a un acuerdo ideal. Sin embargo, es posible llegar a un acuerdo (compromiso). Por ejemplo, una vez lo pueden hacer de la manera que usted propone y la próxima vez lo harán como lo propone la otra persona. Lleguen a un acuerdo de lo que quiere cada uno. Decidan qué hará usted y qué hará la otra persona. Todas estas son formas de compromiso que sirven de mucha ayuda en momentos difíciles.

■ **Diga que lo siente.** Todos hemos dicho o hecho cosas que lastimaron a otro. Muchas relaciones se arruinan, en ocasiones por muchos años, porque no se sabe poner en práctica una destreza social y poderosa: disculparse. Generalmente, lo único que hace

falta para mejorar una relación es una disculpa simple y sincera. No hay que pensar que pedir disculpas es un signo de debilidad; por el contrario, indica una gran fortaleza. Para dar una disculpa de manera efectiva, siga estos pasos:

▸ **Admita el error que cometió y acepte la responsabilidad.** Nombre la ofensa que cometió. No la suavice con una frase general, como *"Siento lo que hice".* Sea específico. Por ejemplo, podría decir *"Siento mucho haber hablado a tus espaldas".* Explique qué lo llevó a actuar de esa manera. No dé excusas ni se quite responsabilidad.

▸ **Exprese lo que sienta.** Es normal que una disculpa genuina, de corazón, demuestre algo de sufrimiento. Expresar tristeza demuestra que a usted le importa mantener esa relación.

▸ **Admita el impacto de hacer cosas incorrectas.** Podría decir, *"Sé que te lastimé y que mi comportamiento te afectó mucho. Quiero que sepas que lo siento de verdad".*

▸ **Ofrezca corregir el error.** Pregunte qué puede hacer para arreglar la situación o sugiera posibles soluciones.

Pedir disculpas no es fácil pero es un acto de valentía, generosidad y curación. Da la posibilidad de recomenzar una relación renovada y fortalecida, además de traer armonía.

■ **Perdone a los demás.** Hay dos maneras de hacer las paces. Si alguien le pide disculpas, acéptelas de la mejor manera posible y dígale cómo puede corregir el error que cometió. La otra posibilidad es que la otra persona piense que el error lo ha cometido usted y por eso no se disculpará. Usted pensará cada vez más en la situación y el problema se hará gigante. Aunque la relación se haya arruinado para siempre, el error cometido todavía le molesta mucho. En ese caso, debe considerar el perdón. Eso no quiere decir que deba reiniciar la relación. Significa que los errores del pasado no deben afectar su futuro.

Pedir ayuda

Pedir y dar ayuda es parte de la vida. Aunque casi todos necesitamos ayuda en algún momento, solo muy pocos quieren pedirla. Quizás no queremos admitir que no podemos hacer cosas por nosotros mismos. Quizás no queremos ser una carga para los demás. O quizás pedimos ayuda sin ir directamente al grano: *"Me da pena tener que pedirte esto..."*, *"Sé que lo que te voy a pedir es mucho pero..."* o *"No me gusta pedirte esto pero..."* Esto pedidos de ayuda que no van directamente al punto pueden hacer que la otra persona se ponga a la defensiva: *"¡Oh! ¿Qué me va a pedir ahora?"* Para evitar eso, sea específico. Un pedido de ayuda general puede provocar un malentendido y la persona a quien se le pide ayuda puede reaccionar de forma negativa si el pedido no es claro. Eso interrumpirá la comunicación y no se conseguirá ayuda. Un pedido de ayuda específico tiene más probabilidades de tener resultados positivos.

Estos son algunos ejemplos de pedidos específicos que se pueden hacer en vez de pedidos generales:

Pedido general: *"Esto es lo último que te voy a pedir, pero necesito ayuda con la mudanza. ¿Me vas a ayudar?"*

Reacción: *"Ah... bueno... No sé. Eh... déjame ver lo que tengo que hacer y te aviso".*

Pedido específico: *"Me mudo la semana que viene y quisiera que me ayudaras a llevar los libros y las cosas de la cocina unos días antes. ¿Me podrías ayudar a cargar y descargar las cajas del auto el sábado por la mañana? Creo que podemos hacer todo en un solo viaje".*

Reacción: *"El sábado por la mañana estoy ocupado pero te puedo ayudar el viernes por la noche".*

Si a usted le resulta incómodo pedir ayuda puede usar la herramienta que explicamos en la sección *Expresar los sentimientos*, páginas 313 a 315 de este capítulo. Imagine que un amigo le pidiera ayuda a usted. ¿Cómo se sentiría? Seguramente muy bien. A todos nos gusta ser útiles. Un pedido de ayuda nos hace sentir útiles y nos permite ayudar para demostrar nuestra amistad. Ahora piense que usted es el que pide ayuda. ¿Se le ocurrió que eso podría hacer sentir muy bien a sus amigos o parientes? Ellos seguramente querrán ayudar y sentirse útiles, pero habrá ocasiones en que no sepan cómo hacerlo y no querrán ofenderlo. Es posible que usted reciba ofrecimientos de ayuda que no quiere ni necesita. Por lo general, ese ofrecimiento viene de personas que son importantes en su vida. Personas que se preocupan por usted y quieren ayudarlo de manera sincera. Pero si usted no necesita el tipo de ayuda que ofrecen, un mensaje apropiado en primera persona le permitirá rechazar esa ayuda sin incomodar a la persona que se la ofrece. Por ejemplo: *"Gracias por pensar en mí pero creo que hoy me puedo arreglar solo. Ya habrá otra oportunidad para que me ayudes"*.

Decir que no

¿Qué pasa cuando le piden ayuda a *usted*? Lo mejor es no responder inmediatamente. Es posible que necesite más información. Si usted tiene la impresión de que lo que le piden lo va a afectar de alguna manera, siga su instinto.

Un buen ejemplo es el de ayudar a otra persona a mover cosas. *"Ayúdame a llevar unas cosas"* puede tener muchos significados, desde mover muebles al piso de arriba hasta llevar cajas de pizza a los soldados. Si se aplican las destrezas de comunicación para obtener información más específica, se ahorrará muchos problemas. Es muy importante comprender muy bien lo que se nos pide antes de responder. El pedir más información o que le vuelvan a hacer la pregunta lo ayudará a comprender. Usted puede comenzar diciendo *"Antes de responder..."* y luego incluir preguntas clave. Esto no solo aclarará el pedido sino que evitará que la otra persona dé por hecho que usted lo va a aceptar.

Si usted decide negarse es importante que, sin embargo, reconozca la importancia de lo que le pidieron. De esa manera, la otra persona sabrá que usted está rechazando el pedido y no a ella. Que usted rechace el pedido no significa que esté en contra de la persona. Por ejemplo, esta es una manera educada de decir que no: *"Sin duda, lo que quieres hacer vale la pena, pero es más de lo yo puedo encargarme esta semana"*. Repetimos, dar detalles específicos es la clave para responder. Sea claro al explicar por qué rechaza el pedido. Provea información. Deje en claro si siempre va a rechazar ese pedido o si el problema lo tiene hoy, esta semana o este momento. Si siente que lo agobian o lo presionan, la herramienta más útil probablemente sea decir que no. Otra posibilidad es hacer una contraoferta, como *"Hoy no estoy en condiciones de manejar, pero la semana que viene seguramente sí"*. Insistimos, usted siempre tiene el derecho de rechazar un pedido, aunque lo que le pidan sea razonable.

Aceptar ayuda

Es posible que usted escuche a menudo esta pregunta: *"¿Cómo te puedo ayudar?"* Su respuesta puede ser *"No lo sé"* o *"Gracias, pero no necesito ayuda"*. Y también es posible que muchas veces usted piense *"Deberían saberlo"*. La próxima vez, acepte ayuda dando detalles específicos.

Por ejemplo: *"Me encantaría que fuéramos a pasear una vez por semana"* o *"¿Podrías sacar la basura? Me cuesta levantar las bolsas"*. Recuerde que los demás no pueden leerle la mente. Usted debe decirles qué tipo de ayuda necesita y agradecerles. Piense en las personas que le ofrecen ayuda; luego piense cuál sería la mejor forma de que lo hagan. Si es posible, dele a cada persona una tarea fácil de cumplir. Les estará haciendo un halago. A la gente le gusta sentirse útil, pero se sentirán rechazadas si quieren ayudarlo y no pueden. Cada vez que usted reciba ayuda, no se olvide de agradecer. Expresar gratitud es importante y saludable. (Véase el capítulo 6, *Usar la mente para manejar síntomas*, sección *Practicar la gratitud*, páginas 183-184.)

Escuchar

Saber escuchar es quizás la destreza de comunicación más importante. La mayoría de nosotros hablamos más de lo que escuchamos. En ocasiones, solo escuchamos la mitad de lo que nos están diciendo y preparamos la respuesta antes de que la otra persona termine de hablar. Estos son los pasos para saber escuchar:

1. **Escuche el tono de la voz y observe el lenguaje corporal** (véase las páginas 323 y 324). Hay momentos en que las palabras no dicen todo. ¿A la persona que habla le tiembla la voz? ¿Le cuesta encontrar las palabras precisas? ¿Usted nota que su cuerpo está tenso? ¿La persona se distrae? ¿Usted siente que está siendo sarcástica? ¿Qué cara pone? Si usted nota alguna de estas características, sabrá que lo que esa persona le quiere decir va más allá de las palabras que escucha.

2. **Deje entender que usted está escuchando.** Puedo conseguir eso diciendo simplemente *"Ajá"*. Generalmente, la persona que le está hablando solo quiere saber si le están prestando atención. Es posible que necesite contarle algo a una persona considerada.

3. **Deje saber que usted entiende lo que le dicen y que entiende las emociones.** Puede conseguir esto refraseando lo que escucha. Por ejemplo: *"Parece que estás planeando un lindo viaje"*. También puede responder reconociendo las emociones de la otra persona: *"Debe ser difícil"* o *"Te debes de sentir muy triste"*. Al responder a nivel emocional, los resultados suelen ser sorprendentes. Este tipo de respuestas suelen dar lugar para expresar más sentimientos y pensamientos. Responder tanto al contenido como a las emociones ayuda mucho con la comunicación. La otra persona se sentirá desanimada si solamente repiten lo que ella acaba de decir. Por otro lado, no contradiga las emociones de la otra persona; ella siente eso de verdad. Simplemente escúchela y reflexione.

4. **Responda pidiendo más información** (véase más abajo). Esto es particularmente importante si a usted no le queda del todo claro lo que la otra persona dijo o quiere.

Pedir más información

Obtener información adicional es un arte. La manera más fácil de lograrlo es pedirla. Simplemente con decir *"cuéntame más"* es suficiente para obtener más información. Otras frases simples son *"No entiendo; explícame, por favor"*, *"¿Me lo puedes explicar con otras palabras?"*, *"¿Qué quieres decir?"*, *"Me parece que no entiendo"* o *"¿Puedes ampliar la idea"?*

Parafrasear las preguntas

Otra forma de obtener más información es parafrasear, es decir repetir lo que escuchó con sus propias palabras. Puede usar esta herramienta cuando quiere estar seguro de haber entendido lo que le dijeron. Parafrasear lo que otra persona dijo sirve para comprender el verdadero significado de lo que escuchó.

Pero hay que tener cuidado con una cosa: Parafrasear las *preguntas* ayuda con la comunicación; parafrasear los *enunciados* puede entorpecer la comunicación. Por ejemplo, imagine que alguien dice *"No sé. No me siento muy bien. En la fiesta va a haber mucha gente, seguramente van a estar fumando y además no conozco bien a los anfitriones"*.

Un enunciado mal parafraseado sería:

"Obviamente, me estás diciendo que no quieres ir a la fiesta".

A la gente no le gusta que le digan lo que quisieron decir. Pueden reaccionar con enojo, diciendo cosas como *"¡No!, ¡no dije eso! Si vas a pensar así, por supuesto que me quedo en casa"*. O quizás ni siquiera haya respuesta; simplemente se quedarán en absoluto silencio para demostrar su enojo o desesperación, pensando *"No entiende nada"*.

Una pregunta bien parafraseada sería:

"¿Estás diciendo que prefieres quedarte en casa en vez de ir a la fiesta?"

La respuesta a esta pregunta parafraseada podría ser:

"No es lo que quise decir. Es que como ahora estoy con un tubo de oxígeno, me pone nervioso ir a conocer gente. Me quedaría más tranquilo si en la fiesta te quedaras cerca de mí. Seguramente me sentiría mejor y podría disfrutar de la reunión".

Como puede ver, la pregunta parafraseada ayuda con la comunicación. Apunta a saber el motivo real que le preocupa a su amigo para no ir a la fiesta. Cada vez que usted parafrasee una pregunta, obtendrá más información.

Hacer preguntas específicas

Sea específico al hacer preguntas. Si quiere información específica debe hacer preguntas específicas. La mayoría de las veces tenemos la tendencia a generalizar. Por ejemplo:

Médico: *"¿Cómo se ha sentido últimamente?"*

Paciente: *"No muy bien"*.

El médico no obtiene mucha información. La respuesta *"No muy bien"* no sirve de mucho. El médico puede obtener más información de esta manera:

Médico: *¿Todavía siente ese dolor fuerte en el hombro derecho?*

Paciente: *Sí, y muy fuerte.*

Médico: *¿Con qué frecuencia?*

Paciente: *Varias veces por día.*

Médico: *¿Y cuánto tiempo dura?*

Paciente: *Un buen rato.*

Médico: *¿Cuántos minutos aproximadamente?*

Y así sucesivamente.

Aunque los proveedores de salud a veces hacen preguntas generalizadas, están entrenados para obtener información específica de sus pacientes. La mayoría de nosotros no estamos entrenados para eso, pero podemos aprender. El simple hecho de pedir detalles específicos sirve: *"¿Podrías ser más específico en cuanto a...?"* *"¿Estás pensando en algo en particular?"*

Evite preguntar *"¿Por qué?"* Esa es una pregunta muy general. Hace que la otra persona piense en la causa y el efecto y podría adoptar una posición defensiva. Muchos de nosotros estuvimos frente a un niño de 3 años que no deja de preguntar *"¿Por qué?"*. Los padres del niño no tienen ni idea de lo que pasa por la mente de su hijo y le responden con *"Porque..."*, dándole cada vez más detalles hasta que el niño encuentra la respuesta. Sin embargo, hay veces en que las respuestas de los padres son muy diferentes de lo que el niño quiere saber y por eso no recibirá la información que esperaba. En vez de usar *por qué*, comience sus cuestionamientos con *quién, cuál, cuándo* o *dónde*. Estas palabras suelen producir respuestas más específicas.

Es importante destacar que hay ocasiones en que no recibimos la información correcta porque no sabemos cómo hacer la pregunta. En situaciones importantes, considere pensar primero y luego escribir la pregunta antes de hacerla. Por ejemplo, imagine que usted busca ayuda legal en un centro para jubilados. Llama por teléfono y pregunta por un abogado. Le dicen que no hay ninguno y usted cuelga. Pero si en vez de colgar, usted pregunta dónde podría conseguir asesoramiento legal a bajo costo, podría obtener información de contacto.

Tener en cuenta el lenguaje corporal y el estilo de conversación

Parte de escuchar lo que dicen otras personas incluye observar cómo lo dicen. Incluso cuando no estamos diciendo nada, nuestros cuerpos sí están hablando; a veces están gritando. Las investigaciones demuestran que más de la mitad de lo que comunicamos se expresa con el cuerpo ("lenguaje corporal") en vez de hacerlo con palabras. Por eso, si queremos mejorar nuestras habilidades de comunicación, debemos darnos cuenta del lenguaje corporal, las expresiones de la cara y el tono de la voz. Estas expresiones deben corresponder con lo que decimos con palabras; si no, mandamos mensajes no muy claros y creamos malentendidos. Por ejemplo, si usted quiere hacer una declaración firme, mire directamente a la otra persona y mantenga una expresión simpática. Póngase de pie, mostrando seguridad, relaje los brazos y piernas, y respire.

Tal vez quiera inclinarse hacia delante para demostrar su interés. Trate de no hacer una cara de desprecio ni morderse los labios; estos signos indican incomodidad o duda. No mire hacia otro lado, ni se aleje, ni se ponga encorvado, ya que estas acciones demuestran falta de interés e incertidumbre.

Cuando usted se da cuenta de que las expresiones corporales y las palabras de la otra persona no se corresponden, menciónele esto discretamente y pídale aclaración para evitar cualquier malentendido. Por ejemplo, puede decir *"Querida, me estás diciendo que quieres ir conmigo al picnic, pero cuando te miro, veo que pareces muy cansada y bostezas mientras me hablas. ¿Quisieras quedarte en casa para descansar y que yo vaya solo?"*

Además de entender las expresiones corporales de otras personas, es útil reconocer y apreciar que todos nos expresamos de diferentes maneras. Muchos factores influyen en nuestro estilo de conversar; este varía según la región donde nacimos, la forma en que nos criamos, nuestra ocupación y nuestra cultura. Al aceptar que cada uno tiene diferentes estilos de comunicación, se reducen los malentendidos, la frustración y el resentimiento que a veces ocurre cuando hablamos con otras personas.

La comunicación entre personas de culturas diferentes a veces es un problema. Esto ocurre incluso entre personas que hablan el mismo idioma. Por ejemplo, en la República Dominicana, la *guagua* es un autobús, pero en Chile es un *bebé*. En Puerto Rico, *chavos* significa dinero, pero en México significa *niños*. Lo mismo ocurre dentro de un mismo país; por ejemplo, en Washington, D.C., la gente toma el *subway* pero en Boston toma el *T*. En la costa oeste de EE.UU. beben *soda* pero en los estados centrales beben *pop*. El lenguaje corporal también varía. En algunas culturas es aceptable pararse muy cerca de un desconocido pero para otras personas esto puede resultar muy incómodo. Quienes se sientan incómodos pueden retirarse un poco para que la otra persona se dé cuenta de que prefieren estar más alejados. Sin embargo, el movimiento de alejarse también podría ser interpretado como una ofensa o un insulto. Siempre se debe buscar un punto medio de distancia sin moverse bruscamente.

Estos fueron solo unos ejemplos de la diferencia de comunicación entre culturas. El tema es muy complejo y se necesitaría un libro completo para explicarlo. Lo que sí podemos decirle es que cuando tenga dudas de lo que otra persona está tratando de comunicarle, pídale más información o explicaciones.

Comunicarse con los proveedores de salud

Una de las claves para obtener buen cuidado médico es lograr una buena comunicación con nuestros proveedores de salud. Quizás usted no pueda hablarle con total confianza o sentir que no le dedican tiempo suficiente para escucharlo. Es probable que los proveedores de salud usen palabras que usted no entienda. O quizás usted no quiera dar información de su vida privada o contar cosas que le den vergüenza. Todos estos temores pueden bloquear la comunicación con sus proveedores de salud y perjudicar su salud.

Note que esta sección usamos dos términos, *médico* y *proveedor de salud,* para referirnos a los profesionales que usted tendrá que ver comúnmente. Si bien en muchas ocasiones solo tendrá que ver a la enfermera o a un asistente médico, simplificaremos estas categorías refiriéndonos a ellas como *médico.*

Los proveedores de salud tienen la misma responsabilidad que usted para establecer una buena comunicación. Muchas veces hacen ver que están muy ocupados o que son personas muy importantes como para estar mucho tiempo hablando y conociendo a sus pacientes. Incluso es posible que a veces no presten atención a las preguntas del paciente. Usted podría sentirse lastimado u ofendido con este tipo de actitud.

Aunque no tenemos que hacernos amigos de nuestros proveedores de salud, debemos esperar que sean atentos, que se muestren interesados y que sean capaces de explicarnos con claridad lo que necesitamos saber sobre nuestra condición, especialmente si tenemos un problema de salud crónico. Tal vez pensamos que solo podemos obtener la "mejor" atención si consultamos a los especialistas. A veces, esto puede ser cierto pero también puede complicar mucho la atención que recibimos. Usted puede ver a varios especialistas pero es posible que ellos no lo conozcan bien. Tampoco saben lo que los otros proveedores de salud están haciendo, pensando o recetando. Por estas razones es recomendable tener un médico de cabecera (PCP por sus siglas en inglés). La relación que tenga con su proveedor de salud debe ser a largo plazo. Es una relación que debe ser constante para funcionar bien, así

como lo es una sociedad de negocios o incluso un matrimonio, y esa relación puede hacer una gran diferencia en su salud.

Su proveedor probablemente conocerá más detalles íntimos acerca de su salud que cualquier otra persona, con la excepción quizás de su pareja o sus padres. Por eso es importante que se sienta cómodo expresando sus temores, preguntando incluso lo que le parezca más tonto y negociando su plan personal de tratamiento para la satisfacción de ambos.

Para poder comunicarse bien con su proveedor de salud, usted debe tener claro lo que quiere saber. Muchas veces esperamos que los proveedores de salud sean computadoras que a la vez tengan gran corazón. Deseamos que tengan un gran cerebro que sepa todo sobre el cuerpo y la mente humana. Desearíamos que pudieran leernos la mente y darnos un diagnóstico perfecto, preparar un tratamiento y decirnos exactamente qué va a pasar. Por otra parte, quisiéramos que fueran afectuosos y dedicados y que nos hicieran sentir que somos sus pacientes más importantes.

A muchos proveedores de salud les gustaría ser así, pero desafortunadamente no pueden ser todo eso ni ser iguales con todos los pacientes. Los proveedores de salud son humanos. Ellos también tienen días malos, sufren dolores de cabeza, se cansan y les duelen los pies. Muchos de ellos también tienen que dedicarle tiempo a su familia. Los trabajos administrativos, la comunicación con las compañías de seguro y la burocracia del sistema son tan frustrantes para ellos como para usted.

Casi todos los médicos y proveedores de salud entran al mundo de la medicina porque desean ayudar a la gente enferma. A pesar de haber estudiado por muchos años, en ocasiones se deben conformar con ofrecerles mejoras a sus pacientes en vez de ofrecerles curas. A veces lo único que pueden hacer es lograr que la condición de un paciente avance un poco más lento. No tenemos dudas de que más de una vez usted se ha sentido frustrado, enojado o deprimido por su enfermedad, pero tenga en cuenta que sus proveedores de salud probablemente se hayan sentido igual por no poder ayudarlo como esperaban. En ese sentido, usted y ellos son verdaderos compañeros de trabajo.

Aprovechar lo máximo de sus consultas

Una de las causas de la mala comunicación es la falta de tiempo. Es un verdadero obstáculo en la relación médico-paciente. Si usted o su proveedor de salud quisieran establecer una mejor relación, seguramente desearían tener más tiempo para hablar en persona. Pero cuando no tenemos tiempo suficiente, la ansiedad provoca que la comunicación vaya demasiado rápido. Entonces se producen mensajes en segunda persona y malentendidos.

Muchos médicos y proveedores de salud tienen horarios muy ajustados. Intentan cumplirlos pero no es fácil. Usted claramente se da cuenta de eso cuando está en la sala de espera y no lo llaman a la hora de su cita porque el médico tuvo que atender una emergencia o porque un paciente llegó tarde. Este tipo de demoras hacen que tanto el médico como el paciente se sientan apurados. Una buena estrategia para que usted quede satisfecho con su cita médica es tomar parte haciendo lo siguiente:

Preparar

Antes de una visita médica o de llamar a su proveedor de salud, prepare su agenda. ¿Cuáles son las razones de su visita? ¿Qué espera del médico? Haga una lista escrita de sus preocupaciones o preguntas. Seguramente alguna vez se ha preguntado al salir del consultorio médico *"¿Por qué no pregunté sobre…?"* o *"Me olvidé de mencionar…"*. Hacer una lista de antemano le ayudará a asegurarse de que sus preocupaciones principales se tendrán en cuenta. Sin embargo, tiene que ser realista. Si usted tiene 13 preguntas diferentes, no es probable que su médico pueda contestarlas en sola una visita. Por eso, marque los dos o tres problemas más importantes.

Entréguele a su médico la lista al inicio de la visita y explíquele que ha marcado las preocupaciones más importantes. Quédese en silencio por unos minutos, así el médico tiene tiempo de leer la lista. De esa manera, el médico va a saber qué es lo que más le preocupa y también verá todo lo que escribió en caso de que haya algo de importancia médica que no esté marcado. Recuerde que si usted espera hasta el final de la cita para mostrarle las preocupaciones, no habrá tiempo suficiente para hablar de ellas.

Veamos el siguiente ejemplo: El proveedor de salud le pregunta: *"¿Qué puedo hacer por usted hoy?"* Usted podría decir algo así como *"Tengo un montón de cosas que quiero discutir en esta visita"* (el médico mira el reloj, piensa en el horario de la cita y de inmediato comienza a sentirse ansioso), *"pero sé que tenemos poco tiempo. Las cosas que más me preocupan son el dolor en el hombro, los mareos y los efectos secundarios de uno de los medicamentos que estoy tomando. Lo que realmente quiero saber hoy es si me puedo tomar vacaciones*". (Inmediatamente el médico se siente aliviado porque las preocupaciones son específicas y pueden ser manejadas dentro del tiempo disponible para la cita.)

Además de hacer una lista de preguntas y preocupaciones, hay dos cosas más que debe hacer antes la visita: 1) llevar una lista de los medicamentos que está tomando y las dosis correspondientes. Si esto le parece difícil, puede llevar los envases de los medicamentos en una bolsa y enseñárselos al médico. Otra posibilidad es descargar su historial médico de la página web de su médico u hospital (EMR, por sus siglas en inglés). Para más información sobre EMR, véase la página 332.) Si todos sus proveedores de salud tienen acceso al mismo historial médico, no hace falta que usted lo descargue, pero si está tomando vitaminas y suplementos de venta libre, es importante que se lo mencione a su médico.

Por último, también debe preparar su historia. Recuerde que el tiempo de la visita es corto. Suele pasar que cuando el médico le pregunta al paciente cómo se siente, este tarda mucho tratando de explicar en detalle cada síntoma. Lo mejor es decir *"Creo que tengo menos ansiedad pero ahora me cuesta más dormir"*. Prepárese para describir los síntomas según lo que le vaya preguntando el médico.

Esto es lo que su proveedor de salud debe saber sobre los síntomas:

■ ¿Cuándo empezaron?

■ ¿Cuánto tiempo duran?

■ ¿En dónde se localizan?

■ ¿Cuándo empeoran o mejoran?

■ ¿Ha tenido problemas similares antes?

■ ¿Ha cambiado su dieta, su forma de hacer ejercicio o sus medicamentos? ¿Eso podría estar afectando los síntomas?

■ Mencione lo que más le preocupa acerca de los síntomas.

■ ¿Qué cree que puede estar causándolos?

Si usted está probando un nuevo medicamento o tratamiento, debe estar preparado para informar cómo le resulta. Si consulta con varios proveedores de salud, debe llevar todas las pruebas que se ha hecho en los últimos 6 meses. (Si todos los proveedores de salud tienen acceso al mismo historial médico, no hace falta llevar las pruebas.)

Al contar su historia, asegúrese de mencionar las tendencias de su condición; por ejemplo: ¿Se está mejorando, empeorando o está igual? También hable acerca de la frecuencia de los síntomas (¿son más o menos frecuentes?, ¿más o menos intensos?). Por ejemplo: *"En general, poco a poco siento que estoy mejorando, aunque hoy no me siento bien"*.

Sea lo más abierto posible en compartir sus pensamientos, sentimientos y temores. Recuerde que su proveedor no puede leerle la mente. Si usted está preocupado, explique por qué: *"Me preocupa que yo no sea capaz de trabajar"* o *"Mi padre tenía síntomas similares antes de morir"*. Cuanto más abierto sea, más probabilidad habrá de que su proveedor le pueda ayudar. Si tiene un problema, no espere a que el proveedor lo "descubra". Exprese su preocupación de forma inmediata, por ejemplo, *"Tengo este lunar en el pecho"*.

Comparta con su proveedor sus intuiciones o suposiciones de lo que podría ser la causa de sus síntomas, ya que a menudo proporcionan indicios vitales para un diagnóstico preciso. Aun cuando resulte que sus suposiciones no son correctas, le da al médico la oportunidad de tranquilizar o atender sus preocupaciones ocultas.

Cuanto más específico sea (sin agregar detalles innecesarios), más clara será la explicación de su problema. La información específica hará que ni el médico ni usted pierdan tiempo.

Preguntar

La herramienta más poderosa del manejo personal es la pregunta. Preguntar puede acomodar todas las piezas del rompecabezas y corregir cualquier problema de comunicación. Por otra parte, hacer preguntas demuestra que usted es un participante activo en el cuidado de su salud. Y eso es una parte fundamental para que usted se cure. Obtener respuestas e información es la piedra fundamental del manejo personal.

Prepárese para hacer preguntas sobre el diagnóstico, pruebas, tratamientos y seguimiento. A continuación se muestra una guía para hacer este tipo de preguntas:

- **Diagnóstico.** Pregúntele a su médico cuál es el problema, qué lo causó, si es contagioso y qué pasará en el futuro (pronóstico). ¿Qué se puede hacer para prevenir o para manejar esa condición?

- **Pruebas.** Si el médico quiere hacer pruebas, pregunte de qué manera los resultados afectarán el tratamiento y qué sucedería si usted no se hiciera las pruebas. Pregunte cómo y cuándo recibirá los resultados.

- **Tratamientos.** Pregunte si hay diferentes opciones de tratamiento y cuáles son las ventajas y desventajas de cada uno. Pregunte qué pasaría si usted no siguiera el tratamiento (véase el capítulo 13, *Manejar decisiones sobre tratamientos y medicamentos*).

- **Seguimiento.** Infórmese sobre cuándo debe llamar o regresar al consultorio médico. ¿Qué síntomas debe tener en cuenta antes de la próxima visita? ¿Qué debe hacer si esos síntomas ocurren?

Repetir

Una manera de comprobar que ha entendido todo lo que le dicen en la cita médica es resumir brevemente los puntos clave. Por ejemplo, puede decirle al médico *"Usted quiere que tome este medicamento tres veces por día"*. El repetir le da al médico la posibilidad de corregir rápidamente cualquier malentendido.

Si usted no entiende o no recuerda lo que le dijo el médico, pídale que se lo repita. Por ejemplo, podría decir *"Sé que ya me dijo esto, pero todavía no lo entiendo"*. No tenga miedo de preguntar aunque la pregunta parezca simple. Esa pregunta podría ser importante y evitar un malentendido.

A veces es difícil recordar todo. Le recomendamos tomar notas o ir a las citas médicas importantes con otra persona. También le puede pedir permiso al médico para grabar con su teléfono celular lo que se habla en la cita. Muchos médicos suelen dar un resumen escrito de lo que le dijo. Usted se lo puede pedir al final de la visita u obtenerlo en línea.

Tomar acción

Es importante que al final de una vista médica usted sepa lo que debe hacer. ¿Qué acciones debe tomar? Algunas de estas acciones pueden ser tratamientos, pruebas y nuevas visitas médicas. También debe saber cuáles son los signos de alerta y lo que debe hacer si estos signos ocurren. Si es necesario, pídale a su médico que le dé las instrucciones por escrito. Usted también puede pedirle que le recomiende material de lectura o recursos en línea relacionados con su condición.

Si usted considera que usted no podrá seguir el consejo del médico, dígaselo. Por ejemplo, podría decirle, *"La última vez que tomé aspirina me dio problemas de estómago"*, *"Mi seguro médico no cubre tantas sesiones de terapia. Y yo no puedo pagarla"* o *"Ya traté de hacer ejercicio pero me cuesta hacerlo con regularidad"*. Así, el médico sabrá por qué usted no puede seguir las recomendaciones y podrá darle otras sugerencias. Pero si usted no le explica por qué no puede seguir los consejos, será difícil que el médico lo ayude.

Pedir una segunda opinión

Es posible que usted desee ver a otro proveedor o tener una segunda opinión acerca de su diagnóstico o tratamiento. Pedir esto puede ser difícil, especialmente si tiene una larga relación con su médico. Usted podría pensar que a su médico principal le va a caer mal si pide una segunda opinión. Lo cierto es que es muy raro que pedir una segunda opinión moleste a los médicos. Si usted tiene una condición complicada, es posible que su médico ya haya consultado con un colega (o más de uno). Es normal que los médicos hagan esto. Pedir una segunda opinión es perfectamente aceptable y a los médicos no les sorprende que se las pidan. Sin embargo, pedir una tercera, cuarta y quinta opinión puede no ser tan productivo.

Para pedir una segunda opinión, use un lenguaje no amenazante en primera persona, por ejemplo: *"Todavía me siento incómodo y confundido con este tratamiento; creo que una segunda opinión me ayudaría a sentirme mejor. ¿Podría recomendarme a un colega?"*

Exprese lo que sienta sin sugerir que su médico está equivocado. Además, al pedirle a su médico que le recomienda a un colega, está confirmando la confianza que le tiene. Recuerde siempre que usted no se debe sentir atado a las sugerencias que le da su médico.

Comparta sus reacciones positivas con los proveedores de salud

Si usted se siente conforme con la manera en que lo atienden, dígaselo a sus proveedores de salud. A todo el mundo le agrada recibir agradecimientos y comentarios positivos, y en especial a su equipo médico. Repetimos, ellos son seres humanos y el agradecimiento de sus pacientes ayuda a nutrir y consolar a estos profesionales ocupados y trabajadores. Hacerles saber que usted valora los esfuerzos que hacen es la mejor manera de mejorar su relación con ellos, además de hacerlos sentir bien. De la misma manera, si usted no se siente conforme con la manera en que lo atienden, también debe decírselo.

Su papel en las decisiones médicas

Muchas de las decisiones en el cuidado médico no están bien definidas y frecuentemente hay más de una opción. Las mejores decisiones, salvo en situaciones de emergencia que amenazan la vida, dependerán de sus valores y preferencias, por lo que no deben dejarse exclusivamente en manos del médico. Por ejemplo, si usted tiene presión arterial alta, podría decir:

> "Soy *reacio a tomar medicamentos. ¿Cuál sería un período razonable para probar con* ejercicio, *dieta y la relajación primero, antes de empezar a tomar el medicamento?"*

Nadie le puede decir cuál es la opción qué debe elegir. Pero para tomar una decisión informada, usted necesita información sobre las opciones de tratamiento. Una decisión informada (y no simplemente un "consentimiento informado") es esencial para un cuidado médico de calidad. El mejor cuidado médico combina el conocimiento de su médico con su propio conocimiento, habilidades y valores.

Para tomar una decisión informada acerca de cualquier tratamiento, usted necesita saber cuáles son los costos y los riesgos del tratamiento. Estos incluyen el riesgo de posibles complicaciones, como reacciones a medicamentos, sangrado, infección, lesión o muerte. También incluyen los gastos personales, como ausencias al trabajo, y las consideraciones financieras, como cuántos tratamientos cubrirá su seguro médico. Además debe saber cuáles serían los riesgos de no hacer nada. También es necesario entender qué tan probable es que los tratamientos propuestos le aliviarán los síntomas, mejorarán su capacidad de funcionamiento o le prolongarán la vida.

A veces la mejor opción puede ser la de demorar la decisión sobre el tratamiento, optando por una "espera vigilante".

Tomar decisiones sobre los tratamientos puede ser difícil. Para leer sobre la toma de decisiones, refiérase al capítulo 2, *Convertirse en una persona proactiva en el manejo personal de su salud*, páginas 29 a 31. Para consejos sobre cómo evaluar nuevos tratamientos, vea el capítulo 13, *Manejar decisiones sobre tratamientos y medicamentos*.

Trabajar con el sistema de cuidado de salud

En la actualidad, la mayoría de los médicos trabajan en grandes clínicas y hospitales. Por lo general, las citas médicas, los gastos de atención médica y las comunicaciones telefónicas y electrónicas están a cargo de otras personas.

Si usted no está satisfecho con el sistema que utiliza su proveedor de salud, no se quede callado. Haga algo para solucionar el problema. Averigüe quiénes son las personas que están coordinando el sistema de cuidado de salud y quiénes toman las decisiones. Comparta sus inquietudes de manera constructiva, por carta, por teléfono o a través del portal de su centro médico. La mayoría de los proveedores de salud no quieren perder pacientes. El problema es que las personas encargadas de tomar decisiones en los varios sistemas de cuidado de salud tienden a aislarse de los pacientes. Por eso, es más fácil quejarnos con la recepcionista, enfermera o médico. Desafortunadamente ellos tienen poco poder sobre el sistema; sin embargo, sí le pueden decir a quién puede llamar o escribirle para expresar su desacuerdo.

Si algo representa un problema para usted, posiblemente también sea un problema para su médico y para otros pacientes. Es importante trabajar en conjunto para mejorar el sistema.

Si decide escribir o enviar un correo electrónico, aquí le damos algunas sugerencias. La carta debe ser corta y con hechos precisos. Mencione acciones que considere útiles. Por ejemplo:

Estimada Sra. López:

Ayer a las 10 de la mañana tuve una cita con la Dra. Zim. Entré a su consultorio recién a las 12:15 p.m., y solo estuve 8 minutos con la doctora. Me pidió que hiciera otra cita para poder responder a mis preguntas.

Entiendo que a veces ocurren emergencias. Agradecería que si la doctora se retrasa me avisaran con anticipación así no viajo hasta la clínica. En caso de que yo ya esté en la clínica, me gustaría que cancelaran la cita para poder retirarme y que me dijeran cuándo podría volver. Además, quisiera que mi cita con la doctora fuera de 15 minutos como mínimo.

Le agradecería si me pudiera responder en el plazo de 2 semanas.

A continuación damos ejemplos de algunas situaciones comunes que ocurren en los sistemas de salud. También damos pistas para enfrentar esas situaciones y trabajar junto al sistema de salud. Tenga en cuenta que no todos los sistemas de salud tienen los mismos problemas y que las sugerencias que damos no se pueden aplicar en todos los casos. Sin embargo, funcionan como consejos generales.

■ **"Detesto el servicio de operadores telefónicos".** Frecuentemente, usted llama por teléfono para pedir una cita o para solicitar información y le responde un contestador automático. Eso es frustrante. Desafortunadamente, usted no puede cambiar eso. Sin embargo, los sistemas telefónicos no cambian sus opciones muy seguido. Si usted memoriza los números o teclas que hay que presionar, podrá moverse más rápido entre las opciones del menú. Muchas veces, presionar la tecla de numeral (#) o el 0 lo comunicará con una persona real. Una vez que lo comuniquen, pregunte si hay una forma de que lo atiendan más rápido la próxima vez. Actualmente hay muchos sistemas que permiten hacer la cita en línea. Eso le ahorrará tiempo y evitará que se frustre.

■ **"Tengo que esperar mucho tiempo para que me den una cita".** Pida la primera cita disponible. Tómela. Luego pida que lo pongan en una lista de espera en caso de que otra persona cancele la cita. Muchos sistemas ofrecen un servicio de llamadas de cortesía cuando se produce una cancelación. En otros casos, usted debe llamar en una o dos semanas o chequear en línea si se produjo alguna cancelación. Pídale al operador que da la citas que le diga cómo obtener una cita más temprana. Pida un número de teléfono para hablar directamente con la persona que da las citas. Algunos sistemas tienen tiempo reservado para dar citas en el mismo día. Si ese es el caso, averigüe cuándo debe llamar para obtener esa cita. Por lo general, se debe llamar a primera hora de la mañana. Si usted tiene dolor o necesita ver al médico inmediatamente dígaselo a la persona que da las citas. A pesar de que se sienta frustrado, sea amable con el operador; este tiene el poder de darle la cita o no. Si usted no puede esperar, hay sistemas de salud que tienen clínicas que atienden sin cita o consultorios para urgencias. Allí lo pueden atender sin necesidad de que vaya a la sala de emergencias del hospital.

- **"Tengo demasiados proveedores de salud. No sé a quién debo llamar".** Uno de sus proveedores es el que está cargo. Usted debe saber quién es. Pregúntele a cada uno quién es el coordinador de su cuidado. Por lo general es su médico de cabecera o médico general. Confirme con ese médico si en efecto es el que coordina su cuidado. Pregunte de qué manera puede ayudar usted para coordinar mejor su cuidado. Es recomendable avisarle al médico coordinador cuando otro especialista ordena una prueba o un medicamento. Esto es especialmente importante si hay dos proveedores de salud que no acceden al mismo sistema de historial médico.

- **"¿Qué significa "historial médico electrónico" (EMR)?"** La mayor parte de sus antecedentes médicos están almacenados en un sistema de computación seguro. Los proveedores que pertenecen al mismo sistema de salud pueden ver esa información. En la actualidad son muy pocos los médicos que archivan papeles. Usted debe saber qué información hay en su EMR. En algunos sistemas solo se incluyen los resultados de pruebas; en otros se incluye además algo de información médica. Pero en la mayoría de los sistemas, el EMR contiene todo lo que su médico sabe de usted. El EMR es como un récord escrito en papel: no

sirve de nada si sus proveedores de salud no lo leen. Por ejemplo, cuando a usted le hacen una prueba, el médico que la ordenó sabe cuándo están listos los resultados. Sin embargo, los otros médicos no se enteran de la prueba hasta que usted les diga que lean los resultados. Averigüe qué sistema de historial médico usan sus proveedores de salud para que usted los ayude a usarlos de manera más efectiva.

En los Estados Unidos y muchos otros países usted tiene el derecho de pedir una copia de casi todo lo que figura en su historial médico. En muchos casos puede acceder a esa información por medio de aplicaciones como MyHealth o MyChart. Antes de ir a ver a un proveedor de salud que no pertenece a su sistema, descargue los resultados de las pruebas y de medicamentos para mostrárselos. Si usted no puede hacerlo, pídale copia de su historial a su médico de cabecera.

- **"Nunca puedo hablar con mi médico".** Es difícil hablar por teléfono con el médico, pero puede comunicarse con él por correo electrónico. En la actualidad hay muchos sistemas en los que médico y paciente se pueden comunicar por mensajes de texto o correo electrónico de manera segura. La próxima vez que vaya al médico consulte sobre este tema. También puede visitar el portal de su proveedor de salud para leer qué opciones ofrece. Lo bueno de los sistemas electrónicos es que las actividades de rutina, como renovar una receta, se pueden hacer rápidamente, ya sea entrando al portal, llamando a un número de teléfono o hablando con la enfermera. Averigüe cómo puede hacerlo.

Las emergencias médicas son casos importantes. No pierda tiempo averiguando en línea o tratando de llamar a su médico. Llame al 911 o vaya a la sala de emergencia de un hospital.

■ **"Tengo que esperar demasiado en la sala de espera o en el consultorio".** Cuando hay emergencias suelen producirse retrasos en las citas. También ocurren retrasos cuando un paciente toma 5 minutos adicionales para hablar con el médico. En caso de que usted no tenga tiempo para esperar y quiere asegurarse de que su cita no se va a retrasar, llame a la oficina del médico antes de salir de casa y pregunte cuánto tiempo deberá esperar. Si le dicen que su médico está retrasado, usted puede decidir si espera leyendo un libro o si hace una cita para otro día. No se enoje; dígale a la recepcionista que irá a dar una vuelta o a tomar un café para matar el tiempo. Avise a qué hora regresará.

Hay dos maneras en que usted puede evitar situaciones como estas. Primero, aproveche bien el tiempo con el médico. Vaya preparado a la visita. Intente no tomar tiempo extra. Si cada paciente toma 5 minutos extra, eso significa 2 o 3 horas adicionales de trabajo para el médico y más tiempo de espera para los otros pacientes. Segundo, si usted no necesita usar todo el tiempo, no se quede charlando con el médico. Una vez que obtenga lo que necesita, agradézcale al médico y dígale que le dejará 5 minutos extra para el próximo paciente. Eso será de gran

ayuda para su médico, que se lo agradecerá y lo recordará por mucho tiempo.

■ **"No tengo suficiente tiempo con mi médico".** Esto puede ser un problema del sistema, ya que no es su médico sino otra persona la que decide cuántos pacientes se registran y por cuánto tiempo. La decisión suele estar basada en lo que usted diga al pedir la cita. Si dice que solo quiere chequearse la presión arterial, le darán una cita más corta. Si dice que está muy depresivo y que no puede llevar una vida normal, seguramente le darán una cita más larga. Al pedir la cita, diga cuánto tiempo necesita, especialmente si quiere más de 10 o 15 minutos. Presente razones válidas para pedir más tiempo. También puede pedir la última cita del día. En ese caso deberá esperar más tiempo para la cita pero su médico no se apurará para atender al próximo paciente.

Para terminar, le damos dos consejos importantes para lidiar con el sistema de salud:

■ **Si hay algo del sistema de salud que no funciona bien, pregunte qué puede hacer usted para mejorarlo.** En muchas ocasiones, si usted sabe cómo navegar por el sistema, podrá resolver, total o parcialmente, algunos problemas.

■ **Sea amable (o trate de serlo).** Si el sistema o el médico lo ven como un paciente problemático, todo será más difícil.

Muchas personas creen que las cosas no deberían ser así; que no es justo poner tanta carga en el paciente; que los sistemas de cuidado de la salud deben responder y estar al servicio del paciente. Hay muchos sistemas de salud que ya están esforzándose en mejorar.

Mientras tanto, usted puede usar las sugerencias de este capítulo para poder lidiar con situaciones difíciles.

Para una lista de lecturas sugeridas, sitios web de interés y otros recursos útiles, visite www.bullpub.com/resources.

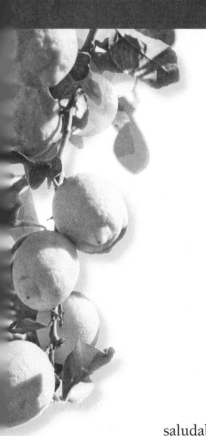

CAPÍTULO 12

Disfrutar del sexo y de la intimidad

L AS RELACIONES SENTIMENTALES que incluyen intimidad y placer físico son una parte importante de una vida saludable. El acto sexual junto con otras actividades íntimas, como acariciarse, tomarse de las manos, abrazarse, hacerse arrumacos y besarse, establecen una conexión emocional que fortalece la relación. La intimidad ayuda a sentirse seguro de uno mismo, sentirse valorado y a llevar una vida mejor. En muchas ocasiones la intimidad está ligada al placer físico que se obtiene al tener relaciones sexuales con la pareja, pero principalmente se trata de establecer una relación y unión con la persona que amamos. Esa conexión causa un efecto positivo en la salud física, mental y emocional. Además, la intimidad mejora la forma de ver la vida.

335

Años de estudio han demostrado que la actividad sexual y la intimidad física ofrecen beneficios para la salud física y mental, por ejemplo:

- **Mejor actividad cardíaca.** La actividad sexual es una forma menos intensa de ejercicio de resistencia. Dependiendo del individuo, con la actividad sexual se pueden obtener los mismos beneficios que al dar una breve caminata de intensidad moderada. El sexo ayuda a fortalecer los músculos, quemar calorías, bajar la presión arterial y reducir el riesgo de enfermedades cardíacas, apoplejías e hipertensión. Las investigaciones también demuestran que las personas que llevan una vida sexual activa tienden a hacer más ejercicio y a comer más saludablemente, lo cual mejora su estado físico, salud y bienestar general.

- **Mayor inmunidad.** La actividad sexual puede aumentar la cantidad de anticuerpos importantes que sirven para combatir infecciones y evitar que nos enfermemos. También mejora la circulación y mantiene los fluidos corporales en equilibrio, lo que evita hinchazón y nos protege de problemas de salud menores.

- **Menos estrés y más relajación.** Como toda forma de actividad física, la actividad sexual sirve para reducir el nivel de cortisol, que es la hormona que causa estrés y que a su vez causa ansiedad. La actividad sexual y la intimidad física también alivian la tensión muscular, lo que provoca relajación física y mental.

- **Mejor calidad del sueño.** Durante la actividad sexual, especialmente durante el orgasmo, el cuerpo produce hormonas beneficiosas. Estas hormonas actúan como sedantes, calmando los nervios y mejorando la concentración. Sirve de ayuda para dormir bien y no despertarse durante la noche.

- **Mejor sentido de bienestar y mejor humor.** Igual que el ejercicio, la actividad sexual hace que el cuerpo libere endorfinas, lo que causa más felicidad y más energía.

A pesar de estos beneficios, muchos individuos y parejas con enfermedades crónicas, físicas o mentales, tienen problemas en mantener una vida sexual activa. Las emociones, el miedo a que los síntomas empeoren, el no sentirse capaz de tener un buen desempeño sexual o el temor a que ocurra una emergencia causan frustración y reducen el deseo sexual en uno o ambos integrantes de la pareja.

Preocupaciones comunes sobre la actividad sexual

Para la mayoría de las personas con enfermedades crónicas puede resultar difícil realizar el acto sexual debido a las exigencias físicas. Las relaciones sexuales causan un aumento en la frecuencia cardíaca y la respiración, y pueden agotar a quienes tienen dolor, energía limitada o problemas respiratorios o circulatorios. Por eso podría ser más satisfactorio que pasaran más tiempo en la estimulación y juegos sexuales preliminares, y menos tiempo en el acto en sí (coito).

Practicar maneras de excitarse y de excitar a su pareja de manera placentera y confortable aumentará la satisfacción y la vida íntima. Actividades íntimas placenteras, como besarse y acariciarse, también son gratificantes. Además, el uso de la mente para enfocarse en lo que se piensa, en visualizar o crear fantasías o en concentrarse en las sensaciones de placer en vez del malestar físico, también puede mejorar la experiencia sexual.

El miedo y otras cuestiones emocionales también pueden afectar las relaciones íntimas. Por ejemplo, las personas que tuvieron un ataque al corazón o una apoplejía suelen tener miedo de que la actividad sexual les provoque otro ataque, por eso deciden evitarla. Las personas con problemas respiratorios tienen miedo de que la actividad sexual enérgica les cause tos, fatiga o algo peor. Además, la pareja de esa persona también puede tener miedo y sentirse responsable de que algo le pase a su compañero. Ciertas condiciones crónicas, como la diabetes, pueden causar problemas de erección o sequedad vaginal, lo que hace que el acto sexual (penetración) sea incómodo o vergonzante. Todas estas preocupaciones afectan la relación física.

Otras barreras sutiles pero devastadoras son la pérdida de autoestima y el cambio de autoimagen. Muchas personas con enfermedades crónicas sienten que no provocan atracción física. Esto se puede deber a una parálisis, dificultad al respirar, aumento de peso a causa de medicamentos, deformación de las articulaciones o la pérdida de un seno u otra parte del cuerpo.

Los problemas mentales también pueden afectar el concepto que uno tiene de sí mismo. Por eso suelen evitar situaciones sexuales "tratando de no pensar en ellas".

Ignorar el componente sexual de una relación o distanciarse física y emocionalmente de la pareja puede resultar en depresión, lo que a su vez causa falta de interés en el sexo y mayor depresión, creando un círculo vicioso. Pero la depresión se puede tratar y la persona se podrá sentir mejor. Para mayor información sobre la depresión, refiérase al capítulo 5, *Entender y manejar síntomas comunes y emociones*. Las técnicas de manejo personal no siempre son suficientes, por eso es recomendable que consulte con su médico o terapeuta si usted cree que tiene depresión.

Si usted evita las relaciones sexuales y los momentos íntimos, tiene un problema grave. No solo se está privando de una parte importante y placentera de la vida sino que también se sentirá culpable por no conformar a su pareja. Por otra parte, es posible que su pareja tenga temor de lastimarlo durante la práctica sexual y que se sienta más culpable que usted por el resentimiento que esa situación le provoca. Este tipo de dinámica puede causar problemas serios en una relación. Sin embargo, si usted maneja la situación de forma activa podrá evitar esto. Después de todo, se supone que el acto sexual y las actividades íntimas no tienen que dar miedo ni ser incómodas; ¡deben ser entretenidas y placenteras!

Afortunadamente, para los seres humanos las actividades íntimas no son únicamente el acto sexual o el orgasmo, sino que se basan fundamentalmente en compartir emociones con nuestra pareja u otras personas que amamos. Recuerde: hacer cambios en su vida le permitirá hacer las cosas que le gustan. Ya hablamos de hacer cambios en el capítulo 2, *Convertirse en una persona proactiva en el manejo personal de su salud*. Entonces, si decimos que la actividad sexual y la intimidad son prioridad en una pareja, hable abiertamente con su compañero. Charlen sobre la posibilidad de explorar y experimentar diferentes tipos de estimulación física y mental para lograr más sensualidad e intimidad, además de cómo vencer los temores que puedan tener acerca del sexo.

Vencer los temores durante la actividad sexual

Lo más importante para tener intimidad y una buena vida sexual es la comunicación. La mejor forma de vencer los temores que uno o ambos integrantes de la pareja tenga es enfrentarlos. Una vez que esos temores se expresen abiertamente, la pareja podrá hablar de ellos y empezar a resolverlos. Si no hay una buena comunicación, probar nuevas posiciones sexuales y maneras de aumentar la sensualidad no será suficiente. Y esto es especialmente importante para las personas a quienes les preocupa su aspecto físico debido al problema de salud que tienen. Sin embargo, con el tiempo se dan cuenta de que generalmente a su pareja le preocupa el aspecto mucho menos que a ellos.

Si usted y su pareja hablan cómodamente sobre sexo, podrán encontrar soluciones a sus problemas. Un tema recomendable para empezar es hablar del tipo de estimulación que prefieren y qué posiciones les resultan más cómodas. Luego pueden hablar de las fantasías sexuales que los excitan. Si la mente está ocupada con fantasías, es difícil que se enfoque en temores.

El primer paso es que usted y su pareja lean sobre las destrezas de comunicación que presentamos en el capítulo 11, *Comunicarse con la familia, amigos y proveedores de salud*, y sobre las técnicas para resolver problemas que tratamos en el capítulo 2, *Convertirse en una persona proactiva en el manejo personal de su salud*. Recuerde, cuando use una herramienta de manejo personal por primera vez, pruébela por cierto tiempo antes de decidir si funciona o no. No se dé por vencido enseguida. Cada vez que se empieza a practicar cualquier destreza nueva, se necesita tiempo, práctica y paciencia para aprenderla bien.

Sexo con sensualidad

En nuestra sociedad, la atracción sexual está ligada casi únicamente a la experiencia visual. Este concepto pone a la apariencia física por encima de todo. Sin embargo, la vista es solo uno de nuestros cinco sentidos. Cuando usted piense en sensualidad, tenga en cuenta las cualidades seductoras de la voz, olor, sabor y tacto de su pareja. El sexo con sensualidad se trata de conectarse con su pareja por medio de todos los sentidos y de hacer el amor no solo con los ojos sino también con las orejas, nariz, boca y manos.

Tocarse con sensualidad es especialmente importante ya que el órgano sensitivo más grande del cuerpo es la piel, la cual está llena de nervios sensoriales. El toque preciso en cualquier punto de la piel puede ser muy erótico. Por suerte, la estimulación sexual con el tacto se puede realizar prácticamente en cualquier posición y su efecto puede aumentar con el uso de aceites, lociones saborizadas, fragancias, plumas, guantes de piel... y todo lo que se desee. Las zonas más sensitivas son la boca, lóbulos de la oreja, cuello, senos y pezones (tanto en mujeres como en hombres), ombligo y zonas cercanas, manos (con las yemas se da placer y con las palmas se recibe), muñecas, zona baja de la espalda, nalgas, dedos de los pies y zonas internas de los muslos y brazos. Experimente con el tacto en diferentes zonas. Hay personas que se excitan con un leve toque y otras que prefieren que las toquen con mayor firmeza. Y hay quienes se excitan cuando los tocan con la nariz, labios, lengua e incluso con juguetes sexuales.

Fantasía y sensualidad

Lo que pasa por la mente puede ser muy excitante. Casi todos tenemos fantasías sexuales en algún momento. Probablemente existan tantas fantasías sexuales como personas. Y es absolutamente normal pensar en fantasías placenteras. Si usted y su pareja tienen alguna fantasía

Conceptos erróneos sobre la sexualidad

Muchas de nuestras actitudes y creencias sobre la sexualidad son aprendidas, es decir que no son automáticas ni instintivas. Empezamos a aprender estas actitudes de jóvenes. Las mismas provienen de nuestra familia, amigos, niños mayores que nosotros y otros adultos. También nos enteramos de ellas por medio de chistes, revistas, televisión, películas y la internet. Desafortunadamente, muchas personas aprenden creyendo que la sexualidad es lo que "se debe" y lo que "no se debe" hacer. Esta idea representa las inhibiciones y los conceptos erróneos de nuestra sociedad.

Para explorar y mejorar el placer sexual, es necesario desenmascarar esas inhibiciones y conceptos erróneos. Estos son algunos ejemplos comunes de creencias falsas sobre la sexualidad:

■ Las personas mayores ya no pueden disfrutar de las relaciones sexuales.

■ Tener las relaciones sexuales es mejor para las personas que tienen cuerpos perfectos y hermosos.

■ Un "hombre de verdad" siempre está listo para tener relaciones sexuales.

■ Una "mujer de verdad" debe estar sexualmente disponible cada vez que su pareja está interesada en las relaciones.

■ Hacer el amor siempre tiene que terminar en el acto sexual o coito (es decir, con penetración).

■ El acto sexual debe llevar al orgasmo.

■ El orgasmo debe ocurrir al mismo tiempo (simultáneamente) para ambas personas de la pareja.

■ Besar y tocarse debe hacerse solamente para culminar en relaciones sexuales.

en común, pueden practicarla aunque se trate simplemente de una expresión que desean oír mientras realizan el acto sexual.

El uso de la mente en las relaciones sexuales puede ser tan excitante como la estimulación física. Además es muy útil cuando existen síntomas que interfieren con el placer del sexo. Pero hay que tener cuidado, ya que a veces las fantasías crean expectativas irreales. Es posible que su pareja en la realidad no se compare favorablemente con el amante imaginario. Y si usted alimenta demasiado su imaginación viendo fotos y videos explícitos de personas jóvenes con cuerpos "perfectos", es posible que a la hora de tener relaciones su satisfacción sexual disminuya.

Cómo vencer los síntomas durante las relaciones sexuales

Algunas personas no pueden encontrar posiciones sexuales cómodas. Otras, al tener relaciones sexuales sienten que síntomas como el dolor, dificultad al respirar, fatiga e incluso pensamientos negativos los distraen y evitan que sientan el placer sexual y la posibilidad de alcanzar el orgasmo. Estas situaciones generan problemas especiales, ya que si, por ejemplo, usted no llega al orgasmo es probable que culpe a su pareja. Por el otro lado, si su pareja no llega al orgasmo, usted se sentirá culpable. En caso de que usted no quiera tener sexo porque se siente frustrado, posiblemente su pareja quede resentida y usted se sienta culpable. Todo eso afectará la relación y ambas personas sufrirán.

Una solución posible que puede ayudarle a manejar esta situación sería tomar los medicamentos para contrarrestar los síntomas en un horario que le permita estar en buen estado para cuando decida tener relaciones sexuales. Esto significa planear con anticipación. El tipo de medicamento también es importante. Los narcóticos, relajantes musculares y tranquilizantes quitan el dolor pero también anulan a los nervios sensoriales. Es decir que sería contraproducente disminuir la capacidad de los nervios sensoriales, que son los encargados de darnos placer. La claridad de pensamiento también se ve afectada al tomar medicamentos, dificultando la capacidad de concentrarse. Además, algunos medicamentos pueden dificultar en el hombre la capacidad de erección; otros, sin embargo, pueden ayudar con este problema. Si usted está en esta situación, consulte con su médico o farmacéutico sobre el horario adecuado para tomar los medicamentos sin que le afecten durante las relaciones sexuales o para que le sugieran alternativas.

Otra forma de manejar los síntomas incómodos es hacerse experto en fantasías. Para eso se necesita entrenamiento y práctica. Se trata de crear una o más fantasías sexuales de tal vivacidad y detalle que pueda recordarlas cuando lo desee, especialmente cuando esté teniendo relaciones sexuales. Así, usted podrá enfocar la mente en pensamientos eróticos en vez de ocuparla con sus síntomas o con pensamientos negativos.

Si usted nunca ha realizado las técnicas de visualización e imágenes como las que explicamos en el capítulo 6, *Usar la mente para manejar síntomas*, debería practicarlas varias veces por semana para aprenderlas bien. Tenga en cuenta que esta práctica no tiene que estar dedicada a las fantasías sexuales. Puede empezar con la grabaciones o guiones de imágenes guiadas que presentamos como modelo en el capítulo 6. Practique seguido para que cada vez pueda lograr imágenes más vívidas. Comience pensando solamente en imágenes. Cuando se sienta seguro con eso, agregue colores y juegue con ellos. El siguiente paso es imaginar que camina mirándose los pies. Cuando domine esa parte, trate de escuchar los sonidos que acompañan esa imagen. Luego concéntrese en los olores y sabores, y sienta una brisa o rocío en su piel. Por último, sienta que toca objetos de la imagen.

No practique todos estos sentidos a la misma vez. Practique uno solo y cuando se sienta cómodo con los resultados, pase al siguiente. Cuando logre dominar todos los sentidos empiece a inventar su propia fantasía sexual para visualizarla, escucharla, olerla y sentirla.

Incluso puede empezar su fantasía imaginándose que no tiene ningún síntoma que le afecte. Los límites los pone únicamente su imaginación.

Estas técnicas de concentración también lo ayudarán a enfocarse en el momento presente. Enfocarse en las sensaciones físicas y emocionales durante el acto sexual puede ser sumamente erotizante. Si se distrae (lo cual es normal) trate de regresar suavemente a ese momento presente y personal. *IMPORTANTE: Si durante esta práctica le ocurre dolor de pecho o debilidad repentina, no ignore estos síntomas. Consulte inmediatamente a un médico.*

Si su elección es la abstinencia sexual debida a su problema de salud crónico o porque usted considera que el sexo no es una parte importante de su vida, está bien. No obstante, es importante que su pareja entienda esa decisión y que esté de acuerdo. Las destrezas para una buena comunicación son esenciales. También sería útil compartir la situación con un terapeuta. Hay profesionales entrenados para mejorar situaciones interpersonales complicadas y facilitar el diálogo en la pareja. No tenga vergüenza de hablar con los terapeutas; ellos ya han escuchado todo tipo de situaciones.

Posiciones sexuales

Lograr una posición sexual cómoda puede reducir los síntomas durante la práctica sexual. Además, puede quitarle el miedo a tener dolor o lesiones. La mejor forma de buscar las posiciones más convenientes para usted y su pareja es la experimentación. Cada persona es diferente. Le sugerimos que pruebe diferentes posiciones con su pareja y le recomendamos que las prueben antes de llegar al punto de excitación. Prueben colocando almohadas para soportar distintas partes del cuerpo o sentados en una silla. La experimentación misma ya es erotizante.

Sin importar la posición que prueben, siempre es recomendable hacer ejercicios de precalentamiento antes de practicar el sexo. Puede hacer algunos de los ejercicios de estiramiento que presentamos en el capítulo 8, *Hacer ejercicio para que la vida sea más fácil*. El ejercicio mejora la vida sexual de muchas maneras. Al estar en forma, aumenta la comodidad y la resistencia durante el acto sexual. Caminar, nadar, andar en bicicleta y otras actividades le pueden dar muchos beneficios, no solamente a la hora de mantener relaciones sexuales sino en general, reduciendo los problemas para respirar, la fatiga y el dolor. El ejercicio también le servirá para saber cuáles son sus límites y qué ritmo debe seguir.

Durante la actividad sexual es recomendable cambiar de posición varias veces, especialmente si nota que los síntomas aparecen o aumentan al estar mucho tiempo en la misma posición. El cambio de posición se puede hacer como parte del juego sexual; así será más divertido para la pareja. Durante el acto sexual está bien descansar un rato, como en cualquier otro tipo de ejercicio.

Sexo e intimidad: Consideraciones especiales

Las personas con ciertas condiciones de salud tienen preocupaciones puntuales sobre el sexo y la intimidad. En esta sección hablaremos de algunas consideraciones al respecto.

Quienes se están recuperando de un ataque al corazón o de una apoplejía suelen evitar tener relaciones sexuales por temor a no hacerlo bien, a que les ocurra otro ataque o incluso a morir. Este miedo es aun más común en la pareja de esas personas. Por suerte no existen pruebas para sentir ese temor y usted puede volver a tener relaciones sexuales en cuanto lo desee. Las investigaciones demuestran que el riesgo de ataque cardíaco por tener relaciones sexuales es menor al 1%. Y ese riesgo es aun menor en personas que hacen ejercicio. Si usted tuvo una apoplejía, es posible que la parálisis o el debilitamiento resultante hagan que busque posiciones para mantener mayor soporte y comodidad. Quizás también tenga que identificar cuáles son las zonas del cuerpo más sensitivas para recibir caricias. Además, es posible que le preocupe el control del intestino y de la vejiga. La Asociación Americana del Corazón de los Estados Unidos (www.heart.org) tiene guías excelentes sobre la actividad sexual después de haber tenido un ataque cardíaco o una apoplejía.

Las personas con diabetes también suelen reportar problemas con la actividad sexual. En el caso de los hombres, pueden tener problemas para tener o mantener una erección. Esto puede ocurrir como resultado de los efectos secundarios de la medicación o de otras condiciones médicas asociadas con la diabetes. Tanto hombres como mujeres pueden tener falta de sensación en la zona genital. En las mujeres, el problema más común es la falta de lubricación vaginal. Si usted tiene diabetes, la mejor forma de evitar o disminuir estos problemas es controlar el nivel de azúcar en la sangre, hacer ejercicio, mantener una actitud positiva y cuidarse en términos generales. Existen lubricantes que ayudan a tener más sensibilidad, tanto para hombres como para mujeres. Si utiliza condones es importante que use un lubricante a base de agua, ya que los lubricantes a base de petróleo destruyen el látex con el que están hechos. Las personas que tienen poca sensibilidad en la zona genital se pueden beneficiar usando un vibrador en dicha zona. Si nos concentramos en estimular las partes más sensuales del cuerpo aumentaremos la posibilidad de tener una experiencia sexual más placentera. Por otro lado, existen nuevas terapias para hombres con disfunción eréctil. En la Asociación Americana de la Diabetes de los Estados Unidos (www.diabetes.org) puede encontrar información más detallada sobre la actividad sexual de las personas con diabetes.

El dolor crónico o recurrente puede reducir el deseo sexual. Es difícil sentirse sexi cuando se tiene dolor o se tiene miedo de sentirlo al tener relaciones sexuales. El dolor suele ser el síntoma principal de artritis, migraña, problemas intestinales y muchas otras condiciones crónicas. Quienes tienen estas condiciones enfrentan el desafío continuo de soportar el dolor para poder excitarse sexualmente o para llegar al orgasmo. Como ya dijimos en este capítulo y en el capítulo 6, *Usar la mente para manejar síntomas*, la concentración y el enfoque son destrezas de gran ayuda en estas situaciones. Saber enfocarse en el momento presente o en una fantasía sexual puede distraerlo, hacer que no piense en el dolor y concentrarse en su pareja. Calcule cuándo tiene que tomar el medicamento para el dolor para que le cause efecto a la hora de tener relaciones sexuales, adopte posiciones cómodas, actúe despacio y tranquilamente, relájese y disfrute de los juegos sexuales preliminares.

Las personas a quienes les extirparon un seno, un testículo u otra parte del cuerpo por problemas de cáncer o por otra condición médica también pueden sentir miedo de tener sexo e intimidad. Esto también les ocurre a las personas a quienes les quedaron cicatrices después de una cirugía o a aquellas que tienen inflamación o desfiguración de articulaciones debido a la artritis. Si usted es una de esas personas, quizás tenga miedo de lo que piense su pareja. ¿Cree que no sentirán deseos de tener relaciones sexuales con usted? Si bien esto puede pasar, ocurre mucho menos de lo que usted cree. Por lo general, cuando nos enamoramos de alguien, nos enamoramos de cómo es la persona y no de su seno, testículo u otra parte del cuerpo. Insistimos, la buena comunicación y el compartir las preocupaciones con su pareja sirve de mucho. Si a usted le cuesta hacer eso, le recomendamos que empiecen a hacer terapia de pareja. Suele pasar que las cosas que nos preocupan no son en realidad problemas graves.

La fatiga es otro de los síntomas que van en contra del deseo sexual. El capítulo 5, *Entender y manejar síntomas comunes y emociones*, habla de cómo lidiar con la fatiga. Aquí le damos una pista más: Planee sus actividades sexuales en base a su fatiga. Es decir, trate de mantener relaciones sexuales en las horas del día en que esté menos cansado. Quizás sea mejor tener sexo por la mañana en vez de hacerlo por la noche.

Otra de las condiciones que pueden interferir con la función y el deseo sexual son los problemas mentales y los medicamentos que se toman para tratarlos. Si esa es su situación, es importante que hable con el médico sobre los efectos secundarios de los medicamentos y que busquen alternativas en caso de que fuera necesario. En muchas ocasiones, el médico puede recetarle otro medicamento, cambiar la dosis y la frecuencia para tomarlos o derivarlo a un terapeuta de pareja para que, junto con ella, aprendan estrategias para disminuir o eliminar los síntomas. Además, tanto la terapia individual como la de pareja pueden servir para lidiar con otros problemas de pareja, intimidad y sexo que no estén necesariamente relacionados con los medicamentos que está tomando.

No importa cuál sea su condición crónica de salud; recuerde que el médico es la primera persona a quien debe consultar en caso de tener problemas sexuales relacionados con dicha condición. No tenga vergüenza ni miedo de hablar con el médico sobre temas íntimos. Es muy probable que otras personas hayan tenido el mismo problema que usted y que muchas veces el médico haya encontrado soluciones. Otro detalle importe que debe recordar es que

las consideraciones sexuales son solo otro componente para tener en cuenta cuando se tiene una condición crónica, así como lo son la fatiga, el dolor y las limitaciones físicas. Todos estos son tipos de problemas que hay que aprender a resolver con el manejo personal. Los problemas de salud crónicos no tienen que significar el fin de la intimidad ni de las relaciones sexuales. Por medio de la comunicación, la planificación y la resolución de problemas, usted puede disfrutar del sexo y de una intimidad más intensa. Al ser creativo y al estar abierto a la experimentación podrá mejorar su vida sexual y sus relaciones de pareja.

Para una lista de lecturas sugeridas, sitios web de interés y otros recursos útiles, visite www.bullpub.com/resources.

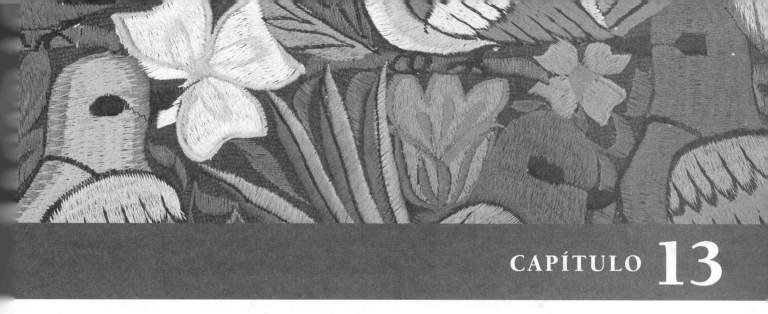

CAPÍTULO 13

Manejar decisiones sobre tratamientos y medicamentos

Todo el tiempo nos enteramos de nuevos tratamientos, nuevas drogas, suplementos nutritivos y otros tratamientos alternativos. Apenas pasa una semana sin que escuchemos de algún nuevo remedio a través de las noticias. En los periódicos, revistas, televisión y redes sociales nos bombardean con anuncios de drogas y suplementos. Recibimos correos electrónicos que nos prometen nuevos tratamientos y curas. ¿Ha notado usted que los anuncios por televisión nos explican los beneficios usando un tono pausado y firme, pero que nos dicen los efectos secundarios a una velocidad tan rápida que es difícil de entender? Por otro lado, los profesionales de la salud pueden recomendarnos nuevos procedimientos, medicamentos u otros tratamientos. Además, las compañías farmacéuticas invierten miles de millones de dólares en publicidad e investigación de mercado enfocándose en personal médico y pacientes. Imagine qué ocurriría si tal poder de mercadotecnia se usara para promover las herramientas de manejo personal. Habría muchas

345

menos enfermedades crónicas y menos necesidad de medicamentos, cirugías, hierbas, suplementos y variedad de tratamientos alternativos.

¿En qué podemos creer? ¿Cómo podemos decidir qué podemos probar?

Una parte importante en el manejo de nuestro propio cuidado es saber evaluar estas afirmaciones y recomendaciones para que podamos tomar una decisión informada sobre si queremos o no probar algo nuevo. En este capítulo presentamos información sobre cómo tomar decisiones informadas y cómo manejar su tratamiento y sus medicamentos de manera efectiva.

Evaluar decisiones médicas

Para tomar una decisión informada sobre cualquier tratamiento, ya sea un tratamiento médico convencional o un tratamiento alternativo, usted debe hacerse algunas preguntas:

¿Cómo me enteré de ese tratamiento?

¿Fue publicado en un periódico científico, en una revista de chismes del supermercado, en anuncio de televisión o de internet, o en un volante que recogió en alguna parte? ¿Se lo sugirió un amigo, un vecino o un pariente? ¿Se lo recomendó su médico?

La fuente de información es importante. Los resultados publicados en un periódico científico de buena reputación son más creíbles que los que puede leer en las revistas populares o en anuncios. Los resultados publicados en periódicos científicos generalmente provienen de estudios de investigación. Estos estudios son examinados cuidadosamente por científicos antes de ser publicados. Sin embargo, no hay garantía absoluta y siempre puede haber información errónea, falsa o malintencionada, aunque es más probable que eso ocurra en las publicaciones no especializadas.

Hay muchos tratamientos alternativos y suplementos nutritivos que no han sido estudiados científicamente. Por otra parte, los testimonios, las afirmaciones que no tienen una base sólida y las opiniones no son lo mismo que la información objetiva y basada en evidencias. Recuerde: si algo suena demasiado bien para ser verdad, seguramente no sea verdad.

Veamos este ejemplo: Una mujer estuvo un tiempo en un spa y dijo que la artritis se le ha mejorado. Ella atribuye la mejoría a una dieta especial, hierbas y suplementos. Pero ¿no sería posible que el beneficio hubiera sido causado por el clima cálido, la relajación y el sentirse atendida? Este ejemplo demuestra que hay que observar todo lo que cambió desde que se empezó con el tratamiento. Al empezar un nuevo tratamiento, por lo general se adopta inmediatamente un estilo de vida más sano. ¿No podría eso jugar un papel importante en la mejoría?

¿El tratamiento pide hacer cambios extremos en la dieta, dejar de tomar medicamentos o dejar otros tratamientos?

¿Se le está ofreciendo una comida o un suplemento mágico? Si usted cambia los hábitos alimenticios, asegúrese de no eliminar nutrientes importantes. Tenga en cuenta lo siguiente: Los "tratamientos alternativos" se hacen *en lugar de* la medicina tradicional, mientras que los "tratamientos complementarios" se hacen *junto con* la medicina tradicional. Al seguir un tratamiento complementario, usted puede continuar con el tratamiento que le recomendó su médico y combinarlo con terapias adicionales desarrolladas para manejar la misma condición. Por ejemplo, usted puede tomar medicamentos para la artritis y al mismo tiempo practicar yoga. Si en cambio usted decide seguir un tratamiento alternativo en el que deba abandonar otro tratamiento, sea precavido y consulte a su proveedor de salud antes de dejar el otro tratamiento o de hacer un cambio drástico.

¿El tratamiento que se ofrece es seguro y efectivo?

Todos los tratamientos tienen efectos secundarios y ciertos riesgos. Usted es el único que puede decidir si vale la pena correr esos riesgos potenciales.

Generalmente se piensa que si algo es "natural" u "orgánico" tiene que ser bueno. Eso no siempre es cierto. Si algo es suficientemente fuerte como para causar cierto efecto, también lo es para causar otro efecto. Que sea "natural" no necesariamente significa que sea mejor o más seguro que un producto fabricado, solo por el hecho de provenir de una planta o de un animal. Por ejemplo, de la planta *digitalis* se obtiene un medicamento para el corazón, pero ese elemento natural puede ser mortal si no se toma en la dosis correcta. Por lo mismo, ciertos tratamientos, hierbas e incluso suplementos vitamínicos pueden ser seguros en dosis bajas pero muy peligrosos en dosis altas.

El hecho de que mucha gente tome un producto o practique cierta terapia, aunque se hayan usado por muchos años, no significa que sean seguros o efectivos. Se ha probado que algunas prácticas, como la meditación, benefician la salud sin riesgos o generando muy pocos. Hay otros métodos tradicionales que pueden no ser seguros para ciertas personas. Y hay otros métodos que simplemente no funcionan o de los que no se ha probado un efecto positivo.

La Administración de Medicamentos y Alimentos de EE.UU. (FDA, por sus siglas en inglés) regula los medicamentos de venta libre y los recetados, pero *no regula* las hierbas y otros suplementos, los cuales no deben cumplir con los mismos estándares de seguridad, eficacia y fabricación que los medicamentos de venta libre y recetados. En algunos suplementos se han hecho pruebas y se encontraron diferencias notables entre lo que se menciona en la etiqueta y lo que en realidad hay dentro del envase. En algunos productos se observó que ni siquiera contienen el ingrediente activo que se menciona para venderlo. Y en otros se detectó que estaban contaminados con metales, drogas recetadas no mencionadas, pesticidas, microorganismos y otras sustancias. Antes de probar alguno de estos productos, investigue acerca de la compañía que los pone a la venta.

¿Cuál es el "costo" del tratamiento?

¿Usted tiene el dinero suficiente para pagar el tratamiento durante el tiempo necesario para poder observar una mejoría? ¿Su salud le permite mantener el nuevo régimen que le están proponiendo? ¿El tratamiento puede tener algún efecto emocional? ¿Le causará impedimentos para hacer las actividades del hogar o del trabajo?

Informarse más sobre los tratamientos

Probablemente usted se pregunte dónde puede obtener más información sobre tratamientos para poder tomar decisiones apropiadas. En la internet se puede encontrar información sobre nuevos tratamientos con datos actualizados. Pero debe ser cauteloso, especialmente si los sitios web que dan esa información también quieren venderle productos o servicios. No todo lo que se publica en la internet es correcto ni seguro. Busque en fuentes confiables, guiándose por el nombre del autor o del patrocinador del artículo, y por la dirección de internet (también llamada URL). Las direcciones que terminan en .edu, .org y .gov son, por lo general, más objetivas y confiables. Sus publicaciones se crean en universidades, organizaciones sin fines de lucro y agencias gubernamentales, respectivamente. También hay sitios .com que ofrecen buena información pero que al estar ligados a organizaciones comerciales o con fines de lucro, los datos que dan pueden favorecer el consumo de sus productos. Vuelva a leer el capítulo 3, *Encontrar recursos*, para saber cómo encontrar fuentes de información confiables. A continuación le damos algunos sitios que le pueden interesar. Para ver los datos actualizados de estos sitios, visite www.bullpub.com/resources, encabezamiento *Medications and their Use and Making Treatment Decisions (Medicamentos y sus usos y toma de decisiones de tratamiento)*, y luego seleccione el URL del sitio del cual desee obtener información actualizada.

- National Center for Complementary and Integrative Health [Centro Nacional de Salud Complementaria e Integral] es una agencia gubernamental que ofrece información obtenida en investigaciones y organizada alfabéticamente de la A a la Z (de *acupuntura* a *zinc*).

- Natural Medicines Comprehensive Database [Base de Datos Amplia de Medicamentos Naturales] presenta datos clínicos sobre aproximadamente 90000 productos herbarios, suplementos dietéticos, vitaminas, minerales, productos homeopáticos, medicamentos ayurvédicos, medicamentos alternativos y complementarios, terapias integrales, tratamientos alternativos y complementarios (por ejemplo, acupuntura), productos utilizados en medicina tradicional china y otros remedios naturales. Además incluye un comprobador que muestra la interacción de los productos naturales con otros medicamentos de venta libre y con los recetados.

- Consumer Lab [Laboratorio para el Consumidor] ofrece pruebas independientes realizadas en productos nutricionales.

- Consumer Reports [Informes para el Consumidor] estudia y evalúa tanto los tratamientos y productos alternativos como los convencionales.

El hecho de que algo se haga comúnmente no quiere decir que sea lo mejor. Hay ocasiones en que es más conveniente evitar los tratamientos médicos estándar. Varias organizaciones médicas especializadas, basándose en evidencias, recomendaron *no* seguir muchos tratamientos comunes. También recomendaron qué pruebas y tratamientos se *deberían* hacer pero posiblemente no se tienen en cuenta. Para mayor información sobre este tema, visite www.choosingwisely.org. Por ejemplo, es posible que a usted no le haga falta hacerse radiografías para el dolor de espalda, ni tomar antibióticos para una infección en los senos nasales, ni hacerse tomografías de todo el cuerpo para detectar con anticipación una enfermedad, ni muchas otras cosas. Al mismo tiempo es posible que no le hayan sugerido hacerse ciertas pruebas que sí le podrían ser beneficiosas. Por ejemplo, una prueba de función pulmonar podría serle beneficiosa si usted tiene asma, o medicamentos protectores del corazón o del hígado podrían serle útiles si tiene diabetes. El Comité de Servicios Preventivos de EE.UU. es el encargado de ofrecer, tanto a proveedores como pacientes, reseñas de diferentes pruebas de escaneo y tratamientos médicos, basándose en evidencias.

No es fácil tomar decisiones sobre seguir nuevos tratamientos. Una persona proactiva en el manejo personal se hace las preguntas que presentamos en este capítulo y sigue los pasos para tomar decisiones que se presentaron en el capítulo 2, *Convertirse en una persona proactiva en el manejo personal de su salud*, para poder lograr los mejores resultados. Si usted se hace todas estas preguntas y decide probar un nuevo tratamiento por su cuenta, es muy importante que se lo informe a sus proveedores de salud.

Usted y sus proveedores de salud son compañeros de trabajo, por eso usted debe mantenerlos informados de los avances que observe durante el nuevo tratamiento.

Unas palabras generales acerca de los medicamentos

Seguramente usted ve muchísimos anuncios sobre medicamentos. La intención de esos anuncios es hacerle creer que con el simple hecho de tomar unas pastillas, sus síntomas desaparecerán y tendrá una vida mejor. Daría la impresión de que hay una pastilla para cada enfermedad.

Pero la realidad es que, por lo general, el cuerpo se cura solo, haciendo que después de cierto tiempo muchos síntomas comunes y condiciones mejoren. El cuerpo tiene una "farmacia interna" que produce sus propios medicamentos, que por lo general son el tratamiento más seguro y efectivo. La paciencia, la autoobservación detallada y el monitoreo suelen ser excelentes combinaciones.

Sin embargo, también es cierto que los medicamentos pueden formar una parte importante en el manejo de enfermedades crónicas. Aunque muchos de ellos no las curan, pueden hacer lo siguiente:

■ **Aliviar los síntomas.** Por ejemplo, un inhalador libera medicamentos que ayudan a expandir las vías respiratorias (los tubos bronquiales) y hacen que se pueda respirar con facilidad. También, una tableta de nitroglicerina expande los vasos sanguíneos y alivia el dolor de pecho. Otro ejemplo es el acetaminofeno (*Tylenol*), que puede aliviar el dolor.

- **Prevenir problemas mayores.** Por ejemplo, los medicamentos anticoagulantes diluyen la sangre e impiden la formación de coágulos sanguíneos que causan apoplejías y problemas cardíacos y pulmonares.

- **Mejorar o detener el proceso de la enfermedad.** Por ejemplo, los medicamentos antiinflamatorios sin esteroides pueden ayudar en casos de artritis, aliviando el proceso inflamatorio. De igual forma, los medicamentos para la hipertensión ayudan a reducir la presión arterial. Por lo general, los medicamentos detienen la condición o enfermedad principal, incluso cuando no pueden hacer desaparecer los síntomas por completo.

- **Reemplazar sustancias que el organismo ya no produce adecuadamente.** Es así como se usa la insulina para controlar la diabetes y la medicación para controlar el hipotiroidismo. Como muestran estos ejemplos, la mayoría de los medicamentos para las enfermedades crónicas disminuyen las consecuencias de la enfermedad o retrasan su curso. Es posible que al tomar los medicamentos usted no sienta ninguna diferencia y piense que no están haciendo ningún efecto, pero lo que probablemente estén haciendo es evitar complicaciones o que la enfermedad empeore. Por eso es importante que siga tomándolos y que le pregunte a su médico sobre cualquier duda que tenga.

Los medicamentos pueden ser de gran ayuda. Sin embargo, el uso de esas herramientas poderosas tiene su costo. Además de ayudarnos, todos los medicamentos tienen efectos secundarios que no quisiéramos tener. Algunos de esos efectos son esperables y leves, mientras que otros son inesperados y pueden representar un riesgo para nuestra vida. Entre el 5% y el 10% de las hospitalizaciones se deben a reacciones a drogas. Al mismo tiempo, si ciertas drogas, como por ejemplo los medicamentos para la hipertensión, no se toman tal como las receta el médico, también pueden causar una hospitalización.

El poder de la mente: Espere lo mejor

Los medicamentos afectan el cuerpo de dos formas. La primera está determinada por la composición química del medicamento. La segunda dependerá de sus creencias y expectativas. Lo que usted cree puede cambiar la química del cuerpo y los síntomas que experimenta. También puede mejorar el efecto de *cualquier* medicamento o tratamiento. Hablemos entonces de los placebos. Los placebos no contienen sustancias activas que afecten la salud. Cuando hablamos de efecto placebo nos referimos a lo que ocurre cuando alguien toma lo que se conoce como una pastilla de azúcar y luego los síntomas que tenía mejoran. Ese es un ejemplo de la conexión que hay entre el cuerpo y la mente.

En muchos estudios se ha probado el poder del placebo; es decir, el poder de la mente sobre el cuerpo. Aunque se tome un placebo, en muchos casos los síntomas mejoran. *Cada vez que usted toma un medicamento, además de tragar la pastilla también está tragando sus expectativas y creencias.* Usted puede aprender a sacar ventaja de su farmacia interna poderosa al mismo tiempo que toma los medicamentos. *¡Espere lo mejor!*

Para lograrlo, considere lo siguiente:

- **Examine las creencias que tiene acerca del tratamiento.** Si se dice a sí mismo, "No me gusta tomar medicamentos" o "Los medicamentos siempre me provocan malos efectos secundarios", ¿cómo piensa que responderá su cuerpo? Si usted no piensa que el tratamiento prescrito puede ayudarle, sus pensamientos negativos eliminarán el efecto terapéutico. Si desea, usted puede contrarrestar estas imágenes negativas y cambiarlas por positivas. (Vuelva a leer la sección de pensamientos positivos en el capítulo 6, *Usar la mente para manejar síntomas*. Le será de mucha ayuda.)

- **Piense en los medicamentos igual que como piensa en las vitaminas.** A muchas personas les resulta más fácil relacionar imágenes saludables con vitaminas que con medicamentos. Al tomar vitaminas pensamos que estamos haciendo algo positivo para prevenir enfermedades y estar más saludables. Si usted aplica el mismo criterio con los medicamentos, considerándolos tan preventivos y saludables como las vitaminas, podrá obtener mayores beneficios.

- **Imagine cómo le está ayudando el medicamento.** Desarrolle una imagen mental de cómo el medicamento actúa dentro de su cuerpo. Por ejemplo, si toma un medicamento para reemplazar la hormona tiroidea, dígase a sí mismo que el medicamento le está ayudando a completar las cadenas químicas del cuerpo para poder regular mejor su metabolismo. Otro ejemplo es imaginar un antibiótico como una escoba fuerte que está barriendo todos los gérmenes del cuerpo. A algunas personas, formar una imagen vívida de cómo funciona el medicamento les resulta muy útil. No importa si la imagen mental de lo que está pasando químicamente coincida exactamente con una explicación médica. Lo que importa es que usted visualice una imagen clara y positiva.

- **Tenga en cuenta por qué toma el medicamento.** Usted no está tomando el medicamento simplemente porque se lo recetó el médico; lo está tomando para tener una vida mejor. Es importante entender y recordar de qué manera ese medicamento lo está ayudando. Al tener esa información presente, usted ayudará al medicamento a hacer su trabajo. Por ejemplo, supongamos que una mujer con cáncer recibe quimioterapia. El médico le ha dicho que el tratamiento la hará sentirse como si tuviera gripe, que va a vomitar y que se le va a caer el pelo. Al saber eso de antemano, los efectos secundarios seguramente empeorarán. Pero supongamos en cambio que a la mujer se le dice que esos síntomas durarán solo unos días y que la caída de pelo es un buen indicio de que las células que crecen rápido (las de pelo y las de cáncer) están siendo destruidas. Su pelo se recuperará pero las células cancerosas no regresarán. En muchas ocasiones, la presencia de efectos secundarios demuestra que el medicamento está funcionando.

Cuando se toman varios medicamentos a la vez

Las personas que tienen varias condiciones suelen tomar muchos medicamentos. Por ejemplo, es posible que una misma persona tome un medicamento para bajar la presión arterial, otro para calmar la artritis, otro para la disfunción eréctil y también un antiácido para los problemas digestivos. También es posible que además tome vitaminas, hierbas y medicamentos de venta libre. Cuantos más medicamentos se toman, mayor es el riesgo de tener efectos secundarios. Por otro lado, no todos los medicamentos se pueden tomar junto con otros, ya que eso puede causar complicaciones. Por suerte, en muchos casos se pueden tomar menos medicamentos y de esa manera bajar el riesgo de tener problemas. Pero usted no debe hacer eso sin antes consultar con su médico. Para hacer una comparación, casi nadie cambia los ingredientes de una receta de cocina ni elimina partes del auto cuando tiene que arreglarlo. Eso no significa que no lo puedan hacer; significa simplemente que para obtener los mejores y más seguros resultados, es necesario consultar con un especialista.

La manera en que una persona reacciona a los medicamentos depende de la edad, las actividades diarias, el cambio de síntomas, las condiciones crónicas, la genética y la mentalidad. Para recetarle el medicamento apropiado, su médico depende de lo que usted le diga. Es decir, usted debe informarle si los medicamentos que toma le causan algún cambio en los síntomas o le provocan algún efecto secundario. Según la información que usted le dé al médico, este podrá continuar, aumentar, disminuir o cambiar la medicación. Una buena relación entre médico y paciente se establece cuando hay intercambio de información entre *ambos*.

Lamentablemente no siempre se da este tipo de comunicación. Los estudios indican que menos del 5% de los pacientes a los que se les receta medicamentos hacen preguntas sobre ellos. Y los médicos entienden que si el paciente no hace preguntas, significa que entienden lo que ocurre y cómo deben tomar el medicamento. En caso de que el paciente no reciba la información suficiente o de que no sepa cómo tomar el medicamento, tendrá complicaciones. Por otra parte, es común que no se sigan las instrucciones correspondientes. El uso seguro y eficaz de una droga depende tanto de la capacidad del médico como del entendimiento del paciente con respecto a cómo y cuándo tomar el medicamento. Usted debe preguntar todo lo que quiera para obtener la información necesaria. (Véase el capítulo 11, Comunicarse *con la familia, amigos y proveedores de salud,* sección "Comunicarse con los proveedores de salud".)

Hay personas a quienes les da miedo hacerle preguntas al médico, creyendo que pueden sonar estúpidas o que el médico piense que son pacientes problemáticos. Pero recuerde: Hacer preguntas es una parte necesaria en una buena relación entre médico y paciente.

El objetivo de todo tratamiento es obtener los mayores beneficios con el nivel más bajo de riesgo. Eso quiere decir tomar la menor cantidad de medicamentos posible, que la dosis sea la más baja posible y siga siendo efectiva, y que se tome durante el menor tiempo posible. (Tenga en cuenta que algunos medicamentos se deben tomar de por vida.) Por lo general, que un medicamento sea eficaz o dañino dependerá de lo que usted sepa sobre él, de la comunicación que tenga con su médico y de que lo tome como se indica.

Lo que debe decirle a su médico antes de hacerse una prueba, empezar un tratamiento o ir a cirugía (¡aunque el médico no se lo pregunte!)

Como ya dijimos en este capítulo y en el capítulo 11, *Comunicarse con la familia, amigos y proveedores de salud*, la comunicación es un elemento clave. Su médico tiene que saber las respuestas a estas preguntas aunque él no se las haga directamente a usted:

¿Está tomando otros medicamentos?

Dígales a sus doctores, incluido el dentista, qué medicamentos está tomando, ya sea recetados o de venta libre. Mencione todo lo que esté tomando, incluyendo píldoras anticonceptivas, vitaminas, aspirina, antiácidos, laxantes, remedios con alcohol y hierbas. Lo más fácil es que usted lleve una lista de todos ellos y las cantidades que toma (dosis). En la actualidad, es muy común que usted pueda acceder a sus antecedentes médicos de forma electrónica (EMR, por sus siglas en inglés) y obtener una lista completa de los medicamentos que está tomando para descargarla en su computadora o teléfono celular, o para imprimir una copia. (Para más detalles sobre cómo obtener antecedentes médicos, véase el capítulo 11, *Comunicarse con la familia, amigos y proveedores de salud*.). Otra opción es llevar todos los medicamentos a su cita médica. Recuerde: Decirle a su médico cosas como "*estoy tomando las pastillitas verdes*" no es suficiente.

Si usted está viendo a más de un médico, es posible que no todos sepan lo que le recetan los demás. A no ser que todos tengan acceso al mismo historial médico, usted debe decirle a cada uno de sus médicos qué medicamentos y suplementos está tomando.

Esto es esencial para que el médico haga el diagnóstico y le indique el tratamiento correcto. Por ejemplo, si usted tiene náuseas, diarrea, insomnio, somnolencia, mareo, pérdida de memoria, impotencia o fatiga, es posible que esos síntomas sean efectos secundarios de un medicamento y que no estén causados por una enfermedad. Es decir que si su médico no sabe qué medicamentos está tomando, no podrá ayudarlo a evitar esos síntomas.

¿Ha tenido reacciones alérgicas o poco comunes a ciertos medicamentos?

Describa cualquier síntoma o reacción poco común que haya tenido a causa de medicamentos, anestésicos o materiales de contraste para radiografías. Sea específico: diga qué medicamento tomó y describa exactamente qué tipo de reacción tuvo. Por lo general, el salpullido, la fiebre o la respiración sibilante que ocurren después de tomar un medicamento son reacciones alérgicas al mismo. Si a usted le ocurre alguna de estas condiciones, llame inmediatamente al médico. Otros síntomas, como nauseas, diarrea, silbido en los oídos, aturdimiento, insomnio y urgencia frecuente para orinar suelen ser efectos secundarios y no alergia.

¿Qué enfermedades crónicas o condiciones médicas tiene?

Ciertas enfermedades pueden reducir la eficacia de una droga o aumentar los riesgos de sus efectos secundarios. Los riñones y el hígado pueden controlar la forma en que el cuerpo usa y descompone una droga. Además, el médico puede no recetarle ciertos medicamentos en caso de que usted tenga hipertensión, úlcera péptica, asma, enfermedad coronaria o problemas de próstata. Es muy importante que usted le diga a su médico si tiene antecedentes de sangrado, si hay posibilidades de embarazo o si está dando el pecho, ya que hay drogas que no se deben tomar en esas condiciones.

¿Qué medicamentos ha tomado y que tratamientos ha probado para tratar su enfermedad?

Es recomendable tener un registro médico propio. ¿Qué medicamentos tomó y qué tratamientos siguió en el pasado? ¿Qué efectos tuvieron? También puede acceder electrónicamente a sus antecedentes médicos a través de internet. Pero también es muy importante que lleve un registro de los cuidados que usted realiza por cuenta propia, lo que se automedica, los medicamentos de venta libre que compra, los tratamientos alternativos que sigue, y las hierbas y suplementos que toma. Al saber lo que ha probado en el pasado y las reacciones que tuvo, el médico tendrá información útil para recomendarle nuevos medicamentos y tratamientos. Sin embargo, el hecho de que algún medicamento no haya funcionado en el pasado no quiere decir que se tenga que descartar en el presente. Las enfermedades van cambiando; por eso es posible que un medicamento que antes no funcionó ahora sí sea eficaz.

Lo que debe preguntar antes de hacerse pruebas, seguir tratamientos, someterse a procedimientos quirúrgicos o empezar a tomar un medicamento

Lo ideal sería hacer estas preguntas antes de cualquier prueba, tratamiento o procedimiento quirúrgico, o antes de empezar a tomar un nuevo medicamento. Pero en la realidad es muy probable que usted se reserve estas preguntas para hacerlas únicamente antes de una intervención mayor o más riesgosa. Recuerde: A no ser que sea en caso de emergencia, todo lo que le prescriba el médico no es una "orden" sino una "recomendación". Es *usted* quien debe tomar la decisión final. (Véase el capítulo 11, *Comunicarse con la familia, amigos y proveedores de salud*.)

¿Realmente necesito esta prueba, tratamiento, procedimiento quirúrgico o medicamento?

Hay médicos que recetan medicamentos u ordenan pruebas no porque sean realmente necesarios sino porque piensan que el paciente espera que se los recomienden. Es común que los médicos sientan la presión de que deben hacer *algo* por el paciente, y por eso le recetan un nuevo medicamento. No presione a su médico. Es cierto que hay muchísima publicidad y anuncios sobre medicamentos nuevos, pero en muchos casos se ha descubierto que eran muy dañinos y fueron retirados del mercado. Sea cauteloso al pedir que le den medicamentos nuevos; si el médico no le receta nada, es una señal positiva.

En vez de pedir nuevos medicamentos, pregunte sobre alternativas que no involucren el consumo de drogas. En ciertos casos es posible que pueda hacer cambios en su estilo de vida, como hacer ejercicio, seguir una dieta o manejar el estrés. Si se le recomienda que empiece un tratamiento, pregunte qué puede ocurrir si lo pospone. ¿Es casi seguro que su condición empeorará o quizás mejore? Hay veces en que el mejor medicamento es no hacer nada. Y hay otras en que la mejor opción es tomar un medicamento fuerte cuanto antes para evitar daños permanentes o complicaciones.

Si lo mandan a hacerse pruebas, pregunte: *"¿Qué pasa si los resultados no son normales?"* y también *"¿Qué pasa si los resultados son normales?"* Si la respuesta es la misma, es probable que no haga falta hacerse la prueba. En caso de que usted ya se haya hecho una prueba parecida o haya tomado un medicamento parecido,

es importante darle esa información al médico para evitar que se los recomiende inútilmente o que corra riesgos.

¿Cuáles son los riesgos y beneficios de esta prueba, tratamiento, procedimiento quirúrgico o medicamento?

Toda prueba, procedimiento quirúrgico y medicamento tienen riesgos. Aunque resulte difícil, es muy importante poner en la balanza los riesgos y los beneficios. Usted es el único que experimentará los resultados. Los efectos secundarios pueden variar de mínimos, comunes y reversibles a mayores, inusuales y permanentes. A veces asusta leer los posibles efectos secundarios en las especificaciones de los medicamentos; por eso es importante hablar con el médico o farmacéutico para evaluar los riesgos. *Recuerde: También hay riesgos si no se toma un medicamento necesario y útil para cierta condición.*

Es probable que su médico tenga que probar varios medicamentos hasta encontrar el que funcione mejor para su caso. Usted debe saber cuáles son los síntomas que debe tener en cuenta y qué debe hacer si ocurrieran. ¿Debe buscar asistencia médica inmediata?, ¿dejar de tomar el medicamento?, ¿llamar a su médico? Si bien el médico no puede anticipar todos los efectos secundarios que puede causar un medicamento, debe decirle cuáles son los más comunes y más importantes. Lamentablemente, los resultados de una encuesta reciente indicaron que el 70% de las personas que empiezan a tomar un medicamento no recuerdan qué les dijo el médico o el farmacéutico en cuanto a precauciones y posibles efectos secundarios. También, las pruebas médicas tienen un riesgo de error e inexactitudes. Hay casos en que los resultados dan "falso positivo", es decir que incorrectamente dicen usted está enfermo. Por el otro lado, un resultado "falso negativo" falla en decir que usted está en verdad enfermo. Esas imprecisiones causan ansiedad, retrasan los diagnósticos y aumentan el riesgo de hacerse pruebas.

Con respecto a las cirugías, la capacidad y experiencia del cirujano y su equipo pueden marcar una gran diferencia en tener una operación exitosa o aumentar el riesgo de sufrir complicaciones.

Es importante tener en cuenta los riesgos innecesarios y evitarlos, pero también hay otras cosas para tener en cuenta. Ciertas pruebas, como mamografías, exámenes vaginales, exámenes de próstata y colonoscopías (examinación del recto y el colon) son incómodas y pueden avergonzar al paciente. Y hay ciertos medicamentos, como la quimioterapia, que tienen efectos secundarios. Sin embargo, esas no son razones suficientes para no hacerse dichas pruebas o recibir dichos medicamentos, ya que estos le pueden salvar la vida. Usted, estando a cargo de su manejo personal, debe poner en la balanza los riesgos y los beneficios. Y su médico lo puede ayudar.

¿Qué debo esperar de esta prueba, tratamiento, procedimiento quirúrgico o medicamento?

Si le recetan un nuevo medicamento, usted debe saber cómo se llama, qué cantidad tiene que tomar, cómo tiene que tomarlo y por cuánto tiempo.

¿El medicamento es para prolongarle la vida?, ¿para aliviar los síntomas parcial o totalmente?, ¿para que se desempeñe mejor? Hay medicamentos que previenen problemas futuros y otros que tratan problemas agudos presentes. Por ejemplo, si le recetan un medicamento para la hipertensión, suele ser para evitar complicaciones en el futuro (como apoplejías o enfermedades coronarias) en vez de para aliviar un dolor de cabeza. Por otro lado, si le recetan un analgésico, como ibuprofeno (*Motrin*, *Advil*), el propósito es calmar el dolor de cabeza.

Usted también debe saber cuándo notará los resultados. Las drogas que tratan infecciones o inflamaciones pueden tardar varios días o una semana en hacer efecto. Los antidepresivos y algunas drogas para la artritis suelen tardar varias semanas e incluso meses para que se note un alivio.

Es sumamente importante tomar los medicamentos como se indica. Aun así, casi el 40% de personas encuestadas reportaron que su médico no les dijo cómo tomarlos o qué cantidad debían tomar. Si usted tiene dudas sobre lo que le recetaron, consulte a su médico o farmacéutico. Y aunque haya adquirido las drogas por correo o en línea, también puede consultar al farmacéutico de su zona.

Si las instrucciones dicen "tomar cada 6 horas", ¿quiere decir "cada 6 horas mientras estoy despierto" o "cada seis horas siguiendo el reloj exactamente"? ¿El medicamento se debe tomar antes de las comidas, con las comidas o entre comidas? ¿Qué debo hacer si me salto una dosis? ¿Debo saltarla, tomar el doble la próxima vez o tomar esa dosis apenas me dé cuenta de que la salté? ¿Debo hacer recargas en la farmacia y seguir tomando el medicamento hasta reducir los síntomas o hasta terminar todas las recargas autorizadas? En ocasiones se recetan medicamentos para tomarlos "según se necesite" (*as needed,* en inglés); en otros casos se deben tomar regularmente. Y hay medicamentos para los cuales es necesario hacerse una prueba de laboratorio antes de tomarlos para detectar si hay efectos secundarios en el individuo que los va a tomar. Consulte con su médico si ese es su caso y asegúrese de hacerse las pruebas de laboratorio necesarias.

Si le recomiendan un procedimiento quirúrgico es importante que pregunte sobre las opciones de anestesia y sobre cómo prepararse para la operación. Por ejemplo: *¿Tengo que seguir tomando los medicamentos? ¿Tengo que dejar de comer o de beber? Si es así, ¿cuándo? ¿Puedo ir manejando a la cirugía?* Pregunte cuánto tardará en recuperarse y cuándo podrá volver a sus actividades normales. Es posible le den medicamentos para calmar el dolor pero también puede preguntar por las herramientas que no involucran el consumo de drogas, las cuales comentamos en el capítulo 6, *Usar la mente para manejar síntomas.*

¿Cuánto cuesta esa prueba, tratamiento, procedimiento quirúrgico o medicamento?

Pida de antemano un estimado del costo de las pruebas, procedimientos quirúrgicos y medicamentos. Pregunte si hay alternativas menos costosas que estén cubiertas por su seguro médico. ¿Hay alternativas más baratas o medicamentos genéricos?

Cada droga tiene por lo menos dos nombres: un nombre genérico y un nombre de marca. El nombre genérico es el nombre científico de la droga; el nombre de marca es el nombre dado por quien la desarrolla para la venta. En los Estados Unidos, a la compañía que desarrolla una nueva droga se le garantizan derechos exclusivos por 17 años. Luego de ese período, otras compañías pueden poner en el mercado otras versiones de esa marca, que son idénticas químicamente. Esos medicamentos genéricos se consideran tan seguros y eficaces como la droga de marca original, pero suelen costar mucho menos. En casos muy raros y justificados su médico le recetará una marca en vez de una versión genérica. Si la versión genérica le sigue resultando cara, pregúntele al médico si hay otro medicamento más barato e igual de efectivo.

Usted también puede ahorrar dinero si sabe cómo trabaja su seguro médico. Por ejemplo, su copago podría ser menor si compra medicamentos designados por su compañía aseguradora o si pide las recargas del medicamento en línea y las recibe por correo. Además, hay muchas farmacias a nivel nacional que ofrecen programas de descuento para jubilados y personas de bajos ingresos. Vale la pena que pregunte y que lo haga muchas veces. También es aconsejable ver los precios de distintos lugares. Incluso en la misma ciudad, cada negocio vende el mismo medicamento a diferentes precios. Por lo general, la mejor opción son las tiendas por departamentos con farmacia.

¿Se puede obtener información escrita o en línea sobre la prueba, tratamiento, procedimiento quirúrgico o medicamento?

Es posible que su médico no tenga tiempo para responder a todas sus preguntas. También es posible que usted no recuerde todo lo que su médico le dice. Por suerte hay muchas fuentes confiables de información. ¡No se olvide de los farmacéuticos! Ellos son expertos en medicamentos y pueden contestarle sus preguntas en persona, por teléfono, por correo electrónico o a través un portal seguro. Además, hay hospitales y escuelas de medicina y de farmacia que tienen un servicio de información médica. Usted puede llamarlos y hacerles las preguntas necesarias. Usted, como encargado de su manejo personal, también puede consultar a enfermeras y estudiar folletos, volantes, libros y sitios web. Para más información, vuelva a leer el capítulo 3, *Encontrar recursos*. Si desea una lista completa de lecturas sugeridas, sitios web de interés y otros recursos útiles, visite www.bullpub.com/resources y seleccione *"Medications and Their Use"* (Medicamentos y sus usos y toma de decisiones de tratamiento).

Cómo manejar los medicamentos

Si usted no toma los medicamentos, ¡no funcionan! Esto parece obvio; sin embargo, casi la mitad de los medicamentos no se toman como se indica. Esto es lo que se conoce como "el otro problema de las drogas". Las razones por las que no se toman como se indica son muchas: olvido, falta de instrucciones claras, horarios complicados para tomarlos, efectos secundarios y costo. Por cualquiera que sea la razón, si usted no está tomando los medicamentos como se le indicó, coméntaselo al médico. Es muy posible que un pequeño cambio haga todo más fácil. Por ejemplo, si usted está tomando muchos medicamentos, es posible que pueda dejar de tomar uno o dos. Si está tomando un medicamento tres veces por día y otro medicamento cuatro veces por día, es posible que su médico le recete medicamentos que solo tenga que tomar una o dos veces por día. Si usted tiene problemas para tomar los medicamentos, lea las siguientes preguntas y comente con su médico o farmacéutico las respuestas que le preocupan.

- ¿Tiende a olvidarse de las cosas?

- ¿Le cuesta entender las instrucciones sobre cómo y cuándo tomar los medicamentos?

- ¿Le resulta demasiado complicado el horario para tomar los medicamentos?

- ¿Esos medicamentos tienen efectos secundarios que le molestan?

- ¿Los medicamentos son demasiado caros?

- ¿Le parece que su enfermedad no es tan seria como para tomar medicamentos en forma regular? (ciertas enfermedades, como hipertensión, colesterol alto o diabetes prematura no presentan ningún síntoma)

- ¿Cree que el tratamiento no va a funcionar?

- ¿Niega tener una enfermedad que necesita tratamiento?

- ¿Ha tenido una mala experiencia con el medicamento que debería estar tomando o con otro medicamento?

- ¿Conoce a alguien que haya tenido una mala experiencia con ese medicamento y teme que a usted le pase algo parecido?

■ ¿Le preocupan los efectos secundarios del medicamento o que se haga adicto a él?

■ ¿Le da vergüenza tomar el medicamento? ¿Considera que tomarlo es un signo de

debilidad o de haber fallado? ¿Teme que los demás lo juzguen de forma negativa?

■ ¿Qué beneficios podría obtener si tomara el medicamento como se indica?

Cómo leer la etiqueta de una receta médica

Las etiquetas de las recetas médicas contienen información importante sobre el medicamento, como el nombre, la dosis, el aspecto, cómo se debe tomar, qué precauciones se deben tener, etcétera. La figura 13.1 presenta consejos para leer las etiquetas de las recetas.

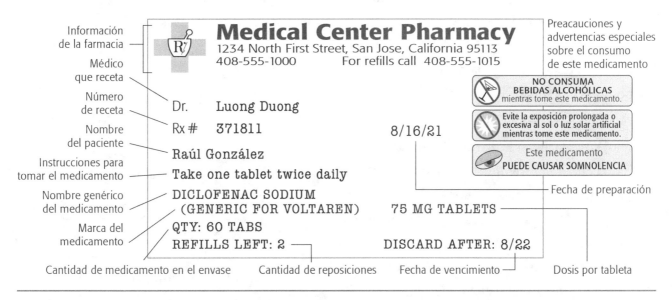

Figura 13.1 **Cómo leer la etiqueta de una receta médica**

Acuérdese de tomar los medicamentos

Si a usted se le olvida tomar los medicamentos, aquí le damos unas sugerencias que le pueden ser de ayuda:

■ **Coloque el medicamento en un lugar obvio y visible.** Puede poner el medicamento o una nota recordatoria cerca del cepillo de dientes, en la mesa del comedor, en la lonchera o en algún otro lugar donde pue-

da verlo. (Pero tenga cuidado dónde deja el medicamento si hay niños cerca.) También puede poner una nota recordatoria en el espejo del baño, la puerta del refrigerador, la cafetera, el televisor o algún otro lugar fácilmente visible. Si usted relaciona el tomar el medicamento con algún hábito bien establecido, como las horas de la comida o la hora de ver su programa de televisión favorito, es más probable que se acuerde de tomarlo.

- **Haga una lista o use un organizador de medicamentos.** Haga una lista que contenga cada medicamento que toma y cuándo lo toma; o marque cada medicamento en su calendario a medida que lo va tomando. También puede comprar "un organizador de medicamentos" en la farmacia; es una cajita que separa las pastillas de acuerdo con la hora del día en que se deben tomar. Puede llenar el organizador una vez a la semana de tal forma que todas sus pastillas estén listas para que las tome en el momento apropiado. Un vistazo rápido al organizador le permitirá saber si se ha olvidado de tomar alguna dosis y también podrá evitar tomar doble dosis.

- **Use un recordatorio electrónico.** Use un reloj con alarma o la alarma de su teléfono celular, y prográmelo para que suene a la hora que debe tomar la pastilla. Existen también organizadores de medicamentos con alarma que pueden sonar a una hora programada para recordarle que tome su medicamento. Si usted tiene un *Smartphone*, también puede descargar aplicaciones para rastrear y recordarle cuándo debe tomar el medicamento.

- **Pídales a otras personas que le recuerden que debe tomar un medicamento.** Su familia o las personas que viven en su hogar pueden ayudarle a recordar que tome el medicamento a las horas apropiadas.

- **No espere a que se le terminen los medicamentos.** ¡Que no se le acaben los medicamentos! Cuando reciba un nuevo frasco o caja de medicamentos, marque la fecha en su calendario una semana antes de que se le terminen o dos semanas antes si los recibe por correo. Esto le servirá de recordatorio para obtener la próxima recarga. ¡No espere hasta la última pastilla! Como alternativa, algunas farmacias de venta por correo ofrecen recargas automáticas para que los medicamentos lleguen cuando usted los necesite.

- **Planee antes de viajar.** Si piensa viajar, ponga una nota en su equipaje para recordar que debe empacar las pastillas. Siempre ponga los medicamentos en el equipaje de mano; no los ponga en el equipaje que va a despachar. Además, en el equipaje de mano también lleve una copia de la receta en caso de que pierda el medicamento.

Cuando se toman medicamentos sin receta o de venta libre

Es posible que usted tome medicamentos o hierbas de venta libre. En los Estados Unidos, el 81% de los adultos toman productos de venta libre como primera opción para tratar una enfermedad menor o malestares generales. Muchos medicamentos de venta libre son muy eficaces y también son recomendados por los médicos, pero si usted decide tomar esos medicamentos y suplementos sin receta, debe saber qué está tomando, por qué los toma y cuál es la forma apropiada de tomarlos. En los Estados Unidos existen más de 200000 medicamentos de venta libre. Esas drogas incluyen aproximadamente 500 ingredientes activos. Generalmente nos enteramos de estos productos a través de la televisión, la radio, los periódicos y las revistas. Este tipo de anuncios tienen un mensaje principal, diciendo que hay un medicamento para cada síntoma, para cada dolor y para cada problema. Si bien muchos medicamentos de venta libre son eficaces, muchos otros son un gasto innecesario de dinero. Además, pueden impedir que usted intente tratamientos que no requieran tomar tantos medicamentos, o interferir e interactuar negativamente con otros medicamentos que esté tomando. Ya sea que usted esté tomando medicamentos recetados, de venta libre o hierbas, tenga en cuenta estas sugerencias:

■ **Si es mujer y está embarazada, está dando el pecho, tiene una condición crónica o está tomando varios medicamentos, consulte a su médico antes de automedicarse.**

■ **Siempre lea las etiquetas del medicamento y siga las instrucciones cuidadosamente.** Leer las etiquetas y saber qué ingredientes tiene el medicamento pueden evitar que usted tome medicamentos que le hayan causado problemas en el pasado. Si no entiende la información de la etiqueta, pregúntele al farmacéutico o al médico antes de comprarlos.

■ **No tome más de la dosis recomendada ni exceda la duración del tratamiento,** a menos que su médico se lo indique.

■ **Sea precavido si está tomando otros medicamentos.** Los medicamentos recetados y de venta libre pueden interactuar, ya sea cancelando o aumentando el efecto químico del otro. Por eso, es importante preguntarle a su médico o farmacéutico antes de mezclarlos.

■ **Trate de escoger medicamentos con un solo ingrediente activo, en vez de productos combinados (todo en uno).** Al usar un producto con varios ingredientes es probable que reciba un medicamento para síntomas que ni siquiera tiene. Entonces, ¿por qué arriesgarse a los efectos secundarios de los medicamentos que no necesita? Los productos con un solo ingrediente activo también le permiten ajustar la dosis de cada medicamento separadamente, para lograr de forma más óptima el alivio de síntomas y reducir los efectos secundarios.

■ **Aprenda los nombres de los ingredientes y trate de comprar productos genéricos.** Los productos genéricos contienen el mismo ingrediente activo que los productos comerciales, generalmente a un costo más bajo.

■ **Nunca tome un medicamento de un frasco sin etiqueta o que tenga una etiqueta que no se pueda leer.** Mantenga los medicamentos en sus recipientes originales o páselos a un organizador o a un pastillero. No mezcle medicamentos diferentes en el mismo recipiente.

■ **No tome medicamentos que hayan sido recetados para otra persona,** aun cuando usted tenga síntomas parecidos a los de la otra persona.

■ **No comparta los medicamentos.** El caso más frecuente de mal uso de medicamentos es la toma de opioides recetados a otras personas o robados de personas conocidas.

■ **Beba por lo menos medio vaso de líquido con las pastillas.** Permanezca de pie o sentado verticalmente por unos segundos después de tragarlas. Esto puede prevenir que las pastillas se queden atoradas en el tubo digestivo (esófago).

■ **Guarde los medicamentos en un lugar seguro, lejos del alcance de niños y adultos jóvenes.** La intoxicación con medicamentos es un problema común que se puede prevenir. Recuerde que los medicamentos recetados para familiares o personas conocidas son la fuente principal de drogas recreativas consumidas por adolescentes y adultos jóvenes. Por otra parte, el botiquín del baño – a pesar de su nombre – no es un lugar seguro para guardar medicamentos. Lo mejor es guardarlos en un armario o en una caja que se pueda cerrar con llave.

Los medicamentos pueden ayudar pero también pueden dañar. Lo que marca la diferencia es el cuidado que usted tenga al tomarlos y la comunicación que tenga con su médico para hablar de lo que toma.

Nota sobre el uso de alcohol y drogas recreativas

El uso de alcohol y drogas recreativas (ya sean ilegales o medicamentos recetados utilizados para fines no medicinales) ha aumentado en los últimos años, sobre todo entre las personas mayores de 60 años. Estos medicamentos, legales o ilegales, pueden causar problemas. Pueden interactuar con los medicamentos recetados, reduciendo su eficacia o causando daños. También pueden reducir la capacidad de juicio y causar problemas de equilibrio. Esto a su vez puede causar accidentes y lesiones, no solo a usted sino a los demás.

En algunos casos, el alcohol o las drogas recreativas pueden empeorar las condiciones crónicas existentes. El consumo de alcohol se asocia con un mayor riesgo de hipertensión, diabetes, hemorragia gastrointestinal, trastornos del sueño, depresión, disfunción eréctil, cáncer de seno y de otros tipos, y lesiones. Es recomendable limitar el consumo de alcohol a no más de dos bebidas al día en el caso de los hombres y una bebida al día en el caso de las mujeres. Sin embargo, quizás sea mejor dejar de tomar alcohol dependiendo de su condición médica, antecedentes médicos y reacciones a las bebidas alcohólicas. En un trago hay 0.6 onzas (17 g) de alcohol puro. Por trago se entiende 12 onzas (355 mL) de cerveza común (5% de alcohol), 5 onzas (148 mL) de vino (12% de alcohol) o 1.5 onzas (44 mL) de licor destilado de 80 grados (40% de alcohol).

El consumo de alcohol "arriesgado" en las mujeres es tomar más de siete bebidas por semana o más de tres bebidas al día, y en los hombres más de 14 bebidas por semana o más de cuatro bebidas en un día. Esto significa que las mujeres de cualquier edad y cualquier persona mayor de 65 años no debe tomar en promedio más de un trago al día, y que los hombres menores de 65 años no deben tomar en promedio más de dos tragos por día.

Si usted está a un nivel arriesgado en el consumo de alcohol o consume drogas recreativas con regularidad, considere seriamente reducir o eliminar su uso. Hable con su médico sobre el uso de estos fármacos. Los médicos suelen ser reacios a plantear el tema porque no quieren avergonzar al paciente; por lo tanto, depende de usted mencionar el tema. Los médicos estarán dispuestos a hablar del tema; ellos han presenciado casos de todo tipo y no van a pensar mal de usted. Una conversación honesta pueda salvarle la vida.

Uso de marijuana medicinal

En los Estados Unidos, algunos estados aprobaron el uso de marijuana (cannabis) con propósitos medicinales. Sin embargo, el gobierno federal aún la clasifica dentro del Anexo I, como droga ilegal. Por lo tanto, según la ley federal, la posesión de la droga es ilegal, aunque en algunos estados sí está permitida su posesión para uso recreativo. En la actualidad se continúan haciendo investigaciones que demuestren los potenciales beneficios del cannabis.

Muchas personas creen que el cannabis aliviará el dolor que sienten. Otras creen que su consumo reducirá su dependencia a los opioides. Y otras creen ambas cosas. Lo cierto es que, hasta la fecha, no hay evidencia cierta de los efectos del cannabis en el dolor y en el consumo de opioides. Recientemente, un análisis profundo reveló que apenas unos pocos estudios indicaron que el cannabis reúne las condiciones suficientes para seguir investigando sus efectos medicinales. Por otro lado, un grupo de investigadores han comenzado a realizar estudios de alta calidad para tener respuestas definitivas en unos años.

También se sigue haciendo estudios individuales, separando cada componente del cannabis. Por ejemplo, usted quizás haya oído hablar del cannabidiol (CBD), que es uno de los componentes del cannabis. En la actualidad se pueden conseguir productos a base de CBD, en forma de aceites, tópicos analgésicos, comestibles y otras presentaciones que no se fuman. Al estudiar estos componentes en forma individual, es posible que se descubra que son una alternativa médica válida que no produce el estado de alteración (*high*) del THC (el THC o tetrahidrocanabinol es el principal químico responsable de los efectos psicológicos que produce la marijuana).

También hay evidencias que sugieren que el cannabis sirve para reducir las náuseas y los vómitos causados por la quimioterapia. El cannabis también puede aliviar los espasmos musculares en las personas que tienen esclerosis múltiple, aliviar los síntomas de epilepsia, estimular el apetito, reducir la ansiedad y el estrés, y mejorar el manejo de ciertos tipos de dolor crónico. Por otra parte, hay expertos en el tema a quienes les preocupa que la marijuana produce efectos negativos en la memoria y en la capacidad mental, aumenta el número de accidentes y daña los pulmones cuando se fuma. Antes de probar productos a base de cannabis, hable en detalle con su médico.

Para una lista de lecturas sugeridas, sitios web de interés y otros recursos útiles, visite www.bullpub.com/resources.

CAPÍTULO 14

Manejar la diabetes

L AS PERSONAS CON DIABETES pueden llevar una buena vida haciendo lo siguiente: teniendo un buen cuidado médico y siendo proactivos en el manejo personal todos los días. En este capítulo aprenderá qué es la diabetes y qué herramientas necesita para el manejo personal de la diabetes.

¿Qué es la diabetes?

Existen varias formas de diabetes. Las más comunes son las siguientes: diabetes tipo 1, diabetes tipo 2 y diabetes gestacional (la cual puede ocurrir durante el embarazo). La diabetes ocurre cuando el cuerpo no puede utilizar correctamente los carbohidratos

Un agradecimiento especial para Ann Constance, MA, RDN, CDE, FAADE, Robin Edelman, MS, RDN, CDE e Yvonne Mullan, MSc, RD, CDE, por su contribución a este capítulo.

365

1) **Boca:** Inicia el proceso de la digestión. Mastica y descompone la comida para que pueda pasar al estómago.

2) **Estómago e intestino:** Descomponen la comida en nutrientes, sustancias simples que pueden ser absorbidas por el cuerpo. Una de ellas es el azúcar simple o glucosa.

3) **Páncreas:** Produce hormonas y sustancias que participan en la digestión. Una de estas hormonas es la insulina.

4) **Insulina:** Entra en la corriente sanguínea. Funciona como una llave que permite que la glucosa entre en la célula.

5) **Azúcar simple o glucosa:** Entra en la corriente sanguínea, y junto con la insulina provee nutrientes a las células, produciendo energía.

Figure 14.1 **El proceso digestivo**

de las comidas, que son necesarios para producir energía. Los carbohidratos se encuentran en los granos, frutas, verduras y productos lácteos. Para entender la diabetes, es importante entender cómo funciona el sistema digestivo, cómo se produce la insulina en el páncreas y cómo esa insulina es utilizada por las células del cuerpo (Figura 14.1).

Durante la digestión, el cuerpo descompone los carbohidratos que hay en las comidas y bebidas en un azúcar simple llamada glucosa. La glucosa es absorbida en la corriente sanguínea del estómago y del intestino, elevando el nivel de glucosa en la sangre. Esa glucosa también se conoce como "azúcar en la sangre". En este capítulo utilizaremos ambos términos ("glucosa en la sangre" y "azúcar en la sangre"); recuerde que significan lo mismo. Para que las células del cuerpo puedan convertir la glucosa en energía, el cuerpo necesita insulina, que es una hormona. Una hormona es

una especie de mensajero químico del cuerpo. El páncreas, una glándula pequeña ubicada debajo y detrás del estómago, es el encargado de producir insulina. La insulina ayuda al azúcar de la sangre a pasar de la corriente sanguínea a las células. Una vez allí, las células usan la glucosa como fuente de energía.

La glucosa del cuerpo se puede comparar con la gasolina de un auto. La glucosa también funciona como combustible y es una fuente de energía. Sin embargo, la gasolina no puede hacer andar un auto por sí sola. También hace falta una llave para encender el motor, que es el que convierte la gasolina en energía. El cuerpo también necesita una llave; esa llave es la insulina, la cual nos permite usar la glucosa como forma de energía. La insulina hace que la glucosa pase de la corriente sanguínea a las células, para que allí se produzca la energía que el cuerpo necesita.

Tabla 14.1 **Información general sobre la diabetes tipo 1 y tipo 2**

Características	Diabetes tipo 1 (se necesita insulina)	Diabetes tipo 2 (se puede o no necesitar insulina y se puede necesitar otros medicamentos)
Edad	Generalmente ocurre antes de los 20 años pero puede ocurrir en adultos	Ocurre con mayor frecuencia en personas mayores de 45 años, pero puede ocurrir a cualquier edad
Insulina	El páncreas no produce insulina o produce muy poca	El páncreas no produce suficiente insulina. Las células no pueden usar la insulina normalmente porque son resistentes a ella
Inicio	Repentino	Paulatino
Herencia	Tiene tendencia a ser hereditaria	Tiene una fuerte tendencia hereditaria
Peso	La mayoría de las personas con tipo1 pierden peso y son delgados	La mayoría de las personas con tipo 2 tienen sobrepeso
Cetona	Presenta cetona en la orina	Generalmente no presenta cetona en la orina
Tratamiento	Insulina, dieta, ejercicio y manejo personal	Dieta, ejercicio, manejo personal y, si es necesario, medicamentos que puedan incluir insulina

En el cuerpo de las personas con diabetes, la insulina no puede realizar esta función debido a una o dos razones, que son las siguientes:

1. El páncreas no produce insulina o produce muy poca. Esto se conoce como diabetes tipo 1, la cual se debe tratar con insulina.

2. El cuerpo produce insulina pero no la utiliza apropiadamente. Esto se conoce como diabetes tipo 2.

En cualquiera de los dos casos, la cantidad de glucosa en la sangre es elevada (véase la tabla 14.1). Sabemos que los riñones sirven para filtrar la sangre. En el caso de las personas con diabetes, ese exceso de glucosa es removido en forma de orina. Por esa razón, dos síntomas comunes en las personas con diabetes es orinar con frecuencia y tener gran cantidad de azúcar en la orina.

No se sabe cuál es la causa exacta de las diabetes. La diabetes tipo 1 suele desarrollarse en la niñez. Es una enfermedad autoinmune, es decir que el sistema inmunológico no funciona correctamente, dañando las células del páncreas, que es el encargado de producir insulina. Por el contrario, la diabetes tipo 2 no parece ser una enfermedad autoinmune. Tiende a ser hereditaria y puede estar causada por otros factores;

algunos de ellos son el sobrepeso, la falta de ejercicio y otros hábitos. A la diabetes tipo 2 también se la conoce como diabetes del adulto. Sin embargo, durante los últimos años se vieron muchos casos entre adolescentes e incluso en niños. Por otro lado, la diabetes tipo 2 puede ser el resultado de otras enfermedades.

Este tipo de diabetes es más común en personas que tienen sobrepeso. El exceso de grasa en el cuerpo impide que el cuerpo produzca insulina de manera normal. Al tener diabetes tipo 2, el cuerpo no produce suficiente insulina y tiene problemas en utilizar la que produce. El cuerpo se vuelve "resistente" a la insulina, y esa resistencia impide que la glucosa pase de la sangre a las células, donde debería producir energía. Como el cuerpo no puede usar la insulina, esta se acumula en la sangre. Por suerte existen varias formas de evitar este tipo de diabetes; hablaremos de ellas más adelante.

La diferencia principal entre ambos tipos de diabetes es que el tipo 1 requiere que la persona reciba insulina todos los días, mientras que el tipo 2 puede no requerirla en las primeras etapas. No obstante, si el nivel de glucosa en la sangre no se puede controlar con dieta, ejercicio y medicamentos sin insulina, esta última puede ser de gran ayuda aunque se trate de diabetes tipo 2.

Diagnóstico de la diabetes

Generalmente, cuando el nivel de glucosa en la sangre es elevado, los proveedores de salud diagnostican que la persona tiene diabetes. Los laboratorios determinan el nivel de glucosa, basándose en una prueba oral de tolerancia a la glucosa o en una prueba realizada en ayunas. Los médicos también pueden diagnosticar diabetes realizando la prueba sanguínea A1C de hemoglobina. Esta prueba mide el promedio de glucosa en la sangre de los últimos 3 meses. Los médicos también se basan en esta prueba para ver si el tratamiento que sigue la persona está funcionando. En las personas que no tiene diabetes, los resultados de la prueba A1C están en un rango del 5% al 6.4%. En los Estados Unidos, si los niveles caen entre el 5.7% y el 6.4 se considera una condición de prediabetes. En los

Síntomas de la diabetes

Hay personas con diabetes que no tienen síntomas. Otras tienen los siguientes o algunos de ellos:

- cansancio extremo
- mucha sed
- necesidad frecuente de orinar, especialmente por la noche
- visión borrosa o cambio en la visión
- mucha hambre

- pérdida de peso involuntaria
- lastimaduras o cortes que tardan en curarse
- adormecimiento o cosquilleo en los pies
- infecciones frecuentes en la piel, encías, vejiga o vagina (hongo vaginal)

casos de diabetes descontrolada, los niveles de la prueba A1C pueden llegar hasta el 16%. El objetivo más común entre las personas con diabetes es mantener un nivel máximo del 7%. En ciertos casos se recomienda un nivel un poco más alto (entre el 8.0% y el 8.5%), especialmente en las personas mayores de 65 años que tengan además otra condición de salud. Si usted tiene diabetes, es recomendable que se realice una prueba A1C dos veces por año, y si está modificando el tratamiento, se recomienda hacérsela con mayor frecuencia. Para las personas que tienen prediabetes, es recomendable hacerse la prueba por lo menos una vez por año. Y para los adultos en general, se aconseja hacerse una prueba para ver si tienen diabetes o prediabetes por lo menos cada 3 años, a partir de los 45 años de edad. Los adultos más jóvenes que tienen sobrepeso y algún factor de riesgo también deben chequearse por diabetes o prediabetes.

Cómo evitar la diabetes tipo 2

La diabetes tipo 2 es una epidemia en aumento. Al igual que la mayoría de las enfermedades crónicas, no ocurre de un día para el otro, sino que se desarrolla lentamente. Muchas personas tienen una condición llamada prediabetes, que generalmente se diagnostica cuando la prueba A1C da resultados entre el 5.7% y el 6.4%. Este rango significa que el nivel de azúcar en la sangre es más alto que lo normal pero no tanto como para diagnosticar diabetes.

La prediabetes es una señal de alerta; sin embargo, si se mantiene un peso saludable y se realiza actividad física, se puede revertir y evitar o retrasar que se desarrolle en diabetes tipo 2. Si usted tiene prediabetes, lo más sencillo es prevenir la diabetes usando las herramientas de manejo personal. Si tiene sobrepeso, puede prevenir la diabetes perdiendo el 7% de su peso actual; eso significaría que si pesa 200 libras (91 kg), debería perder 14 libras (6 kg). Además de perder peso, se ha comprobado que mantenerse físicamente activo 150 minutos por semana reduce notablemente el riesgo de desarrollar diabetes tipo 2. Los métodos de manejo personal son parecidos, tanto para la prediabetes como para la diabetes. Una diferencia es que en el caso de prediabetes no hace falta monitorear el nivel de glucosa en la sangre.

Usted tiene riesgo de tener prediabetes o diabetes tipo 2 si:

- tiene sobrepeso o es obeso
- es mayor de 45 años
- tiene padres, hermanos o hijos con diabetes tipo 2
- está dentro de un grupo de alto riesgo (afroamericano, latino, nativo americano, indígena, sudasiático, árabe o isleño del Pacífico)
- tiene un historial médico de enfermedades coronarias o apoplejías (derrames cerebrales)
- tiene hipertensión (superior a 140/90) o toma medicamentos para la presión arterial
- el nivel de azúcar en la sangre está entre 100 y 125 mg/dL (5.6 a 6.9 mmol/L) (estos niveles indican prediabetes y sugieren chequeo de diabetes)
- el nivel de colesterol HDL es menor de 35 mg/dL (1.9 mmol/L) y/o el nivel de

triglicéridos es mayor de 250 mg/dL (14 mmol/L).

- es mujer con síndrome de ovario poliquístico, o ha tenido diabetes gestacional (diabetes que comienza con el embarazo) o a dado a luz a un bebé grande (de más de 9 libras de peso)

- no es físicamente activo

- tiene depresión, trastorno bipolar o esquizofrenia

- tiene acantosis pigmentaria (zonas con piel gruesa y aterciopelada en el cuello o en las axilas)

Si usted está en riesgo de desarrollar diabetes, consulte con su proveedor de salud. Cuanto antes detecte la prediabetes, mayor probabilidad tendrá de evitar la diabetes. Incluso en caso de no tener prediabetes podrá reducir los factores

En los Estados Unidos, la unidad estándar para medir la glucosa, el colesterol y los triglicéridos en la sangre es miligramos por decilitro (mg/dL).

de riesgo bajando la presión arterial, perdiendo peso, comiendo menos comidas procesadas y más alimentos integrales, frutos secos, frutas, verduras, frijoles secos y arvejas secas, y manteniéndose más activo físicamente. La depresión también aumenta el riesgo de desarrollar diabetes (para mayor información sobre cómo reconocer y tratar la depresión, véase las páginas 99 a 107 y 135 a 141). También es importante no fumar, ya que se ha comprobado que este hábito está relacionado con desarrollar diabetes. Usted puede encontrar información adicional sobre este tema en el capítulo 4, *Entender y manejar las enfermedades más comunes*, página 75, y en el capítulo 5, *Entender y manejar síntomas comunes y emociones*, páginas 126 a 130.

Manejo personal de la diabetes

Para manejar la diabetes con éxito se debe mantener el nivel de azúcar en la sangre en un rango que no sea de riesgo, detectar problemas temprano y tomar acción para evitar complicaciones. Si usted tiene diabetes debe trabajar junto a su médico y a su equipo de salud, y al mismo tiempo practicar un manejo personal efectivo. Su caja de herramientas de manejo personal incluye resolución de problemas, toma de decisiones y planes de acción; estas herramientas pueden ser de gran ayuda para manejar la diabetes. Recuerde que en capítulo 2. *Convertirse en una persona proactiva en el manejo personal de su*

salud, vimos que estas tres herramientas le ayudarán a decir qué otras herramientas le conviene usar según su caso, así como a saber cuándo y cómo usarlas eficazmente. Usted puede agregar a su caja las siguientes destrezas y estrategias para manejar la diabetes:

- Observar síntomas, monitorear la glucosa en la sangre y saber responder ante los cambios.

- Prevenir la deshidratación.

- Seguir un plan alimenticio saludable.

- Mantenerse físicamente activo.

■ Manejar el estrés y las emociones.

■ Manejar los días que no se siente bien, las infecciones y otras enfermedades.

■ Tomar medicamentos recetados de manera segura y eficaz para controlar la glucosa en la sangre, la presión arterial, el colesterol y prevenir complicaciones.

■ Hacerse pruebas y exámenes, y darse las vacunas necesarias.

■ Llevar una cadena o pulsera de alerta de emergencia.

Preste atención al último ítem. Recomendamos que las personas con diabetes siempre lleven una cadena, una pulsera e incluso una tarjeta en su billetera, como una alerta que indique que tienen diabetes en caso de emergencia. La tarjeta debe incluir los medicamentos que está tomando, la información de contacto de su médico y un número de contacto de un pariente o un amigo. Además, en caso de que usen insulina o un medicamento que baje el nivel de azúcar en la sangre, siempre deben llevar consigo una "comida remedio" o una fuente de carbohidratos de acción rápida (véase las páginas 372 y 373) para poder manejar rápidamente una bajada de azúcar.

En este capítulo hablaremos en detalle de todos esos temas.

Observar síntomas, monitorear el nivel de glucosa (azúcar) en la sangre y tomar acción

El objetivo del manejo de la diabetes es mantener el nivel de glucosa en la sangre en un rango determinado. Ese rango varía según la persona. Pregúntele a su médico cuál es el rango que le corresponde. Si el nivel de glucosa en la sangre es demasiado alto, esa condición se llama *hiperglucemia*; si el nivel es demasiado bajo, se llama *hipoglucemia*.

Hiperglucemia e hipoglucemia

La hiperglucemia y la hipoglucemia se producen por las siguientes causas:

■ falta de medicamento, incluida la insulina (puede causar hiperglucemia) o demasiado medicamento (puede causar hipoglucemia)

■ saltarse las comidas (puede causar hipoglucemia)

■ comer muy poco, especialmente carbohidratos (puede causar hipoglucemia) o comer demasiado (puede causar hiperglucemia)

■ realizar muy poca actividad física (puede causar hiperglucemia) o demasiada actividad física (puede causar hipoglucemia)

■ enfermedades, infecciones o cirugías (generalmente causan hiperglucemia)

■ estrés emocional (generalmente causa hiperglucemia)

Como puede observar en la tabla 14.2 de las páginas 372 y 373, los síntomas de la glucosa alta suelen ser los mismos que los de la glucosa baja. Es muy importante saber reconocer los síntomas, tomar acción y saber cuándo y cómo buscar ayuda médica.

Tabla 14.2 **Hiperglucemia e hipoglucemia***

	Hiperglucemia (glucosa muy alta en la sangre)	**Hipoglucemia (glucosa muy baja en la sangre)**
Síntomas	Cansancio extremo Mucha sed Visión borrosa o cambio en la visión Mucha hambre Necesidad frecuente de orinar	Transpiración, temblor o mareo Ritmo cardíaco acelerado e intenso Dolor de cabeza Confusión, irritabilidad o cambio de humor repentino Cosquilleo en la boca, lengua, labios o dedos
Qué tiene que hacer si cree tener esta condición **	Si es posible, chequéese el nivel de azúcar en la sangre. Si el nivel es superior a 250 mg/dL (14 mmol/L) o si no se puede chequearse el azúcar y cree que el nivel está alto, siga inmediatamente estos pasos: Beba agua u otra bebida sin azúcar para no deshidratarse. Si toma insulina, siga las instrucciones apropiadas para tomar una dosis extra. Si es posible, siga chequeándose el nivel de azúcar en períodos de entre 2 y 4 horas. Si no sabe qué hacer, llame inmediatamente a su proveedor de salud. Si usted tiene diabetes tipo 1, chequéese el nivel de cetona en la sangre o en la orina. Si el nivel está elevado, aunque sea solo un poco, y no sabe qué hacer, llame inmediatamente a su proveedor de salud. Si nota alguno de los síntomas que se describen a continuación, busque ayuda médica inmediatamente.	Si nota síntomas de que le bajó el azúcar, chequéese el nivel de azúcar inmediatamente. Si el nivel de azúcar está por debajo de 70 mg/dL (4 mmol/L) † o si no se puede chequear el azúcar y cree que el nivel está bajo, siga inmediatamente estos pasos: Coma o beba 15 g de una "comida remedio" u otra fuente de carbohidratos de acción rápida – por ejemplo, 3 tabletas de glucosa, 3 sobrecitos de azúcar (si es posible, disueltos en agua) o 1/2 taza (4 onzas) de jugo de fruta o refresco a base de soda regular. Evite comidas o bebidas que contengan grasa (como una barra de chocolate) o proteínas (como la leche). Espere 15 minutos, observe los síntomas y, si es posible, chequéese de nuevo el azúcar. Si el nivel de azúcar sigue estando por debajo de 70 mg/dL (4 mmol/L), coma otra "comida remedio" y espere 15 minutos más.

*Según su condición y su historial médico, es posible que el médico le dé instrucciones un poco diferentes para manejar el nivel alto o bajo de azúcar en la sangre.

**Las personas con diabetes tipo 1 e hiperglucemia también deberán chequearse el nivel de cetona. En caso de que el nivel esté entre moderado y alto, deberán contactar inmediatamente a su proveedor de salud. En el caso de las personas con diabetes tipo 1 e hipoglucemia, es importante que sepan cómo y cuándo recibir glucagón.

†Algunas personas que suelen tener el nivel de azúcar elevado (más de 180 mg/dL o 10 mmol/L) tienen síntomas de hipoglucemia cuando el nivel queda un poco más alto de 70 mg/dL (4 mmol/L). Por eso es importante chequearse el nivel de azúcar, conocer el cuerpo y saber qué se siente cuando el azúcar está en distintos niveles.

	Hiperglucemia (glucosa muy alta en la sangre)	Hipoglucemia (glucosa muy baja en la sangre)
Qué tiene que hacer si cree tener esta condición ** (continuación)		Si a pesar de los tratamientos repetidos el nivel de azúcar no sube más de 70 mg/dL (4 mmol/L), hay que llamar al 911. ¡No espere! ¡Es necesario recibir atención médica inmediatamente! Si el nivel de azúcar está arriba de 70 mg/dL (4 mmol/L) y todavía falta más de 1 hora para su próxima comida o si piensa hacer actividad física, coma algo ligero, como por ejemplo medio sándwich, unas galletas sin azúcar o una manzana. Si usted sabe o cree que tiene hipoglucemia, no maneje vehículos hasta haberse tratado, chequeado el nivel de azúcar y comprobado que el nivel sea de al menos 90 mg/dL (5 mmol/L). Espere por lo menos 40 minutos antes de manejar.
Cuándo hay que llamar al médico o pedir ayuda inmediata	Si se siente confundido, desorientado, agitado o débil. Si no puede conseguir comidas o bebidas con carbohidratos, vaya directamente a la sala de emergencias. ¡Usted no puede tratar esta condición en su casa de forma segura! Si tiene síntomas de deshidratación, como mucha sed, boca seca o labios cuarteados, o si no ha orinado por 8 horas. Si tiene dolor de estómago o náuseas de forma permanente. Si tiene fiebre. Si vomita 2 o más veces en un período de 12 horas. Si tiene diarrea constante o que empeora. Si tiene un resfrío, una infección o gripe que empeora. Si observa que el nivel de azúcar en la sangre o de cetona no baja después de tomar dcs dosis de insulina. Si su aliento huele intensamente a cítrico (similar al esmalte de uñas o a la acetona). Si respira rápida y profundamente. Si el nivel de azúcar en la sangre es superior a 300 mg/dL (17 mmol/L) durante 8 horas o es más alto de lo normal.	Si no puede articular bien las palabras, si no puede coordinar o realiza movimientos torpes. Si tiene convulsiones o desmayo. Si está confundido o desorientado. Si los síntomas no mejoran después de haber repetido los pasos de lo que hay que hacer. Si el nivel de azúcar está bajo (menos de 60 mg/dL o 3 mmol/L) dos veces en un día. Si el nivel de azúcar está repetidamente más bajo de lo normal sin una razón específica.

Si bien es importante saber lo que se siente al tener la glucosa alta o baja, esa no es la mejor manera de manejar la diabetes. Muchas personas no tienen ningún síntoma hasta tener el nivel de azúcar demasiado alto o demasiado bajo. Muchos ni siquiera se dan cuenta de los síntomas o no los relacionan con un cambio en el nivel de azúcar en la sangre. Por eso es muy difícil mantenerse en un rango de glucosa apropiado. Si usted no sabe qué nivel tiene ahora, tampoco sabrá si es muy alto o muy bajo, y por lo tanto no sabrá qué hacer. La única forma de saber el nivel de glucosa en la sangre es monitorearlo.

Monitorear la glucosa en la sangre

El manejo de la diabetes requiere mantener el nivel de glucosa en la sangre dentro de un rango seguro. La única forma de lograrlo es monitorear. El monitoreo no es un tratamiento sino que es una herramienta para que usted sepa en qué condición está. Si usted sabe en qué nivel se encuentra podrá hacer ajustes cada día con respecto a la dieta y el ejercicio, así como cambios en los medicamentos, según le indique su equipo de cuidado médico.

El monitoreo de la glucosa en la sangre se puede realizar de diferentes maneras, dependiendo de los medicamentos que esté tomando, del tipo de diabetes y de lo que desee saber. Para obtener resultados precisos, usted debe saber exactamente qué instrucciones tiene que seguir y qué equipo tiene que usar para monitorear el nivel de azúcar. Consulte a su proveedor de salud o a un educador de diabetes (también conocida como especialista en la educación y cuidado de diabetes) para recibir esas instrucciones.

A continuación se explican las maneras de monitorear el nivel de glucosa en la sangre:

- **Monitorear la glucosa en el hogar.** Esto se realiza extrayendo una gota de sangre (generalmente de la yema de los dedos) y depositándola en una tira para medir la glucosa. Luego se coloca la tira en un glucómetro (medidor de glucosa), el cual le dará el nivel en que usted se encuentra en ese momento. Esta autoprueba se puede realizar en el hogar o en cualquier otro lugar. Se puede hacer varias veces por semana, una vez por día o de 4 a 6 veces por día, según el tipo de manejo que deba darle a la diabetes. Los glucómetros pueden ser más pequeños que un teléfono celular y se pueden llevar a cualquier parte.

- **Monitoreo con glucómetros subcutáneos para personas que reciben insulina o usan bombeadores de insulina.** Para este tipo de monitoreo se usa un sensor de glucosa que se coloca debajo de la piel y que mide el nivel de glucosa de forma continua. Por lo general, estos sensores se tienen que reemplazar cada 7 o 14 días; la frecuencia dependerá del tipo de sensor. Algunos tienen un lector separado y otros pueden estar conectados al teléfono. Y con algunos de ellos no hace falta pincharse los dedos. Es muy importante aprender la técnica de lectura con el médico, enfermera, farmacéutico o educador de diabetes y que lo observen a usted y su técnica para darle consejos. Existe también un sistema que funciona con los bombeadores de insulina para poder monitorear el nivel de azúcar en la sangre.

Es importante comunicarse con su equipo de cuidado de salud para estar al día con las últimas novedades de estos aparatos.

- **Prueba sanguínea A1C.** Esta prueba debe estar autorizada por el médico y se realiza en el consultorio del médico o en un laboratorio. Los resultados muestran el promedio de glucosa en la sangre de los últimos 3 meses aproximadamente. En el caso de personas con diabetes, un nivel aceptable no debe superar el 7%. Para las personas que tienen un historial de niveles bajos de azúcar o condiciones crónicas severas, y en el caso de algunos ancianos, se acepta un nivel de A1C más alto, entre 8.0% y 8.5%. En casos particulares, el médico puede establecer un límite de hasta 6.5%. Consulte a su médico para saber cuál es el límite apropiado para su condición.

La mayoría de los glucómetros de uso doméstico y de los glucómetros subcutáneos le dan la facilidad de descargar los resultados en la computadora, además de darle reportes con gráficas y tablas para que usted entienda mejor la información obtenida sobre su nivel de glucosa. Estas funciones les servirán a usted y a su médico para lograr un mejor manejo de la diabetes. Si usted recibe insulina y usa un glucómetro manual o subcutáneo, estos reportes le servirán para saber cómo debe ajustar la frecuencia y la dosis de insulina.

El monitoreo de glucosa en la sangre es una herramienta importante para manejar la diabetes. Al monitorear la glucosa, usted podrá:

- comprobar si tiene la glucosa baja o alta

- saber qué efecto tienen en la glucosa los medicamentos para la diabetes o la insulina

- saber qué efecto tienen en la glucosa la comida, el ejercicio y las emociones

- saber qué ocurre con la glucosa cuando está enfermo

- saber cómo está cada día

¿Con qué frecuencia tengo que monitorearme?

La frecuencia con la que se debe chequear la glucosa depende del uso que usted y su equipo de cuidado médico le den a la información obtenida. Recuerde: El monitoreo no es un tratamiento. El monitoreo le da información para que usted pueda hacer cambios. Puede monitorearse varias veces por día o quizás una vez por semana. Si usted recibe insulina más de una vez por día o si usa un bombeador de insulina, debe monitorearse por lo menos cuatro veces por día. Puede hacerlo cada vez que quiera saber cómo le va con su plan de manejo personal, pero hay algunas ocasiones específicas en las que es muy importante monitorearse; estas son:

- cuando empieza a tomar un medicamento nuevo

- cuando cambia la dosis de algún medicamento

- cada vez que usted cree que le bajó o subió el azúcar

- cuando está enfermo

Lo importante del monitoreo es que la información obtenida es *para usted*. Es normal que el nivel de azúcar en la sangre varíe durante el día y la noche; por eso, el monitoreo le sirve para saber de qué manera la comida, el ejercicio, los medicamentos, el estrés, las enfermedades y las infecciones afectan esos niveles. Al chequearse el azúcar en la sangre, tanto usted como su proveedor de salud tendrán más flexibilidad a la hora de tomar decisiones para controlar mejor el nivel de azúcar. Además, al chequearse el nivel de azúcar podrá evaluar mejor su situación y tomar acción en caso de tener el azúcar demasiado alta o demasiado baja (véase las páginas 372 y 373).

También es probable que su médico o educador de diabetes le explique cómo chequearse la cetona en la orina en su hogar, en caso de que suela tener el nivel de azúcar muy alto. La presencia de cetona en la orina indica que, para obtener energía, el cuerpo está usando grasa en vez glucosa debido a que no tiene suficiente insulina para usar esta última. Esto es muy importante en el caso de las personas con diabetes tipo 1, ya que un nivel elevado de cetona puede causar problemas graves y poner en riesgo su vida.

Niveles deseados de azúcar en la sangre

Al monitorearse el nivel de azúcar en la sangre, es importante saber en qué nivel se desea estar a diferentes horas del día. Consulte con su médico para saber cuáles son los niveles deseados según su condición. Para la mayoría de las personas, los niveles de azúcar deseados son:

- antes de las comidas (incluido el monitoreo por la mañana, en ayunas): 80 a 130 mg/dL.
- dos horas después de las comidas: menos de 180 mg/dL.

Si estos son los niveles deseados en su condición, el objetivo es que cuando se monitoree, observe valores de glucosa entre 80 y 180 mg/dL la mayoría de las veces.

Recuerde que es posible que el médico le indique niveles algo diferentes según su condición.

Dijimos que es normal que el azúcar suba y baje durante el día. Suele subir una o dos horas después de haber comido. También dijimos que, en general, los niveles deseados deben estar entre un mínimo 80 mg/dL (primer chequeo de la mañana) y un máximo de 180 mg/dL después de las comidas (o entre 5 y 10 mmol/L). Si los niveles fluctúan entre estos valores, no hay motivo para preocuparse.

La experimentación como forma de aprender y mejorar el manejo personal

Una forma de aprender más sobre el azúcar en la sangre es hacer un experimento. Elija dos días (uno durante la semana y otro del fin de semana) para monitorearse la glucosa cinco veces en el día. Chequéese a estas horas:

- a primera hora de la mañana, antes de comer
- antes de una comida
- 2 horas después de una comida
- antes de hacer ejercicio
- después de hacer ejercicio

Sabemos que esto requiere sacarse muestras de sangre muchas veces. Pero si lo hace solamente dos días por semana, será suficiente para que usted y su proveedor de salud aprendan más sobre su condición particular. Anote los valores de azúcar en la tabla "Registro de sus niveles de azúcar en la sangre" que aparece en la página 379 (también puede hacer fotocopias de la tabla). Si no comprende lo que significan los números que anota, consulte a su médico o a un educador de diabetes.

Insistimos, no se preocupe si los niveles de glucosa fluctúan dentro del rango deseado. Lo importante es que los números sean parecidos ambos días, según con qué actividad se relacionen (por ejemplo, el número que observe una o dos horas después de haber comido o después de haber hecho ejercicio, deben ser parecidos los dos días).

El fenómeno del alba

Si usted ha estado manejando la diabetes con regularidad (comiendo bien, haciendo ejercicio y tomando los medicamentos) pero el nivel de azúcar casi siempre sigue alto en la mañana temprano, consulte a su médico. Algunas personas se van a dormir por la noche con el nivel de azúcar dentro del rango deseado pero notan que por la mañana subió mucho. Esto se conoce como el "fenómeno del alba". Sucede que el nivel de azúcar puede subir horas después de despertarse por la mañana, debido a la liberación de hormonas y glucosa extra del hígado. Si a usted le parece que está teniendo el fenómeno del alba, eso no significa que esté realizando un mal manejo personal; es simplemente la forma en que a veces funciona el cuerpo. Para prevenir o corregir los niveles altos de azúcar por la mañana, su médico puede ajustar la dosis

de medicamento o de insulina, o cambiarle el medicamento, basándose en los resultados de pruebas sanguíneas que usted se haga por la noche.

Evitar la deshidratación

La deshidratación (falta de fluidos en el cuerpo) puede ser un problema serio en las personas con diabetes. Los síntomas comunes de deshidratación son:

■ falta de necesidad de orinar / nivel de azúcar por debajo de 150 mg/dL (8 mmol/L). Si pasan más de 8 horas hasta que usted orine o si su nivel de azúcar está por debajo de 150 mg/dL (8 mmol/L), es posible que esté deshidratado. Sin embargo, es importante que sepa que si el cuerpo está tratando de eliminar el exceso de glucosa, es posible que orine y que también esté deshidratado.

■ boca seca

■ mareo al moverse o cambiar de posición, especialmente estando parado

■ náuseas (esto también puede ser un signo de infección, de cetosis o de otro problema aun más serio)

Para evitar la deshidratación, beba agua y otros fluidos sin azúcar muchas veces durante el día. También se puede tomar café o té (con o sin cafeína) para ayudar a evitar la deshidratación. En la página 279 damos recomendaciones para chequear el color de la orina y saber si ha bebido lo suficiente.

Alimentación saludable

La alimentación saludable es la herramienta principal del manejo personal de la diabetes. Solamente usted puede manejar el nivel de glucosa en la sangre; es mucho más fácil de lo que parece. Solo unos pequeños cambios en la dieta pueden mejorar el nivel de glucosa y hacer que se sienta mejor. Si usted tiene diabetes, quizás deba controlar lo que come con más cuidado que las otras personas que no la tienen. Aun así, no es necesario que pase hambre ni que coma comidas especiales. Puede comer lo que quiera. Por otro lado, la alimentación que es saludable para las personas con diabetes también lo es para el resto de la familia. En el capítulo 10, *Una alimentación saludable,* puede encontrar información sobre comidas y hábitos alimenticios saludables.

Registro de sus niveles de azúcar en la sangre

Utilice esta tabla para registrar sus niveles de glucosa. Luego hágase las preguntas que siguen.

Estas son las tres cosas básicas que debe tener en cuenta para llevar una alimentación saludable mientras maneja la diabetes:

- lo que come
- cuánto come
- cuándo come

Qué debe comer si tiene diabetes

Todo lo que come afecta el nivel de azúcar en la sangre, pero principalmente son los carbohidratos los nutrientes que más afectan esos niveles (en el capítulo 10, *Una alimentación saludable,* páginas 274 a 276, puede encontrar más información sobre los carbohidratos). Su tarea es monitorear los carbohidratos que come, especialmente los refinados, como el azúcar, alimentos con harina blanca, y refrescos y jugo que no sean de bajo contenido de azúcar o de bajas calorías. Durante el proceso de refinamiento, los granos pierden nutrientes saludables naturales. El azúcar y otros carbohidratos refinados se usan para darle sabor y textura a las comidas procesadas, por eso es recomendable no comer tantos alimentos procesados.

Si desea aprender a manejar un plan de alimentación, consulte a un especialista en diabetes certificado (CDE, por sus siglas en inglés); estos profesionales fueron entrenados especialmente para enseñar a manejar la diabetes. También puede consultar a un dietista registrado o a un nutricionista dietista registrado (deben tener las letras RD o RDN después de su nombre) para preparar un plan de alimentación que se ajuste a su estilo de vida. No existe una dieta única ideal para todas las personas con diabetes; por eso le recomendamos que consulte a dietistas y nutricionistas registrados especialistas en diabetes para que le prepare un plan de comidas personalizado que le permita alcanzar sus objetivos.

Las verduras, frutas y granos enteros le dan a su cuerpo nutrientes saludables, energía y fibra, y menos cantidad de calorías y grasa que las que hay en las comidas procesadas. Limite los carbohidratos refinados y las meriendas altas en carbohidratos, como dulces, pasteles, galletitas, refrescos de soda regulares (no dietéticos) y helado. Todos ellos elevan el nivel de glucosa en

Registro de sus niveles de azúcar en la sangre

Utilice esta tabla para registrar sus niveles de glucosa.
Luego hágase las preguntas que siguen.

Mi glucosa diaria resultados

Día 1

Cuándo	Hora	Nivel de glucosa en la sangre (mg/dL o mmol/L)
A primera hora de la mañana (en ayunas o antes de tomar un medicamento)		
Antes de comer		
2 horas después de almorzar o de cenar		
Antes de hacer ejercicio		
Después de hacer ejercicio		

Día 2

Cuándo	Hora	Nivel de glucosa en la sangre (mg/dL o mmol/L)
A primera hora de la mañana (en ayunas o antes de tomar un medicamento)		
Antes de comer		
2 horas después de almorzar o de cenar		
Antes de hacer ejercicio		
Después de hacer ejercicio		

Conteste las siguientes preguntas:

■ ¿Los niveles de glucosa están dentro del rango recomendado?

■ ¿Alguno de los resultados están por debajo o por encima del rango recomendado?

■ ¿Observa algún patrón diario?

■ ¿Hay algún momento específico del día en que su glucosa esté más baja que el rango recomendado?

■ ¿Hay algún momento específico del día en que su glucosa esté más alta que el rango recomendado?

■ ¿Tiene idea de por qué los niveles de glucosa dieron esos resultados?

la sangre y añaden calorías sin añadir nutrientes saludables. La clave para manejar el nivel de glucosa con éxito es ser moderado. No le estamos diciendo que jamás debe comer estas cosas, sino que lo haga en pocas cantidades. Por ejemplo, si en una comida quiere comer un pastel o algo alto en carbohidratos, evite otros carbohidratos en esa comida. Le recomendamos que repase la explicación sobre carbohidratos y las etiquetas de información nutricional que presentamos en el capítulo 10, *Una alimentación saludable*, páginas 269 a 281. Si entiende la información de las etiquetas y las listas de ingredientes, podrá saber la diferencia entre comidas altas y bajas en calorías. Las personas con diabetes pueden comenzar estableciendo un rango de entre 45 y 65 gramos de carbohidratos por comida. Se ha comprobado que muchas personas que tenían un nivel de azúcar alto y constante pudieron controlarlo comiendo menos cantidad de carbohidratos.

Cuando se tiene diabetes, planificar las comidas puede parecer complicado, pero aquí le damos un consejo simple para que pueda comer saludablemente. Para planificar sus comidas, guíese por el Plato Saludable para Personas con Diabetes (Figura 14.2). Note que este plato es diferente del que figura en la página 280, el cual fue diseñado para personas que no tienen diabetes. Para cada comida, guíese por el Plato Saludable para Personas con Diabetes. Llene la mitad de su plato con vegetales bajos en almidón (por ejemplo, espinaca o brócoli). Llene un cuarto del plato con proteínas no grasas (por ejemplo, pescado, carne de res, carne de ave, frijoles secos, etc.). Llene el otro cuarto con almidón (por ejemplo, papas, arvejas o maíz, pan integral o arroz integral). Agregue una porción de fruta y una porción de un producto lácteo.

Las dietas mediterránea y DASH (véase el capítulo 10, *Una alimentación saludable*, páginas 265 a 268) le ayudarán a elegir carbohidratos saludables: granos enteros, frutas, verduras y proteínas buenas para la salud. Se ha comprobado que estas dietas son beneficiosas para personas con diabetes.

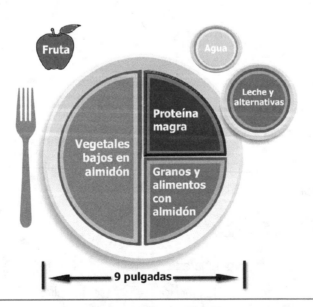

Figura 14.2 **Plato Saludable para Personas con Diabetes**

¿Cuánto tiene que comer si tiene diabetes?

El tipo de comida que elijamos no significa la única solución al problema. Es posible que usted elija comidas saludables pero aun así no coma de forma saludable. La mayoría de nosotros comemos demasiado y para controlar eso debemos tener en cuenta el tamaño de las porciones servidas. La porción servida es lo que se pone en el plato. Para recordar esto, piense en "las 3 P": una Porción = lo que Pongo en el Plato. La porción servida es lo que usted realmente se come. Si se come un cono de helado, esa es su porción servida. Pero si se come medio galón de helado, esa también será su porción servida, que seguramente lo hará subir de peso. Por otra parte, el tamaño por porción es la cantidad de comida que aparece en las listas de comidas, dietas y etiquetas de información nutricional de los envases de comidas y bebidas. La mayoría de la gente come más de lo que se indica en el tamaño por porción. Si usted es una de esas personas, se beneficiará comiendo porciones servidas más pequeñas. Para más información sobre porciones servidas y tamaño por porción, lea la sección "Etiquetas de información nutricional" en el capítulo 10, *Una alimentación saludable*, páginas 269 y 270 y los apéndices A y B, páginas 301 a 309.

Ponga en su plato porciones servidas siguiendo las recomendaciones del tamaño por porción. Tenga en cuenta que el tamaño por porción varía de comida en comida. Por ejemplo, el tamaño por porción de arroz o de pasta contiene 15 gramos de carbohidratos y equivale a 1/3 de taza (75 mL). A las personas con diabetes se les recomienda que comiencen con un rango entre 45 y 60 gramos de carbohidratos por comida. En muchos casos notarán que al bajar los carbohidratos podrán controlar mejor su nivel de azúcar en la sangre. Lea el apéndice A: *Planes de alimentación saludable de 1600 y 2000 calorías* (capítulo 10, página 301) y el apéndice B: *Grupos de alimentos y plan de comidas* (capítulo 10, páginas 302 a 309); le servirá para elegir tamaños por porción saludables de las comidas que le gustan. También puede consultar con un dietista registrado para que le aconseje rangos de carbohidratos personalizados, que usted podrá aplicar al elegir sus comidas y meriendas.

Para aprender más sobre las porciones servidas, haga el siguiente experimento. Mida cuánta comida y bebida alta en carbohidratos suele comer en cada ocasión (por ejemplo, cereal, arroz, pasta, frijoles, helado, fruta y leche). Mida la porción servida con una balanza de alimentos o una jarra de medidas y compare la medida con el tamaño por porción que figura en el envase. ¿Cuántos carbohidratos está comiendo?

Saber el tamaño por porción también es importante si usted quiere bajar de peso. Así como usted puede chequear la cantidad de carbohidratos en cada porción servida, también puede chequear el número de calorías. En la etiqueta de información nutricional de los envases figura el número de calorías que hay en un tamaño por porción estándar (no en una porción servida). Si usted come varios tamaños por porción estará comiendo más calorías. Y cuantas más calorías coma, menos probabilidades tendrá de bajar de peso. De hecho, al comer calorías extra se sube de peso. Si reduce la cantidad de tamaños por porción podrá bajar las calorías.

¿Cuánto tiene que comer si tiene diabetes?

Algunas personas con diabetes se sienten bien comiendo comidas pequeñas cada 5 o 6 horas. Es importante no saltarse el desayuno; a esa hora es cuando el cuerpo necesita abastecerse de combustible ya que no se ha comido por muchas horas. Comer comidas pequeñas con frecuencia es una manera fácil de distribuir los carbohidratos a lo largo del día sin tener ataques de hambre.

Algunas consideraciones particulares sobre la alimentación saludable y la diabetes

A continuación, damos sugerencias adicionales para las personas con diabetes:

- Lamentablemente, la diabetes, las enfermedades cardiovasculares y las apoplejías suelen ir de la mano. Por eso es muy importante que las personas con diabetes sigan una dieta que también sea sana para el corazón. Las dietas mediterránea y DASH que presentamos en el capítulo 10, *Una alimentación saludable,* páginas 265 a 268, son apropiadas para ello. También puede encontrar más información en el mismo capítulo, página 292, sección "Enfermedades cardíacas, apoplejías y alimentación saludable".

- La cantidad recomendada de sodio para las personas con diabetes es la misma que para cualquier otra persona: menos de 2300 miligramos por día.

- En cuanto a los edulcorantes de bajas calorías o sin ellas, no se ha comprobado que ayuden a controlar el nivel de azúcar en la sangre. Sin embargo, consumir edulcorantes en vez de azúcar puede bajar la cantidad de carbohidratos en muchas comidas y bebidas. Los azúcares alcohólicos contienen aproximadamente la mitad de calorías que el azúcar, pero pueden causar problemas gastrointestinales si se los toma en gran cantidad. La mayoría de los otros sustitutos del azúcar contienen muy pocas calorías y son seguros si se toman con moderación, según los reportes de la Administración de Medicamentos y Alimentos de EE.UU. (FDA, por sus siglas en inglés).

- La Asociación Americana de la Diabetes y la Asociación Americana del Corazón recomiendan beber agua cuando se tiene sed, pero si usted bebe refrescos de soda regulares, reemplácelos con pequeñas cantidades de bebidas endulzadas sin calorías (como las sodas "diet"); eso puede bajar la cantidad de calorías y carbohidratos que se ingieren. Con respecto al consumo moderado de alcohol, el efecto es el mismo en las personas con diabetes que en el resto de la población. Si usted bebe bebidas alcohólicas, no tome más de un trago por día (en el caso de las mujeres) o dos tragos por día (en el caso de los hombres). Un trago equivale a 5 onzas (148 mL) de vino, 12 onzas (355 mL) de cerveza o 1.5 onzas (44 mL) de ron, vodka, whisky u otro licor. El consumo de alcohol puede derivar en hipoglucemia, especialmente en aquellas personas que reciben insulina o medicamentos como sulfonilureas; nótese que la bajada de azúcar puede ocurrir varias horas después de haber consumido alcohol. Por otra parte, el alcohol agrega calorías, lo que contribuye al aumento de peso. Si usted bebe alcohol, hágalo comiendo algo para prevenir una reacción de bajada de azúcar. Para ver de qué manera el alcohol afecta su nivel de azúcar en la sangre, chequéese la glucosa después de beber.

■ En cuanto a las vitaminas, minerales, hierbas y especias, no se ha comprobado que mejoren la diabetes en las personas que no tengan deficiencia de vitaminas. Aquellos que toman metformina deben chequear su nivel de vitamina B_{12} una vez por año. En casos particulares, como planear un embarazo, empezar a tratarse por una condición determinada o seguir una dieta que evite ciertos grupos de alimentos, se recomienda consultar con el proveedor de salud para ver si le recomienda suplementos vitamínicos.

■ Elija el agua como bebida principal.

Mantenerse físicamente activo

El ejercicio beneficia a las personas que tienen diabetes tipo 2 de varias maneras. El ejercicio aeróbico entre leve y moderado reduce la necesidad de insulina y ayuda a controlar el nivel de glucosa en la sangre. Esto se logra porque la actividad física aumenta la sensibilidad de las células a la insulina y bajan el nivel de glucosa durante y después de hacer ejercicio. Además, hacer ejercicio de forma regular es esencial para bajar de peso y para reducir los factores de riesgo de enfermedades cardiovasculares, como un nivel alto de lípidos en la sangre (colesterol y triglicéridos) y presión arterial alta. Sin embargo, el ejercicio solo no es suficiente para que las personas con diabetes tipo 1 controlen el nivel de azúcar; ellos también tienen que hacer ajustes en la comida (comer más) y en la insulina (recibir menos) cuando planean estar activos. Los expertos aseguran que el ejercicio es un elemento importante para que las personas con diabetes, de cualquier tipo, logren objetivos saludables.

El programa de ejercicio recomendado para personas con diabetes suele ser el mismo que el programa de ejercicio de resistencia que presentamos en el capítulo 7, *Mantenerse físicamente activo*. En ese capítulo comentamos que hay cuatro tipos principales de ejercicio: de resistencia, de flexibilidad, de fuerza y de equilibrio (véase las páginas 192 a 193). Los adultos deben hacer ejercicios de resistencia moderados (aeróbicos) por lo menos 150 minutos (2.5 horas) por semana o una actividad intensa y vigorosa por lo menos 75 minutos por semana. No deben pasar más de 2 días sin hacer ejercicio. Además, deben hacer ejercicios de fuerza (con pesas o máquinas de pesas) o ejercicios de resistencia 2 o más días por semana. No hay que hacer ejercicios de fuerza 2 días seguidos. Si usted quiere hacer ejercicios más vigorosos (por ejemplo, correr una maratón) consulte con su equipo de cuidado de salud, ya que quizás sea necesario ajustar la dieta, los medicamentos o ambas cosas. Los ejercicios de equilibrio y flexibilidad también son aconsejables para las personas con diabetes, especialmente las de edad avanzada. Para mayor información y una guía de ejercicios sugeridos, véase el capítulo 7, *Mantenerse físicamente activo*, y el capítulo 8, *Hacer ejercicio para que la vida sea más fácil*.

A continuación damos algunos consejos adicionales para las personas con diabetes:

- Manténgase en contacto con su proveedor de salud o educador de diabetes para ver si es necesario ajustar los medicamentos o la dieta.

- Es importante coordinar las comidas, los medicamentos y el ejercicio para evitar tener hipoglucemia (nivel bajo de azúcar en la sangre).

- Chequéese el nivel de azúcar antes y después de hacer ejercicio para tener una idea de cómo reacciona su cuerpo al hacer una actividad física.

- Si está tomando un medicamento que puede bajarle el azúcar, haga una actividad física no más de una hora antes de la comida o de la merienda; así evitará una bajada de azúcar. Es probable que tenga que reducir la dosis de insulina los días que haga ejercicio. Consulte a su proveedor de salud o educador de diabetes para saber lo que tiene que hacer. Cuando haga ejercicio, siempre tenga a mano alguna "comida remedio" (véase las páginas 372 y 373).

- Si usa insulina y el nivel de azúcar antes de hacer ejercicio es menor de 100 mg/dL (5.6 mmol/L), coma 15 o 20 gramos de carbohidratos por cada 30 minutos de actividad intensa o moderada, a menos que su equipo de cuidado de salud le aconseje otra cosa.

- Si siente mareo, falta de respiración, malestar de estómago o dolor, deje de hacer ejercicio inmediatamente.

- Beba mucho líquido antes, durante y después de hacer ejercicio.

- Si tiene problemas de sensación en los pies o mala circulación, chequéese los pies con frecuencia y protéjase para no tener ampollas o lastimaduras. Es importante inspeccionarse los pies con frecuencia y mantener la piel y las uñas sanas. También es recomendable usar plantillas que se amolden a los pies y evitar lesiones en las plantas.

Manejar el estrés y las emociones

Después de enterarse que tiene diabetes o que ha desarrollado complicaciones con ella, es posible que sienta enojo, miedo o depresión. Estos son sentimientos normales y comprensibles pero también controlables. Para las personas con diabetes, el estrés y las emociones como el enojo, el miedo, la frustración o la depresión pueden afectar los niveles de azúcar en la sangre. Por esa razón es importante aprender a manejar esos sentimientos de manera efectiva; esconderlos o ignorarlos no le hará bien a su salud. Usted puede encontrar herramientas para manejar el estrés y las emociones negativas en el capítulo 5, *Entender y manejar síntomas comunes y emociones*, y en el capítulo 6, *Usar la mente para manejar síntomas*. Si su vida está afectada por pensamientos y emociones negativas acerca de la diabetes, le recomendamos que recurra a un consejero especialista en el tema. Su proveedor de salud o educador de diabetes podrá referirlo al consejero apropiado.

Manejar malestares, infecciones y otras enfermedades

Al igual que cualquier persona, las personas con diabetes también tienen malestares. En casos de infección, resfrío o gripe, el nivel de azúcar en la sangre tiende a subir. Pero al estar enfermos el cuerpo procesa la comida y los medicamentos para la diabetes de manera diferente a cuando nos sentimos bien. Por eso es importante saber de antemano lo que debe hacer y dónde buscar ayuda si usted se enferma y tiene diabetes.

Cómo manejar los días en que se tiene malestar: Planear con anticipación

Estas son las cosas que debe tener en cuenta al preparar un plan de acción para los días de malestar.

■ Cuéntele a un pariente o a un amigo como se siente. Pídale que lo llame de vez en cuando para ver cómo está. Esa persona puede ayudarle con las tareas domésticas, llamar al médico o llevarlo a la sala de emergencia si fuera necesario.

■ Tenga disponible mucha cantidad de líquidos (con azúcar y sin azúcar) a no ser que le hayan recomendado limitar la cantidad de líquido.

■ Tenga un termómetro en su casa y sepa usarlo.

■ Tenga a mano su historial médico y déjelo en un lugar visible de su casa. Incluya el número de contacto de su médico, la lista de medicamentos que toma y las dosis correspondientes.

■ Pregúnteles a sus proveedores de salud en qué casos específicos debe llamarlos. Al final de esta sección le daremos una guía general para esto.

Lo que debe hacer cuando está enfermo

Si se enferma, puede manejar la situación siguiendo estos pasos:

1. **Chequéese el nivel de glucosa en la sangre, aunque eso no forme parte de su rutina habitual.** Al estar enfermo, la comida y los medicamentos actúan de manera diferente. Si usted sabe qué nivel de azúcar tiene, podrá tomar mejores decisiones con respecto a qué tiene que comer y beber, qué medicamento debe tomar y cuándo debe recibir asistencia médica. Tan pronto como se sienta enfermo, chequéese la glucosa y repita el proceso cada 4 o 5 horas. Si usted usa insulina, le aconsejamos chequearse el nivel de glucosa más frecuentemente. Si tiene diabetes tipo 1, también debe

chequearse el nivel de cetona en la sangre o en la orina. Dentro de lo posible, trate de mantener el nivel de azúcar cerca del rango sugerido por su equipo de cuidado de salud. Evite llegar a niveles inferiores a 70 mg/dL (4 mmol/L) o superiores a 200 mg/dL (11 mmol/L). Si son inferiores a 70 mg/dL (4 mmol/L), siga las instrucciones dadas en la tabla 14.2, Hiperglucemia e hipoglucemia, que aparece en las páginas 372 y 373. Si vomita lo que come o bebe, contacte a su proveedor de salud inmediatamente. Aunque se sienta muy mal y no tenga ganas de nada, es muy importante que se chequee el nivel de azúcar en la sangre.

2. **Evite deshidratarse.** Cuando se está enfermo, los líquidos son más importantes que la comida ya que pueden evitar la deshidratación. Beba 1 taza (250 mL) de líquido por hora. Si su nivel de glucosa está por debajo de 100 mg/dL (5.6 mmol/L), beba 4 onzas (1/2 taza o 125 mL) de refresco de soda regular con azúcar o de jugo, y luego beba 4 onzas (125 mL) de agua. Si el nivel de glucosa está por encima de 100 mg/dL (5.6 mmol/L), beba agua, caldo, té descafeinado o refrescos dietéticos. (Véase la página 377 para repasar los síntomas de deshidratación.) Si tiene náuseas, tome sorbitos de líquido cada dos o tres minutos o chupe trocitos de hielo. Si puede, trate de comer la cantidad de carbohidratos que come normalmente pero en comidas suaves, como

BUSQUE AYUDA MÉDICA EN LOS SIGUIENTES CASOS:

- si el nivel de azúcar en la sangre es superior a 240 mg/dL (13 mmol/L) antes de comer y se mantiene así por más de 24 horas
- si no puede ingerir líquido o sólidos o los vomita
- si tiene diarrea o vomita por más de 6 horas
- si tiene al menos 101 grados F o 38.3 C de temperatura
- si tiene dolor de estómago permanente

Cuando llame a su proveedor de salud, tenga esta información a mano:

- el tipo de diabetes que tiene
- el nivel de azúcar (si lo sabe)
- el nivel de cetona en la orina (si tiene diabetes tipo 1 y sabe el nivel)
- la temperatura
- una lista de los síntomas que tiene
- los medicamentos que está tomando
- lo que hizo para tratar esos síntomas

Si no sabe cómo ajustar los medicamentos cuando está enfermo, pregúntele a su proveedor de salud. Dígale si tiene estos problemas de forma continua:

- necesidad frecuente de orinar
- mucha sed
- debilidad
- problemas para respirar

gelatina, helado o yogur con azúcar. Si vomita más de una vez, eso quiere decir que hay un problema serio. En ese caso, contacte a su equipo de cuidado de salud para que le den recomendaciones sobre el medicamento para la diabetes y le digan si debe ir a ver a su médico o si tiene que ir a la sala de emergencias. Si tiene diarrea por más de 6 horas o se siente deshidratado a causa de la diarrea, contacte a su equipo de cuidado.

3. **Siga tomando los medicamentos.** Las enfermedades pueden subir el nivel de azúcar, por eso es importante que siga tomando los medicamentos, incluso si no come. Si usa insulina y se enferma, es probable que tenga que subir o bajar la dosis, especialmente si no come o si el nivel de azúcar en la sangre está alto o bajo. Para hacer esto de manera segura, siga las instrucciones que le dio su equipo de cuidado para los días en que esté enfermo o llame a su médico para consultar.

Cómo prevenir complicaciones con la diabetes

Si el nivel de glucosa en la sangre se mantiene alto por varios meses o varios años puede causar complicaciones serias. En general, cuanto más alto es el nivel de glucosa, mayores son las chances de tener complicaciones. Los niveles de glucosa demasiado altos pueden causar la pérdida del conocimiento e incluso la muerte. Sin embargo, las complicaciones más comunes de la diabetes están relacionadas con daño a los vasos sanguíneos y a los nervios.

Como la mayoría de las complicaciones por diabetes también tienen que ver con la hipertensión, usted puede retrasarlas y posiblemente evitarlas manteniendo una presión arterial aceptable además de controlarse el nivel de glucosa. Si no tiene problemas cardiovasculares, su presión arterial tendría que ser menor de 140/90. Si tiene problemas cardiovasculares, tendría que ser menor de 130/80. Estos valores se deben alcanzar de forma segura.

La presión arterial cambia varias veces en el día. Por eso es importante que se la chequee con frecuencia y no únicamente cuando va al médico. Pregúntele a su médico o educador de diabetes sobre los monitores más efectivos y pídale que le enseñe a usarlos. Son aparatos fáciles de manejar, pero si a usted le resulta difícil o no quiere monitorearse la presión en casa, puede ir al centro de jubilados, a la farmacia o al cuartel de bomberos para que se la chequeen. Cada vez que se chequee la presión, anote la fecha, la actividad que estuvo haciendo antes de chequearse y el nivel de presión obtenido. Cuando vaya a ver al médico, llévele esa información. Si observa que la presión tiende a subir o a bajar demasiado, consulte con su médico. Al chequearse la presión con regularidad tendrá la posibilidad de estar más sano y evitar complicaciones.

A continuación se mencionan complicaciones comunes que pueden tener las personas con diabetes (véase la lista de consejos de prevención en las páginas 388 a 391):

- **Enfermedades coronarias y apoplejía.**
Un dato que lo puede sorprender es que
los ataques al corazón y las apoplejías
(derrames cerebrales) son las causas de
muerte más frecuentes entre las personas
con diabetes. El nivel alto de azúcar hace
que las arterias del corazón y del cerebro
se endurezcan y se obstruyan. Pero usted
puede hacer muchas cosas para evitar estos
problemas. Para mayor información sobre
enfermedades coronarias, hipertensión y
apoplejía, véase el capítulo 4, *Entender y
manejar las enfermedades más comunes.*

- **Daño a los nervios.** La diabetes puede
dañar los nervios (neuropatía). Cuando
esto sucede, se siente ardor, hormigueo,
dolor o falta de sensación en los pies o en
las manos. El daño a los nervios también
resulta en problemas sexuales: en los hombres se puede manifestar como falta de
erección y en las mujeres con resequedad
en la vagina. Además, el daño a los nervios
puede resultar en problemas digestivos y
para orinar. Los nervios que controlan el
ritmo cardíaco y la presión arterial también
pueden resultar dañados.

- **Daño a los riñones.** La diabetes puede
causar daño a los vasos sanguíneos de los
riñones, especialmente cuando la presión
arterial es alta. Esto puede resultar en insuficiencia (falla) renal. Los primeros síntomas de este problema se pueden detectar a
través de una prueba que indique pequeñas
cantidades de proteína en la orina.

- **Problemas de visión.** El nivel alto de azúcar en la sangre hace que el lente de los ojos
se inflame temporalmente, causando visión

borrosa. Pueden ocurrir daños más serios y
permanentes como consecuencia del daño
a los vasos sanguíneos de la retina, en la
parte trasera del ojo (retinopatía). Esto disminuye la visión y puede llegar a causar
ceguera.

- **Infecciones.** La diabetes puede disminuir
la función inmune del cuerpo y reducir el
flujo sanguíneo, lo cual puede impedir la
curación de lesiones y provocar infecciones
frecuentes de piel, pies, pulmones y otras
partes del cuerpo.

- **Enfermedad de las encías.** Las personas
con diabetes tienen un riesgo mayor a desarrollar enfermedades periodontales (de
las encías) e infecciones en dicha área. Si
usted tiene diabetes es importante que se
lo informe a su dentista y que se haga chequeos dentales regularmente. Para tener
una buena higiene dental, siga los consejos
que presentamos en las páginas 153 y 154.

A continuación le damos una lista de cuidados que le ayudarán a prevenir o retrasar posibles complicaciones por la diabetes. ¡Y hasta le
pueden salvar la vida!

- **Mantenga los niveles de glucosa dentro
del rango recomendado.** La alimentación
saludable, la actividad física regular, el peso
adecuado, el control del estrés y, si fuera
necesario, los medicamentos, son importantes para controlar los niveles de azúcar en
la sangre y prevenir complicaciones. Para
las personas con diabetes, el nivel de A1C
aceptable es de 7 como máximo.

- **Contrólese la presión arterial.** Si usted no
tiene problemas cardiovasculares, el nivel

aceptable de presión arterial es 140/90. Si tiene esos problemas o corre riesgo de tenerlos, el nivel aceptable es de menos de 130/80, siempre y cuando pueda llegar a esos niveles de manera segura. Una presión arterial al nivel deseable significa menos trabajo para el corazón, vasos sanguíneos, ojos y riñones. Para la prevención de complicaciones de la diabetes, el control de la presión arterial es tan importante como el control de los niveles de glucosa en la sangre.

■ **Contrólese el nivel de colesterol.** En las personas con diabetes, los médicos suelen controlar el LDL (colesterol "malo") y recomendar estatinas, que son medicamentos que reducen la inflamación y bajan el colesterol, reduciendo así las posibilidades de tener un ataque al corazón o una apoplejía. Aunque usted tenga un nivel de colesterol bajo, consulte con su médico si las estatinas podrían servirle para controlar mejor su condición.

■ **Proteja los riñones.** Al controlar el nivel de azúcar y la presión arterial estará ayudando a mantener los riñones en buen estado. Por otro lado, las pruebas regulares de laboratorio pueden detectar proteínas en la orina y prevenir complicaciones. Además, si usted tiene hipertensión o enfermedades del riñón y toma inhibidores de ECA o bloqueadores de angiotensina (ARB, por sus siglas en inglés), eso puede ayudar a proteger los riñones y el corazón.

■ **Chequéese los pies.** Si usted tiene diabetes, debe prestarles más atención a sus pies. Como indicamos anteriormente, la diabetes puede dañar las terminaciones nerviosas y los vasos sanguíneos de los pies, haciendo que pierda sensación en los mismos y no note cuando se lastima. La diabetes también complica la cura de infecciones y la llegada de sangre a las zonas donde se la necesita. Es posible que una lastimadura pequeña en el pie se convierta en úlcera o en una infección grave.

▶ Chequéese los pies todos los días. Usted u otra persona debe chequearle los pies entre los dedos, en la parte de arriba y en las plantas, para ver si tiene cortaduras, la piel agrietada, úlceras, callos, ampollas, uñas encarnadas, sequedad severa, moretones, enrojecimiento, inflamación o pus. Le recomendamos usar un espejo de mano para facilitar la tarea. También debe chequear si hay zonas del pie que están más calientes, lo cual puede ser un signo de infección.

▶ Lávese los pies todos los días. No use agua caliente. Láveselos con agua tibia y jabón suave. Antes de lavarse, compruebe la temperatura del agua con la muñeca u otra parte del cuerpo excepto los pies. Cuando termine de lavarse los pies, séqueselos completamente, especialmente entre los dedos. No deje los pies en remojo ya que esto puede causar sequedad.

▶ Recórtese las uñas de los pies en forma recta y no muy cortas. Límese las asperezas. Si usted no puede cortarse las uñas, pídale a una persona de confianza que lo haga o consulte a una enfermera o a un podiatra. Tampoco debe limpiarse debajo de las uñas o rasparse la piel con objetos filosos. (Muchos centros de jubilados ofrecen atención profesional para el cuidado de pies una o dos veces por mes.)

▸ Después de secarse los pies, aplíquese una loción suave (excepto entre los dedos). No use lociones que contengan alcohol u otros ingredientes que terminen en -ol, ya que estos tienden a secar la piel.

▸ Si le transpiran los pies, póngase talco común antes de ponerse las medias.

▸ Use medias limpias. Es mejor usar medias blancas para darse cuenta si hay supuración o sangrado en caso de úlceras o lesiones. No use medias que tengan elásticos ajustados.

▸ Nunca camine descalzo a menos que sea para bañarse, nadar o dormir.

▸ Use zapatos cómodos. Los zapatos deben sostener, proteger y cubrir los pies. Lo más aconsejable es tener dos pares para cambiarse los zapatos día por medio; así evitará roces en la misma zona todos los días.

▸ Antes de ponerse los zapatos fíjese que no haya puntos ásperos en el interior u objetos filosos, como tachuelas o clavos, clavados en la suela. Si compra zapatos nuevos amóldese a ellos de forma gradual.

▸ No use los mismos zapatos 2 días seguidos. Si le duelen los pies cámbiese los zapatos durante el día.

▸ Cade vez que vaya al médico o a su proveedor de salud pídale que le revise los pies. Para no olvidarse quítese los zapatos y las medias al entrar al consultorio.

▸ Trátese cualquier problema en los pies apenas lo note ya que una irritación leve puede convertirse en un problema mayor.

Tome estas precauciones adicionales:

▸ Si está tomando aspirinas (75 a 162 mg por día) para reducir el riesgo de ataques cardíacos o apoplejías, avísele a su proveedor de salud.

▸ No fume ni use cigarrillos electrónicos. Si es fumador, siga los pasos para dejar de fumar (véase las páginas 127 a 130 con consejos para dejar de fumar).

▸ En general, el consumo moderado de alcohol (un trago por día en el caso de las mujeres general y dos tragos por día en el caso de los hombres) no parece tener efectos negativos a largo plazo en los niveles de glucosa. Sin embargo, el alcohol puede causar una bajada de glucosa repentina y drástica en las personas con diabetes. Por otra parte, el alcohol agrega calorías que pueden derivar en sobrepeso. Si usted bebe alcohol, siempre debe acompañar esa bebida con comida para evitar una bajada de azúcar. En cuanto a las personas con niveles altos de triglicéridos, deben evitar el alcohol completamente.

▸ Protéjase la piel. No se queme al sol y mantenga la piel limpia.

▶ Use un collar o pulsera de alerta de emergencia y lleve siempre consigo una lista de los medicamentos que toma. Dígale a su equipo de salud si toma medicamentos de venta libre, hierbas o vitaminas, ya que algunos de ellos podrían afectar su diabetes o interactuar con otros medicamentos que esté tomando.

▶ Cada vez que vea a su proveedor de salud, que esté internado en el hospital o que vaya a la sala de emergencias, recuérdele a la enfermera y al médico que usted tiene diabetes.

Toma de medicamentos: Control de la glucosa y prevención de complicaciones

La mayoría de las personas con diabetes se benefician tomando medicamentos que les ayudan a tener el nivel de glucosa, presión arterial y colesterol dentro de los rangos recomendados. Sin embargo, no a todos les gusta tomar medicamentos. Y para algunos, manejar su condición de forma natural, sin tomar medicamentos, es un orgullo. Si bien hay ocasiones en que se pueden controlar ciertas condiciones sin tomar medicamentos, la mayoría de las personas con diabetes deben tomar medicamentos (quizás más de uno) y/o insulina para poder controlar el nivel de glucosa en la sangre y evitar complicaciones. El hecho de que usted tome medicamentos o insulina no significa que haya perdido la batalla para mantenerse sano. Aunque tome medicamentos, la dieta y el ejercicio siguen siendo importantes. Los medicamentos ayudan a prevenir complicaciones, como ataques cardíacos, apoplejías, enfermedades de riñón y muerte temprana. Lamentablemente, no se puede esperar a ver qué ocurre si no toma los medicamentos, ya que cuando aparecen complicaciones por la diabetes, por lo general no se pueden solucionar.

Medicamentos para el azúcar

Los medicamentos que el médico le recomiende dependerán del tipo de diabetes que tenga, de la facilidad que tenga para controlar el azúcar en la sangre y de otras condiciones médicas. Los medicamentos varían según tenga diabetes tipo 1 o tipo 2. Aquí se muestran las diferencias:

■ **Insulina para la diabetes tipo 1.** Una vez que se diagnostica este tipo de diabetes, se debe recibir insulina de por vida debido a que el cuerpo no puede producirla.

■ **Medicamentos para la diabetes tipo 2.** Existen varios tipos de medicamentos que bajan el nivel de glucosa, en forma de píldoras y de inyecciones. Estos medicamentos se pueden usar individualmente o combinados.

■ **Insulina para la diabetes tipo 2.** Con el tiempo, el páncreas deja de producir insulina. Si esto ocurre, es necesario empezar a tomar insulina para bajar el nivel de glucosa a un nivel aceptable. Las inyecciones de insulina son seguras y efectivas en la sangre para casi todos los pacientes con diabetes tipo 2.

Medicamentos para prevenir complicaciones

Además de los medicamentos para controlar el nivel de azúcar en la sangre hay estudios que han demostrado que ciertos medicamentos adicionales pueden reducir el riesgo de desarrollar complicaciones de la diabetes. Estos medicamentos, por su efecto protector, se recomiendan aun si la presión arterial y colesterol están en el rango deseable. Dependiendo de la edad y condición médica, se suelen recetar los siguientes tipos de medicamentos:

■ **Aspirina.** En dosis bajas (75 a 162 mg por día) la aspirina reduce el riesgo de ataques al corazón y apoplejías al reducir la posibilidad de una obstrucción repentina en una arteria del corazón o del cerebro. Consulte a su médico sobre este tema.

■ **Inhibidores de la enzima convertidora de la angiotensina (ECA) o bloqueadores de angiotensina (ARB, por sus siglas en inglés)** son medicamentos que controlan la presión arterial y protegen los riñones reduciendo la probabilidad de un ataque al corazón o derrame cerebral.

■ **Estatinas.** Estos medicamentos disminuyen la inflamación y reducen el colesterol, lo cual a su vez disminuye el riesgo de un ataque al corazón o derrame cerebral.

Si usted no está tomando estos medicamentos preventivos, pregúntele a su médico si debería hacerlo.

Pruebas, exámenes y vacunas necesarias

Si usted tiene diabetes, hágase chequeos y exámenes, y aplíquese vacunas con regularidad. La siguiente lista le servirá para manejar su salud de manera proactiva:

■ Hágase una prueba A1C como mínimo dos veces por año.

■ Hágase exámenes de riñón como mínimo una vez por año (o más frecuentemente si tiene enfermedad del riñón).

■ Chequéese los niveles de colesterol y de lípidos como mínimo una vez por año o según se lo indique su proveedor de salud. Las personas que toman medicamentos para el colesterol deben hacerse el chequeo con más frecuencia.

■ Hágase un examen de dilatación ocular (se hace con gotas) con un oculista cada 1 o 2 años (o según se lo recomiende su médico). Infórmele a su médico sobre cualquier cambio que note en la visión. Note que el examen de retina no es igual al examen de vista para saber si tiene que usar lentes.

■ Cada vez que vaya al médico (o como mínimo una vez por año), recuérdele que le revise los pies. Una forma de recordárselo es quitándose los zapatos y las medias una vez que entra al consultorio. (Véase las páginas 389 y 390 para recibir más consejos sobre el cuidado de los pies.)

■ Chequéese la presión arterial en cada visita médica (o según se lo indique su médico) y lleve el registro de los niveles.

■ Aplíquese la vacuna contra la influenza todos los años y pídale a su proveedor de salud que le aplique la vacuna contra la neumonía. La vacuna contra la hepatitis B se recomienda para personas entre 18 y 59 años de edad, aunque también debe ser considerada por aquellas personas que están en grupos de alto riesgo y por los mayores de 59 años. Además, aplíquese otras vacunas que sean apropiadas para su edad, como la de tétano-difteria-tos convulsiva, sarampión-paperas-rubéola, papiloma humano y culebrilla.

■ Hágase un examen dental una vez por año o según se lo recomiende su proveedor de salud. Cepíllese los dientes dos veces por día y use hilo dental todos los días. (Véase el capítulo 5, *Entender y manejar síntomas comunes y emociones*, páginas 153 y 154, para obtener consejos sobre cómo manejar su salud dental.)

Manejo personal de la diabetes: Su papel es importante

Para ser proactivo en el manejo personal de la diabetes usted tiene que aprender mucho. Juntar tanta información puede resultar complicado. Para controlar su diabetes, póngase metas, revíselas con frecuencia y ajústelas si fuera necesario. Es importante que hable con su médico o con un educador de diabetes para hacerle preguntas, exponer sus problemas y plantearle sus preocupaciones. También puede encontrar fuentes de información y recursos en su comunidad. Tome un curso educativo sobre la diabetes y participe de un grupo de apoyo para personas con diabetes en su comunidad o en línea.

La mayoría de las complicaciones de la diabetes se pueden prevenir, retrasar o tratar. Usted juega un papel importante en esto. Mantenga el nivel de glucosa, presión arterial, colesterol y lípidos dentro de los rangos recomendados. Sepa reconocer su cuerpo y los síntomas. Informe sobre cualquier cambio inmediatamente. El tiempo es muy importante. Recuerde cuáles son las herramientas esenciales para el manejo personal:

■ Observar los síntomas, monitorear la glucosa en la sangre y saber responder a los cambios.

■ Prevenir a deshidratación.

■ Seguir un plan de alimentación saludable.

■ Mantenerse físicamente activo.

■ Manejar el estrés y las emociones.

■ Manejar los días de malestar, infecciones y otras enfermedades.

■ Tomar los medicamentos que le recetaron para controlar la glucosa, presión arterial y colesterol de manera segura para no tener complicaciones. Siempre tome los medicamentos como se indica. Si tiene problemas con los medicamentos, consulte a su médico para que se los solucione.

- Hacerse las pruebas de laboratorio y exámenes necesarios, y aplicarse las vacunas necesarias.

- Llevar una cadena o pulsera de alerta de emergencia.

Para una lista de lecturas sugeridas, sitios web de interés y otros recursos útiles, visite www.bullpub.com/resources.

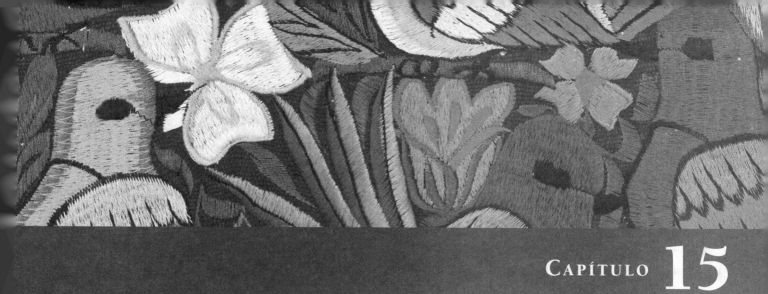

CAPÍTULO 15

Trabajar y vivir con una condición crónica

N<small>O ES RARO PENSAR QUE MANEJAR</small> una condición crónica es un trabajo que nos absorbe todo nuestro tiempo y no nos deja tener otras actividades. Sin embargo, hay muchas personas que tienen una condición crónica y también su trabajo normal. Si ese es su caso, enfrentará el desafío de lograr un equilibrio entre su trabajo, su vida familiar y el cuidado de su salud.

El trabajo ocupa una gran parte de nuestras vidas. Si usted trabaja a tiempo completo, es muy posible que pase más tiempo trabajando que con su familia. De hecho, hay muchos trabajadores que a lo único que le dedican más tiempo es a dormir. Existen muchas razones por las que se trabaja; la principal es la razón económica, aunque hay muchas personas que trabajan para recibir beneficios sociales y de salud mental. Por otro lado, trabajar puede causar estrés, desafíos y conflictos. Entonces, si el trabajo

Un agradecimiento especial para Heather Zuercher, MPH, por su contribución a este capítulo.

tiene efectos positivos y negativos, y forma una gran parte de nuestra vida, es muy importante saber dos cosas: cómo el trabajo afecta la salud y cómo nuestra salud afecta el trabajo. Aprender a trabajar y vivir con una condición crónica es otra de las tareas del manejo personal.

Trabajar y al mismo tiempo manejar una condición crónica nos hace enfrentar desafíos especiales, por ejemplo:

■ **Desafíos físicos.** En el trabajo, usted debe lidiar con limitaciones físicas provocadas por el dolor o la fatiga e incluso puede experimentar nuevos síntomas. Además, lo que puede hacer y el desempeño de sus tareas pueden verse limitados debido a su condición.

■ **Faltar al trabajo.** Es posible que tenga que faltar al trabajo por sentirse mal o por ir a una cita médica.

■ **Enfrentar lo que piensan sus compañeros de trabajo.** Puede ser que lo que piensen sus compañeros o su supervisor pueda afectar la manera en que usted maneja su condicion. Quizás ellos piensen que si está trabajando no está tan enfermo, o crean que es un vago o que no está haciendo bien el trabajo. Posiblemente no noten los síntomas que tiene o no sepan por qué falta al trabajo. Esta situación puede derivar en malentendidos o problemas.

■ **Manejo del tiempo.** Todo el que trabaja tiene que lograr un equilibrio entre las responsabilidades del hogar y las del trabajo. En el caso de las personas con condiciones crónicas, ese equilibrio no es tan fácil de lograr.

Lamentablemente no se pueden dejar los síntomas en casa antes de irse a trabajar. Es común que muchos trabajadores con condiciones crónicas aguanten los síntomas y no se cuiden la salud, por eso terminan agotados. Al seguir permanentemente con este estilo de vida, la salud se deteriora más, lo que causa mal desempeño en el trabajo, ausencia al trabajo, problemas en el hogar y mala calidad de vida en general. En lugar de aguantar los síntomas y perjudicar su salud, usted debe enfocarse en su cuidado. De esa manera mejorará su calidad de vida y será un mejor trabajador.

Al tener una condición crónica, manejar los síntomas en el trabajo es un desafío particular. Usted se sentirá condicionado por el ambiente de trabajo, por sus responsabilidades laborales y por el horario. Evidentemente, hay muchas cosas que no puede cambiar en el trabajo, como fechas de entrega, tareas específicas y lo que el empleador espera de sus trabajadores.

Imagine el caso de las personas con dolor de articulaciones. Para ellas, sentarse frente a una computadora puede resultar muy incómodo, pero si eso es parte de su trabajo no podrán negarse. Otro ejemplo son los trabajadores que tienen fatiga, que no pueden concentrarse para terminar las tareas; para la mayoría de ellos es imposible tomar descansos o incluso dormir una siesta durante las horas de trabajo. A pesar de todas estas dificultades, usted tiene alternativas y herramientas para ser proactivo en su manejo personal. Igual que en su casa, también tiene que saber resolver problemas en el trabajo, como lo explicamos en el capítulo 2, *Convertirse en una persona proactiva en el manejo personal de su salud.*

Encontrar el equilibrio entre el trabajo y la vida personal

Si en condiciones normales es difícil lograr un equilibrio entre la vida laboral y la vida personal, cuando se tienen condiciones crónicas es aun más difícil. La expresión "equilibrio entre el trabajo y la vida personal" es engañoso ya que es casi imposible lograr un equilibrio perfecto. También es posible que usted no desee ese equilibrio perfecto. Tanto su trabajo como sus responsabilidades hogareñas requieren tiempos y recursos diferentes, por eso usted quizás decida ir en una u otra dirección. Depende de usted encontrar la proporción apropiada y eso no significa que trabajo y vida personal deban tener exactamente la misma importancia; significa dedicarles tiempo a ambos en la cantidad necesaria.

Hay muchas formas de trabajo: a tiempo completo, a tiempo parcial o con horario flexible. Es posible que muchos de sus conocidos tengan un trabajo tradicional de oficina; sin embargo, en los últimos años se han implementado formas de trabajo alternativas que permiten trabajar desde la casa o en un espacio compartido cerca de su domicilio. Incluso hay personas que no tienen que ir nunca a la oficina. En otros casos, trabajar significa manejar un vehículo muchas horas por día, y en otros significa hacer trabajos manuales. Cada trabajo presenta desafíos y en cada lugar de trabajo hay diferentes políticas y procedimientos. Así como hay diversidad entre los trabajos, el concepto de vida personal también es diferente para cada persona. Vida personal puede significar familia, amigos, responsabilidades domésticas, participación en la comunidad, pasatiempos y muchas otras actividades no relacionadas con el trabajo.

En la mayoría de los casos, el trabajo y la vida personal interactúan de manera compleja. El trabajo puede afectar la vida personal y viceversa. Si tenemos un día complicado y estresante en el trabajo es posible que quedemos agotados y compremos comida rápida al regresar a casa. Después del trabajo nos sentimos extenuados física y emocionalmente, y cuando llegamos a casa no queremos hacer nada. A su vez, los problemas y conflictos hogareños no permiten que nos concentremos en nuestro lugar de trabajo, haciendo que seamos menos productivos y que las tareas se acumulen.

El equilibrio entre el trabajo y la vida personal no es algo estático; cambia todos los días y se puede inclinar a un lado o al otro. Usted, como persona proactiva en el manejo personal, puede aprender a anticipar los momentos en que su trabajo y su vida personal no estén en equilibrio y a identificar maneras de equilibrarlos.

Manejar el tiempo

Si su trabajo y su vida personal no están en equilibrio, el primer paso es identificar el problema que causa esa desproporción. La herramienta más importante para lograr un equilibrio es el manejo eficaz del tiempo. El objetivo es tener tiempo para el hogar, para el trabajo y para usted mismo.

Empiece a observar cómo gasta su tiempo. Lleve un registro (tal como lo hace cuando come o cuando hace ejercicio); eso le servirá de ayuda para identificar cómo y dónde pasa el tiempo. Cada día haga una lista dividida en horas. Para cada hora, tenga categorías para describir cuánto tiempo pasa en cada una (por ejemplo, trabajo, quehaceres, mirar la TV, hacer ejercicio, etc.). Incluya por lo menos un día laborable y un día no laborable. Puede encontrar una lista modelo en las páginas 399–400 (Figura 15.1). Después de varios días, observe qué patrones encuentra. Una vez que los note, podrá saber qué cambios tiene que hacer. Piense cómo está distribuyendo su tiempo. ¿Esa distribución le sirve para lograr sus metas personales o profesionales? ¿Está haciendo un "buen" uso de su tiempo?

Establecer buenos hábitos

La manera de administrar el tiempo se parece a cualquier otro comportamiento. Tenemos la tendencia a hacer las cosas una y otra vez hasta que se convierten en un hábito. Sentimos que cada vez es más fácil llegar a casa y prender la tele o navegar por internet. Cuando nos queremos dar cuenta, hemos pasado mucho tiempo haciendo eso. Es cierto que algunas actividades, como ver la tele, leer o ir de compras nos ayudan a desconectarnos y relajarnos, pero todo se debe hacer con moderación. Tenemos que estar seguros de que esas actividades no estén impidiendo que alcancemos las metas que nos pusimos. Si usted nota que pasa más tiempo del que quisiera haciendo actividades que no le dejan alcanzar sus metas personales o profesionales, empiece a dedicarles menos tiempo a esos hábitos.

Hacer ese tipo de cambios no es fácil; se necesita tiempo y esfuerzo. Le recomendamos empezar por decidir una hora específica en la que podría hacer algo más placentero o productivo, y a partir de allí preparar un plan de acción. Repase las explicaciones sobre plan de acción que presentamos en el capítulo 2, *Convertirse en una persona proactiva en el manejo personal de su salud*. Lleve el registro en un calendario y un horario para anotar las cosas a las que les tiene que dar prioridad en su vida. Entre esas cosas puede incluir hacer ejercicio, tiempo para su cuidado personal, jugar con los hijos o con los nietos, ir a un partido de béisbol, ir al teatro o cualquier otra actividad placentera.

Manejar el estrés durante el trabajo

La combinación de gran cantidad de trabajo, responsabilidades familiares y cuidado de su salud suelen formar un combo muy estresante. El estrés intenso y constante por un largo tiempo es perjudicial para el cuerpo y la mente. El estrés también puede afectar cualquier condición de salud que tenga, como aumentar la presión arterial, aumentar el nivel de azúcar en la sangre, empeorar el dolor y la fatiga, y empeorar la depresión y la ansiedad. Además, el estrés puede debilitar el sistema inmunológico.

Tener estrés es algo normal; todos nos sentimos estresados en algún momento. Sin embargo, los estresantes (las cosas que nos causan estrés) dependen de cada persona. Lo que es estresante para algunas puede no serlo para otras. Incluso hay ocasiones en que el estrés se produce por cosas positivas; por ejemplo, al cambiar de

Figura 15.1 **Hoja de trabajo para el manejo del tiempo**

Escriba las actividades que haga en períodos de una hora. Es posible que incluya muchas actividades en el mismo período.

Hora	Tarea	Prioridad	Uso del tiempo
7:00 A.M.		☐ Alta ☐ Media ☐ Baja	☐ Bueno ☐ Malo
8:00 A.M.		☐ Alta ☐ Media ☐ Baja	☐ Bueno ☐ Malo
9:00 A.M.		☐ Alta ☐ Media ☐ Baja	☐ Bueno ☐ Malo
10:00 A.M.		☐ Alta ☐ Media ☐ Baja	☐ Bueno ☐ Malo
11:00 A.M.		☐ Alta ☐ Media ☐ Baja	☐ Bueno ☐ Malo
12:00 P.M.		☐ Alta ☐ Media ☐ Baja	☐ Bueno ☐ Malo
1:00 P.M.		☐ Alta ☐ Media ☐ Baja	☐ Bueno ☐ Malo
2:00 P.M.		☐ Alta ☐ Media ☐ Baja	☐ Bueno ☐ Malo
3:00 P.M.		☐ Alta ☐ Media ☐ Baja	☐ Bueno ☐ Malo
4:00 P.M.		☐ Alta ☐ Media ☐ Baja	☐ Bueno ☐ Malo
5:00 P.M.		☐ Alta ☐ Media ☐ Baja	☐ Bueno ☐ Malo
6:00 P.M.		☐ Alta ☐ Media ☐ Baja	☐ Bueno ☐ Malo

Continúa ▶

Figura 15.1 **Hoja de trabajo para el manejo del tiempo (*continuación*)**

Escriba las actividades que haga en períodos de una hora. Es posible que incluya muchas actividades en el mismo período.

Hora	Tarea	Prioridad	Uso del tiempo
6:00 P.M.		☐ Alta ☐ Media ☐ Baja	☐ Bueno ☐ Malo
7:00 P.M.		☐ Alta ☐ Media ☐ Baja	☐ Bueno ☐ Malo
8:00 P.M.		☐ Alta ☐ Media ☐ Baja	☐ Bueno ☐ Malo
9:00 P.M.		☐ Alta ☐ Media ☐ Baja	☐ Bueno ☐ Malo
10:00 P.M.		☐ Alta ☐ Media ☐ Baja	☐ Bueno ☐ Malo
11:00 P.M.		☐ Alta ☐ Media ☐ Baja	☐ Bueno ☐ Malo
12:00 A.M.		☐ Alta ☐ Media ☐ Baja	☐ Bueno ☐ Malo
1:00 A.M.		☐ Alta ☐ Media ☐ Baja	☐ Bueno ☐ Malo
2:00 A.M.		☐ Alta ☐ Media ☐ Baja	☐ Bueno ☐ Malo
3:00 A.M.		☐ Alta ☐ Media ☐ Baja	☐ Bueno ☐ Malo
4:00 A.M.		☐ Alta ☐ Media ☐ Baja	☐ Bueno ☐ Malo
5:00 A.M.		☐ Alta ☐ Media ☐ Baja	☐ Bueno ☐ Malo
6:00 A.M.		☐ Alta ☐ Media ☐ Baja	☐ Bueno ☐ Malo

trabajo o al comprar una casa. El estrés no siempre es malo y nos puede motivar a alcanzar metas y a hacer cambios. Sin embargo, si estamos estresados por un largo período, nos puede afectar la salud. Por suerte hay formas de saber qué cosas nos causan estrés. Si usted puede lograr eso, le será más fácil manejar el estrés.

¿Qué es el estrés y qué lo causa?

Como explicamos en el capítulo 5, *Entender y manejar síntomas comunes y emociones*, el estrés es una reacción natural del cuerpo a las demandas o amenazas. No hace falta que esa amenaza sea real; lo importante es si usted cree que es una amenaza. El estrés es la forma en que el cuerpo lo protege. Ese tipo de respuesta corporal hace que el sistema nervioso libere hormonas, como adrenalina y cortisol, que hacen que el corazón lata más rápido y que los músculos se contraigan. También hace subir la presión arterial y aumentar la respiración. El estrés también agudiza los sentidos y activa el instinto de luchar o huir. Esta reacción les sirvió de mucho a nuestros ancestros cuando se les aparecía un león en el camino.

Si estos cambios son moderados harán que usted cambie de perspectiva y se prepare para el desafío. Sin embargo, el cerebro a veces no distingue entre amenazas reales e imaginarias, o entre amenazas emocionales y físicas. Si se acerca una fecha de entrega en el trabajo o tenemos que pagar una factura porque se está por vencer, el cuerpo puede reaccionar tan fuertemente como si fuera una situación de vida o muerte. Y si bien la respuesta de estrés suele ser útil cuando estamos en peligro, con el tiempo suele convertirse en un comportamiento automático que se activa

con más facilidad. Cuanto más se activa, más difícil es apagarlo. Se transforma en un círculo vicioso que cada vez causa más estrés.

Las causas comunes de estrés incluyen factores externos (como grandes cambios en nuestra vida, trabajo, relaciones conflictivas, problemas económicos, hijos y parientes) e internos (como formas de pensar muy estructuradas, pensamientos catastróficos y expectativas irreales). De acuerdo con la escala de estrés Holmes y Rahe, estos son los diez eventos más estresantes en los adultos:

1. muerte de un esposo
2. divorcio
3. separación de la pareja
4. encarcelamiento
5. muerte de un pariente cercano
6. accidente o enfermedad
7. matrimonio
8. pérdida del trabajo
9. reconciliación matrimonial
10. jubilación

Como puede observar, las enfermedades están en el puesto número 6. Si usted tiene una condición crónica, ¡está frente a uno de los diez mayores estresantes! ¿También está frente a alguno de los otros 9 estresores? El saber lo estresante que puede ser una enfermedad le servirá para entender por qué es tan difícil encontrar el equilibrio entre el trabajo y la vida personal. Además, el estrés en el trabajo agrega otro ingrediente al manejo del estrés. Entre las causas más comunes de estrés en el trabajo está el miedo a perder el trabajo, trabajar de más, sentir presión para desempeñarse de la manera esperada y sentir que las cosas se le salen de control.

Síntomas de estrés

Si el estrés es constante en su vida diaria quizás ni siquiera se dé cuenta cuándo está estresado, ya que para usted esa condición es "normal." Estos son algunas señales de alerta para saber que está bajo demasiado estrés:

- problemas de memoria o de concentración
- falta de criterio
- pensamientos negativos constantes
- ansiedad o preocupación constante
- depresión
- mal humor, irritabilidad o enojo
- sensación de agobio, aislamiento o soledad
- dolor
- diarrea o estreñimiento
- náuseas o mareo
- comer más o menos de lo normal
- tensión muscular o dolor de cabeza
- dormir demasiado o muy poco
- aislarse de los demás
- hábitos nerviosos, como comerse las uñas o no quedarse quieto
- tomar bebidas alcohólicas o drogas para relajarse
- arrancarse el pelo, zapatear de forma ininterrumpida o u otros hábitos repetitivos
- hacer chillar los dientes o apretar las mandíbulas
- tensión en la cabeza, cuello u hombros
- sentirse ansioso, nervioso o desvalido

- tener accidentes frecuentemente
- fatiga y agotamiento

Herramientas para manejar el estrés

¿Cuándo debemos considerar que tenemos demasiado estrés? Esto varía en cada persona, ya que cada una tiene diferentes límites. El estrés que usted sienta dependerá del apoyo de su familia y amigos, de la capacidad de control que usted tenga, de su actitud, de la forma en que maneje las emociones, de lo que sepa sobre el estrés y de su preparación para manejarlo. En este libro presentamos muchas herramientas para manejar el estrés. En el capítulo 5, *Entender y manejar síntomas comunes y emociones*, puede encontrar una guía de herramientas para resolver este tipo de problemas. Algo fundamental para manejar el estrés es dormir lo suficiente, y no se trata de la cantidad de horas que duerma sino de la calidad del sueño. En el capítulo 5 también le damos consejos para dormir mejor; en el capítulo 6, *Usar la mente para manejar síntomas*, encontrará herramientas para relajarse; en el capítulo 8, *Hacer ejercicio para que la vida sea más fácil*, aprenderá ejercicios para reducir el estrés; y en el capítulo 10, *Una alimentación saludable*, obtendrá información para seguir una dieta sana.

Otra buena forma de manejar el estrés es comunicarse con la gente que lo rodea. Puede usar las destrezas de comunicación que presentamos en el capítulo 11, *Comunicarse con la familia, amigos y proveedores de salud*, para que los demás entiendan la situación por la que usted está pasando. Si bien sus parientes y amigos no tienen que "arreglarle" el problema, tener a alguien que lo escuche le será de gran ayuda. En el caso de sentir estrés en el trabajo, sus compañeros pueden ser un buen punto de apoyo puesto que ellos entienden y conocen el ambiente laboral. En caso de que usted crea que no tiene con quién hablar, es aconsejable que busque ayuda profesional.

Es cierto que hay cosas que no puede cambiar en el trabajo, pero al priorizar y organizar las tareas podrá sentir que vuelve a tener control sobre ellas y que el estrés por el trabajo disminuye. A continuación le damos algunos consejos para lidiar con el estrés en el trabajo:

1. Planifique tener descansos para ir a caminar, charlar con un amigo o relajarse.

2. Ponga límites. Aunque tenga la necesidad casi inevitable de estar conectado al teléfono y al correo electrónico las 24 horas del día, establezca una hora en que no pensará en el trabajo. Quizás le tome tiempo cortar el hábito de estar disponible las 24 horas del día, pero finalmente será recompensado sintiendo mucho menos estrés.

3. Sepa decir que no. No se comprometa a hacer cosas que lo sobrepasen, no planee hacer una cosa detrás de la otra y no tenga miedo de decir que no cuando le pidan cosas que no puede o no quiere hacer.

4. Priorice sus tareas de trabajo y divida los proyectos en pasos pequeños. Prepare planes de acción para establecer y lograr metas pequeñas (véase el capítulo 2, *Convertirse en una persona proactiva en el manejo personal de su salud*).

5. Delegue trabajo cada vez que pueda y esté dispuesto a hacer acuerdos.

6. No se ponga metas irreales. Debe poder alcanzar sus objetivos.

7. Evite los comentarios negativos y enfóquese en los positivos. En el trabajo, relaciónese con personas con las que se sienta bien.

8. ¡¡¡Tómese vacaciones!!!

Si estos consejos no le dan resultados sería recomendable que hable con su supervisor o con el departamento de recursos humanos acerca de sus responsabilidades y expectativas. Si considera que el nivel de estrés que siente afecta su salud o su condición coménteselo a su proveedor de salud.

Comunicación en el trabajo

Una de las tareas de manejo personal más difíciles es hablar con los demás sobre su condición crónica y el efecto que tiene en su vida. Y es aun más difícil cuando esa condición afecta su trabajo. En esta sección presentamos sugerencias para que esa situación no le resulte tan difícil o que por lo menos no le dé miedo.

Si usted no quiere, no hace falta que le cuente a todo el mundo sobre su situación. En el trabajo no es fácil hablar de nuestra salud, ya que pensamos que si lo hacemos nos van a tratar de manera diferente o quizás nos despidan del trabajo, pero si su condición afecta su desempeño laboral o su asistencia es conveniente que hable con su supervisor o con personal apropiado de la compañía. Si usted no dice nada, es probable que los demás den por sentadas cosas que no son reales o que saquen sus propias conclusiones sobre su desempeño laboral.

Cuando hable con personas del trabajo sobre su salud es importante tener en cuenta lo siguiente:

- **A quién se lo quiere contar.** ¿Se lo debe contar a su supervisor, a sus compañeros, a los gerentes o a Recursos Humanos (HR, por sus siglas en inglés)?

- **Cuándo lo quiere contar.** ¿Cuándo cree que es el momento oportuno para comentar su situación?

- **Qué quiere contar.** ¿Le ayudará en algo compartir esa información?

- **Qué tanto quiere contar.** ¿Es necesario que los demás sepan todos los detalles? ¿Será suficiente con contar su situación en términos generales?

Recuerde: ¡Usted es el que decide lo que quiere compartir!

Decidir cuándo compartir

Hablar de su condición crónica le puede resultar incómodo. Sin embargo, *no comunicar* su condición también puede traerle consecuencias. Hágase estas preguntas para poder decidir si le conviene comunicar su condición:

- **¿Los síntomas que tiene interfieren con su trabajo?** ¿No cumple con las fechas de entrega debido al dolor o a la fatiga? ¿Tarda más en terminar sus tareas a causa de los síntomas?

- **¿Necesita pedir días personales en el trabajo debido a su condición?** ¿Tiene que ir a citas médicas con frecuencia, o faltar o irse del trabajo porque los síntomas se agudizan? ¿Eso le ocurre con mucha frecuencia?

- **¿El dolor que siente es tan fuerte que le cambia el humor y le impide relacionarse**

con clientes o con compañeros de trabajo? ¿Se siente más estresado y pierde la calma con más frecuencia debido al dolor o al cansancio?

- **¿El trabajo afecta sus síntomas?** ¿El estar parado todo el día le aumenta el dolor? ¿Hay algo del ambiente laboral que le empeora su condición?

Si respondió que sí a alguna de estas preguntas debería comunicar en su trabajo cuál es su condición. Es normal que sienta temor a ser discriminado, pero si usted no se lo comunica a su supervisor o empleador es probable que piensen que su desempeño en el trabajo se debe a otras razones. Si saben realmente qué le ocurre, no lo juzgarán de forma equivocada.

Decidir qué compartir y con quién

Antes que nada, recuerde que comunicar su condición de salud no es lo mismo que revelarla completamente. Usted puede comentar los problemas que enfrenta y explicar que afectan su salud sin nombrar su condición ni dar demasiados detalles. Usted decide la cantidad de información que desea dar; eso es algo personal que depende de sus circunstancias, de su trabajo, de cómo sean sus supervisores y de los cambios que usted espere. Si decide comunicárselo a su supervisor o a su gerente, piense de antemano cuándo sería el momento apropiado, qué le va a comunicar y cuántos detalles le va a dar. Hágase las siguientes preguntas: *"¿Qué espero yo que resulte de esta conversación? ¿Cómo puedo estar seguro de que esta conversación me servirá? ¿Cuál es el momento apropiado para que le comente el problema a mi supervisor?"*

Piense qué información le quiere comunicar. Quizás solo quiera comentarle los *síntomas* que tiene y cómo afectan su trabajo. Esa es una forma de no dar demasiados detalles y mantener la privacidad. Sin embargo, comentar cuál es su condición hará que quien lo escuche tenga más contexto para entender la difícil situación que usted está enfrentando. Piense hasta dónde quiere llegar: ¿El hecho de comunicar lo que le pasa le dará más fuerza o lo hará sentir desprotegido? Si piensa que le dará fuerzas, le recomendamos que dé todos los detalles posibles.

Comentar su condición en el trabajo

En el momento de comentar su condición de salud con alguien del trabajo es importante que usted controle la conversación. Dígale a la otra persona que le quiere comentar algo sobre su salud. Explíquele por qué se lo está contando en ese momento (por ejemplo, para justificar una ausencia o explicar algún problema en su desempeño laboral). Enfóquese siempre en el impacto que su condición tiene en su trabajo. Por ejemplo:

> *Sé que muchas veces llego tarde al trabajo. El problema es que tengo artritis reumatoide. Por la mañana no me puedo mover y estoy con mucho dolor. Tardo varias horas en empezar a funcionar. ¿Habría posibilidades de que entre un poco más tarde y compense las horas trabajando hasta más tarde?*

Deje en claro hasta dónde quiere que llegue la información que está dando; por ejemplo, *"Quisiera que esta conversación quede entre usted y yo"*. Prepare un plan de acción con lo que desea que ocurra después de la conversación, como

por ejemplo entrar a trabajar más tarde. ¿Necesita cambiar el horario de trabajo? ¿Necesita tomar más descansos durante el trabajo? ¿Qué ajustes se deben hacer para cubrirlo durante su ausencia? Prepare lo que va a decir, de manera que lo que cuente siempre tenga como respuesta lo que usted espera que ocurra; por ejemplo:

> *Buenas tardes, ¿tendría un momento para comentarle algo personal e importante? Hace un tiempo que estoy con un problema de salud. Debido a eso voy a tener que ir a varias citas médicas y habrá días que no podré venir a trabajar. Se lo quería comentar para ver cómo podemos manejar esos días.*

Repetimos: No debe compartir todos los detalles si no lo desea. Piense qué información le conviene dar y qué le dará mayores beneficios para trabajar sin que le afecte la salud. En general, siempre es mejor ser directo y comunicar los datos básicos que no comunicar nada.

Al explicar que su condición puede empeorar en el trabajo, usted se está protegiendo. Pida lo que necesite: adaptar su lugar de trabajo, cambiar el horario, cambiar la forma de trabajo, etc. En cada estado y cada país hay diferentes leyes laborales con respecto a las responsabilidades del empleador y a la adaptación del lugar de trabajo a las necesidades del trabajador. Sepa cuáles son sus derechos. Conozca las leyes de su zona de trabajo. También puede obtener esa información en la oficina de Recursos Humanos de su trabajo. En los Estados Unidos existen dos leyes que protegen a los trabajadores que tienen enfermedades o sufrieron accidentes:

- **La Ley sobre Americanos (Estadounidenses) con Discapacidades** (ADA, por sus siglas en inglés), dispone que el empleador debe hacer todo ajuste que sea razonable para aquellos trabajadores con discapacidades. De acuerdo con la ADA, una discapacidad es todo impedimento físico o mental que limite sustancialmente una o más actividades principales de la vida diaria. Sin embargo, el empleador no tiene la obligación de adaptar el lugar de trabajo si tal pedido implica demasiadas dificultades o un alto costo. Algunas adaptaciones comunes por parte de los empleadores es el ofrecimiento de estacionamiento o de transporte, garantizar accesibilidad, tener a disposición ciertos tipos de equipo, reorganizar trabajos y modificar el lugar de trabajo. Si usted no está seguro de calificar para que le adapten el lugar de trabajo o no sabe cómo solicitarlo, contáctese con Job Accommodation Network (https://askjan.org), una división del Departamento de Trabajo de los EE.UU. La Comisión para la Igualdad de Oportunidades en el Empleo (EEOC, por sus siglas en inglés) le puede ofrecer recursos adicionales para personas con discapacidades y explicarle cuáles son sus derechos de acuerdo con la ADA (www.eeoc.gov).

- **La Ley de Ausencia por razones Familiares y Médicas** (FMLA, por sus siglas en inglés) protege a los empleados que tengan una condición seria de salud y permite que todos los empleados tomen hasta 12 semanas libres por año debido a emergencias médicas o familiares. Sin embargo, no obliga al empleador a que le pague el salario al empleado durante ese período. Esos días se pueden tomar todos a la vez o en forma parcial durante el año.

Además de las regulaciones federales, cada estado tiene leyes específicas con respecto a ausencia por enfermedad y a adaptaciones para empleados con discapacidades. Si usted quiere saber cuál es la política específica de su empleador, consulte con un empleado de Recursos Humanos (HR, por sus siglas en inglés).

Por último, en muchos lugares de trabajo los compañeros pueden brindar apoyo. Pasamos muchas horas en el trabajo y en muchos casos pasamos más tiempo allí que con nuestra propia familia. Recibir el apoyo de sus compañeros puede serle de gran ayuda en momentos difíciles. Si usted decide pedir ayuda, hágalo con prudencia. Si no quiere que todo el mundo se entere de lo que le ocurre, dígaselo solamente a sus compañeros de confianza. El lado positivo de compartir los problemas es que, además de que sus compañeros sabrán más de usted, seguramente también le confiarán sus propias preocupaciones. Eso es la base de la confianza y la amistad.

Para más información sobre estos temas, incluidas las ausencias para cuidar a otra persona y por duelo, refiérase a la lista de lecturas sugeridas, sitios web de interés y otros recursos útiles, visitando www.bullpub.com/resources y seleccionando el encabezamiento "Working with a Chronic Condition" ("Trabajar con una condición crónica").

Comunicar en el hogar su situación en el trabajo

Con frecuencia, el trabajo causa tanto estrés que es común llegar a casa y tener problemas. Posiblemente usted se sienta cansado, sin energía para atender las cosas del hogar. Quizás le conteste mal a su pareja o a sus hijos. En resumen, es probable que la vida de hogar no sea como usted espera. Se le pueden venir pensamientos como *"No me entienden"*, *"Ya deberían saber que trabajo mucho y tendrían que agradecérmelo mejor"* o *"Esto no tiene solución"*. La razón por la que la gente que vive con usted "no entiende" o "no sabe" por lo que está pasando suele ser la falta de comunicación. Si usted se estresa en el trabajo, dígaselo a su familia.

Busque el momento apropiado para contarles qué pasa en el trabajo, cómo lo podrían ayudar y qué cambios se podrían hacer. Cuando los demás entienden lo que le ocurre, suelen dar buenas ideas. Quizás sus hijos puedan pasear al perro o su pareja pueda preparar el almuerzo. También le podrían dar ideas para que usted ponga en práctica en el trabajo. Al mismo tiempo usted podrá darse cuenta de que sus hijos también se estresan en la escuela y que su pareja también tiene sus propias preocupaciones. Cada vez que piense cosas como *"No me entienden"* o *"Deberían"*, considere mejorar la comunicación con ellos.

Mantenerse físicamente activo y trabajando

Mantenerse activo ofrece muchos beneficios físicos y mentales. También lo ayuda a hacer mejor su trabajo, mejorando la capacidad de razonamiento, la memoria y la fortaleza mental, y aumentando la creatividad. El ejercicio mejora el humor y disminuye el estrés. Pero aunque sepamos todo eso, muchos de nosotros pensamos que hacer ejercicio es un lujo: algo que solo se puede hacer si se tiene tiempo libre.

Si usted trabaja, sabrá que es difícil mantenerse físicamente activo, especialmente si trabaja muchas horas por día. Posiblemente se pase la mayor parte del día sentado o parado en el mismo lugar, y esa responsabilidad laboral hace que permanezca físicamente inactivo. Además, es probable que al ir a trabajar y al regresar del trabajo viaje mucho tiempo sentado. Tanto el estar sentado como parado por mucho tiempo sin cambiar de posición puede tener efectos negativos.

Las investigaciones demostraron que estar activo durante las horas de ocio no es suficiente para compensar todas las horas que estamos sentados en el trabajo. Como si eso fuera poco, al terminar de trabajar nos sentimos tan cansados que probablemente pasemos las horas del día que nos quedan haciendo actividades sedentarias. Si estamos sentados los músculos no trabajan, y cuando los músculos principales (por ejemplo, los de las piernas) están inactivos, nuestro metabolismo es más lento, los músculos y las articulaciones se endurecen y síntomas como el dolor, la fatiga y la depresión pueden empeorar.

Otros estudios demostraron una relación entre el sedentarismo y las enfermedades del corazón, el mal metabolismo y los problemas mentales. El sedentarismo agota la mente y causa fatiga y problemas de memoria. Estar mucho tiempo sentado no es el único problema; estar parado sin moverse también lo es. Se trata principalmente de que tenemos que mantener activos los músculos principales (brazos y piernas) y estar menos tiempo quietos.

A continuación le damos algunas sugerencias para moverse más durante las horas de trabajo:

- Párese cada 20 minutos y mueva los músculos principales, aunque sea por uno o dos minutos.
  - ▶ Camine de un lado a otro en su oficina o lugar de trabajo.
  - ▶ Camine por el pasillo para decirle algo a un compañero en vez de enviarle un correo electrónico.
  - ▶ Vaya al baño que quede más lejos de su oficina o lugar de trabajo. Si es posible, vaya al piso de abajo o de arriba por las escaleras.
- Tómese descansos programados de 10 minutos todos los días.
- Por lo menos cada una hora, párese y estírese.
- Use las escaleras en vez del ascensor.
- Si puede, tenga reuniones parado o caminando. Si hace eso, asegúrese de que todos

los que deben estar presentes puedan hacerlo.

- Use zapatos cómodos para caminar.
- Piense en formar un grupo para salir a caminar, organice competencias con sus compañeros para ver quién puede estar menos tiempo sentado o proponga otros desafíos físicos. Una forma inclusiva de hacer esto es que cada persona ponga una meta semanal; por ejemplo 5000, 7000 o 9000 pasos por día. Los ganadores son los que logren esa meta más veces en la semana. De esa manera, podrán ser ganadores tanto los que estén en forma como los que no lo estén.

Trabajos sedentarios (no activos)

Aunque usted trabaje en un escritorio, unas pausas breves de actividad física pueden mejorar su estado físico y su salud cardiovascular. Si lo planea con anticipación, puede hacer pausas de ejercicios aeróbicos, de fuerza o de estiramiento entre reuniones, llamadas u otras tareas. Y aunque este tipo de actividad física no va a producir resultados radicales, podrá darle más fuerza, quemar más calorías, relajarlo mentalmente y evitar que los músculos y las articulaciones se endurezcan. En el capítulo 8, *Hacer ejercicio para que la vida sea más fácil*, presentamos una variedad de ejercicios que puede hacer en su escritorio o su lugar de trabajo. Insistimos, cuanto más se mueva, mejor se sentirá.

Para mayor información sobre actividad física en general, preparación de una rutina de ejercicios, y ejercicios de fuerza y flexibilidad, véase el capítulo 7, *Mantenerse físicamente activo*, y el capítulo 8, *Hacer ejercicio para que la vida sea más fácil*.

Trabajos activos

Muchas personas tienen trabajos activos en los que se mueven y levantan objetos la mayor parte del día. Algunos ejemplos son los meseros, las enfermeras, los trabajadores de la construcción, los jardineros y los carteros. Las personas que hacen ejercicio en su tiempo libre, pueden descansar cada vez que lo necesitan; eso no es posible para los que tienen trabajos físicos. Muchos de ellos repiten la misma tarea intensa durante horas, con muy pocos descansos y a veces ninguno. La actividad física moderada sirve para fortalecer el corazón y el sistema cardiovascular; sin embargo, las personas que son muy activas en el trabajo y no tienen suficientes descansos experimentan aceleración en el ritmo cardíaco y aumento de la presión arterial durante todo el día, lo que representa una exigencia para el sistema cardiovascular. Si el trabajo que hacen es muy repetitivo se pueden producir esguinces u otras lesiones musculares. Por otra parte, las personas cuyo trabajo les demanda mucha actividad física suelen no hacer ejercicio después de las horas laborales. Lamentablemente no hacen las actividades que serían buenas para su salud porque ya están muy cansados o creen que la actividad que hicieron en el trabajo ya es suficiente. Quienes tienen esos tipos de trabajo deben recordar que es muy importante tomar descansos durante las horas laborales. ¡Recuerde que su prioridad es estar activo después del trabajo!

Alimentarse bien en el trabajo

Al buscar el equilibrio entre el trabajo y el hogar seguramente tendrá que cambiar su forma de alimentación, no solo en el trabajo sino también en el hogar. Existe una relación entre las condiciones crónicas y la nutrición. Sabemos que una alimentación saludable es indispensable para mantener una vida sana. Lo que come y la manera en que come también puede afectar su desempeño en el trabajo y su salud mental.

Cuando comemos, el cuerpo descompone la comida en glucosa. La glucosa hace que el cerebro funcione y esté alerta, por eso es que cuando tenemos hambre nos cuesta enfocarnos y cuando comemos demasiado nos sentimos perezosos y cansados. Hay comidas que proveen más energía continua que otras, pero lamentablemente nos es difícil elegir comida de forma inteligente cuando estamos hambrientos, estresados, presionados por el tiempo o cuando tenemos pocas alternativas para elegir. Las comidas menos saludables suelen ser más baratas y más rápidas de preparar. Compare una hamburguesa con un bol de sopa de carne, o una barra de chocolate con una fruta. Pero si usted no se alimenta de manera saludable, su condición puede empeorar; podría sentirse más fatigado o aumentar de peso. Las dietas no saludables producen fatiga, problemas mentales e irritabilidad, aumentan el estrés y la depresión, bajan el nivel de energía y reducen la capacidad de pensar con claridad y de trabajar eficientemente. Todo eso hace que tampoco tenga energía suficiente para preparar comidas saludables o para tomar una mejor decisión a la hora de pedir comida. Es decir que se produce un círculo vicioso. Pero usted puede romper ese círculo siendo proactivo en su manejo personal.

A continuación le damos algunos consejos para comer de manera saludable en el trabajo. Puede encontrar más información sobre el tema en el capítulo 10, *Una alimentación saludable*.

- **Decida lo que va a comer antes de tener hambre.** Si espera a tener hambre o a sentirse cansado o estresado, es muy probable que elija una comida no saludable.

- **Planee qué va a comer en el trabajo (generalmente, en el almuerzo).** La mayoría de nosotros planeamos lo que vamos a comer después del trabajo (generalmente, en la cena). Si hacemos lo mismo con la comida del trabajo, controlaremos mejor nuestra alimentación.

- **Planee tomar meriendas.** En el trabajo siempre tenga a mano meriendas saludables, como frutas, verduras, frutos secos y semillas. Le ayudarán a mantener el nivel de energía y a evitar que coma de más.

- **Elija frutas y verduras.** Estas comidas contienen nutrientes buenos para la salud. Por regla general, cuando comemos mejor nos sentimos mejor. Las comidas altas en grasas y azúcar lo harán sentirse cansado y "rendido" pocas horas después de haber comido.

Comidas de escritorio saludables

Se estima que aproximadamente el 70% de los trabajadores de los Estados Unidos comen en su escritorio. Eso hace que generalmente se elijan comidas no saludables, evitando las frutas y verduras y escogiendo comidas procesadas altas en azúcar, grasa y sodio. Una de las razones por las que se recomienda *no* comer en el escritorio es que hay muchas probabilidades de distraerse con correos electrónicos, llamadas telefónicas u otras tareas. Al comer en el escritorio no nos enfocamos en lo que comemos ni en la cantidad que comemos. La consecuencia es que comemos más de la cuenta sin tener conciencia de ello. Las personas que comen en su escritorio tienden a "picotear" más y a ingerir más calorías. Por último, otra desventaja de comer en el escritorio es que perdemos la oportunidad de hacer ejercicio y de relacionarnos con otras personas.

Si usted come en su escritorio, aquí le damos algunos consejos para comer de manera más saludable.

- **Tenga un horario para el almuerzo.** Tómese un descanso para comer y no espere a tener mucha hambre. Programe una alarma o un recordatorio en su calendario.

- **Enfóquese en la comida.** Aunque sean solamente 10 minutos, deje a un lado lo que esté haciendo y enfóquese en lo que come y en la cantidad que come. Casi todas las tareas pueden esperar unos minutos.

- **Preste mucha atención a las porciones servidas (la cantidad que come).** Para mayor información sobre porciones servidas y tamaños por porción, lea el capítulo 10, *Una alimentación saludable*, páginas 269-270, y 301.

- **Llévese el almuerzo.** No ordene comida rápida ni vaya a los servicarros (*drive-thrus*). Planee con anticipación lo que va a comer y prepare comidas saludables en casa para llevar al trabajo. Incluya frutas, verduras y granos enteros. Más adelante le daremos recomendaciones para preparar el almuerzo para llevar.

- **Desinfecte su escritorio.** Es muy posible que su escritorio o lugar de trabajo esté lleno de bacterias y gérmenes. Límpielo todos los días.

- **Socialice cada vez que pueda.** Las personas que socializan en el trabajo son más productivas.

- **No coma en el escritorio.** Siéntese en otro lugar para almorzar; por ejemplo, en una mesa al aire libre o en una sala tranquila.

Si usted come en su escritorio porque piensa que no tiene tiempo, que tiene mucho que hacer o para hacerles ver a los demás que trabaja mucho, deje de lado esas ideas y haga que sus horas de almuerzo sean más saludables. Recuerde: El almuerzo es algo más que consumir calorías; ¡es su hora de descanso y la debe aprovechar!

Cómo preparar el almuerzo

Preparar el almuerzo para llevar al trabajo puede parecer una rutina cansadora; sin embargo, ofrece muchos beneficios. Los almuerzos que se preparan en casa suelen ser más saludables que las comidas rápidas y las de los restaurantes, y mucho más económicas. Si usted compra el almuerzo pagará entre $5 y $10 por día, ¡lo que equivale a unos $200 al mes!

Estos consejos le ayudarán a aprovechar al máximo el almuerzo que lleve de su casa:

- Prepare y envase las comidas para el trabajo durante el fin de semana o la noche anterior.

- Vuelva a envasar lo que le sobra del almuerzo. Si le sobra pollo, puede preparar

un burrito o un sándwich para el día siguiente.

- Haga comidas interesantes con recetas básicas. Por ejemplo, puede hacer una ensalada o un sándwich simple y ponerle un aderezo diferente para hacerlo más interesante. Compre pan de buena calidad y reemplace la mayonesa, que es alta en calorías, por mostaza baja en calorías. Reemplace la carne por humus o aguacates. En las ensaladas, no ponga solamente lechuga, tomate y pepino; agrégueles frijoles, arroz integral, frutos secos, fruta y pequeñas cantidades de queso. Pruebe diferentes aderezos. Por la noche puede comprar pollo rostizado para cenar y usar lo que le sobra en una ensalada o una sopa para llevar al trabajo al día siguiente.

  - La sopa es un almuerzo ideal. Puede cocinarla en gran cantidad y congelar porciones pequeñas para ir llevando cada día al trabajo.

  - Busque recetas fáciles en línea.

  - Escoja comidas congeladas saludables

  - Deje un plato, un bol y cubiertos en la oficina.

  - Si en su lugar de trabajo no hay refrigerador ni microondas, pida que los pongan.

Evite tentaciones en el trabajo

En el trabajo, la comida suele ser una distracción o una tentación. Muchas personas llevan al trabajo la comida que ya no quieren tener en la casa para compartirla. En las oficinas también se hacen muchas celebraciones, como cumpleaños, ascensos o baby showers, y casi nadie puede resistirse a comer una dona (rosquilla).

Tampoco es fácil rechazar una invitación a almorzar, aunque haya llevado el almuerzo saludable de su casa. Planee con anticipación teniendo en cuenta estas posibles distracciones y hable con sus compañeros de trabajo para establecer pautas. A continuación le damos algunos consejos:

- Lleguen a un acuerdo entre los compañeros de trabajo para compartir solamente comidas saludables.

- Pida que en las máquinas expendedoras y en la cafetería vendan comidas saludables. ¡Elija esas comidas!

- Comuníquese con sus compañeros de trabajo y dígales: *"Me encanta que traigan meriendas para compartir y no me puedo resistir a ellas, pero ese tipo de comidas no me hace bien. Por eso les pido que no insistan en ofrecérmelas. Les prometo que si quiero algo se lo voy a pedir."*

- Cuando haya eventos de comida a la canasta, no espere que los demás cocinen lo que usted necesita comer. En cambio, lleve usted lo que pueda comer y que también lo puedan disfrutar los demás.

- Disponga de un día "para comer afuera". Hágaselo saber a sus compañeros y pídales que no lo inviten a comer afuera otro día.

En este capítulo hemos hablado de los desafíos de trabajar teniendo una condición crónica. Si bien en los trabajos hay muchas cosas que están fuera de nuestro control, hay otras que usted sí puede controlar o cambiar. Esas cosas pueden representar un mejor equilibrio entre el trabajo y su vida personal. Las claves para lograrlo es el buen manejo de su tiempo, identificar las causas del estrés, manejar el estrés, comunicarse con los compañeros de trabajo y con las personas que viven en su hogar, mantenerse físicamente activo y comer de manera saludable. En este libro encontrará mucha más información sobre estos temas.

Para una lista de lecturas sugeridas, sitios web de interés y otros recursos útiles, visite www.bullpub.com/resources.

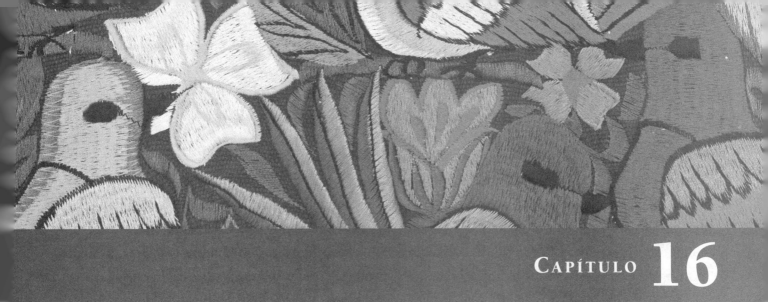

CAPÍTULO 16

Planear para el futuro: Temores y realidades

CON FRECUENCIA, LAS PERSONAS CON ENFERMEDADES CRÓNICAS se preocupan por lo que les sucederá si su enfermedad los deja discapacitados. Tienen miedo de que en el futuro puedan tener problemas al manejar su vida y su enfermedad. Una manera en que podemos tener control sobre estos temores es actuar y planear para el futuro. Es posible que nunca tengamos que llevar a cabo estos planes, pero tenerlos listos nos asegura que sabremos cómo actuar si pasara lo que tememos. En este capítulo hablaremos sobre algunas de las preocupaciones más comunes y damos algunas sugerencias útiles para manejarlas.

413

¿Y si no puedo cuidarme más?

Quedarse incapacitado y dependiente es uno de los temores más comunes de la mayoría de nosotros, sin importar que seamos personas saludables. En las personas con una condición crónica o con otras preocupaciones de salud, este temor es aun mayor y suele abarcar varios aspectos.

Resolver preocupaciones sobre la actividad física del día a día

A medida que su condición de salud cambie con el tiempo, es posible que deba considerar un cambio en su situación de vivienda. Estos cambios pueden involucrar la contratación de empleados para el hogar o mudarse a un lugar donde se ofrezca ayuda. La elección de las alternativas dependerá de sus necesidades y cómo satisfacerlas mejor. Debe considerar todas las posibilidades.

Lo primero es evaluar cuidadosamente qué puede hacer por sí mismo. ¿Qué tareas le afectan la salud? ¿Qué actividades de la vida diaria requerirán algún tipo de ayuda? Las actividades de la vida diaria incluyen las cosas que hace rutinariamente, como levantarse de la cama, bañarse, vestirse, cocinar o preparar la comidas, comer, limpiar la casa, hacer compras, administrar las finanzas de casa, etcétera. La mayoría de las personas pueden hacer todas estas actividades aunque tengan que hacerlas más despacio, con alguna modificación o con la ayuda de algún aparato. Por otra parte es probable que además de cuidarse a sí mismo, usted también tenga que darle este tipo de ayuda a otra persona. Analice cuáles de esas tareas puede seguir haciendo y cuáles le resultarán problemáticas.

Hay personas que se dan cuenta de que ya no pueden hacer varias tareas por sí mismas. Por ejemplo, usted todavía puede cocinar pero ya no puede ir a hacer las compras. Otro ejemplo sería que si usted tiende a marearse, desmayarse o desorientarse, es probable que necesite alguien que se quede con usted todo el tiempo. También puede notar que ciertas actividades que disfrutaba en el pasado, como por ejemplo la jardinería, ya no le resultan placenteras.

Si usted se encuentra en una situación parecida, puede seguir los pasos para la resolución de problemas que explicamos en el capítulo 2, para hacer una lista de problemas que le puedan ocurrir. (Paso 1: Identificar el problema. Repase los pasos para resolver problemas que aparecen en la página 28.) Una vez que tenga la lista hecha podrá resolver cada problema de a uno por vez. El primer paso es escribir los problemas y pensar en una solución posible para cada uno. (Paso 2: Hacer una lista de ideas para resolver el problema.) Por ejemplo:

No puedo ir a hacer las compras

- Pedirle a un pariente que haga las compras por mí
- Buscar un servicio de voluntarios que haga compras
- Ir a un mercado que ofrezca un servicio de entrega a domicilio
- Pedirle a un vecino que me haga las compras
- Comprar por internet
- Conseguir un servicio de entrega de comidas

No puedo estar solo

- Contratar a un acompañante de veinticuatro horas al día

- Irme a vivir con un pariente

- Instalar un sistema de respuesta de emergencia

- Mudarme a una comunidad de jubilados

- Mudarme a un hogar con servicio de asistencia continua

Cuando usted haya hecho la lista de sus problemas y de las posibles soluciones, escoja la que le parezca más aceptable, práctica y económica. (Este es el paso 3 de la resolución de problemas.) La selección dependerá de su situación económica, de su familia o de otros recursos que tenga a su alcance para recibir ayuda, y de lo eficaz que sea la selección que hizo para resolver su problema. A veces, una solución puede resolver varios problemas. Por ejemplo, si no puede hacer las compras ni estar solo, y necesita ayuda para hacer las tareas domésticas, puede considerar que vivir en una residencia para jubilados resolverá todos estos problemas. Ese tipo de residencia ofrece una variedad de servicios, como comidas, limpieza continua y transporte para las compras, trámites y citas médicas.

Aunque usted no esté en edad de jubilarse, hay muchas residencias que aceptan gente más joven, a partir de los 50 años de edad o incluso más jóvenes. Si usted es una persona joven, el centro local para personas con discapacidades o "centro de vivienda independiente" puede dirigirlo a un lugar que facilite "cuidado fuera de la casa". Cuando busque una residencia para jubilados tenga en cuenta todos los tipos de cuidado que se ofrecen. Por lo general, esos tipos de cuidados son:

- **Vivienda independiente**: usted tiene su propio apartamento o casa pequeña

- **Vivienda con servicios de asistencia:** obtiene ayuda para algunas tareas cotidianas tales como tomar medicamentos, realizar tareas y hacer trámites

- **Enfermería especializada:** incluye ayuda para todas las actividades diarias y algunos cuidados médicos

Pedir ayuda para tomar la decisión

Usted podría beneficiarse si comenta sus deseos, capacidades y limitaciones con una persona de confianza, con un pariente o con un trabajador social. Es posible que esa persona pueda observar detalles que usted pasa por alto o que prefiere ignorar. El aceptar ideas de otras personas y utilizar recursos disponibles son dos partes importantes para ser una persona proactiva en el manejo personal. (Estas forman parte del paso 6, "Utilice otros recursos", de los pasos para la resolución de problemas presentados en el capítulo 2.)

Cuando usted empiece a hacer cambios en su vida, hágalo de a poco, de a uno por vez. No es necesario que cambie toda su vida para resolver un problema. Recuerde además que siempre puede cambiar de opinión o de idea; simplemente asegúrese de no hacer ningún cambio grande que sea irreversible. Por ejemplo, si usted piensa mudarse de su hogar a otro lugar (ya sea con parientes, residencia con asistencia continua u otro sitio) no venda su casa hasta que esté seguro de que va a quedarse en el nuevo lugar que eligió.

Si actualmente usted piensa que necesita ayuda con algunas actividades, el contratar a alguien que lo ayude con las tareas del hogar es una opción menos drástica que mudarse. Si no puede estar solo y vive con alguien que está fuera de la casa durante el día, tal vez sería suficiente con ir a un centro de cuidado diurno para adultos, asegurándose de que allí estará seguro y cómodo mientras su familia esté ausente. De hecho, los centros de cuidado para adultos son buenos lugares en donde puede encontrar nuevos amigos y actividades adecuadas para sus habilidades.

Un trabajador social de su centro de jubilados, de un centro para personas con discapacidades o del departamento de servicios sociales del hospital le puede dar información sobre los recursos disponibles en su comunidad y le dará ideas de cómo manejar sus necesidades. Usted puede recibir ayuda de varios profesionales.

Por ejemplo, los trabajadores sociales son buenos para ayudarle a decidir cómo resolver problemas financieros y de vivienda, y pueden encontrar recursos comunitarios apropiados para usted. Algunos trabajadores sociales también están entrenados para aconsejar a personas discapacitadas o de edad avanzada con respecto a problemas emocionales y de relación con otras personas.

Otros profesionales de gran ayuda son los terapeutas ocupacionales (OT, por sus siglas en inglés). Ellos pueden evaluar sus necesidades y recomendarle aparatos de ayuda o cambios en los arreglos de su hogar para hacerle la vida más fácil. También pueden ayudarle a encontrar la manera de seguir haciendo aquellas actividades placenteras que ahora se podrían ver limitadas.

En caso de ser hospitalizado puede pedir ayuda en el centro de recursos del hospital. La mayoría de hospitales cuenta con una persona encargada de las altas de los pacientes, que por lo general es una enfermera o un trabajador social. Esta persona hablará con usted antes de que salga del hospital y se asegurará de que usted y/o sus familiares sepan lo que deben hacer a partir de entonces. Si fuera necesario, le ofrecerá recursos para que tenga a su disposición una vez que llegue a su casa y continuar así con su proceso de curación. Es muy importante que usted sea honesto con esa persona. Si le preocupa su capacidad de cuidarse, dígaselo. Casi siempre existen soluciones disponibles, pero la persona encargada de planificar su salida del hospital solamente podrá ayudarlo si usted comparte con ella sus preocupaciones. Por otra parte, muchos hospitales cuentan con capellanes que podrán darle ayuda religiosa o espiritual y referirlo a lugares apropiados en su comunidad.

Otros recursos útiles son los consultores financieros y los abogados. Los consultores financieros no solo le aconsejarán cómo invertir y manejar su dinero sino que también lo ayudarán a planear su plan de jubilación, incluidos diferentes tipos de seguro, como seguros por discapacidad o de cuidado a largo plazo. Si decide consultar, asegúrese de no pagarles con la inversión de su dinero. Busque consultores financieros certificados, quienes son reconocidos como expertos en este tema.

Es muy importante tener un abogado especializado en leyes para personas de edad avanzada. Este tipo de abogado podrá controlar sus cuestiones financieras, proteger sus bienes, preparar un testamento y quizás ejecutar un poder duradero para la atención médica y para el manejo de sus asuntos financieros. (Los poderes duraderos generales sirven para lidiar con cuestiones financieras mientras que los poderes duraderos autorizan la toma de decisiones relacionadas con la salud. Hablaremos de estos últimos en las páginas 430 a 435.)

Si le preocupan sus asuntos financieros, contacte al centro local para personas mayores y pida los nombres de abogados que ofrecen servicios gratuitos o económicos para personas mayores. Otra fuente importante que puede consultar es AARP (antes conocida como Asociación Americana de Personas Jubiladas) en EE.UU. También es posible que el Colegio de Abogados de su comunidad pueda referirlo a abogados con experiencia en este campo. Además, estos abogados también suelen estar familiarizados con las leyes que se aplican a personas más jóvenes con discapacidades, cuyas necesidades legales son similares a las de una persona mayor. Si ese es su caso, también podrán ayudarlo. Cuanto antes planee esto, estará mejor preparado para su futuro.

Buscar que lo ayuden en su hogar

Si usted se da cuenta de que ya no puede arreglarse solo, la primera opción es contratar a alguien que pueda ayudarlo. Existen distintas personas y organizaciones que pueden darle ese tipo de ayuda.

Tipos de ayuda en el hogar

A continuación se describen los tipos de ayuda que usted puede recibir según sus necesidades.

■ **Empleado doméstico / jardinero.** Esta persona puede ayudarlo con los quehaceres, tanto dentro como fuera de la casa. Por ejemplo, limpiar la casa, lavar la ropa, planchar, y tareas al aire libre, como cortar el césped o palear nieve.

■ **Asistente personal.** Esta persona puede ayudarlo con muchas tareas:

▶ hacer trámites

▶ llevarlo en auto a usted o a sus familiares a hacer trámites, llevarlo a reuniones sociales o a citas médicas

▶ hacer las compras

▶ cocinar y/o preparar comidas saludables para congelar

▶ hacer tareas fáciles, como lavar la ropa, pasar la aspiradora o limpiar el baño y la cocina

▶ ordenar y limpiar los roperos, cajones e incluso el garaje

▶ hacerle compañía a usted o a otro integrante de la familia, jugando a las cartas o juegos de mesa, ayudándolo con pasatiempos o simplemente sentándose a charlar

■ **Asistente para el cuidado personal.** Esta persona ofrece ayuda física. Por lo general, los asistentes para el cuidado personal reciben entrenamiento para ayudarlo a diario a:

▶ bañarse

▶ ir al baño

▶ vestirse

▶ afeitarse

▶ lavarse los dientes

▶ cortarse las uñas

▶ caminar

▶ lidiar con la incontinencia

Si hace falta, los asistentes para el cuidado personal también pueden llevarlo en auto, ayudarlo con las compras, cocinar, hacer tareas hogareñas sencillas y hacerle compañía.

- **Sustitutos para tomar descansos.** En ocasiones usted necesitará descansar o tener tiempo para usted, especialmente si está cuidando a otra persona. En ese caso, recibir ayuda de alguien más de forma regular puede ser de gran ayuda. Por ejemplo, podría llamar a un pariente o a un amigo. También puede consultar en la iglesia, centro de jubilados, agencias para personas de edad avanzada u otra agencia comunitaria, quienes podrían sugerirle dónde buscar ese tipo de ayuda. La lista de direcciones de correos electrónicos de su vecindario también podría servirle. Además, las agencias de ayuda en el hogar pueden ofrecerle ayuda por día, por semana o por mes. Si la persona que necesita ayuda es veterana del ejército, se puede pedir asistencia en la sede local del Departamento de Asuntos para Veteranos de los EE.UU. (incluso aunque la persona no utilice los servicios para veteranos).

- **Cuidado con cama adentro.** Muchas agencias de ayuda en el hogar ofrecen cuidado las 24 horas. Esto es importante no solo para la persona que necesita ayuda sino también para su familia y amigos. Se puede optar por la posibilidad de que un cuidador viva con usted o tener varios cuidadores que trabajen por turnos, ya sea durante el día o varios días por semana. Para conseguir ayuda con cama adentro siga las mismas sugerencias que dimos para conseguir sustituto para tomar descansos.

Organizaciones de ayuda en el hogar

Existen dos tipos de organizaciones que ofrecen ayuda en el hogar: agencias de ayuda en el hogar y registros de ayuda en el hogar. Otra opción es emplear directamente a una persona. A continuación explicamos las tres opciones:

- **Agencias de ayuda en el hogar:** Asumen todas las responsabilidades de un empleador. Emplean a los cuidadores, les pagan el sueldo y el seguro social, les descuentan los impuestos, etcétera. Las agencias también ofrecen entrenamiento y supervisión, y pueden enviar un reemplazante en aquellas ocasiones en que el asistente elegido no esté disponible. Usted debe saber en detalle la política de la agencia que elija, ya que no todas tienen las mismas regulaciones.

- **Registros de ayuda en el hogar:** Dan referencias y contactos de diferentes tipos de ayuda en el hogar. La mayoría ofrece equipo y materiales de ayuda así como también personal licenciado, como asistentes de enfermería certificados (CNA, por sus siglas en inglés), enfermeros vocacionales licenciados (LVN, por sus siglas en inglés) o enfermeros registrados (RN, por sus siglas en inglés). A menos que usted esté postrado en la cama o necesite de procedimientos específicos para que se los realice un especialista, la ayuda en el hogar suele ser la mejor elección. Por lo general le darán referencias de personas con experiencia y entrenamiento apropiado. Para recibir este servicio de registro, usted tendrá que hacer un pago de inscripción, pero a diferencia de las agencias, los cuidadores que usted elija no serán empleados del registro sino que *usted* los contratará (es decir, serán contratistas independientes). Eso quiere decir que usted deberá pagar los impuestos y la seguridad social de esa persona, y de tener un seguro de responsabilidad. Al contactar al registro, debe preguntar qué experiencia y entrenamiento tiene la persona seleccionada y qué obligaciones tiene usted como empleador de ese contratista independiente.

■ Otra manera menos costosa de encontrar ayuda es emplear a una persona *recomendada por un amigo, en un anuncio o en una página web*. Tenga en cuenta que esta opción le llevará más tiempo y que usted tendrá que chequear las referencias y los antecedentes del individuo que seleccione. La persona podrá trabajar para usted en calidad de empleado o de contratista independiente, por eso le recomendamos que consulte con un abogado para ver cuál de las dos alternativas le conviene con respecto al pago de impuestos y de seguro.

Más recursos sobre ayuda en el hogar

Si desea investigar más sobre ayuda en el hogar, visite el sitio web de Caring.com (www.caring.com). Allí encontrará una lista de agencias, comentarios de las familias que usaron esos servicios y una guía para seguir el proceso. Usted también puede conseguir información en centros de jubilados, centros de personas con discapacidades, boletines de información comunitaria y periódicos locales. En esos lugares y publicaciones suele haber información sobre personas que buscan trabajo de asistencia de personas. Por lo general, lo que funciona muy bien es la recomendación de boca en boca, es decir que

una persona conocida le recomiende a alguien que haya trabajado para ella o para alguien que conozca, y que sepa cómo se desempeña en su trabajo. Pasar la información entre su familia y su grupo social puede valer más que el oro.

Otra solución podría ser compartir el hogar con otra persona. Si usted tiene espacio en su casa, puede ofrecerle vivienda a cambio de ayuda, lo cual sería ideal si necesita que le colaboren con los quehaceres de la casa. Además es muy posible que esa persona también esté dispuesta a darle cuidado, como hacer trámites y ayudarlo a vestirse, a bañarse y a preparar la comida. En algunas comunidades hay agencias u oficinas gubernamentales que ayudan a hacer la búsqueda para que la persona que va a cubrir las necesidades y que va a vivir en la casa sea compatible con la persona que ofrece su casa.

Y por último, también puede usar un recurso que hay en todos los condados de los Estados Unidos: la Agencia Local para Personas de Edad Avanzada.

Mudarse a una nueva residencia

Es posible que en algún momento usted o su pareja tenga que mudarse a una nueva residencia, debido a problemas de salud. No es fácil tomar esa decisión, pero recuerde que en el capítulo 2, *Convertirse en una persona proactiva en el manejo personal de su salud*, presentamos herramientas para tomar decisiones, las cuales le pueden ser de ayuda. Una vez que tome la decisión, podrá empezar a buscar el tipo de residencia que se ajuste a sus necesidades. A continuación se explican los diferentes tipos de residencia:

■ **Vivienda independiente para personas de edad avanzada o comunidades para personas jubiladas.** Si usted o su pareja está en edad de jubilarse (generalmente a partir de los 50 años) esta sería una buena opción. Son viviendas que se pueden comprar o alquilar, y que están en un ambiente más protegido, con servicios de seguridad y de emergencia. Estas comunidades suelen proveer comidas en un comedor y limpieza semanal de la vivienda. En ocasiones ofrecen servicio de lavandería y transporte. Además, organizan una variedad de actividades y salidas de paseo. Si usted ya no quiere cocinar o limpiar pero desea relacionarse con otras personas, esta es una buena opción. Este tipo de comunidades no ofrece cuidado personal.

Por lo general hay listas de espera para acceder a este tipo de comunidad, incluso desde antes de que se empiecen a construir. Si usted considera elegir este tipo de vivienda, le recomendamos que se inscriba en la lista de espera inmediatamente o por lo menos un par de años antes de la fecha elegida para mudarse. Siempre tendrá tiempo de cambiar de parecer o de rechazar la vivienda cuando esté disponible. Para saber cuáles son las comunidades de su zona, consulte en el centro de jubilados o busque en internet "viviendas independientes para personas de edad avanzada" o "comunidades para personas jubiladas". Si tiene personas conocidas que vivan en residencias de ese tipo, pídales que lo inviten a compartir una comida con ellos y saber cómo se vive allí. Incluso hay comunidades que están preparadas para recibir invitados que pueden pasar algunas noches antes de comprometerse a vivir allí.

■ **Vivienda con servicio de asistencia.** Este tipo de vivienda suele ofrecer los mismos servicios que las viviendas independientes con el agregado del cuidado personal y/o ayuda para tomar medicamentos. La asistencia de cuidado personal suele incluir ayuda con las necesidades diarias, como bañarse y vestirse. Sin embargo, usted debe estar capacitado para entrar y salir del baño, acostarse y levantarse de la cama, e ir al comedor por su cuenta. En caso de que usted o su pareja se encuentre en la necesidad de recibir mayor asistencia, deberán mudarse a una residencia con cuidado de enfermería. Y en caso de que la persona que recibe asistencia fallezca, la pareja deberá mudarse a otro sitio.

■ **Residencias con servicio especializado en enfermería (SNF, por sus siglas en inglés).** Este tipo de residencia, también conocido como "hogar geriátrico", "hospitales para convalecientes" o "residencia de cuidado a largo plazo", ofrece un cuidado completo para personas con enfermedades avanzadas o discapacitadas. Es decir que proveen cuidado médico a quienes dicho cuidado les sea indispensable para continuar con su vida, como por ejemplo la aplicación de medicamentos con inyecciones o por vía intravenosa, y el monitoreo de las mismas a cargo de enfermeros capacitados. Por lo general, los pacientes que viven en un hogar geriátrico están muy limitados físicamente y necesitan ayuda para acostarse y levantarse, comer, bañarse, o para orinar o mover el intestino. Las residencias con servicio especializado en enfermería también se encargan del mantenimiento de tubos de alimentación, respiradores y otros equipos de alta tecnología. Es común que a las personas que hayan tenido una apoplejía o hayan sido sometidas a un implante de cadera o de rodilla se las transfiera de la sala de cuidado intensivo del hospital a una residencia con servicio especializado en enfermería antes de darle el alta para ir a su hogar. Estudios recientes indicaron que la mitad de las personas mayores de 65 años pasan cierto tiempo en un hogar geriátrico, aunque sea durante un corto tiempo de rehabilitación.

En general, no se piensa en una residencia con servicio especializado en enfermería como algo positivo. Es posible que usted haya leído o escuchado testimonios negativos sobre estas instalaciones, pero lo que este tipo de informes provocan es ansiedad y temor. Es importante saber que las residencias con servicio especializado en enfermería están monitoreadas por otras organizaciones. Además, la ley las obliga a que tengan a la vista el nombre y teléfono del *ombudsman*, un defensor de los pacientes asignado por una agencia de autorizaciones estatal, para que ayuden tanto al paciente como a sus familiares en todo lo que refiera a su cuidado. Por otra parte, usted o su familia tienen la posibilidad de visitar varias instalaciones y ver cuál es la más recomendable. Si bien hay testimonios y reportes negativos que son ciertos, también es cierto que a las residencias con servicio especializado en enfermería que proveen un cuidado excelente no se las muestra en la primera plana de los medios de comunicación.

Si va a buscar una instalación, pregunte entre sus conocidos, al personal de los centros de jubilados y al personal que da el alta a los pacientes en los hospitales; ellos podrán darle información sobre instalaciones de su zona. Las residencias con servicio especializado en enfermería brindan necesidades indispensables, ofreciéndole cuidado e instalaciones que usted posiblemente no pueda obtener, dependiendo de su situación actual.

En el caso de personas discapacitadas, parcial o temporariamente, las residencias con servicio especializado en enfermería le pueden brindar terapia física, ocupacional y del habla, cuidado de heridas y otros servicios. No todas estas residencias ofrecen los mismos servicios; algunas se especializan en rehabilitación y terapias mientras que otras lo hacen en cuidado permanente a largo plazo. De igual manera, algunas cuentan con equipos de alta tecnología mientras que otras no.

■ **Comunidades de retiro con cuidado continuado (CCRC, por sus siglas en inglés).** Este tipo de instalaciones ofrecen los tres servicios que explicamos anteriormente (vivienda, independiente, vivienda con servicio de asistencia y residencias con servicio especializado en enfermería), todas en el mismo sitio. La ventaja de las comunidades de retiro con cuidado continuado es que si usted y su pareja necesitan distintos niveles de cuidado, ambos pueden vivir en la misma instalación. Otra ventaja es que si usted o su pareja deben pasar a otro nivel de cuidado también pueden quedarse en la misma instalación.

■ **Residencias de comida y cuidado.** Estas instalaciones están autorizadas por la agencia de servicios sociales del estado o del condado. Por lo general son casas pequeñas en zonas residenciales, que proveen cuidado no médico y supervisión para personas que no pueden vivir solas. En cada casa suelen vivir seis personas, creando un ambiente familiar. Tienen habitaciones privada y un comedor común. Sin embargo, también hay casas más grandes en las que pueden vivir más personas, como si fuera una pensión o un hotel.

Las residencias de comida y cuidado proveen cuidado personal, comidas, limpieza de la casa y, en ocasiones, transporte. Se diferencian de las viviendas con servicio de asistencia en que no ofrecen una gran variedad de actividades. Sin embargo, cuanto más grandes sean las residencias de comida y cuidado, tendrán más personal y podrán ofrecer más actividades. Los residentes de las casas más grandes deben ser más independientes ya que no recibirán tanta atención personalizada como los que viven en las residencias más pequeñas.

En casi todos los estados estas residencias están autorizadas para que vivan las personas catalogadas en inglés como "elderly" (mayores de 62 años) o adultos (menores de 62 años). A su vez, la categoría de adultos se puede dividir en instalaciones para personas con problemas mentales, con falta de desarrollo y con incapacidades físicas. Si usted considera mudarse a una re-

sidencia de comida y cuidado, asegúrese de saber qué tipo de residentes viven allí y de que estos tengan condiciones y necesidades similares a las suyas.

Si bien todas las residencias están obligas por ley a proveer comidas saludables, usted debe asegurarse de que el menú sea de su gusto y que pueda cubrir sus necesidades.

El costo mensual de las residencias de cuidado varía según sean más sencillas o más lujosas. Las más sencillas cuestan aproximadamente la cantidad que se recibe con el Ingreso de Seguridad Suplementario (SSI, por sus siglas en inglés) que da el gobierno y aceptan a los beneficiarios de ese beneficio, enviándole la factura directamente al gobierno. Las residencias más lujosas se destacan por un mejor mobiliario, la zona donde se encuentran y los servicios que ofrecen, lo cual se refleja en el costo. Sin embargo, las residencias más lujosas suelen costar menos que si se contratara un servicio de cuidado en el hogar a tiempo completo, 24 horas, 7 días por semana.

Sean cuales sean las opciones que usted considere, deberá pensarlo mucho e informarse bien. Se trata de una decisión importante, por eso le recomendamos que utilice las herramientas para tomar decisiones que presentamos en el capítulo 2, *Convertirse en una persona proactiva en el manejo personal de su salud*, y que se reúna con su familia y amigos para que le den ideas y lo ayuden a tomar una decisión.

¿Tendré suficiente dinero para pagar por mi cuidado?

Además del temor básico a depender físicamente de los demás, muchas personas tienen miedo de no tener suficiente dinero para pagar la atención que necesitan. El manejar una condición crónica suele requerir cuidados y tratamientos médicos costosos. Si usted está muy enfermo o incapacitado para trabajar, la pérdida de ingresos y especialmente la de su cobertura de seguro de salud puede representar un problema económico abrumador. Sin embargo, al planear con anticipación y saber con qué recursos cuenta, usted puede evitar algunos de los riesgos.

En los Estados Unidos, si usted aún está empleado por una compañía, esta puede ofrecerle el beneficio de recibir un seguro por incapacidad a corto o a largo plazo. El seguro por incapacidad a corto plazo le da una compensación para reemplazar sus ingresos en caso de que le ocurran daños o enfermedades no relacionadas con su trabajo pero que puedan impedirle que trabaje por un tiempo limitado. Se diferencia de la compensación para el trabajador (*worker's compensation,* en inglés) en que esta última se recibe si el daño o la enfermedad ocurren a causa del trabajo. Con respecto al seguro por incapacidad a largo plazo, es una ayuda que recibe el empleado una vez que se le termina el seguro por incapacidad a corto plazo, lo que generalmente ocurre entre 3 y 6 meses después.

Si su empleador no ofrece seguro por incapacidad, usted puede comprarlo de manera privada, pero tenga en cuenta que es caro. Su costo varía dependiendo de la edad y de los beneficios que desee. Se estima que para comprar este seguro por su cuenta, tendría que gastar entre un 1% y un 3% de su salario anual bruto. Es decir que si usted gana $60000 por año, tendría que gastar entre $600 y $1800 cada año. Por eso es recomendable que averigüe en distintas compañías para encontrar la que le ofrezca mejor precio. También debe verificar con atención los detalles del plan que le ofrecen; por ejemplo, ¿qué tipo de incapacidad cubre?, ¿cuánto dinero recibiría?, ¿con qué frecuencia recibiría el dinero y por cuánto tiempo?

Si usted tiene una incapacidad que le impide hacer su trabajo, parcial o totalmente, o hacer cualquier otra tarea laboral, deberá solicitar el seguro de incapacidad de la Seguridad Social (SSDI, por sus siglas en inglés). Ese seguro lo pueden recibir todas las personas que hayan trabajado y aportado para los beneficios de retiro de la Seguridad Social, a quienes se les permite empezar a usarlos antes de la edad de jubilación en caso de quedar incapacitadas. También existe otro programa de ayuda federal, el Ingreso de Seguridad Suplementario (SSI, por sus siglas en inglés), para las personas incapacitadas que tengan necesidades financieras especiales.

Cuando usted ya deje de trabajar, ya no cuente con un seguro de salud y esté recibiendo el seguro por incapacidad de la Seguridad Social, podrá entonces calificar para el seguro de salud de Medicare.

Los seguros de salud y Medicare cubren solo una parte de los costos de cuidado y limitan los días de asistencia a cargo de enfermeras especializadas. Recuerde: Medicare no cubre todo.

Y muchos de los seguros privados de Medigap cubren solamente el 20% de lo que no cubre Medicare; es decir el dinero que usted pagaría de su bolsillo.

Además, los planes de Medigap no cubren procedimientos o tratamientos que no estén cubiertos por Medicare. Sin embargo, algunas pólizas de Medigap pueden pagar ciertos servicios de salud fuera de los Estados Unidos, los que de otra manera no estarían cubiertos por Medicare. Además de las pólizas de Medigap, existen pólizas de seguro suplementario que ofrecen una clase de cobertura para las necesidades de cuidado que Medicare y los seguros de Medigap no pagan. Usted puede tener estas pólizas suplementarias por medio de su empleador o comprarlas directamente en una compañía de seguros. Algunos ejemplos de lo que cubren los seguros suplementarios son el cuidado a largo plazo, enfermedades críticas, compensación hospitalaria y seguro de vida por accidente. Si usted piensa comprar una póliza de seguro suplementario, asegúrese de leer detenidamente las secciones de beneficios, limitaciones y exclusiones. Por ejemplo, es posible que una póliza no cubra todos los gastos que usted espera, que tenga determinado tiempo de espera hasta que realicen el pago o que tenga limitaciones según lo que usted paga y el tiempo que haya pasado desde que compró la póliza. Asegúrese de que cubra cuidado en residencia a un valor diario realista dentro de su comunidad. También debe saber por cuánto tiempo le pagarán el cuidado que necesita. Por lo general, el límite es de aproximadamente tres meses para recibir servicios especializados de enfermería e instalaciones de rehabilitación, y menor si consideran que usted o su pareja "no mejoran" y necesitan cuidado "permanente".

En los Estados Unidos, la reforma del sistema de cuidado de la salud sigue haciendo cambios con respecto a Medicare, Medicaid y los seguros privados, y no siempre es fácil entender esos cambios. Por eso le sugerimos que hable con alguien en el centro de jubilados local, con la Agencia para Personas de Edad Avanzada (AARP, por sus siglas en inglés) o con organizaciones para personas discapacitadas para que le den fuentes de información confiables.

Si usted está tan enfermo que no puede trabajar, ya sea para siempre o por un período extendido, es probable que tenga derecho a recibir los beneficios del Seguro Social debido a su discapacidad. Si tiene hijos dependientes, ellos también podrían recibir esos beneficios. Si ha estado incapacitado por dos años (al día de hoy, ese es el período requerido), puede recibir cobertura de Medicare para sus necesidades de tratamiento médico. Los pagos de los beneficios para discapacitados se basan solamente en la discapacidad física, no en la necesidad económica. Si usted no cuenta con beneficios del Seguro Social o no le son suficientes, podría participar del programa de Ingreso de Seguridad Suplementario (SSI) si lo consideran elegible para recibir Medicaid.

Si usted tiene pocos ahorros, poco ingreso o no tiene ingreso, el programa federal de Medicaid puede pagar el tratamiento médico, el cuidado necesario a largo plazo o el cuidado permanente. Las reglas de elegibilidad acerca de los bienes y el ingreso varían de un estado a otro. Por eso, debe consultar a su Departamento de Servicios Sociales para averiguar si califica para recibir beneficios. También puede recurrir a un abogado especializado en asuntos legales relacionados con las personas mayores.

El Departamento de Servicios Sociales del hospital donde usted haya recibido tratamiento también puede aconsejarle sobre su situación personal y la probabilidad de ser elegible para recibir ayuda de estos programas. Además, la agencia local que sirve a las personas discapacitadas suele tener consejeros que pueden referirlo a los programas y recursos para los cuales usted podría ser elegible. También, los centros de jubilados suelen tener consejeros informados sobre los pormenores del seguro de salud.

Si usted o su pareja es veterano militar de los Estados Unidos, consulte en la oficina de Asuntos para Veteranos (VA, por sus siglas en inglés) más cercana o en su página web para saber qué servicios ofrecen. Posiblemente usted esté calificado para recibir beneficios a bajo costo o gratuitos. Si usted o su pareja son dueños de casa podrían obtener una hipoteca inversa; eso quiere decir que el banco le paga a usted una cantidad mensual basada en el valor de su casa. Lo bueno es que no importa cuánto tiempo viva; el banco nunca podrá desalojarlo de su casa. Por lo general conviene tener una hipoteca inversa en vez de pedir un préstamo basado en los bienes que tiene en la casa. Le recomendamos que antes de tomar cualquier decisión consulte con un asesor financiero especialista en asuntos legales relacionados con las personas de edad avanzada. Tenga en cuenta que las hipotecas inversas presentan beneficios y riesgos. Siempre se está a tiempo de iniciar una planificación financiera para estar preparado tanto para eventos planeados como inesperados. Aun cuando el hecho de tener este tipo de conversaciones con su familia puede no ser placentero, cuanto antes inicie el proceso, más seguro se sentirá al saber que tiene un plan listo. Además estará preparado en caso de que ocurra algo inesperado.

Necesito ayuda pero no la quiero. ¿Y ahora qué?

Además de las preocupaciones por las decisiones y las finanzas hay aspectos emocionales que requieren de ayuda. Cada persona sale de la niñez esperando y apreciando cada señal posible de independencia: la licencia de conducir, el primer trabajo, la primera tarjeta de crédito, la primera vez que salimos sin decir a dónde vamos o cuándo regresamos, etcétera. Así nos demostramos a nosotros mismos y a los demás que ya somos adultos, que estamos al frente de nuestra vida y que somos capaces de cuidarnos sin la ayuda de nuestros padres.

Pero cuando llegamos a la etapa de la vida en que ya no podemos cuidarnos solos, sentimos que estamos regresando a la niñez y perdemos el sentido de independencia. Volvemos a permitir que alguien se haga cargo de parte de nuestra vida, y sentimos dolor y vergüenza.

Hay personas que al estar en esta situación se deprimen y ya no pueden disfrutar de la vida. Otras luchan contra el reconocimiento de su necesidad de ayuda, poniéndose así en posible peligro y haciéndole la vida más difícil y frustrante a los que desean ayudar. Otras personas se dan por vencidas y esperan que los demás decidan por su vida, requiriendo mucha atención y servicios de parte de sus hijos u otros miembros de la familia. Si usted está experimentando una o más de estas reacciones, puede ayudarse a sentirse mejor y desarrollar una respuesta más positiva.

La idea de "poder aceptar las cosas que no puede cambiar, cambiar las que puede y saber las diferencia" realmente es algo fundamental para poder estar al frente de su vida. Usted debe ser capaz de evaluar su situación correctamente. Trate de identificar para qué actividades necesita la ayuda de otra persona (por ejemplo, para hacer las compras o limpiar la casa) y cuáles todavía puede hacer por sí mismo (por ejemplo, vestirse, pagar las facturas y cocinarse comidas livianas). Otro criterio es conseguir ayuda para las cosas que menos le gusta hacer, porque esto le dará el tiempo y energía para realizar las cosas que desea hacer.

Entender qué tipo de ayuda necesita significa que debe tomar decisiones, y si usted toma decisiones podrá tener control sobre la situación. Es importante tomar decisiones y actuar mientras sea capaz de hacerlo, antes de que surjan ciertas circunstancias en las que alguien más tenga que decidir por usted. Debe ser realista y honesto consigo mismo, por eso es importante que use las herramientas para tomar decisiones que presentamos en el capítulo 2, *Convertirse en una persona proactiva en el manejo personal de su salud*, páginas 29 a 31.

Aunque usted sea el que está a cargo de tomar las decisiones y de manejar su salud, no es necesario que lo haga solo. Hay personas que se sienten bien cuando tienen a alguien con quien hablar, ya sea un consejero profesional o un amigo o pariente considerado. Compartir las ideas y preocupaciones con otra persona puede resultar reconfortante y útil. Además, esa persona le puede dar puntos de vista que no se le

hayan ocurrido a usted y que le pueden abrir el horizonte.

Sea cauteloso al evaluar los consejos de otra persona y en especial tenga cuidado con los que le quieren vender algo. A menudo aparecen personas que quieren venderle justamente la "solución" a su problema, pudiendo tratarse de una póliza de seguro de salud o de entierro, rentas vitalicias, muebles especiales y caros, cruceros especiales para mayores, revistas especiales o comidas saludables.

Cuando usted hable con familiares o amigos que le ofrecen ayuda, sea lo más abierto y razonable que pueda y, al mismo tiempo, trate de ayudarles a entender que usted se reserva el derecho de decidir qué tipo de ayuda aceptará. Para que entiendan eso, utilice mensajes en primera persona; por ejemplo, "Sí, necesito ayuda con ... pero quiero seguir haciendo ...". En el capítulo 11, *Comunicarse con la familia, amigos y proveedores de salud*, puede encontrar más consejos para comunicarse en primera persona y otros consejos generales de comunicación.

Pedir ayuda no significa que no pueda decidir por sí mismo. Insista en que los demás le pregunten a usted sobre las decisiones que piensa tomar. Establezca desde el principio las reglas básicas con las personas que lo quieren ayudar. Pídales que le presenten otras opciones para que usted pueda decidir lo que considere mejor. Si intenta considerar objetivamente las diferentes sugerencias que le dan y no las rechaza de plano, estas personas notarán que usted es capaz de tomar decisiones razonables y continuarán dándole la oportunidad de hacerlo.

Sea agradecido y reconozca la buena voluntad y los esfuerzos de las personas que quieren ayudarlo. Aunque se sienta incómodo o nervioso, mantendrá su dignidad al aceptar de manera considerada la ayuda ofrecida, si la necesita. A largo plazo, la ayuda que reciba ahora podrá ayudarlo a mantener su independencia. Pero si de verdad cree que las personas le están ofreciendo una ayuda innecesaria, puede rechazarla con tacto y agradecimiento. Por ejemplo, puede decir "Agradezco mucho tu oferta de celebrar el Día de Acción de Gracias en tu casa, pero me gustaría seguir teniendo la celebración aquí. Sin embargo, es posible que necesite algo de ayuda. Mi idea es cocinar el pavo, ¿ustedes podrían traer el resto de la comida y ayudarme a limpiar cuando terminemos de comer?"

Si nota que no puede aceptar que la necesidad de recibir ayuda va en aumento, consulte con un consejero profesional que tenga experiencia en asuntos emocionales y sociales de personas con problemas de salud y discapacidad. La agencia local que provee servicios a los discapacitados, el centro de jubilados local, la Agencia para Personas de Edad Avanzada de su zona o los recursos en línea podrán recomendarle consejeros. Las organizaciones que ayudan a personas de su condición también pueden derivarlo a grupos y clases de apoyo (en los Estados Unidos, esas organizaciones pueden ser la Asociación Americana contra el Cáncer, Asociación Americana del Pulmón, Asociación Americana del Corazón, Asociación Americana de la Diabetes o la Asociación Americana de la Enfermedad de Alzheimer). Puede encontrar la agencia que necesita en el internet o en las páginas amarillas de la guía telefónica, bajo la categoría "organizaciones de servicios sociales".

Al entender que hay cosas que no puede hacer por sí mismo, busque la ayuda de familiares y amigos. A veces tenemos miedo de que nos rechacen y por eso no pedimos ayuda, temiendo que las personas que queremos se alejen de nosotros. Por otra parte, los familiares de las personas que necesitaban ayuda y no la pidieron se lamentan diciendo "Si hubiera sabido...". Además del miedo y la vergüenza de depender físicamente de alguien, también está el miedo a sentirse abandonado por la familia. Las historias de ser "descartados" en una residencia geriátrica por hijos que nunca van a visitarlos persiguen a muchas personas y temen que eso les vaya a suceder. Una situación más común se presenta cuando nos encontramos con personas que pensábamos que nos iban a ayudar pero finalmente no lo hicieron. Esto a veces ocurre porque no saben cómo hacerlo, aunque usted dé por hecho que "ya saben lo que tienen que hacer". La realidad es que ellos quizás estén tan agobiados como usted por su situación. Recuerde que en el capítulo 11 vimos que usted no puede cambiar la forma de pensar de los demás. Lo que sí puede hacer es cambiar la forma en que *usted* comunica sus ideas y asegurarse de que las entiendan.

Si no puede contar con el apoyo de parientes o amigos, búsquela en organizaciones de ayuda. Allí encontrará encargados de casos (*case managers,* en inglés) que evaluarán su situación y lo ayudarán a organizar los recursos comunitarios disponibles para recibir la ayuda que necesita. Definitivamente, los encargados de casos podrán ayudarlo en dos situaciones: cuando usted no pueda contar con amigos o parientes para pedirles ayuda y cuando le pide ayuda a alguien pero esa persona rechaza dársela. Usted puede encontrar encargados de casos a través del programa de "servicios protectores para adultos" del departamento local de servicios sociales o por medio de la Asociación de Servicios de Familia. También puede recurrir a organizaciones religiosas, como Servicios para las Familias Judías o Servicios Cristianos de Caridad. Otra alternativa es el departamento de servicios sociales del hospital de su zona, donde le pueden contactar con la agencia u organización que necesite.

Pena y luto: Reacciones normales a las malas noticias

Cuando experimentamos cualquier tipo de pérdida, ya sea pequeña, como la pérdida de una posesión especial y valorada, o una grande, como la muerte de un ser querido o enfrentarse a una enfermedad crónica o terminal, pasamos por un proceso emocional de pena y duelo para poder asimilar y, con el tiempo, aceptar esa pérdida.

Una persona con un problema de salud crónico que puede causar discapacidad experimenta una variedad de pérdidas. Entre ellas está la pérdida de seguridad en sí mismo, de amor propio, de independencia, de un cierto estilo de vida y, quizás la más dolorosa, la pérdida de una imagen positiva de sí mismo, especialmente si la condición ha afectado mucho el aspecto de la persona (como ocurre con la artritis reumatoide, la enfermedad de Parkinson, la parálisis residual de un derrame cerebral o la amputación de un seno debido al cáncer).

La doctora Elizabeth Kübler-Ross, psiquiatra, describe los estados de pena y duelo de la siguiente manera:

- **Choque:** cuando uno siente una reacción mental y física ante el reconocimiento inicial de la pérdida

- **Negación:** cuando la persona piensa "No, no puede ser verdad" y sigue actuando por un tiempo como si no hubiera ocurrido nada

- **Rabia:** cuando la persona se pregunta "¿Por qué a mí?", buscando a alguien o algo a quien echarle la culpa. Por ejemplo, cuestionándose "Si el médico me hubiera diagnosticado más temprano, me habría curado" o "El trabajo me causó demasiado estrés"

- **Negociación:** cuando la persona se promete cosas como "Voy a dejar de fumar" o "Seguiré mi tratamiento absolutamente al pie de la letra", "Si puedo superar esto voy a ir a la iglesia todos los domingos"

- **Depresión:** cuando el verdadero conocimiento empieza a afianzarse. La persona se enfrenta a la verdad acerca de la situación y experimenta sentimientos profundos de tristeza y desesperanza

- **Aceptación:** cuando la persona reconoce que debe superar la situación y aprender a vivir con lo que le ocurrió para poder seguir adelante

No todas las personas pasan por cada uno de estos estados, además es muy posible que estos no sucedan en el mismo orden. En otras palabras, no se desanime si vuelve a sentir rabia o depresión después de haber aceptado la situación. Esos cambios son absolutamente normales.

Decisiones para prepararse para la muerte

Es muy difícil prepararse para la muerte. Eso significa que debemos tomar decisiones y aceptar que vamos a morir. A medida que envejecemos aumenta el temor a la muerte, en especial cuando somos testigos de una situación que sabemos que también nos puede ocurrir a nosotros. La pérdida de un ser querido, sobrevivir a un accidente y enterarse de que tenemos una condición de salud terminal nos hace pensar en el momento de nuestra muerte.

Nuestras actitudes sobre la muerte se conforman a partir de nuestras propias actitudes fundamentales hacia la vida. Son productos de nuestra cultura, de la influencia de la familia, tal vez de la religión, y con toda certeza, de nuestras experiencias. Es probable que usted desee o rece para que un ser querido, o incluso usted mismo, pueda liberarse de ese sufrimiento. Quizás sienta culpa por sentir esos deseos o tal vez tenga miedo de morir. También es posible que sienta todo eso a la vez. Si es así, entienda que es algo normal. Tratamos de rechazar esos sentimientos porque no nos queremos enfrentar al hecho de que nos vamos a morir.

Si usted está preparado para pensar en su futuro y en el de su pareja, aceptando que a corto o largo plazo la muerte llegará, las siguientes ideas les serán de utilidad. Si aun no está preparado, deje este capítulo a un lado y retómelo cuando esté listo.

Dar pasos positivos para prepararse para la muerte no solo es útil sino también beneficioso para su salud. Se trata de poner sus asuntos en orden, ocupándose de todos los detalles necesarios, los pequeños y los grandes. Si sigue evadiendo esos detalles causará problemas significativos no solo para usted sino también para sus seres queridos. Por otra parte, si espera demasiado corre el riesgo de que en algún momento pierda la capacidad de tomar decisiones importantes.

Lo importante es que les diga a los demás lo que decida para su futuro. ¿Cómo y dónde quiere estar los últimos días de su vida? ¿Prefiere estar en el hospital o en casa? ¿Cuándo quiere que ya no utilicen los procedimientos para prolongarle la vida? ¿En qué momento quiere dejar que las cosas sigan su curso natural una vez que se determine que la muerte es inevitable? ¿Quién debe estar presente con usted?, ¿solo unas pocas personas cercanas e íntimas?, ¿o todas las personas que le importan y quiere ver por última vez? ¿Qué pasará si usted ya no puede tomar esas decisiones? Casi todos tenemos una idea de lo que queremos; debemos compartir esos deseos con las personas cercanas.

Insistimos: Sabemos que esta planificación para la muerte es algo difícil y a veces atemorizante. No nos gusta pensar en todo lo que puede ocurrir pero, repetimos, pensar en un plan es algo necesario para usted, para su pareja y para su familia. Un buen plan protegerá sus intereses, dejará en claro cuáles son sus deseos y asegurará que se lleven a cabo.

Pero si usted no especifica por escrito cuáles son sus deseos, especialmente en documentos legales, correrá el riesgo de que no se cumplan. En la próxima sección explicaremos cuáles son los documentos legales que debe preparar. Si tiene dudas sobre el tema, consulte a un abogado; no puede hacerlo usted solo. Mucha gente piensa que consultar a un abogado es muy caro pero la mayoría ofrece una consulta inicial gratuita, donde le dirán qué trámites debe hacer y cuánto le costarán. Por otra parte, cada abogado tiene diferentes tarifas, por eso le recomendamos que averigüe en varios estudios jurídicos para ver cuál se ajusta mejor a sus necesidades. Le anticipamos que los dos documentos importantes que debe preparar no son caros.

Planificación legal

La preparación de documentos legales se debe hacer ya; no debe esperar. Esto es sumamente importante si usted tiene un problema de salud crónico que puede afectar su capacidad mental. Los abogados especialistas en la preparación de estos documentos tienen la obligación legal de determinar si la persona interesada está "competente mentalmente" y puede tomar decisiones por sí misma. Mejor no esperar.

Antes que nada, le aclaramos que la siguiente información no es definitiva, ya que las leyes varían de estado en estado. Por eso insistimos en que consulte a un abogado para informarse sobre más detalles. Lo que explicamos a continuación son los elementos básicos para que usted pueda comentarlos con su pareja, su familia y su abogado.

Instrucciones previas para el cuidado de salud

Si bien no tenemos control sobre nuestra muerte, podemos manejarla tal como hacemos con nuestra vida. Es decir que usted puede informarse, tomar decisiones y probablemente mejorar la calidad de sus últimos días de vida. Un manejo apropiado hará que amigos y familiares sobrelleven mejor su muerte. Por eso, dejar instrucciones previas aclarará cualquier cuestión médica y legal relacionada con su muerte, y lo preparará para la situación de fallecimiento, ya sea previsible o inesperado. Tanto usted como los adultos de su familia deben preparar instrucciones previas para el cuidado de salud lo antes posible, incluso aquellos que no tengan condiciones de salud crónicas. Recuerde: Sin esas instrucciones, no hay garantías de que sus deseos se cumplan.

Las instrucciones previas quedan asentadas por escrito y le indican a su médico qué tipo de cuidado desea recibir cuando usted no pueda tomar decisiones (por ejemplo, si está inconsciente, en coma o incompetente mentalmente). Por lo general, las instrucciones previas indican tanto los tipos de tratamiento que desea como los que no desea. Hay varias clases de instrucciones previas; a continuación se describen las que son más comunes en los Estados Unidos:

- **Testamento vital.** Es un documento que indica los tipos de tratamientos médicos o de soporte de vida que usted desea en caso de ser un enfermo terminal. Sin embargo, el testamento vital no le permite designar legalmente a nadie para que tome decisiones por usted. Solamente expresa sus deseos y no es un documento legal.

- **Poder duradero para la atención médica (DPA, por sus siglas en inglés)** También llamado **poder para la atención médica**, le permite designar a alguien para que actúe como su *agente*. Además le indica a ese agente las instrucciones con lo que usted desea. Usted también tiene la posibilidad de indicar que el agente puede decidir por usted, aunque la mayoría de las personas prefieren dejarle instrucciones precisas al agente. Esas instrucciones pueden referirse a prácticamente todo lo relacionado con su cuidado médico, abarcando desde la utilización de medidas agresivas para el soporte vital hasta rechazar cualquiera de esas medidas. Mientras que un **testamento vital** se aplica únicamente si usted está en una condición terminal, un **poder duradero para la atención médica** se puede usar cada vez que usted se encuentre inconsciente o incapacitado debido a una enfermedad, un accidente o una lesión, y eso no le permita tomar decisiones.

  Es importante entender que un **poder duradero para la atención médica** le permite designar a una persona para que actúe como su agente *únicamente* en lo que respecta a su cuidado de salud. No le da a esa persona ningún derecho para actuar en su

nombre con respecto a otros temas, como por ejemplo en lo que se refiera a cuestiones financieras. Un **poder duradero para la atención médica** suele ser más útil que un **testamento vital** porque le permite designar a otra persona para que tome decisiones por usted cada vez que se encuentre incapacitado para hacerlo. El único caso en que no se recomienda un **poder duradero para la atención médica** es si usted no cuenta con nadie en quien confiar para que decida en lugar suyo. La próxima sección de este capítulo presenta información más detallada sobre la preparación de un **poder duradero para la atención médica**. En la mayoría de los estados no hace falta contratar a un abogado para preparar este documento.

- **Orden para no resucitar (DNR, por sus siglas en inglés).** En una orden para no resucitar usted indica que en caso de que su corazón deje de latir o de que usted deje de respirar no le apliquen resucitación cardiopulmonar (CPR, por sus siglas en inglés). La **DNR** se puede incluir en el **testamento vital** y en el **poder duradero para la atención médica (DPA)**. Sin embargo, la preparación de estos documentos no es algo exclusivo para poder tener una **orden para no resucitar (DNR)**. Su médico de cabecera puede incluir esta orden en su historial médico, de manera que el hospital y otros proveedores de salud estén al tanto de lo que deben hacer. Por otra parte, usted puede pegar la **orden para no resucitar** en la puerta de su refrigerador para que quienes lo atiendan en caso de emergencia sepan cómo actuar. Si el hospital o el personal de emergencia no tienen una DNR, harán todos los esfuerzos posibles para resucitarlo. Las **órdenes para no resucitar** se aceptan en todos los Estados Unidos.

■ **Instrucciones previas para el cuidado de la salud mental.** Aunque las instrucciones previas para el cuidado de la salud suelen utilizarse en situaciones terminales, también pueden servir para indicar el tipo de tratamiento deseado en caso de que un estado de demencia u otra enfermedad mental deje incapacitada a la persona. De acuerdo con la ley federal de los Estados Unidos, la mayoría de los estados pueden combinar las instrucciones previas para el cuidado de la salud (para casos terminales) con las de salud mental en un mismo documento que le permita designar a un agente que decida por usted en cualquiera de los dos casos. Sin embargo, algunos estados requieren documentos por separado, que además le permiten a usted designar agentes individuales para cada caso, uno para el cuidado de la salud (en casos terminales) y otro para el cuidado de la salud mental. Para mayor información sobre instrucciones previas para el cuidado de la salud mental y procesos específicos en el estado donde vive, visite el sitio web de National Resource Center on Psychiatric Advance Directives [Centro Nacional de Recursos para Instrucciones Psiquiátricas Previas] (www.nrcpad.org).

■ **Órdenes médicas para Tratamientos de Soporte Vital (POLST, por sus siglas en inglés).** Otro tipo de instrucciones previas que se está empezando a usar con más frecuencia son las POLST. Cuando el médico considera que al paciente no le queda más que un año de vida, le presenta a este el formulario POLST, generalmente de color rosa, durante una de sus citas regulares. El formulario POLST pasa a formar parte de su historial médico pero no designa a nadie que decida por usted, por eso sigue siendo importante tener un poder duradero para la atención médica (DPA).

Preparación de un poder duradero para la atención médica

Los adultos (personas mayores de 18 años) deben preparar un poder duradero para la atención médica. Los acontecimientos inesperados pueden suceder a cualquier edad. Si bien cada estado tiene diferentes regulaciones y formularios para las instrucciones previas, dicha información servirá en cualquier lugar donde usted se encuentre. Por otra parte, muchos estados reconocen poderes duraderos para la atención médica preparados en otros estados, aunque no siempre sea el caso. Para estar seguro, si usted se muda o decide pasar mucho tiempo en otro estado, consulte a un abogado de ese estado para verificar que el documento que tenga tiempo validez legal allí.

Asegúrese de que su médico tenga una copia del DPA. Haga lo mismo cuando vaya al hospital. Si usted no puede proveer una copia por sí mismo, pídale a su agente que se la entregue al hospital. Este es un detalle muy importante ya que es posible que su médico de cabecera no supervise su cuidado en el hospital. Le recomendamos que no guarde su copia del poder duradero para el cuidado de la salud en una caja fuerte, ya que deberá estar al alcance de otras personas en caso de que sea necesario.

Elija a un agente

El primer paso para preparar un poder duradero para el cuidado de la salud es elegir a un agente. Este puede ser un amigo o un miembro de su familia pero no puede ser ninguno de sus proveedores de salud. Es recomendable que su agente viva en la misma zona que usted, ya que si no puede responder a llamadas de último momento para presentarse y tomar decisiones por usted, no será de utilidad. Para estar más tranquilo, también puede nombrar a un agente secundario o suplente, en caso de que el agente principal no se encuentre disponible.

Asegúrese de que su agente piense como usted o que por lo menos esté de acuerdo en realizar sus deseos. Usted debe confiar en que esa persona se preocupe por usted y realmente comprenda y respete sus deseos. Su agente debe ser un individuo maduro y sereno, y sentirse cómodo con lo que usted desea. A veces no es recomendable nombrar como su agente a un familiar cercano, como su esposo o su hijo, porque ellos están muy ligados a usted emocionalmente. Por ejemplo, si usted decidió no ser resucitado en el caso de un grave ataque al corazón, su agente debe estar capacitado para expresarle tal deseo al médico o al personal de emergencia. Esa decisión podría ser muy difícil o imposible para un miembro de la familia. También asegúrese de que su agente esté consciente de esta obligación, y que no se vaya a dejar llevar por las emociones diciéndole simplemente al médico que "haga todo lo que sea necesario" en ese momento crítico. Usted quiere que su agente no sienta que esta tarea es una carga emocional.

En resumen, busque las siguientes características para elegir a un agente:

■ alguien que esté disponible para actuar en su lugar cuando sea necesario

■ alguien que comprenda sus deseos y que esté dispuesto a cumplirlos

■ alguien que esté preparado emocionalmente para llevar a cabo sus deseos y que no se vaya a sentir agobiado por hacerlo

Encontrar el agente adecuado es una tarea muy importante. Esto puede requerir que usted hable con varias personas. También es posible que estas conversaciones sean las más importantes de su vida. Más adelante, hablaremos en detalle de cómo comunicarles sus deseos a sus familiares, a sus amigos y a su médico.

Exprese lo que quiere

Una vez que haya elegido a su agente piense detenidamente lo que quiere y tome una decisión. En otras palabras, ¿cuáles son las indicaciones o instrucciones para su agente? Lo que usted desee estará guiado por sus creencias y valores. En algunos formularios del poder duradero para la atención médica se ofrecen varias declaraciones generales con respecto a los deseos sobre el tratamiento médico. Estos pueden ayudarle a decidir. Aquí le presentamos algunos ejemplos:

Si mi médico de cabecera determina que yo no puedo tomar mis propias decisiones con respecto a mi salud, autorizo a mi agente a tener total potestad y autoridad para que tome decisiones en mi lugar, de acuerdo con las instrucciones para el cuidado de la salud indicadas a continuación. Mi agente tendrá el derecho de:

A. *Consentir, rechazar consentimiento o anular consentimiento de todo cuidado o servicio médico, como por ejemplo pruebas, drogas, cirugía o consultas sobre cualquier condición física o mental. Lo antedicho incluye la provisión, detención o anulación de nutrición e hidratación artificial (por tubo o intravenosa) y toda otra forma de cuidado de salud, incluida la resucitación cardiopulmonar (CPR, por sus siglas en inglés).*

B. *Elegir o rechazar a mi médico de cabecera, a otros profesionales del cuidado de la salud o a las instalaciones médicas.*

C. *Recibir y consentir la divulgación de información médica.*

D. *Donar órganos o tejidos, autorizar autopsias y depositar mi cuerpo, a menos que yo haya indicado algo diferente en un contrato acordado con una casa funeraria, en mi testamento o con un tercero en forma escrita.*

E. *Prolongar mi vida lo más que se pueda, sin importar cuál sea mi condición, cuáles sean las posibilidades de recuperación o cuál sea el costo de los procedimientos.*

Si el formulario que completa tiene instrucciones generalizadas como las que mencionamos en el ejemplo, usted debe seleccionar las que se apliquen a sus deseos.

Otros formularios indican "declaraciones generales de autoridad concedida o poder absoluto", en las cuales usted le da a su agente el poder total para tomar las decisiones. Este documento no contiene detalles de las decisiones que

se deben tomar. En este caso, usted confía en su agente para que siga sus deseos. Puesto que estos deseos no se han escrito explícitamente, es muy importante que discuta los detalles con su agente.

Todos los formularios tienen un espacio en el cual puede escribir cualquier deseo específico, aunque no es obligatorio completarlo. Saber qué detalles incluir es un poco complicado porque nadie sabe exactamente las circunstancias a las que su agente tendrá que hacer frente. Su médico puede darle algunas ideas; es probable que él pueda anticipar qué desenlace puede tener su enfermedad. Eso le ayudará a dirigir a su agente sobre cómo actuar cuando llegue el momento. Puede incluir circunstancias y resultados específicos. Si discute los resultados, las declaraciones se enfocarán en cuáles serían aceptables y en cuáles no (por ejemplo, "resucitación, solo si puede continuar con sus funciones mentales"). Los siguientes son algunos ejemplos comunes de circunstancias específicas:

■ **Usted ha sido diagnosticado con la enfermedad de Alzheimer y/u otros problemas neurológicos o enfermedades que pueden reducir o dejarlo sin facultad mental.** Por lo general, estas condiciones no significan un riesgo de vida, por lo menos a corto plazo. Sin embargo, otras enfermedades pueden amenazar la vida del paciente, por ejemplo, una neumonía o un ataque al corazón. Todo lo que debe hacer es decidir qué tratamiento desea recibir y por cuánto tiempo. Por ejemplo, ¿desea antibióticos en caso de tener neumonía? ¿Desea ser resucitado si su corazón deja de funcionar? ¿Desea ser alimentado por tubo si está incapacitado para alimentarse por sí mismo? Recuerde, usted decide cómo va a contestar cada una de esas preguntas. Es posible que no quiera que lo resuciten pero sí quiera un tubo de alimentación. Si acepta recibir tratamientos agresivos, quizás quiera que le apliquen todos los medios necesarios para seguir viviendo. Por el contrario, a lo mejor desea no recibir ningún tratamiento especial para mantenerlo con vida. Por ejemplo, quizás desee que lo alimenten por tubo pero que no lo conecten a un equipo de soporte vital.

■ **Usted tiene los pulmones muy afectados y no funcionan bien; usted no mejora.** Si es incapaz de respirar por sí mismo, ¿desea estar en la sala de cuidados intensivos con un ventilador mecánico o máquina para respirar? Recuerde, estamos hablando del caso en que usted no mejorará. El decir que usted no desea un equipo de respiración artificial es muy diferente a decir que no desea que lo usen cuando sea para prolongarle la vida sin conseguir ninguna mejoría. Obviamente, el equipo de respiración artificial puede salvarle la vida en un ataque severo de asma, y su cuerpo recobrará su función normal después de la emergencia o de un corto tiempo. Aquí, la decisión no es si el equipo no se debe usar nunca sino bajo qué circunstancias desea que se lo use.

■ **Usted tiene una enfermedad cardíaca, la cual no puede mejorar con cirugía.** Imagine que usted está internado en la sala de cuidados intensivos. Si su corazón deja de

funcionar, ¿desea ser resucitado? Al igual que con el ejemplo del respirador artificial la pregunta no es si "usted desea siempre ser resucitado" sino "¿bajo qué circunstancias usted desea o no desea ser resucitado?" Estos ejemplos son para darle algunas ideas acerca de las decisiones que puede incluir en las **instrucciones previas** o en el **poder duradero para la atención médica.**

En resumen, existen muchas decisiones que usted debe tomar para poder darle indicaciones a su agente en cuanto a cómo actuar en el momento preciso:

■ En términos generales, ¿qué tratamiento desea? Esto puede variar desde muy agresivo, que incluye hacer todo lo posible por mantenerlo con vida, hasta el más conservador, que sería no hacer nada excepto el mantenerlo limpio y confortable.

■ Dada su condición actual y los posibles sucesos que podrían poner en riesgo su vida, ¿qué tipo de tratamiento desearía usted y bajo qué condiciones?

■ En caso de que quedara mentalmente incapacitado, ¿qué tipo de tratamientos desearía recibir si adquiriera otra enfermedad, como por ejemplo neumonía? Le recomendamos que visite nuestra página de recursos www.bullpub.com/resources y seleccione el encabezamiento Planning for the Future (Planificar para el futuro). En otros sitios web podrá descargar formularios de poder duradero para la atención médica (DPA).

Compartir sus últimos deseos con la familia y amigos

Dejar sus deseos por escrito y preparar instrucciones previas para el cuidado de su salud y un poder duradero para la atención médica no es el único trabajo que debe hacer. Una persona proactiva en el manejo personal debe hacer algo más que escribir información en un documento; también debe asegurarse de que el mensaje de ese documento llegue a su destino. Para eso debe compartirlo con su agente, con su familia y con su equipo de atención médica. Por lo general, esto tampoco resulta fácil.

Antes de empezar a discutir sus deseos con su familia, amigos y agente, todos deberían tener copias de su poder duradero del cuidado de salud. Cuando termine de redactar el documento, y lo hayan firmado usted y los testigos, saque varias copias y entréguele una a cada persona interesada: a su familia, a su agente y a su médico. También puede entregarle una copia a su abogado. Ahora ya está listo para hablar acerca de sus deseos. A nadie le gusta hablar sobre su propia muerte, menos aun a sus seres queridos. Cuando usted reúna a su familia y amigos para hablar de este tema, las primeras respuestas serán, "Oh, no pienses en eso ahora", "Falta mucho tiempo para ese momento", "No seas exagerado, tú no estás tan enfermo". Lamentablemente, esas reacciones suelen ser suficientes para terminar la conversación. El trabajo como persona proactiva es mantener la conversación abierta. Hay varias formas de hacerlo. Primero, programe cómo va a comenzar la conversación acerca de este tema. A continuación le ofrecemos sugerencias:

- Prepare su poder duradero permanente y entrégueles copias a los miembros de su familia y amigos. Invítelos a leer el documento y disponga un día para hablar del tema. Si alguno de ellos le da respuestas parecidas a las mencionadas en el párrafo anterior, explíqueles que entiende que es un tema difícil pero que es necesario que lo hable con ellos. Es una buena oportunidad para practicar los mensajes en primera persona que presentamos en el capítulo 11, *Comunicarse con la familia, amigos y proveedores de salud*. Por ejemplo, podría decir "Entiendo que el tema de la muerte es un tema difícil para todos, pero es importante discutirlo en este momento".

- Otra estrategia es pedirle a su equipo de cuidado de salud que le dé formularios en blanco del poder duradero permanente y repartirlos entre sus familiares para que cada uno lo complete con sugerencias y las compartan. Lo puede hacer durante una reunión familiar, presentando la situación como un tema importante a tratar entre personas adultas y maduras. Si hace una reunión familiar con todas las personas involucradas en el tema va a lograr que la discusión sea más fácil. Además podría clarificar los valores que cada uno tiene sobre el tema de la muerte. En el grupo también puede haber adolescentes.

- Si estas dos sugerencias le resultan difíciles de poner en práctica, entonces usted puede escribir una carta o un correo electrónico, o preparar un video y enviárselo a sus familiares. Por estos medios puede explicar por qué es importante discutir el tema de la muerte y dejarles saber sus deseos sobre el tratamiento que quiere recibir. También explique las razones de su decisión y envíeles una copia del poder duradero. Pídales que respondan de la manera que les resulte más conveniente. Usted puede organizar su tiempo para conversar con cada uno de ellos personalmente o por teléfono.

Como dijimos antes, al elegir a un agente es importante que esa persona sea alguien con quien usted pueda hablar libremente e intercambiar ideas. Si la persona que quisiera elegir como agente no está dispuesta o se siente incapaz de hablar acerca de sus deseos, probablemente no sea la persona indicada. Recuerde: El hecho de que una persona esté muy cercana a usted emocionalmente no significa que vaya a entender sus deseos y que sea capaz de llevarlos a cabo. Este es un tema que no se debe ignorar, a no ser que a usted no le importe si su agente no respeta sus deseos. Por eso, es mejor seleccionar a una persona que no esté tan ligada a usted emocionalmente. Si decide elegir a alguien que no sea de la familia, infórmeselo a sus parientes y explíqueles por qué lo hizo.

Hablar con el médico sobre detalles del final de la vida

A partir de nuestros estudios hemos averiguado que al paciente le resulta más difícil expresarle sus últimos deseos al médico que a sus parientes. De hecho, solo un bajo porcentaje de los que han preparado un poder duradero u otras instrucciones previas se lo han informado a su médico.

Aunque sabemos que es difícil, es importante que usted hable con su médico sobre este tema. En primer lugar, debe asegurarse de que el médico respete sus valores, ya que si hay desacuerdos es posible que no lleve a cabo sus deseos. En segundo lugar, el médico debe saber cuáles son sus deseos acerca de los tratamientos que quiere recibir en el futuro. Así podrá dar las indicaciones adecuadas, como autorizar o no la resucitación por vía mecánica. En tercer lugar, el médico debe saber quién es su agente y cómo localizarlo en caso de tener que tomar una decisión importante que se ajuste a sus deseos.

También es muy importante darle al médico una copia de su poder duradero para la atención médica, para que forme parte permanente de su historial médico. Como explicamos antes, también existe otra forma de instrucciones previas, llamada POLST (Órdenes Médicas para Tratamientos de Soporte Vital), generalmente utilizadas por personas a quienes se les estima que les queda un año de vida o que tienen enfermedades terminales de las que no se espera recuperación. En esos casos es oportuno hablar con el médico sobre lo que podría ocurrir y sobre lo que usted desearía en tal caso. Le recordamos una vez más que aunque el formulario POLST forme parte de su historial médico, no designa a ningún agente para que actúe por usted, por eso es importante tener un poder duradero para la atención médica (DPA).

Es sorprendente observar que algunos médicos tienen dificultad para discutir el tema de la muerte con sus pacientes. Es que ellos trabajan para aliviar y mantener con vida a sus pacientes, y no les gusta pensar en la muerte. Por otro lado, la mayoría de los médicos sí quieren que sus pacientes tengan un poder duradero (y en ocasiones, un POLST). Ambos documentos harán que tanto usted como su médico tengan cierto alivio y menos preocupaciones.

Si lo desea, pídale a su médico un tiempo para hablar acerca de este tema. Pero no lo haga al final de una visita regular; puede empezar la visita diciéndole: "Necesito unos minutos para hablar con usted acerca de mis deseos en caso de que se presenten complicaciones graves o probabilidad de morir". Si lo presenta de esa manera, su médico dedicará un tiempo para hablar de esto. Si no tiene el tiempo suficiente, haga otra cita solamente para hablar de ese tema con más tranquilidad. Recuerde que usted debe mostrarse firme. Algunas veces, el médico, al igual que la familia o amigos, puede decir, "Oh, no tiene que preocuparse de eso por ahora; yo me encargo" o "No se preocupe; cuando eso ocurra, ya veremos qué hacer". Recuerde: Usted tiene que tomar la iniciativa, utilizando mensajes en primera persona. Tiene que decirle a su médico que este tema es muy importante para usted y que no quiere posponer esa conversación.

A veces los médicos no quieren preocupar a sus pacientes y piensan que les hacen un favor al no decirles las cosas desagradables que les pueden suceder en caso de estar en una situación grave. Usted puede ayudar a su médico informándole que se sentirá mejor y va a tener más control de la situación si toma ahora las decisiones acerca de su futuro. El no saber o tener dudas de lo que va a pasar es más preocupante que enfrentar los hechos, por más desagradables que sean.

Aun considerando todo lo mencionado anteriormente, todavía puede ser muy difícil hablar con el médico sobre este tema. Otra alternativa es pedirle a su agente que lo acompañe para hablar con él. Esa será una buena oportunidad para que su médico y su agente se conozcan. De esa manera todos podrán aclarar cualquier malentendido acerca del poder duradero para la atención médica. Así se abren las vías de comunicación de manera que su agente y su médico puedan llevar a cabo sus deseos con menos problemas. Si a pesar de todo todavía no encuentra oportunidad de hablar con su médico, por lo menos envíele una copia del documento para que forme parte de su historial médico.

Cuando tenga que ir al hospital, asegúrese de entregarle al personal una copia de su poder duradero para atención médica. Si usted no lo puede llevar, pídale a su agente que lo haga. Si usted aún no ha preparado un poder duradero, el hospital le pedirá que complete un formulario de instrucciones previas. Tener esa información es muy importante para que los médicos que supervisen su cuidado sepan lo que usted desea.

Le volvemos a recordar que no guarde el poder duradero para atención médica en una caja fuerte, puesto que así nadie va a poder encontrarlo cuando se necesite. A propósito, tampoco es necesario consultar a un abogado para preparar este documento; usted puede hacer su poder duradero para atención médica sin asistencia legal.

Prepararse y preparar a los demás

Ahora que ya hizo las tareas importantes, ha completado la parte más difícil. Pero recuerde: Usted puede hacer cambios cada vez que quiera. Es posible que dentro de un tiempo el agente que haya elegido ya no esté disponible o que usted quiera cambiar sus deseos. Por eso es importante que mantenga actualizado su poder duradero para la atención médica. Al igual que otros documentos legales, el DPA se puede revocar o cambiar en cualquier momento. Sepa que lo que decida hoy no debe ser para siempre.

Compartir sus deseos sobre los tratamientos que quiere recibir en situaciones de riesgo de vida es una de las tareas más importantes del manejo personal. A continuación presentamos unos pasos importantes que lo ayudarán a reducir el estrés emocional de su familia y de sus amigos:

■ **Haga un testamento.** Aunque su herencia sea pequeña, usted puede tener algunas preferencias definidas acerca de quién debe quedarse con sus cosas. Si tiene una herencia grande, las consecuencias de los impuestos sobre sucesiones dictadas en un testamento adecuado puedan ser muy significativas. Un testamento también le asegura que sus pertenencias vayan adónde usted quiere. Sin un testamento, un pariente lejano o "perdido de vista desde hace mucho tiempo" podría quedarse con su patrimonio. También puede preparar un fideicomiso (*trust*, en inglés). El testamento debe incluir sus deseos sobre los bienes financieros e indicar quiénes tienen acceso a los mismos y en qué forma. En el testamen-

to no se deben incluir las contraseñas de las cuentas bancarias. Consulte a su abogado sobre este tema.

■ **Planifique con anticipación su funeral.** Escriba sus deseos o haga preparativos para su funeral y entierro. Cuando su familia esté de duelo se sentirá aliviada al no tener que decidir lo que usted desearía y cuánto tiene que gastar. Existen planes funerarios que puede pagar por anticipado. Dichos planes le permitirán elegir el lugar donde quiere que lo entierren. Asegúrese de informarles estas decisiones a las personas que usted elija para que manejen estos temas cuando llegue el momento. Hágales saber cuáles son sus planes y qué arreglos hizo, y dónde guarda los documentos importantes. Puede comunicárselo verbalmente o dejar una carta detallada con instrucciones. Entréguele la carta a alguien de confianza para que se la entregue a la persona indicada en el momento preciso.

■ **Organice sus documentos.** Usted puede comprar un kit de materiales preorganizados en una papelería bien surtida para guardar allí una copia de su testamento, sus poderes duraderos (uno para la atención médica y otro para asuntos legales, ya que ambas cosas no se pueden combinar en un solo poder), otros papeles importantes e información sobre sus asuntos financieros y personales. Otra fuente útil con instrucciones para organizar información es el recurso "My Life in a Box" [Mi vida en una caja], que puede encontrar en el sitio web www.bullpub.com/resources bajo el encabezamiento Planning for the Future [Planificar para el futuro]. Allí encontrará formularios para que usted complete con información sobre sus cuentas bancarias, pólizas de seguro, ubicación de documentos importantes, contraseñas de las cuentas en línea, ubicación de la caja fuertes y de las llaves, y otra información importante. Esto es una manera conveniente y práctica de mantener en un solo lugar todo lo que sus allegados deberán saber. En caso de mantener esos documentos en una computadora, asegúrese de que otras personas puedan encontrar sus contraseñas y cuentas.

- **No deje cosas pendientes.** Mejore las relaciones dañadas. Pague lo que deba, incluidas sus deudas financieras y personales. Diga lo que tenga que decir a quien valga la pena. Haga lo que sea necesario hacer. Perdónese y perdone a los demás. (A propósito, sería bueno hacer todo eso en cualquier momento, no únicamente cuando sabemos que nos vamos a morir.)

- **Diga lo que siente sobre la muerte.** La mayoría de la familia y de los amigos no quieren iniciar esta conversación pero apreciarán si usted lo hace. Tal vez usted se dé cuenta de que hay mucho que hablar y mucho para escuchar de sus seres queridos. Si nota que ellos no están dispuestos a escucharlo cuando quiere hablar sobre su muerte y sentimientos, busque a alguien que se muestre más cómodo y comprensivo al escucharlo. La mayoría de los hospitales y servicios de cuidados para enfermos terminales cuentan con capellanes que mantienen este

tipo de conversaciones todos los días. Quizás le haga bien hablar con una persona experimentada y entrenada para eso. Es posible que, con el tiempo, su familia y sus amigos puedan escucharlo mejor. Recuerde, las personas que lo aman también pasarán por las etapas de pena y duelo cuando piensen que van a perderlo.

Una gran parte del temor a la muerte es el miedo a lo desconocido. "¿Cómo será?" "¿Será doloroso?" "¿Qué me sucederá después de que muera?" Muchas personas que mueren poco a poco durante una enfermedad terminal ya están listas para morir al llegar los días finales. El proceso de la enfermedad y los medicamentos analgésicos debilitan el cuerpo y la mente, y el conocimiento de uno mismo disminuye sin darse cuenta de lo que pasa. La mayoría de las personas sencillamente se escabullen, y la transición entre el estado de estar vivo y muerto apenas se percibe. Se lo podría comparar con el encuentro de un río con el mar. Los reportes de personas que han sido resucitadas después de estar en un estado de muerte clínica indican que experimentaron una sensación de tranquilidad y claridad, y que no tenían miedo.

Una persona que está muriendo puede sentirse sola y abandonada. Lamentablemente, muchas personas no pueden enfrentarse a sus propias emociones cuando están alrededor de una persona que está muriendo. Por esta razón, evitan deliberadamente su compañía o entablan conversaciones poco serias, interrumpidas por largos períodos de silencio incómodo. A menudo esto puede desconcertar u ofender a la persona que está muriendo, quien necesita su compañía y consuelo.

Usted puede ayudar a su familia y amigos a manejar mejor la situación, diciéndoles lo que desea y necesita de ellos —atención, diversión, confort, música, ayuda práctica, etcétera. En otras palabras, una persona que tiene algo positivo que hacer es más capaz de hacer frente a las emociones difíciles. Si usted puede ocupar a su familia y seres queridos en actividades específicas, ellos podrán sentir que los necesita y se involucrarán en las actividades indicadas. Esto generará temas de conversación y tiempo para compartir. Tal actitud por lo menos les ayudará a definir la situación tanto a usted como a ellos.

Considerar cuidados paliativos y cuidados para enfermos terminales

En casi todas las partes del mundo existe la posibilidad de acceder a cuidados paliativos y cuidados para enfermos terminales (*hospice*, en inglés). El objetivo de ambos tipos de cuidado es proveer confort. La palabra **paliativo** se refiere a aliviar síntomas como el dolor, asociados a enfermedades graves, y a mejorar la calidad de vida. La palabra inglesa *hospice* se refiere a proveer cuidados a enfermos terminales en su hogar o en una comunidad, en vez de hacerlo en un hospital. El cuidado paliativo puede comenzar apenas se diagnostica la enfermedad y se puede realizar junto con un tratamiento. El cuidado para enfermos terminales comienza en cuanto el tratamiento de la enfermedad se interrumpe porque prácticamente ya no quedan dudas de que la enfermedad derivará en la muerte. Si bien el objetivo principal de los cuidados para enfermos terminales es proveerle al paciente el mayor confort posible, los profesionales de este campo también se encargan de preparar a los familiares para el momento de la muerte de su ser querido, dándoles apoyo emocional durante el proceso. Esta ayuda puede prolongarse incluso después del fallecimiento de la persona.

Todos llegaremos al momento en que la atención médica regular ya no será suficiente y deberemos prepararnos para morir. En la actualidad se puede hacer esa preparación con varias semanas, meses e incluso años de anticipación. En ese período es cuando el cuidado para enfermos terminales es muy útil, proveyendo cuidado médico y de otros tipos, con el objeto de mantener al paciente lo más confortable posible y ofreciéndole una mejor calidad de vida. Los estudios han demostrado, al menos en el caso de ciertas enfermedades, que las personas que reciben cuidados para enfermos terminales viven más tiempo que los que reciben tratamientos más agresivos. La mayoría de los centros de cuidados para enfermos terminales únicamente reciben personas a las que se les pronostica un resto de vida de seis meses. Eso no significa que si al terminar dicho período la persona sigue con vida se le quitará dicho cuidado. Para su información, uno de nuestros líderes en manejo personal vivió más de dos años recibiendo cuidados para pacientes terminales.

La mayoría de estos cuidados se realizan en el hogar del paciente, de manera que no hace falta que se trasladen a ningún lado; los profesionales que brindan el servicio se dirigen a la casa del paciente. También existen las residencias de cuidado para enfermos terminales, donde el paciente puede ir a pasar el resto de sus días. Por otro lado, ciertas instalaciones especializadas en enfermería también ofrecen este tipo de cuidados, supervisando que, tanto el paciente como sus familiares, se sientan confortable durante los últimos días de vida.

Uno de los problemas con el cuidado para enfermos terminales es que generalmente se lo solicita pocos días antes de morir. Se lo suele considerar parte de la etapa de cuando ya nos damos por vencidos, por eso rechazamos recibirlo antes. Pero al rechazar el cuidado para enfermos terminales nos cargamos de un estrés innecesario, tanto para nosotros como para nuestra familia y amigos. También es común que tanto el cuidador de la persona como la familia misma piensen que pueden lidiar con

todo ellos solos, y que por eso no necesitan el cuidado para enfermos terminales. Si bien esto puede ser cierto, la vida que le resta al paciente y su transición a la muerte puede ser mucho más conformable si recibe la atención médica de parte del servicio de cuidado para enfermos terminales mientras la familia y amigos se encargan de brindarle amor y apoyo.

Si usted, su pareja, algún familiar o algún amigo se encuentran en un estado de enfermedad terminal, piense en solicitar el servicio de cuidados paliativos para enfermos terminales de su zona; se podría considerar como un buen regalo final. Los profesionales del cuidado para enfermos terminales son personas especiales que brindan amabilidad, consideración y apoyo. Un beneficio adicional de recibir los cuidados paliativos es que de esa manera se cubren muchos servicios que normalmente no estarían cubiertos por el seguro regular ni por Medicare y Medicaid.

■ ■ ■

Para terminar, queremos agradecerle el haber decidido ser una persona proactiva en el manejo personal de su salud y de su vida, y de haber tomado el rol de integrante más importante dentro de su equipo de cuidado de salud. A lo largo de este libro hemos intentado darle consejos y herramientas para facilitarle esos roles y para que su condición crónica no le impida continuar con una vida más sana y satisfactoria.

Para una lista de lecturas sugeridas, sitios web de interés y otros recursos útiles, visite www.bullpub.com/resources.

Índice

Nota: Números seguidos por *f* y *t* refieren a figuras y tablas, respectivamente.